国家卫生健康委员会"十四五"规划教材

全 国 高 等 学 校 教 材

供八年制及"5+3"一体化临床医学等专业用

U0292750

病理生理学

Pathophysiology

第4版

主　　审　王建枝

主　　编　陈国强　钱睿哲

副 主 编　高钰琪　孙连坤　王小川　李　骢

数字主编　陈国强　钱睿哲

数字副主编　高钰琪　孙连坤　王小川　李　骢

人民卫生出版社

·北　京·

图书在版编目（CIP）数据

病理生理学 / 陈国强，钱睿哲主编 . —4 版 . —北京：人民卫生出版社，2023.7

全国高等学校八年制及"5+3"一体化临床医学专业第四轮规划教材

ISBN 978-7-117-34841-6

Ⅰ.①病…　Ⅱ.①陈…②钱…　Ⅲ.①病理生理学 – 高等学校 – 教材　Ⅳ.①R363

中国国家版本馆 CIP 数据核字（2023）第 097496 号

| 人卫智网 | www.ipmph.com | 医学教育、学术、考试、健康，购书智慧智能综合服务平台 |
| 人卫官网 | www.pmph.com | 人卫官方资讯发布平台 |

病理生理学
Bingli Shenglixue

第 4 版

主　　编：陈国强　钱睿哲

出版发行：人民卫生出版社（中继线 010-59780011）

地　　址：北京市朝阳区潘家园南里 19 号

邮　　编：100021

E - mail：pmph @ pmph.com

购书热线：010-59787592　010-59787584　010-65264830

印　　刷：人卫印务（北京）有限公司

经　　销：新华书店

开　　本：850×1168　1/16　印张：25

字　　数：740 千字

版　　次：2005 年 8 月第 1 版　　2023 年 7 月第 4 版

印　　次：2023 年 8 月第 1 次印刷

标准书号：ISBN 978-7-117-34841-6

定　　价：118.00 元

打击盗版举报电话：010-59787491　E-mail：WQ @ pmph.com

质量问题联系电话：010-59787234　E-mail：zhiliang @ pmph.com

数字融合服务电话：4001118166　E-mail：zengzhi @ pmph.com

融合教材阅读使用说明

　　融合教材即通过二维码等现代化信息技术,将纸书内容与数字资源融为一体的新形态教材。本套教材以融合教材形式出版,每本教材均配有特色的数字内容,读者在阅读纸书的同时,通过扫描书中的二维码,即可免费获取线上数字资源和相应的平台服务。

本教材包含以下数字资源类型

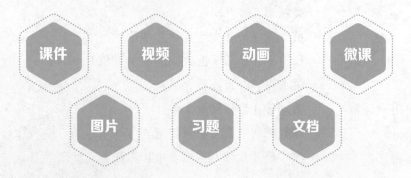

课件　视频　动画　微课
图片　习题　文档

本教材特色资源展示

获取数字资源步骤

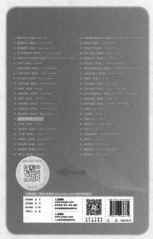

①扫描教材封底二维码(箭头所示),激活获得授权。

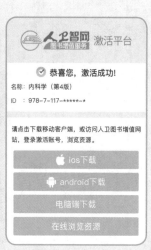

②下载 APP 和电脑客户端。

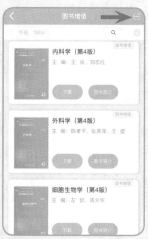

③使用 APP 扫码功能(箭头所示),扫描书中二维码浏览资源。

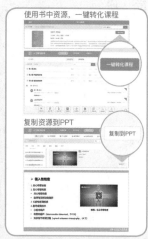

④认证教师后,通过电脑客户端使用书中资源快速创建课程,或将资源复制到 PPT 中教学使用。

APP 及平台使用客服热线　　400-111-8166

读者信息反馈方式

　　欢迎登录"人卫 e 教"平台官网"medu.pmph.com",在首页注册登录(也可使用已有人卫平台账号直接登录),即可通过输入书名、书号或主编姓名等关键字,查询我社已出版教材,并可对该教材进行读者反馈、图书纠错、撰写书评以及分享资源等。

全国高等学校八年制及"5+3"一体化临床医学专业
第四轮规划教材 修订说明

为贯彻落实党的二十大精神,培养服务健康中国战略的复合型、创新型卓越拔尖医学人才,人卫社在传承 20 余年长学制临床医学专业规划教材基础上,启动新一轮规划教材的再版修订。

21 世纪伊始,人卫社在教育部、卫生部的领导和支持下,在吴阶平、裘法祖、吴孟超、陈灏珠、刘德培等院士和知名专家亲切关怀下,在全国高等医药教材建设研究会统筹规划与指导下,组织编写了全国首套适用于临床医学专业七年制的规划教材,探索长学制规划教材编写"新""深""精"的创新模式。

2004 年,为深入贯彻《教育部 国务院学位委员会关于增加八年制医学教育(医学博士学位)试办学校的通知》(教高函〔2004〕9 号)文件精神,人卫社率先启动编写八年制教材,并借鉴七年制教材编写经验,力争达到"更新""更深""更精"。第一轮教材共计 32 种,2005 年出版;第二轮教材增加到 37 种,2010 年出版;第三轮教材更新调整为 38 种,2015 年出版。第三轮教材有 28 种被评为"十二五"普通高等教育本科国家级规划教材,《眼科学》(第 3 版)荣获首届全国教材建设奖全国优秀教材二等奖。

2020 年 9 月,国务院办公厅印发《关于加快医学教育创新发展的指导意见》(国办发〔2020〕34 号),提出要继续深化医教协同,进一步推进新医科建设、推动新时代医学教育创新发展,人卫社启动了第四轮长学制规划教材的修订。为了适应新时代,仍以八年制临床医学专业学生为主体,同时兼顾"5+3"一体化教学改革与发展的需要。

第四轮长学制规划教材秉承"精品育精英"的编写目标,主要特点如下:

1. 教材建设工作始终坚持以习近平新时代中国特色社会主义思想为指导,落实立德树人根本任务,并将《习近平新时代中国特色社会主义思想进课程教材指南》落实到教材中,统筹设计,系统安排,促进课程教材思政,体现党和国家意志,进一步提升课程教材铸魂育人价值。

2. 在国家卫生健康委员会、教育部的领导和支持下,由全国高等医药教材建设研究学组规划,全国高等学校八年制及"5+3"一体化临床医学专业第四届教材评审委员会审定,院士专家把关,全国医学院校知名教授编写,人民卫生出版社高质量出版。

3. 根据教育部临床长学制培养目标、国家卫生健康委员会行业要求、社会用人需求,在全国进行科学调研的基础上,借鉴国内外医学人才培养模式和教材建设经验,充分研究论证本专业人才素质要求、学科体系构成、课程体系设计和教材体系规划后,科学进行的,坚持"精品战略,质量第一",在注重"三基""五性"的基础上,强调"三高""三严",为八年制培养目标,即培养高素质、高水平、富有临床实践和科学创新能力的医学博士服务。

4. 教材编写修订工作从九个方面对内容作了更新：国家对高等教育提出的新要求；科技发展的趋势；医学发展趋势和健康的需求；医学精英教育的需求；思维模式的转变；以人为本的精神；继承发展的要求；统筹兼顾的要求；标准规范的要求。

5. 教材编写修订工作适应教学改革需要，完善学科体系建设，本轮新增《法医学》《口腔医学》《中医学》《康复医学》《卫生法》《全科医学概论》《麻醉学》《急诊医学》《医患沟通》《重症医学》。

6. 教材编写修订工作继续加强"立体化""数字化"建设。编写各学科配套教材"学习指导及习题集""实验指导 / 实习指导"。通过二维码实现纸数融合，提供有教学课件、习题、课程思政、中英文微课，以及视频案例精析（临床案例、手术案例、科研案例）、操作视频 / 动画、AR 模型、高清彩图、扩展阅读等资源。

全国高等学校八年制及"5+3"一体化临床医学专业第四轮规划教材，均为国家卫生健康委员会"十四五"规划教材，以全国高等学校临床医学专业八年制及"5+3"一体化师生为主要目标读者，并可作为研究生、住院医师等相关人员的参考用书。

全套教材共 48 种，将于 2023 年 12 月陆续出版发行，数字内容也将同步上线。希望得到读者批评反馈。

全国高等学校八年制及"5+3"一体化临床医学专业
第四轮规划教材 序言

"青出于蓝而胜于蓝",新一轮青绿色的八年制临床医学教材出版了。手捧佳作,爱不释手,欣喜之余,感慨千百位科学家兼教育家大量心血和智慧倾注于此,万千名医学生将汲取丰富营养而茁壮成长,亿万个家庭解除病痛而健康受益,这不仅是知识的传授,更是精神的传承、使命的延续。

经过二十余年使用,三次修订改版,八年制临床医学教材得到了师生们的普遍认可,在广大读者中有口皆碑。这套教材将医学科学向纵深发展且多学科交叉渗透融于一体,同时切合了"环境-社会-心理-工程-生物"新的医学模式,秉持"更新、更深、更精"的编写追求,开展立体化建设、数字化建设以及体现中国特色的思政建设,服务于新时代我国复合型高层次医学人才的培养。

在本轮修订期间,我们党团结带领全国各族人民,进行了一场惊心动魄的抗疫大战,创造了人类同疾病斗争史上又一个英勇壮举!让我不由得想起毛主席《送瘟神二首》序言:"读六月三十日人民日报,余江县消灭了血吸虫,浮想联翩,夜不能寐,微风拂煦,旭日临窗,遥望南天,欣然命笔。"人民利益高于一切,把人民群众生命安全和身体健康挂在心头。我们要把伟大抗疫精神、祖国优秀文化传统融会于我们的教材里。

第四轮修订,我们编写队伍努力做到以下九个方面:

1. 符合国家对高等教育的新要求。全面贯彻党的教育方针,落实立德树人根本任务,培养德智体美劳全面发展的社会主义建设者和接班人。加强教材建设,推进思想政治教育一体化建设。

2. 符合医学发展趋势和健康需求。依照《"健康中国2030"规划纲要》,把健康中国建设落实到医学教育中,促进深入开展健康中国行动和爱国卫生运动,倡导文明健康生活方式。

3. 符合思维模式转变。二十一世纪是宏观文明与微观文明并进的世纪,而且是生命科学的世纪。系统生物学为生命科学的发展提供原始驱动力,学科交叉渗透综合为发展趋势。

4. 符合医药科技发展趋势。生物医学呈现系统整合/转型态势,酝酿新突破。基础与临床结合,转化医学成为热点。环境与健康关系的研究不断深入。中医药学守正创新成为国际社会共同的关注。

5. 符合医学精英教育的需求。恪守"精英出精品,精品育精英"的编写理念,保证"三高""三基""五性"的修订原则。强调人文和自然科学素养、科研素养、临床医学实践能力、自我发展能力和发展潜力以及正确的职业价值观。

6. 符合与时俱进的需求。新增十门学科教材。编写团队保持权威性、代表性和广泛性。编写内容上落实国家政策、紧随学科发展、拥抱科技进步、发挥融合优势,体现我国临床长学制办学经验和成果。

7. 符合以人为本的精神。以八年制临床医学学生为中心，努力做到优化文字：逻辑清晰，详略有方，重点突出，文字正确；优化图片：图文吻合，直观生动；优化表格：知识归纳，易懂易记；优化数字内容：网络拓展，多媒体表现。

8. 符合统筹兼顾的需求。注意不同专业、不同层次教材的区别与联系，加强学科间交叉内容协调。加强人文科学和社会科学教育内容。处理好主干教材与配套教材、数字资源的关系。

9. 符合标准规范的要求。教材编写符合《普通高等学校教材管理办法》等相关文件要求，教材内容符合国家标准，尽最大限度减少知识性错误，减少语法、标点符号等错误。

最后，衷心感谢全国一大批优秀的教学、科研和临床一线的教授们，你们继承和发扬了老一辈医学教育家优秀传统，以严谨治学的科学态度和无私奉献的敬业精神，积极参与第四轮教材的修订和建设工作。希望全国广大医药院校师生在使用过程中能够多提宝贵意见，反馈使用信息，以便这套教材能够与时俱进，历久弥新。

愿读者由此书山拾级，会当智海扬帆！

是为序。

中国工程院院士
中国医学科学院原院长　　刘德培
北京协和医学院原院长
二〇二三年三月

主审简介

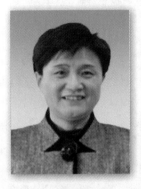

王建枝

　　女,1957 年生于湖北省浠水县。教授,教育部长江学者特聘教授、国家杰出青年基金获得者,入选国家高层次人才特支计划(万人计划)领军人才、国家教学名师。兼任国际病理生理学会副主任委员、教育部第 6 届科技委生物与医学学部委员、教育部神经变性病创新团队和"985 工程"神经疾病创新平台负责人、教育部神经系统重大疾病重点实验室主任、华中科技大学第 6 届学术委员会副主任等。

　　从事老年性痴呆的发病机制、早期诊断和保护策略研究近 30 年,对老年性痴呆的神经慢性退变的病因和机制提出了独到的理论思想,发表相关 SCI 论文 200 余篇,其中包括多篇发表于 *Nat Med*、*Cell Stem Cell*、*Mol Cell*、*Nat Struc Mol Biol*、*Mol Psychia*、*JEM*、*Neuron*、*Prog Neurobiol*、*Nat Commun* 等国际高影响力期刊的论文,2014—2020 年连续被 Elsevier 列入中国高被引学者,2020 年入选全球前 2% 顶尖科学家"生涯影响力"和"年度影响力"榜单,2022 年入选全球 10 万顶级科学家。科研成果以第一完成人获国家自然科学奖二等奖 1 项,省、部级自然科学奖一等奖 4 项。主持国家自然科学基金重点项目、重点国际合作项目、重大研究计划重点项目,科技部重点研发项目等。积极组织和参与教学改革,参与获得国家级教学成果奖二等奖;主编中、英文规划教材 12 部,主编参考书《疾病机制》。

主编简介

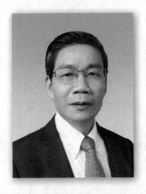

陈国强

男,1963 年 11 月生于湖南省株洲市攸县。教授,中国科学院院士。上海交通大学医学院肿瘤系统医学全国重点实验室主任,细胞分化与凋亡教育部重点实验室创始主任、学术委员会主任。兼任中国病理生理学会与中国生物化学和分子生物学会副理事长、教育部基础医学教学指导委员会主任和基础学科拔尖学生培养计划 2.0 专家委员会共同主任、长三角医学教育联盟首任理事长等。

从事教育工作 32 年。曾于 2010—2021 年,担任上海交通大学医学院院长、上海交通大学副校长,始终遵循规律,率先垂范,秉承"千教万教教人求真,千学万学学做真人"的理念,锐意改革,创新求实,表里如一,知行合一,致力于有灵魂的卓越医学创新人才培养工作,领衔完成的《夯实医教协同,综合性大学"有灵魂的卓越医学创新人才培养体系"构建与实践》获得国家教学成果一等奖和上海市教学成果特等奖;主编人民卫生出版社国家级规划教材《疾病学基础》《肿瘤学》和英文版《病理生理学》等。作为科技工作者,多次承担国家重点基础研究和国家重大科学研究计划项目,国家自然科学基金委员会重大和重点项目及创新研究群体,带领研究团队,致力于白血病和消化道肿瘤的病理生理学和化学生物学基础研究,在肿瘤细胞命运决定和微环境调控机制方面获得系列发现。在 *Cancer Cell*、*Cell Metabolism*、*Nature Cell Biology*、*Nature Chemical Biology*、*Nature Communication*、*Blood*、*Leukemia*、*Oncogene* 等期刊发表论文 220 余篇,他引 14 000 余次,并先后多次获国家自然科学奖二等奖、国家科学技术进步奖二等奖、上海市自然科学奖一等奖、中华医学科技奖一等奖等。入选国家杰出青年基金(1997 年),获得教育部长江学者特聘教授(2005 年)、国家高层次人才特支计划(万人计划)领军人才、上海市"十大杰出青年"(2002 年)、上海市劳动模范(2004 年)、全国先进工作者(2005 年)、第五届上海市自然科学牡丹奖(2005 年)、何梁何利基金科学与技术进步奖(2012 年)和卫生部有突出贡献中青年专家等奖励和荣誉称号。

主编简介

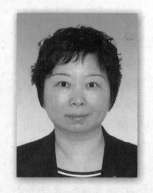

钱睿哲

女,1963 年 9 月生于上海市。教授,博士研究生导师。现任复旦大学医学教育研究所副所长,基础医学国家级实验教学示范中心主任。曾任亚太健康科学PBL 协会主席;兼任全国高等医学教育学会基础医学教育分会副理事长,中国医学整合式课程联盟副理事长,"十二五""十三五"规划教材建设指导委员会委员,全国医学院校教育研究联盟常务理事,全国医学院校教师教学发展联盟常务理事。

从事教学工作 35 年,主编国家级规划教材 6 本;培养硕士和博士生 20 余人。主要研究生物节律紊乱与疾病,主持国家自然科学基金人才培养重点项目 2 项、国家自然科学基金、上海市科委重点项目等研究,以第一作者或通信作者发表论文 50 余篇,担任 *Hepatology* 等国内外期刊编委和特约审稿人。获宝钢优秀教师奖、上海市教学成果一等奖(第一完成人)等多项奖励。

副主编简介

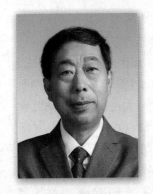

高钰琪

男,1962 年 5 月生于甘肃省兰州市。教授,博士研究生导师,专业技术少将。兼任中国病理生理学会副理事长,中华医学会高原医学分会名誉主任委员,全军高原与寒区医学专业委员会主任委员,亚太高原医学会副主席,重庆市高原医学研究所所长。

从事病理生理学教学工作 30 余年,主编专著、教材 12 部。主持制定国家标准 1 部,军用标准 2 部,参与制定国家职业病标准 1 部。获军队教学成果奖一等奖 1 项、国家科学技术进步奖一等奖 1 项、二等奖 1 项,省部级军队科学技术进步奖二等奖 2 项。主持完成国家科技支撑计划项目、科技部“973”项目课题、军队重大专项等 20 项国家、军队重大科研任务。在国内外发表学术论文 400 余篇,其中 SCI 收录论文 70 余篇,获国家发明专利授权 35 项。为“新世纪百千万人才工程”国家级人选、军队科技领军人才、重庆市优秀科学家,被评为全国优秀科技工作者、全军践行强军目标标兵、全国抗震救灾优秀共产党员、全军“爱军精武标兵”,获军队杰出专业技术人才奖、军队院校育才奖金奖。

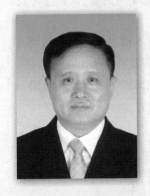

孙连坤

男,1961 年 10 月生于吉林省长春市。教授,博士研究生导师。兼任中国病理生理学会常务理事。

从事教学工作 37 年。国务院医疗卫生事业突出贡献特殊津贴获得者;首批国家级一流本科课程“病理生理学”负责人;吉林省教学名师。主编、副主编国家级规划教材各 1 部。

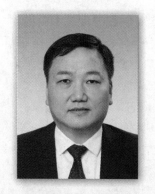

王小川

男,1970年6月生于湖北省石首市。教授,博士研究生导师。兼任中国药理学会抗衰老及老年痴呆专业委员会副主任委员,中国病理生理学学会受体和信号转导专业委员会委员,湖北省微循环学会副理事长,武汉病理生理学会副理事长。

从事教学工作30年。主编、参编20余本中英文"病理生理学"教材,获得中国卫生计生思想政治工作促进会医学教育分会"师德师风先进个人"和湖北省高等学校"优秀党务工作者"称号。长期坚持致力于神经疾病的基础研究,在阿尔茨海默病病因、发病机制、早期诊断、动物模型建立和防治策略等方面开展了系列研究,相关成果作为通信作者和共同作者在 *Alzheimer & Dementia*, *Molecular Psychiatry*, *PNAS*, *Acta Neuropathol* 等期刊发表90多篇论文。主持国家自然科学基金资助课题9项,作为主要成员获教育部高等学校科学研究优秀成果奖自然科学奖一等奖2项、中华医学科技奖二等奖1项。

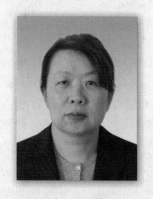

李 璁

女,1967年2月生于辽宁省本溪市。教授。现任大连医科大学基础医学院病理生理学教研室副主任,兼任中国病理生理学会消化专业委员会委员,大连市病理学与病理生理学会委员。

从事教学工作近20年,作为第一完成人获批辽宁省本科教学成果二等奖1项,作为主要完成人获得省级本科教学成果一等奖和三等奖各1项。主持省级、校级一流课程各一门,作为主要完成人参与双万计划首批国家级一流本科课程一门,主持省级教改课题3项。主编教材获辽宁省优秀教材奖。

前　言

八年制及"5+3"一体化临床医学等专业规划教材《病理生理学》第4版继续以培养具有临床思维、科学思维和创新精神的高层次医学人才为己任,贯彻教材的思想性、科学性、启发性、先进性和适用性。通过广泛征求用书教师、学生的意见和编委们的认真讨论,在传承第3版的基本框架和内容的基础上,我们对教材进行了一些调整,主要包括:①全书分为三大部分,即总论、基本病理过程和器官系统功能障碍。其中,总论部分除了"绪论和疾病概论"外,还专章就"疾病发生发展的细胞机制"和"疾病发生发展的分子机制"进行概述,并将"衰老"独立成章,阐述衰老与疾病的关系。②切实注重病理生理学作为基础医学与临床医学的"桥梁"作用,强调基础与临床医学知识的深度融合。为此,除了病理生理学专业教师外,也邀请了部分临床专家参与编写和审核,力求做到理论与实践的统一。③尽量减少教材本身的篇幅,增加拓展阅读内容,为学有余力者提供更深更广的阅读素材,了解相关领域的前沿进展。

本教材的出版得到全国高等医药教材建设研究会和八年制及"5+3"一体化临床医学专业第四届规划教材评审委员会的组织指导。为了使参加教材编写的学校覆盖性更广、代表性更强,在个人申请和主编及副主编推荐的前提下,除了临床专家外,本教材还增加了多位教学经验丰富的中青年编委。在教材内容确定、审稿和定稿过程中,承蒙王建枝教授的指导和主审,得到上海交通大学医学院、复旦大学上海医学院等单位的大力支持和帮助。上海交通大学医学院黄莺教授做了大量组织和文字处理工作,在此一并表示感谢。

本教材经编委会确定框架和内容后,通过初稿讨论会、交叉审稿、编委修改、主审和主编再审稿、定稿会和清样等环节,力求守正创新,追求卓越,精益求精。然而,不足之处在所难免。欢迎使用本教材的师生提出建设性批评意见和建议,以便再版时进一步更正。

陈国强　钱睿哲

2023 年 4 月

目　录

绪　　论

病理生理学（pathophysiology）是研究疾病发生的原因、发生机制，尤其是疾病发生发展过程中功能和代谢变化的规律及其机制的学科，在整个医学学科中占据重要地位。医务工作者需利用病理生理学现有知识和前沿进展，为疾病的诊疗和预防提供依据和基础。

第一节　病理生理学的任务

- 病理生理学既是基础医学与临床医学的重要"桥梁学科"，也是认识疾病本质的核心学科。
- 掌握疾病发生发展机制和规律，为学习临床医学课程和疾病诊治奠定重要基础。

病理生理学的主要任务是揭示疾病的本质，为建立有效的疾病诊治和预防策略提供理论和实验依据。

从现代医学发展来说，深入并精准认识疾病的本质、发病原因和发病机制是有效诊断疾病，并不断发展疾病预防和治疗手段的重要前提。实际上，现代医学基础研究中的核心科学问题就是疾病发生发展的共同规律以及各种疾病的病因和发生发展机制。

从医学实践来说，病理生理学属于基础医学与临床医学的重要"桥梁学科"。在医疗诊断和治疗实践中，临床医务工作者需要利用现有病理生理学知识和前沿进展，辩证分析引起疾病的原因和疾病过程中出现的症状、体征及实验室检查指标的变化，指导和改进对疾病的诊疗。

作为医学生的一门独立课程，病理生理学主要讨论患病机体功能和代谢变化的共同特点和规律。医学生在了解正常人体的结构、功能及代谢等知识后，通过学习病理生理学的基础理论、基本知识和基本技能，掌握疾病发生发展的机制和规律，为学习临床医学课程搭建"桥梁"。

第二节　病理生理学学科的发展简史和未来趋势

一、发展简史

在现代医学中，病理生理学的起源可追溯至公元 18 世纪，意大利解剖学家 Giovanne Battista Morgagni（1682—1771）等通过大量尸体解剖，发现不同的疾病显示不同器官的形态变化，由此创立器官病理学（organ pathology）。公元 19 世纪末，德国病理学家 Rudolf L.K. Virchow（1821—1902）等通过利用光学显微镜进行观察研究，创立了细胞病理学（cellular pathology）。与此同时，法国生理学家 Claude Bernard（1813—1878）等开始利用动物复制人类疾病模型，并用科学实验的手段研究疾病发生发展过程中功能、代谢和结构变化，从而形成了病理生理学的前身——实验病理学（experimental pathology）。

1879 年，病理生理学作为一门独立课程在俄国的喀山大学正式开设。此后，东欧和德国的一些医学院校相继成立病理生理学教研机构、开设病理生理学课程。在西欧及北美等国家，医学院校虽然也开设了病理生理学课程，并出版了多种病理生理学教材，但有关教学内容由生理学专家和相关临床专家讲授。

我国的病理生理学学科创建于20世纪50年代初期。通过几代病理生理学工作者的不懈努力，病理生理学学科在科研、教学、人才培养、学科建设等方面均取得了丰硕成果。1961年成立中国生理科学会病理生理专业委员会筹委会并召开第一届全国病理生理学学术会议，1985年由中国科学技术协会批准，作为国家一级学会，成立中国病理生理学会（Chinese Association of Pathophysiology，CAP），此后相继成立了多个专业委员会，并于1991年成为国际病理生理学会（International Society for Pathophysiology，ISP）成员国及组建国。中国病理生理学会于1986年出版《中国病理生理杂志》、2010年建立病理生理学网站。为了配合不同专业和层次的教学，编写了多种病理生理学教科书和参考书。这些工作为国内外病理生理学的教学和科研提供了合作与交流的平台。

二、未来趋势

疾病谱（spectrum of disease）是指根据特定国家或地区对特定疾病的发病率、死亡率或危害程度对疾病进行的排序。随着社会制度、经济状况、医疗卫生条件、生活习惯、生产方式和环境等的变化，我国疾病谱发生了明显改变。由于工业化、城镇化、人口老龄化和疾病谱、生态环境、生活方式不断变化，我国仍然面临多重疾病威胁并存、多种健康影响因素交织的复杂局面，同时面对发达国家和发展中国家面临的卫生与健康问题。一方面，原有和新发传染病以不可预测的方式威胁人类健康；另一方面，各种慢性非传染性疾病的患病率逐渐上升。因此，根据疾病谱的变化，吸纳和整合生命科学及其他相关学科的最新成果，深入开展疾病病因学和发病学基础研究，并推动研究成果的转化，不断提高对疾病的诊治和预防水平，既是病理生理学自身发展的需要，更是推动医学进步，维护人类健康的重要使命。

与此同时，病理生理学教学既要适应医学模式（medical model）从单纯的"生物医学模式"向"生物-心理-社会医学模式"的转变，更多地体现新医学模式对医务工作者知识的广博与深厚、能力和素质方面的特殊要求，注重心理、社会、环境等因素在疾病发生、发展、转归及防治中的作用，也应重视和追踪疾病谱改变的问题。尤其是，随着转化医学（translational medicine）和后基因组时代（the post-genome era）的精准医学（precision medicine）的兴起以及各种交叉学科的建立，病理生理学作为基础医学与临床医学的"桥梁"，在教研中要进一步加强基础与临床结合，掌握临床对相关疾病诊治的最新进展，促进基础研究成果的临床应用。

第三节　病理生理学课程的主要内容和学习方法

- 病理生理学理论课教学主要涉及基本病理过程和各系统器官病理生理学，具体疾病病理生理学将在临床学科中学习。
- 病理生理学是一门理论性和逻辑性很强的课程。学习它既需要良好的基础医学和生命科学知识，也需要综合应用系统思维、辩证思维、逻辑思维和科学思维。
- 各种疾病模型是研究疾病发病机制的主要工具和手段。

病理生理学的理论知识和研究对象涉及临床所有疾病。然而，根据医学课程的分工，作为一门独立的课程，病理生理学的教学内容主要涉及多种疾病进程中可能出现的功能、代谢改变的机制和规律，而针对一些具体疾病的病理生理学问题将在临床相关学科中讲授。

一、理论课主要教学内容

病理生理学理论课教学主要包括三部分内容：①疾病概论：主要讨论疾病发生发展的原因、基本机制和规律。本教材尤其突出了疾病发生发展的细胞机制和分子机制以及与疾病密切相关的衰老与应激的阐述,并分别独立成章。②基本病理过程:病理过程(pathological process)是指多种疾病中出现的共同的、成套的功能和代谢变化,如水电解质和酸碱平衡紊乱、缺氧、发热、休克、弥散性血管内凝血等。③各系统器官病理生理学:主要论述体内主要系统的某些疾病在发生、发展过程中可能出现的一些常见并具有共性的病理过程。如心功能障碍、呼吸功能障碍、肝功能障碍、肾功能障碍、脑功能障碍以及多系统器官功能障碍等。

二、实验课的特点

病理生理学的理论源于实验和临床研究。病理生理学的基本研究方法涉及分子、细胞、组织或器官、动物整体、临床观察以及流行病学调查等层面。因此,除理论课以外,在病理生理学的教学中还安排了相应的实验课程,其目的是通过课题设计、实验操作、观察以及对实验结果的分析,提高学生独立思考、实践技能、综合分析和科学思维能力。

作为一门与疾病密切联系的课程,病理生理学实验课的特点是大量涉及人类疾病模型的复制。常用的疾病模型包括动物、离体器官和细胞模型。

(一) 实验动物模型

这类模型能从整体水平(神经 - 体液 - 器官 - 分子)较全面地体现临床疾病的特征,是最能反映人类疾病特征的实验模型。大部分动物疾病模型是在符合动物伦理的条件下,通过施与特定条件(如饲喂高脂饮食、致癌物)和/或采用不同的生物技术如基因编辑进行人工诱发而成,但有些疾病模型为自然发生(如自发性高血压等)。作为疾病模型的实验动物进化程度越高,越能反映人类疾病时的改变。动物模型的缺点是:①干扰因素复杂,实验条件难以控制,个体之间的实验数据差异较大。②由于人类与动物在结构、功能和代谢以及语言和思维等方面的差异,动物实验结果只能供临床参考和借鉴,必须经过分期临床实践检验后方能用于人类疾病的防治。③高等动物(如猿猴等)试验周期长,费用高。

(二) 离体器官模型

离体器官在合适的温度、氧气及营养条件下,可在体外生存并维持其功能。例如,离体大(小)鼠脑片在适当培养条件下可长期存活,已被广泛用于中枢神经系统疾病的研究。离体大鼠心脏在适宜灌注条件下可跳动数小时,可用于研究各种心肌损伤和保护的机制和策略。离体器官模型的优点是可排除神经调节造成的干扰,集中研究某一种或几种体液因素对疾病发生发展的影响。其缺点是离体状态下器官功能难以长久维持,不宜用于慢性疾病或病理过程的实验研究。

(三) 细胞模型和类器官

在含有相关营养成分的培养基以及适量的氧气和二氧化碳条件下,动物及人体的各种细胞可在体外培养存活或增殖。通过药物处理或基因操控技术,可复制特定人类疾病的细胞病理模型。从动物或人体组织直接分离的细胞被称为原代细胞(primary cell),它在功能、代谢及形态方面具有与动物或人体细胞类似的特点,如体外培养的心肌细胞可有节律性搏动。原代细胞的缺点是:①难以同步化处理,所以细胞的均一性较差,即从特定组织制备的原代细胞可能处于不同的发育时期。②一些分化程度较高的细胞(如心肌细胞、神经细胞)增殖能力低,体外培养时间受限,且不能传代。原代培养细胞基因转染效率低。因此,原代细胞是分析单个细胞形态、代谢或功能改变的理想模型,但很难满足需要大样本量的定量分析或全体细胞的转基因效能的定量分析。

当某些原代细胞经长期培养、筛选后,其功能、代谢、形态趋于均一化,并获得无限增殖及永生化的特征,这些细胞被称为细胞系(cell line)。使用细胞系的研究可克服上述原代细胞的一些缺点,干扰因素少、便于同步化、实验条件更易控制,且便于进行基因操控。其主要缺点是与整体差别大;经过选择的永生化细胞系可能完全丧失原代细胞的特性;细胞系在长期传代过程中可能发生变异。所以,即使来自同一祖先、具有同样学名的细胞系,也可能存在完全不同的形态、代谢和功能表现;同一名称的细胞系若来自不同的传代次数(passage),也可能具备完全不同的性质。因此,用细胞系进行研究时,所获结果必须在整体水平进行检验;如果出现重复性差的情况,需要特别注意上述问题。

在过去十余年,干细胞(stem cell)研究的不断深入推动了类器官体系的发展,并逐渐成为研究疾病的利器。顾名思义,类器官(organoid)是指它类似于组织器官,属于三维(3D)细胞培养物,包含其代表器官的一些关键特性。该类体外培养系统包括具有自我更新能力的干细胞群,如含有成体干细胞的组织样本、单一成体干细胞或者通过多能干细胞的定向诱导。后者可分化为多个器官特异性的细胞类型,与对应的器官拥有类似的空间组织并能够重现对应器官的部分功能。虽然类器官技术的广泛应用依然处于起步阶段,但是它作为一种工具,应用潜力巨大。

除上述三个层次的生物学模型外,通过联合应用生物信息学、生物物理学、合成生物学等新型交叉学科技术对相关疾病进行建模,对疾病的研究也有一定的辅助作用。

三、学习方法

病理生理学是一门理论性和逻辑性很强的课程。因此,在学习的过程中要特别注重学习方法。

(一) 体会课程的特点

病理生理学的教学内容中处处充满着辩证法,如矛盾的对立与统一(损伤与抗损伤)、矛盾的转化(因果交替)、局部与整体等。因此,在病理生理学的教学中要充分运用辩证的思维和方法,在理解的基础上加强记忆。

由于不同病理过程的高度复杂性以及观察者所取的时间、空间、研究对象和研究手段的差异性,同一致病因素所引起的结果可能不同。所以,在学习中要善于应用逻辑思维,追根求源,融会贯通。此外,由于技术手段的限制,对有些矛盾的病理现象目前还无法得到明确的解释。希望这些问题能激发师生的探索热情。

在本教材编写过程中尽量采用目前已经被公认的理论。然而,由于科学技术是不断发展的,即使是由权威人士提出、被大多数人接受的理论也有错误的可能。因此,在学习中要敢于质疑和批判,更要善于提出自己的观点并加以验证。唯有如此,才能不断完善对疾病的认识,改进诊治方案。

(二) 追踪相关领域的最新进展

作为一门独立课程,病理生理学与生理学、生物化学、细胞分子生物学、免疫学、病理学、遗传学等课程密切联系。因此,在学习过程中要酌情温习相关内容,既达到融会贯通,提高学习兴趣,也进一步提升科学思维能力和科学应用能力。与此同时,也要不断追踪相关领域的最新进展。20世纪末以来,生命科学的快速发展大大促进了人类对疾病的认识。例如,随着人类基因组计划(human genome project,HGP)的完成,表观遗传学(epigenetics)、功能基因组学(functional genomics)、蛋白质组学(proteomics)、代谢组学(metabomics)的研究成果已经极大地促进了人类对生命奥秘以及各种疾病发生机制和诊治效果的认识。如何将这些研究成果应用于疾病的诊断、治疗和预防,值得关注和努力。

(三) 重视实验课和临床实践

病理生理学实验课可验证课堂中所学的相关理论,巩固基础理论知识。利用多学科融合的机能实验平台,通过设置综合性实验和设计性实验,可有效激发学生的学习兴趣和主动性,培养学生的基本科研思维、实验技能和综合分析能力。由于实验课是分组实行,同学们要有团队合作精神、要积极参与。同时,病理生理学以患者为主要对象,研究的是患病机体的功能代谢变化。因此,早期接触临床患者,对相关疾病有一个感性认识,可提高学习兴趣和学习效率。

(陈国强)

第一章
疾 病 概 论

扫码获取
数字内容

　　疾病（disease）是对应于健康的一种异常生命活动状态，在疾病与健康之间还存在一种亚健康状态。本章将围绕疾病的相关概念、发生发展的原因、基本机制和转归等问题，概述疾病发生发展的基本规律。

第一节　健康和疾病

- 健康是躯体上、精神上和社会适应上的一种完好状态。
- 疾病是在一定病因作用下，机体内稳态调节紊乱而导致的异常生命活动。

　　随着时代演进和科学技术发展，医学模式已经由远古时代的神灵主义、自然哲学、近代机械论和生物医学模式发展至现代的生物 - 心理 - 社会医学模式。与此同时，医学也由古代原始医学、传统经验医学、近代实验医学发展至现代医学、系统医学与精准医学等。相应地，人类对于健康与疾病的认识不断得到发展和升华。然而，追本溯源，由于不同的人群所处环境不同，各自的视角亦不相同，健康与疾病的构成、界限和定义依然难以完全确定或统一。

一、健康

　　古往今来，人们从不同视角、不同层面对健康作出了多姿多彩的诠释：健康是福，是金，是生命，是做人的责任，是人生的第一财富。但是，人们对于健康的认识受到包括遗传、年龄和性别、文化和民族差异以及个体、群体和政府期望等众多因素的影响。1946 年，世界卫生组织（World Health Organization，WHO）在其宪章的前言中指出：健康（health）不仅是没有疾病或体弱（infirmity），而是躯体上、精神上和社会适应上的一种完好状态（state of complete well-being）。由此可见，保持个体健康的完好状态既需要躯体结构、功能与代谢的高度协调所形成的内环境稳定（homeostasis，也称内稳态）而没有躯体疾病，也需要人与所处的自然环境、社会环境保持高度协调的外环境稳定，呈现人的情绪、心理、学习、记忆及思维等处于正常状态以及人的行为与社会道德规范相吻合，在社会中承担合适的角色。值得一提的是，躯体健康与包括社会适应状态在内的心理健康相互影响，长期躯体疾病的折磨可能引发精神和心理障碍，而精神心理障碍可能伤害身体，甚至引起躯体疾病。

　　随着社会的发展与进步，人们对于健康的需求日益增长，对于健康需求的外延也不断扩大，从过去单一的疾病诊治发展至健康管理和促进、康复和养老等。人民健康是民族昌盛和国家富强的重要标志。党的十八大以来，我国从党和国家事业全局出发，统揽全局、系统谋划，作出推进健康中国建设的重大决策部署并上升为国家战略。2016 年 10 月，国务院印发并实施《“健康中国 2030” 规划纲要》，旨在从广泛的健康影响因素入手，以普及健康生活、优化健康服务、完善健康保障、建设健康环境、发展健康产业为重点，把健康融入所有政策，全方位、全周期保障人民健康，大幅提高健康水平，显著改善健康公平。作为医务工作者，为实现 “健康中国” 目标贡献力量，义不容辞。

　　另一方面，全球经济化发展和一体化进程，使人类健康有了极大改善，也带来了新的健康挑战。疾病谱的改变和传染病的复燃与扩散让世界上每个人的健康命运联结在一起，这些共同催生了全球健康的概念。全球健康（global health）被认为是超越国界，在全球层面采取共同行动以解决健康决定因素的一门学科，代表一种新的环境、新的认知和新的国际卫生战略方法。全球健康将"健康"作为公共产品，其目标是促进健康和健康公平，其内容包含全球范围内人群的健康状况、疾病负担、影响健康的社会决定因素、全球健康问题的治理模式等。

此外，"全健康"（one health，也称同一健康）理念也逐渐深入人心，并正在得到不断发展。"全健康"致力于倡导人、动物和环境的和谐统一，旨在把人的健康、动物健康、环境健康三者统合为一个有机整体加以研究，重点关注人兽共患感染、气候变化、环境改变、抗生素耐药、食品安全等全球议题，促进健康科学领域内部和外部的多学科合作，将群体预防和个体诊疗有机整合起来，为促进全人类健康服务。

二、亚健康

WHO 的一项调查表明，人群中真正健康者约占 5%，罹患疾病者约占 20%，而 75% 的人群处于一种介于健康与疾病之间的生理功能低下状态。这种状态被称为亚健康（sub-health）。

亚健康表现在躯体、心理和社会适应方面的非完美状态：①躯体性亚健康状态主要表现为疲乏无力、精神不振、工作效率低等；②心理性亚健康状态可能表现为焦虑、烦躁、易怒、睡眠不佳等，严重时可伴有胃痛、心悸等表现。这些问题的持续存在可诱发心血管疾病及肿瘤等。③人际交往社会适应性亚健康状态主要表现为与社会成员的关系不稳定，心理距离变大，产生被社会抛弃和遗忘的孤独感。

引起亚健康的原因复杂，如环境污染致人体体质下降；生活及工作方式不科学破坏人体的正常平衡；工作、学习负荷过重致人身心疲惫；家庭、社会及个人的"麻烦事"过多致人焦虑等；某些遗传因素可能亦在亚健康的发生发展中发挥作用。

亚健康状态处于动态变化之中，若适时采取积极、健康的生活、工作和思维方式，亚健康状态可向健康转化。若长期忽视或不予积极应对亚健康状态，则亚健康状态可向疾病转化，如持续存在的心理性亚健康状态可诱发心血管疾病及肿瘤等疾病。医务工作者应充分认识亚健康的危害性，重视疾病预防，促使亚健康向健康转化。

三、疾病

与医学模式的发展和演变一样，人类对疾病的认识经历了从愚昧到科学的漫长过程。古印度医学（追溯至公元前 2000 年）认为疾病是气、胆、痰三种"体液"的失衡。中国古代医学认为疾病是阴阳五行的失调。古希腊医学家希波克拉底（Hippocrates，公元前 460—公元前 370 年）则认为，疾病是由于来自心脏的血液、肝脏的黄胆汁、脾脏的黑胆汁和脑中的黏液四种元素的失衡所引起。现代医学认为，疾病（disease）是在一定病因作用下，机体内稳态调节紊乱而导致的异常生命活动。概而言之，疾病具备如下基本特点：①任何疾病都是由于致病原因引起的，没有病因的疾病是不存在的。病因学（etiology）就是研究疾病发生的原因与条件的。②疾病发生发展的基础是机体内稳态或自稳调节机制紊乱。不同疾病引起内稳态紊乱的机制不同，因此不同疾病均有其特定的发生发展机制。发病学（pathogenesis）就是研究疾病发生发展的规律和机制的。③生命活动异常导致一系列功能、代谢和 / 或形态结构的变化。在临床上，这些变化可表现出各种症状（symptom，指患者主观上的异常感觉，往往通过患者自身表述出来）、体征（sign，指患者的客观表现，是由临床医护人员通过观察或检查所获得的临床表现）和实验室检查的异常。④疾病的发生和发展是一个动态过程，并具有发生、发展和转归的一般规律。根据疾病的演变过程即临床进程，疾病可分为急性、亚急性和慢性疾病。急性疾病是一种发病急剧、病情变化快、症状较重的疾病。慢性疾病则是一个持续的、长期的过程，慢性疾病可以保持稳定，也可以表现为病情加重或缓解。当前，常见的慢性非传染性疾病（noninfectious chronic disease，NCD）主要指心脑血管疾病、恶性肿瘤、糖尿病、慢性阻塞性肺部疾病、精神心理性疾病等。亚急性疾病在病程进展上则是介于急性和慢性之间,如乙型肝炎等传染性疾病的病程范围可以从临床前/潜伏阶段一直到持续性慢性感染阶段。

第二节　疾病发生的原因与条件

- 病因是指引起疾病必不可少的、并赋予疾病特征性或决定疾病特异性的因素。
- 致病条件是指能够促进或减缓疾病发生的某种机体状态或自然环境。

一、疾病发生的原因

疾病发生的原因,即病因,是指引起疾病必不可少的、并赋予疾病特征性或决定疾病特异性的因素。疾病可能由单一病因决定,也可能是多个因素共同作用的结果。人们对疾病病因的认识,是一个不断深入、不断完善的过程。虽然,目前很多疾病的病因尚不明确,但随着时代的发展和科学技术的进步,更多疾病的病因将最终得到阐明。病因种类繁多,一般可分成以下几类。

(一) 生物因素

现已发现对人类有致病作用的生物因子约有500多种,主要包括致病性微生物(如病毒、细菌、支原体、衣原体、立克次体、螺旋体、真菌等)和寄生虫(如原虫、蠕虫、节肢动物等)。这类病因引起各种感染性疾病,其致病性取决于病原体侵入的数量、毒性(toxicity)及侵袭力(invasiveness),亦与机体本身的防御及抵抗力强弱有关。其中,由各种病原体引起的,能在人与人、动物与动物或人与动物之间相互传播的一类疾病称为传染病。

这类致病性生物因素的作用特点为:①病原体有一定的入侵门户和定位。传染病通常可借由直接接触已感染的个体、感染者的体液及排泄物、感染者所污染的物体,也可以通过空气、水源、食物、土壤传播和母婴传播等,这主要取决于传染源即病原微生物的特点。例如甲型肝炎病毒可从消化道入血,经门静脉到肝,在肝细胞内寄生和繁殖并致病。②病原体必须与机体相互作用才能引起疾病,例如,鸡瘟病毒对人一般无致病作用,因为人对鸡瘟病毒一般无感受性。③病原体作用于机体后,致病微生物常可引起机体的免疫反应。有些致病微生物自身也可发生变异,产生抗药性。

除了致病性的病原生物外,在人体皮肤、口腔、肠道、泌尿生殖道等存在大量的共生微生物。据估算,人体共生微生物的数量约为人体自身细胞数量的10倍。正常生理状态下,它们与人体"共进化、共发育、共代谢、共调节",共同构成人体的微生态(microecology)体系。但是,共生微生物通过复杂的生理生化过程与人体免疫、代谢、神经中枢等相互作用,对宿主健康和疾病有着非常深刻的影响。过去10余年里,人们初步揭示了共生微生物或是人体微生态在某些疾病如肥胖、肿瘤、糖尿病、心血管疾病、抑郁症、自闭症、阿尔茨海默病等发病中的作用。

(二) 物理和化学因素

物理因素主要包括高温(或寒冷)、高压(或突然减压)、电流、辐射、机械力、噪声等。物理因素的致病特点主要有:①大多数物理性致病因素只引发疾病但不影响疾病的发展。②除紫外线和电离辐射以外,一般潜伏期较短或无潜伏期。③对组织损伤无明显选择性。

化学因素主要包括各种有害化学物质如强酸、强碱、毒物、化学致癌物等。这类因素的致病特点主要包括:①多数化学因素对组织、器官的损伤有一定选择性,如CCl_4主要引起肝细胞中毒、汞主要损伤肾脏等。②在疾病发生发展中都起作用。它可被体液稀释、中和或被机体解毒。③其致病作用除了与毒物本身的性质、剂量有关外,还与其作用部位和整体的功能状态有关。④除慢性中毒外,化学因素致病的潜伏期一般较短。

(三) 遗传因素

遗传因素指染色体或基因等遗传物质畸变或变异引起的疾病。染色体畸变包括数目畸变和结构畸变两类,其中常染色体畸变通常可导致先天性智力低下,生长发育迟缓,伴五官、四肢、皮纹及内脏等多发畸形。性染色体畸变表现为性征发育不全,有时伴智力低下等。基因异常包括基因点突变、缺失、插入或倒位、基因融合等。这些异常通过改变 DNA 碱基顺序或碱基类型,致使蛋白质结构、功能发生变化而致病。如甲型血友病是由于位于 X 染色体上的相关基因缺失或插入突变或点突变,导致凝血因子Ⅷ缺失、凝血障碍,出血倾向。

疾病的流行病学分析发现,除直接引起遗传性疾病外,遗传因素也参与其他许多疾病如肿瘤、心血管疾病等的发病。遗传易感性(genetic susceptibility)指不同人群、不同个体由于遗传因素的差异,在外界环境因素作用下呈现出易患某种疾病的倾向,如糖尿病肾病(diabetic nephropathy)的发生发展与遗传易感性密切相关,有些(20%~25%)糖尿病患者不论血糖控制好坏,患病多年也不会发生糖尿病肾病。相反,有些(约 5%)糖尿病患者即使血糖控制良好,在短期内便可出现严重的糖尿病并发症。此外,表观遗传因素(epigenetic factor)在疾病发生发展中的作用越来越受到关注。

(四)先天因素

先天性因素指母亲在怀孕期间接触损害胎儿发育的因素,如农药、有机溶剂、重金属等化学品,或过量暴露在各种射线下,或服用某些药物,或染上某些病菌等。由先天性因素引起的疾病称为先天性疾病(congenital disease)。先天性疾病可以是遗传的,如多指/趾、唇裂等,但有些先天性疾病不属于遗传性疾病,如先天性心脏病通常在婴儿出生时就已患病,它与母亲怀孕早期患风疹、荨麻疹或其他病毒感染性疾病有关。

(五)免疫因素

免疫反应过强、免疫缺陷或自身免疫反应等免疫因素均可对机体造成影响。如机体对异种血清蛋白(如破伤风抗毒素)、青霉素等过敏可导致过敏性休克;某些花粉或食物可引起支气管哮喘、荨麻疹等变态反应性疾病。人类免疫缺陷病毒(human immunodeficiency virus,HIV)感染可破坏 T 淋巴细胞,导致获得性免疫缺陷综合征(acquired immune deficiency syndrome,AIDS)。当机体对自身抗原发生免疫反应时,可导致自身组织损伤或自身免疫性疾病(autoimmune disease),如系统性红斑狼疮、类风湿关节炎等。除了这些免疫性疾病外,免疫因素在多种慢性非传染性疾病如肿瘤的发病中也发挥重要作用。

(六)营养因素

维持生命活动必需的物质如糖、脂肪、蛋白质、维生素、无机盐等、微量元素(如氟、硒、锌、碘等)以及纤维素等摄入不足或过多都可能引起疾病。如脂肪、糖、蛋白质等摄入不足可导致营养不良,而摄取过量又可导致肥胖或高脂血症等;维生素 D 缺乏可导致佝偻病,而摄取过量又可导致中毒。

(七)心理和社会因素

随着生物医学模式向生物-心理-社会医学模式的转换,心理和社会因素在疾病发生发展中的作用日益受到重视。心理和社会因素,如长期的紧张工作、不良的人际关系,恐惧、焦虑、悲伤、愤怒等情绪反应,以及自然灾害、生活事件的突然打击等。这些因素不但可引起精神障碍性疾病(如抑郁等),还可通过精神心理作用导致机体功能、代谢紊乱及形态结构变化,如高血压、冠心病等的发生发展都与精神心理因素密切相关。

需要指出的是,人与自然的关系是人类社会最基本的关系。自然界是人类社会产生、存在和发展的基础和前提,人类可以通过社会实践活动有目的地利用自然、改造自然,但人类归根到底是自然的一部分,人类不能盲目地凌驾于自然之上,其行为方式必须符合自然规律。自然资源的过度开发,"三废"(废水、废气、废渣)处理不善而造成的生态平衡破坏,大气、水和土壤污染,人类生活方式的改变等已成为危害人类健康,导致疾病发生的重要因素。例如,由重金属引起的水污染可导致多种疾病,如肝病、骨髓抑制、痴呆症等。饮用亚硝酸化合物、三氯甲烷污染的水可引起癌症。此外,人、动物和食品的快速流通,生活方式和营养条件的改变,生态环境的改变也给病毒等病原微生物提供了大量的"溢出"机会。据估计,70% 以上的新发或再发传染病与野生动物有关或者来源于野生动物。因此,保护自然环境,实践"人与自然和谐共生"的理念对于维护人类健康,减少疾病的发生极其重要。

二、疾病发生的条件

有些疾病的发生只需致病因素的存在,而有些疾病的发生除了病因之外,还需要一些致病条件的参与。所谓致病条件是指能够促进或减缓疾病发生的某种机体状态或自然环境。条件本身并不引起疾病,但可影响病因对机体的作用。例如,结核分枝杆菌是引起结核病的病因,但在生活条件和生活习惯良好、营养充足的人群,一定量的结核分枝杆菌侵入并不一定引起结核病。然而,在营养不良、居住条件恶劣、过度疲劳等"条件"下,由于机体抵抗力减弱,即使少量结核分枝杆菌进入机体也可引起结核病。此外,年龄和性别也可作为某些疾病发病的条件。例如,小儿易患呼吸道和消化道传染病,这可能与小儿呼吸道、消化道的解剖生理特点和防御功能不够完善有关。

有些疾病的发生有明显的诱发因素,简称诱因(precipitating factor),即能够加强病因的作用并促进疾病发生发展的因素。如肝硬化患者因食管静脉曲张破裂而发生上消化道大出血时,可致血氨突然增高而诱发肝性脑病;而暴饮暴食又常常是已经曲张的食管静脉破裂的诱因;肺部感染、妊娠、过量体力活动、过度过快输液、情绪激动等常常是心脏病患者发生心力衰竭的诱因。

值得注意的是,原因或条件在不同疾病中可相互转化。一方面,同一因素对一种疾病来说是致病因素,而对另一种疾病则为条件。例如,营养不足是营养不良症的致病因素,而营养不足使机体抵抗力降低,却又是某些疾病(如结核病)发生的重要条件之一。另一方面,一种疾病所引起的机体的某些变化,可以成为另一种或另一些疾病发生的条件,如糖尿病引起的机体抵抗力降低可以成为感染性疾病如疖、痈、败血症、结核病、肾盂肾炎等发生的条件。重视对疾病病因和条件的研究,对疾病的预防有重要意义。

三、危险因素

流行病学研究显示某些因素与某种疾病的发生有一定的因果关系,但是尚无可靠的证据能够证明该因素的致病效应,但当该因素消除时,疾病的发生概率随之下降。在病因学研究中,通常将这类与疾病发生有关的因素称为危险因素(risk factor)。危险因素应用于慢性非传染性疾病的病因学研究具有较大的现实意义,因为许多因素与慢性病有一定程度的相关性,但大多具有非特异性、多变性和不确定性等特点。例如,肥胖、吸烟,运动过少、应激、糖尿病、高血压等属于动脉粥样硬化发生的危险因素。衰老是人类许多慢性疾病如心血管疾病、癌症和神经退行性疾病的主要危险因素。为此,第四章就衰老的细胞分子机制及其与疾病的关系进行单独叙述。

第三节　疾病发生发展的基本规律和机制

- 各种疾病发生发展过程中存在的一些共同规律。
- 神经、体液、细胞和分子水平的调节异常是所有疾病发生发展的共同机制。

一、疾病发生发展的一般规律

虽然不同疾病具有各自的发病机制,但是各种疾病发生发展过程中也存在的一些共同规律。这些一般规律可归纳如下。

(一)内稳态失衡

机体的内稳态平衡是生物体内各种自我调节(self-regulation)的结果,是保持正常生命活动的先决条件。究其本质来说,疾病发生的核心就在于致病因子导致机体的内稳态紊乱或失衡。反馈(feedback)机制在内稳态中起着重要作用。例如,当甲状腺素(T_3、T_4)分泌过多时,T_3、T_4可反馈性抑制下

NOTES

丘脑促甲状腺激素释放激素（thyrotropin-releasing hormone，TRH）和腺垂体促甲状腺激素（thyrotropic hormone，TSH）的分泌，使甲状腺素的分泌量降至正常水平，反之亦然。当遗传性甲状腺素合成酶缺陷使甲状腺素的合成不足时，上述反馈机制不能发挥作用（内稳态失衡），TSH 的过度分泌将依次引起甲状腺实质细胞大量增生，甲状腺肿，T_3、T_4 分泌过多，甲状腺功能亢进。

（二）损伤与抗损伤

对损伤做出抗损伤反应是生物机体的重要特征，也是生物机体维持生存的必要条件。在疾病发生发展过程中，损伤与抗损伤作用常常同时出现，贯穿始终且不断变化。以烧伤为例，高温引起皮肤、组织坏死，大量渗出可导致循环血量减少、血压下降等损伤性变化；与此同时，机体启动抗损伤反应，如白细胞增加、微动脉收缩、心率加快、心排出量增加等。如果损伤较轻，则通过各种抗损伤反应和适当的治疗，机体即可恢复健康；反之，若损伤较重，又无适当、及时的治疗，则病情恶化。可见，损伤与抗损伤反应的斗争及其力量对比常常影响疾病的发展方向和转归。

值得指出的是，损伤与抗损伤之间无严格界限，可相互转化。例如，在严重失血性休克早期，小动脉、微动脉收缩有助于动脉血压的维持，但若收缩时间过久，就会加重组织器官的缺血、缺氧损伤和功能障碍。由于不同疾病中损伤与抗损伤反应的差异，构成了各种疾病的不同特征。在疾病的防治中，应尽量支持和加强抗损伤反应，减轻和消除损伤反应。

（三）因果交替

因果交替指疾病发生发展过程中，由原始病因作用于机体所产生的结果又可作为病因，引起新的后果。这种因果的相互转化常常促进疾病的恶化，导致恶性循环（vicious cycle）。例如，前面述及的和在第十四章"休克"中将具体阐述的大出血（因）导致心排出量减少，进而血压下降（果）；后者（因）导致交感神经兴奋，释放儿茶酚胺，引起微血管收缩，组织缺氧（果）。持续的组织缺氧（因）导致组织酸中毒，进而出现毛细血管大量开放，导致微循环淤血（果）。后者又可作为新的原因继续导致恶性循环而加重组织损伤。

由于原因和结果的相互转化和交替，有些疾病一旦发生（如放射性损伤或二氧化硅引起的肺纤维化）、或进展到一定程度后（如链球菌反复感染引起的慢性肾小球肾炎或由高血压引起的慢性肾病等），即使在原始病因已不存在时，通过因果交替规律仍可推动疾病的进展。因此，作为医务工作者，揭示不同疾病中因果交替的内在机制、及时发现并打断这种恶性循环，便可使疾病朝着有利于机体健康的方向发展。

值得一提的是，疾病发生发展过程中虽然存在因果转化，但并不是所有环节都同等重要，其中有的环节起决定性作用，为其他环节发生发展所必需，被称为发病的主导环节。例如，甲状腺功能亢进时常引起心律失常，而心律失常往往又会引起心绞痛、心肌梗死甚至心力衰竭。然而，这些心脏病变的最根本原因是过量甲状腺激素对心肌代谢、血流动力学及神经内分泌（如肾上腺素、肾素 - 血管紧张素 - 醛固酮系统）的不利影响。因此，甲状腺功能亢进是疾病的主导环节，治疗时应针对甲状腺功能亢进。可见，了解疾病发展的主导环节，对诊断和治疗疾病具有重要意义。

（四）局部和整体

疾病可表现为局部变化或全身变化或二者兼有。局部病变可通过神经和体液途径影响整体，而机体的全身功能状态也可通过神经和体液途径影响局部病变的发展。例如，毛囊炎（痈疖）可引起局部充血、水肿等炎性反应，还可通过神经体液途径引起白细胞升高、发热、寒战等全身性表现。如果体质强壮、身体功能状态良好，加以适当的抗炎治疗，局部痈疖可很快痊愈；反之，也可引起全身性感染，严重时可引起脓毒血症等严重后果。有些局部改变是全身性疾病的表现，如糖尿病患者局部皮肤瘙痒、溃烂，是全身性血糖持续升高的毒性反应，此时若单纯给予局部治疗而不控制糖尿病则不会得到预期效果。因此，医务工作者应善于识别局部和整体病变之间的主从关系，抓住主要矛盾进行处理，不能"头疼医头、脚疼医脚"。

二、疾病发生发展的基本机制

正常状态下,机体通过神经、体液的精细调节,使各系统、器官、组织、细胞之间的活动互相协调,机体处于内稳态。疾病发生时,内稳态被打破,机体将通过复杂的机制进行调节,以建立疾病状态下的新稳态。在这些错综复杂的机制中,神经、体液、细胞和分子水平的调节是所有疾病发生发展过程中存在的共同机制。

(一)神经机制

神经系统在人体生命活动的维持和调控中起主导作用。许多致病因素通过改变神经系统的功能而影响疾病的发生发展。有些致病因子可直接损害神经系统,如流行性乙型脑炎病毒(epidemic encephalitis B)可直接破坏神经细胞,导致高热、意识障碍、惊厥、强直性痉挛和脑膜刺激征等。神经毒素1-甲基-4-苯基-1,2,3,6-四氢吡啶(1-methyl-4-phenyl-1,2,3,6-tetrahydropyridine,MPTP)作用于脑时,可选择性损伤多巴胺系统,导致患者出现运动障碍等躯体表现。肝功能障碍等引起高氨血症时,氨进入脑组织可导致神经递质失衡,还可干扰脑细胞能量代谢、损伤神经细胞质膜和线粒体的功能,最终导致脑功能障碍。有机磷农药中毒可致乙酰胆碱酯酶失活,使大量乙酰胆碱在神经-肌肉接头处堆积,引起肌肉痉挛、流涎、多汗等胆碱能神经过度兴奋的表现。有些致病因子可通过神经反射引起相应器官系统的功能代谢变化。例如,大出血致休克时,由于动脉血压降低,对颈动脉窦及主动脉弓处压力感受器的刺激强度减弱,使抑制性传入冲动减少,由此导致交感神经系统反射性强烈兴奋、外周血管收缩,在回升血压的同时可能导致组织缺血缺氧。此外,各种社会、心理因素,如长期人际关系紧张、心情抑郁、焦虑、烦恼等,也可通过目前尚不完全明确的机制损伤中枢神经系统而导致躯体疾病。该类疾病被称为心身疾病(psychosomatic disease)。

(二)体液机制

体液是维持机体内环境稳定的重要因素。疾病中的体液机制指致病因素通过改变体液因子(humoral factor)的数量或活性,引起内环境紊乱而致病的过程。体液因子的种类繁多,包括全身作用的体液性因子(如胰岛素、胰高血糖素、组胺、儿茶酚胺、前列腺素、激活的补体、活化的凝血、纤溶物质等)、局部作用的体液性因子(如内皮素、某些神经肽等)、细胞因子(cytokines,如白介素、肿瘤坏死因子等)。体液性因子主要通过以下三种方式作用于靶细胞:①内分泌(endocrine):体内一些特殊的分泌细胞分泌的各种化学介质,如激素,通过血液循环输送到身体的各个部分,被远距离靶细胞上的受体识别并发挥作用。②旁分泌(paracrine):某些分泌的信息分子只能对邻近的靶细胞起作用,如神经递质、某些血管活性物质(如一氧化氮、内皮素)等。③自分泌(autocrine):细胞对自身分泌的信息分子起反应,许多生长因子是以这种方式起作用。此外,有些分子通过内在分泌(intricrine)的方式影响细胞功能。内在分泌是指相关分子在细胞内产生后,无须向细胞外分泌而直接在细胞内起作用。例如,甲状旁腺激素相关蛋白(parathyroid hormone related protein,PTHrP)除通过上述经典方式影响远隔或近邻细胞的功能外,还可进入细胞核,调节细胞自身的功能。

在许多疾病的发生发展中,神经机制常常与体液机制共同参与,被称为"神经体液机制"。例如,情绪属于高级神经活动,长期情绪紧张是高血压病的危险因素,其神经体液机制为:①长期情绪紧张或严重的心理压力可导致大脑皮质和皮质下中枢(主要是下丘脑)功能紊乱,此时血管运动中枢反应性增强,交感神经兴奋,导致去甲肾上腺素释放增加,小动脉紧张性收缩。②交感兴奋还可刺激肾上腺髓质释放肾上腺素,导致心率加快、心排出量增加。③交感兴奋还可引起肾小动脉收缩,促进肾素释放,激活肾素-血管紧张素-醛固酮系统,导致全身血容量增高。上述神经体液机制共同作用的结果是血压升高。

(三)细胞和分子机制

细胞是生物机体最基本的结构和功能单位,致病因素可损伤细胞的功能、代谢和结构,从而引起细胞的自稳调节紊乱。有些因素(如外力、高温等)对细胞的损伤无选择性;而另一些因素则有选择性地损伤细胞,如肝炎病毒侵入肝细胞、疟原虫侵犯红细胞、汞中毒时主要损伤肾脏、人免疫缺陷病毒感染主要破坏 T 淋巴细胞等。目前,对不同致病因素如何引起细胞损伤的机制尚未完全阐明,但常常涉及细胞膜和多种细胞器的损伤和功能障碍。例如,细胞膜上担负离子主动转运的各种泵失调时,包括钠泵(Na^+-K^+-ATP 酶)和钙泵(Ca^{2+}-Mg^{2+}-ATP 酶)等,将导致细胞内外离子失衡,造成细胞内 Na^+、Ca^{2+} 大量积聚、细胞水肿甚至死亡,最终导致器官功能障碍。线粒体是细胞的能量发电站,很多病理因素可损伤线粒体,抑制三羧酸循环、脂肪酸的 β- 氧化、呼吸链的氧化磷酸化偶联等产能过程,造成 ATP 生成不足或同时伴有过氧化物产生增多,细胞功能障碍甚至死亡。

细胞的生命活动由各种生物大分子和小分子执行。自 20 世纪末以来,大量研究试图从分子水平研究生命现象和揭示疾病机制,由此产生了分子生物学(molecular biology)、分子病理学(molecular pathology)或分子医学(molecular medicine),还产生了分子病的概念。所谓分子病(molecular disease)是指由遗传物质或基因(包括 DNA 和 RNA)的变异引起的一类以蛋白质异常为特征的疾病,如蚕豆病(俗称蚕豆黄,由于编码 6- 磷酸 - 葡萄糖脱氢酶的基因缺陷所引起的溶血性疾病)和镰状细胞贫血(由于血红蛋白单基因突变,导致其分子中 β- 肽链氨基端第 6 位亲水性谷氨酸被疏水性缬氨酸取代,形成溶解度下降的血红蛋白 S)。

由于已知的分子病大部分由基因变异引起,有人提出基因病(genopathy)的概念,即由基因本身突变、缺失或其表达调控障碍引起的疾病。由单个致病基因变异引起的疾病被称为单基因病(monogenic disease),如 85%~90% 的多囊肾患者是由常染色体 16p13.3 区域蛋白激酶 D1(protein kinase D1,PKD1)等位基因缺陷引起的显性遗传病。由多个基因变异引起的疾病被称为多基因病(polygenic disease),如高血压、冠心病、糖尿病等。

此外,有些蛋白质分子本身的翻译后异常折叠或修饰在无需基因变异的条件下便可致病。由朊蛋白(prion)异常折叠引起的疯牛病(prion disease 或 mad cow disease)或人类的克 - 雅病(Creutzfeldt-Jakob disease)就是这类疾病的典型范例。由于这类疾病均涉及蛋白质空间构象的异常改变,故又被称为构象病(conformational disease)。

总之,从分子医学的角度看,疾病时机体形态和功能的异常实质上是某些特定蛋白质结构或功能的变异所致,而蛋白质的结构和功能除受基因序列的控制外,还受细胞所处环境的影响。因此,基因及其表达调控环境是决定身体健康或患病的基础。本书将在第二章和第三章中专门介绍疾病的细胞机制和分子机制。

第四节　疾病的转归

- 疾病的转归包括完全康复、不完全康复和死亡。
- 疾病的转归走向取决于病因的类型及损伤程度、机体抗损伤反应的能力以及合理及时的治疗方案等因素。

一、康复

康复(recovery)可分为完全康复和不完全康复。其中,完全康复(complete recovery)是指疾病所致的损伤完全消失,机体的功能、代谢及形态完全恢复正常。例如,由大出血性引起的急性功能性肾衰竭,如果能得到及时合理的处理,患者在短时间内可达到完全康复。有些感染性疾病,康复后还可使机体获得特异性免疫力,如天花患者康复后可获得终身免疫能力。不完全康复(incomplete recovery)是指疾病所致的损伤得到控制,主要症状消失,机体通过代偿机制维持相对正常的生命活动。但是,此时疾病基本病理改变并未完全恢复,有些可留有后遗症。后遗症(sequelae)是指由疾病或疾病治疗引起的组织损伤、病理改变和 / 或功能上的障碍,通常是一个长期平稳或极缓慢发展的过程,例如手术瘢痕、中风后的肢体瘫痪、风湿病引起的心脏瓣膜改变和心功能异常、痛风后的关节畸形、手术后的瘢痕等。

二、死亡

死亡(death)是生命活动过程的必然结局。然而,对人体死亡的精确判定一直是一个难题。传统观点认为,死亡过程包括濒死期(agonal stage)、临床死亡期(stage of clinical death)和生物学死亡期(stage of biological death)。显然,依据这一观点很难准确判定死亡时间。在临床上,医务工作者一直把心跳和呼吸的永久性停止作为死亡的标志(即心肺死亡模式)。然而,随着起搏器、呼吸机等复苏技术的普及和不断进步,使上述"心肺死亡"时间的确定面临挑战。

1968 年,美国哈佛大学医学院死亡定义审查特别委员会正式提出将脑死亡作为人类个体死亡的判断标准。脑死亡(brain death)是指全脑功能(包括大脑、间脑和脑干)不可逆的永久性丧失以及机体作为一个整体功能的永久性停止。自从脑死亡概念提出以来,多个国家相继制定了脑死亡标准,其基本内容大致包括:①自主呼吸停止(脑干是控制呼吸和心跳的中枢,脑干死亡以呼吸心跳停止为标准。然而,由于心肌具有自发收缩特性,在脑干死亡后的一定时间内还可能有微弱的心跳,因此,自主呼吸停止被认为是临床脑死亡的首要指标)。②不可逆性深度昏迷。③脑干神经反射消失(如瞳孔散大或固定,瞳孔对光反射、角膜反射、咳嗽反射、吞咽反射等均消失)。④脑电波消失。⑤脑血液循环完全停止。

脑死亡已经引起越来越多的学者和民众关注,美国、英国、法国、瑞典、荷兰、日本等 30 多个国家已制定脑死亡法并在临床将脑死亡作为宣布死亡的依据。在我国,1988 年提出有关脑死亡的诊断问题,2013 年国家卫生健康委员会脑损伤质控评价中心提出了中国成人和儿童的《脑死亡判定标准与技术规范》,2021 年参照《全球脑死亡建议案 - 脑死亡 / 神经病学标准死亡的判定》对中国脑死亡标准进行了修订并提出了专家补充和指导意见。目前我国尚未对脑死亡立法。

脑死亡须与"植物状态"(vegetative state)或"植物人"(vegetative patient)鉴别,后者是指大脑皮质功能严重受损导致主观意识丧失,但患者仍保留皮质下中枢功能的一种状态。在植物状态与脑死亡的众多差异中,最根本的区别是植物状态患者仍保持自主呼吸功能。

最近,临终关怀和安乐死受到社会广泛关注。临终关怀(hospice care)是指为临终患者及其家属提供医疗、护理、心理、社会等方面的全方位服务与照顾,使患者在较为安详、平静中接纳死亡。为此,美国老年病学会制订了临终关怀八要素:①减轻肉体和精神症状,以减少痛苦;②采取患者愿望的治疗手段,以维护尊严;③避免不适当、有创的治疗;④在患者还能与人交流时,提供家属充分时间相聚;⑤给予患者尽可能好的生命质量;⑥将经济负担减少到最小程度;⑦医疗费用要告知;⑧提供治丧方面的帮助。我国最近也出现了一些临终关怀医院。

安乐死(euthanasia)是指对患有不治之症的患者在濒死状态时,为了免除其精神和躯体上的极端痛苦,用医学方法结束生命的一种措施。但是,由于安乐死涉及复杂的医学、社会学和伦理学问题,大多数国家(包括我国)尚未通过立法施行。

Summary

Human beings pursue health persistently, a state of complete physical, mental and social well-being and not merely the absence of disease or infirmity. However, everyone is inevitably troubled by disease or pain during his life. Thus, medical workers have been making their effects to explore the mechanisms and principles of occurrence and progression of diseases, aiming to look for the ways to prevent and eliminate diseases and maintain health. This chapter introduces the basic concepts of health, sub-health, diseases and death, the etiology and pathogenesis of diseases, as well as the general principles and basic mechanisms of disease occurrence and development with its outcomes. To comprehend the basic knowledge regarding disease can help us better understand the content of pathophysiology course subsequently studied. In addition, some issues such as "brain death", "hospice care" and "euthanasia" also deserve attention. In summary, human life includes numberless mysteries, among which health, disease and death-related problems are our perpetual topics for research.

（陈国强）

思考题

1. 举例说明疾病发生发展过程中的损伤与抗损伤反应及其在临床防治中的应用。
2. 如何理解"全球健康"和"全健康"，请思考个人能为此做出哪些努力？

第二章
疾病发生发展的细胞机制

扫码获取
数字内容

　　细胞是构成生命有机体的基本单位。人体从组织到器官的结构形成和功能执行取决于细胞的数量和质量。细胞通过分裂增加其数量,通过分化形成具有特定形态、结构和生理功能的子代细胞,通过迁移参与胚胎发育、血管生成、伤口愈合及免疫反应等病理生理过程,通过应激(stress)以增强细胞抗损伤能力和在不利条件下的生存能力,通过程序性细胞死亡清除衰老、突变或受损细胞,通过自噬降解和循环使用自身成分,共同调节着生物体内细胞种群的数量和质量,确保人体正常生长、发育和保持内环境稳定。细胞增殖、分化、迁移、应激、死亡或自噬等命运的调控错综复杂,受到各种信号转导通路和网络的调控,如果其中任一环节或多环节发生障碍,均可使特定细胞、组织和器官的结构、功能和代谢异常,导致或促进疾病的发生和发展,甚至影响疾病的疗效和预后。本章重点介绍细胞增殖、分化、死亡和自噬在疾病发生发展中的作用和机制。

第一节　细胞增殖分化异常与疾病

- 细胞通过增殖增加其数量,通过分化形成特定形态、结构和生理功能的子代细胞。
- 细胞增殖和分化的调控错综复杂,既受细胞外信号的影响,又依靠细胞内级联反应,是多阶段和多因素参与的有序调控过程。
- 细胞增殖分化调控异常可导致或促进疾病的发生和发展,甚至影响疾病的预后和治疗。

一、细胞增殖的调控

　　细胞增殖(cell proliferation)是指细胞分裂及再生的过程,细胞以分裂的方式进行增殖,以维持个体生长、损伤修复或补充衰老、死亡的细胞。细胞增殖是生物体生长、发育、繁殖以及遗传的基础。细胞周期(cell cycle)是指细胞从前一次分裂结束起到下一次分裂结束为止的活动过程,分为 G_1 期(gap 1)、S 期(synthesis phase)、G_2 期(gap 2)及 M 期(mitosis phase)四个连续时段。一个细胞经过一个细胞周期后最终产生两个子细胞。脱离细胞周期,不进行增殖的细胞称为休眠细胞(quiescent cell)或 G_0 期细胞,它们在接受适当刺激时可重新进入细胞周期。细胞周期的调控非常复杂,主要包括细胞周期的自身调控及细胞外信号对细胞周期的调控。

　　(一)细胞周期的自身调控

　　1. 周期素(cyclin)　因其在细胞间期(interphase)连续合成不断积累、活性出现周期性变化而得名,为细胞周期运转的驱动力量之一。目前已分离鉴定的 cyclin 家族成员有 20 余种,哺乳动物包含 cyclin A1-2、B1-3、C、D1-3、E1-2、F、G1-2、H 等几大类(表 2-1)。

　　2. 周期素依赖性激酶(cyclin-dependent kinase,CDK)　是一组蛋白激酶的统称,可使其底物蛋白的丝氨酸和苏氨酸发生磷酸化修饰,其蛋白水平在细胞周期中保持稳定。不同 CDK 在细胞周期的不同阶段通过与特定的周期素结合而被活化(表 2-1)。

表 2-1   细胞周期不同时段发挥作用的 CDK 和周期素

CDK	周期素	发挥作用的细胞周期时相
CDK4	cyclin D1、D2、D3	G_1
CDK6	cyclin D1、D2、D3	G_1
CDK2	cyclin E	G_1-S 过渡
CDK2	cyclin A	S
CDK1	cyclin A	G_2-M 过渡
CDK1	cyclin B	M
CDK7	cyclin H	细胞周期所有阶段

3. 周期素依赖性激酶抑制因子（CDK inhibitor,CKI）   是指一类拮抗 CDK 活性的细胞周期抑制性蛋白。已经发现 2 个 CKI 家族，即 INK4 家族和 Kip 家族。INK4 家族包括 p15（INK4b）、p16（INK4a）、p18（INK4c）和 p19（INK4d），它们能特异地灭活 G_1 期 CDK（CDK4 和 CDK6）。Kip 家族可广谱抑制 CDK 活性，包括 p21（waf1）、p27（Kip1）及 p57（Kip2）。

4. 细胞周期限制点和检验点   细胞周期中存在着控制点，可使细胞周期暂时停滞以允许编辑和修复遗传信息，从而保证每个子细胞接受与亲代细胞相同的全套遗传信息。细胞周期中有两类主要的控制点，即限制点（restriction point,R）和检验点（checkpoint）。限制点被定义为 G_1 阶段中细胞周期进程不能逆返的时间点，跨过此点之后细胞即真正进入细胞周期，限制点起实质作用的是视网膜母细胞瘤蛋白（retinoblastoma protein,Rb）。Rb 主要通过与转录因子 E2F 结合，抑制其转录活性，进而抑制细胞周期进展；磷酸化的 Rb 蛋白释放与其结合的 E2F，使 E2F 活化，激活细胞周期相关蛋白的表达，推动细胞周期前进。限制点之后的细胞周期中存在其他的控制点称为检验点，已被阐明的检验点包括 DNA 损伤检验点（G_1-S 检验点、S 期检验点、G_2-M 检验点）和纺锤体检验点。

在 G_1-S 检验点，DNA 损伤引起的细胞周期停滞是 p53 依赖性的（图 2-1）。p53 蛋白主要在 G_1-S 期交界处发挥检验点的功能，能刺激不同基因包括 *p21（waf1）*、癌基因 *Mdm2* 和凋亡基因 *Bax* 的转录。通常情况下，细胞内 p53 水平较低，但是 DNA 损伤能使 p53 蛋白磷酸化，使 p53 稳定性提高进而在受损细胞中快速累积，并通过刺激 *p21（waf1）* 表达引起 G_1 期阻滞。p53 的 DNA 结合结构域具有核酸内切酶的活性，可切除错配的核苷酸，在 DNA 修复中发挥作用；如修复失败则启动细胞凋亡，把可能演变为癌的细胞消灭在萌芽状态。因此，p53 有"分子警察"之美誉。Mdm2 通过促进 p53 的泛素化降解，对 p53 发挥负反馈调节。目前对 S 期 DNA 损伤检验点的作用机制知之甚少，但一些研究证实在 DNA 复制的起始和延伸都存在一些抑制因素发挥作用。

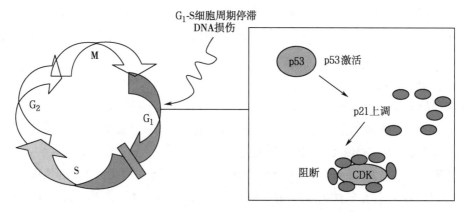

图 2-1   细胞周期 G_1-S 检验点与 p53 的关系

在 G_2-M 检验点,DNA 损伤细胞会出现细胞周期停滞,不能进入有丝分裂期。其机制在于 CDK1 发生抑制性磷酸化而处于无活性状态,或 CDK1-cyclin B 复合物被羁留于细胞核外。DNA 损伤引起的 p53 增多导致 *p21* 和 *14-3-3σ* 转录增强(图 2-2)。Cyclin B 与 14-3-3σ 结合的增多使其被排斥在细胞核之外。p53 还通过诱导生长抑制和 DNA 损伤诱导基因 45(growth arrest and DNA damage inducible gene, *GADD45*)介导 CDK1- cyclin B1 发生解离。

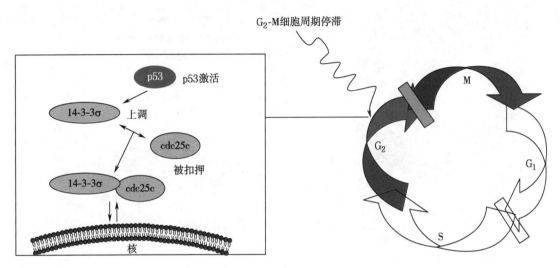

图 2-2 细胞周期 G_2-M 检验点与 p53 的关系

纺锤体检验点监控着染色体与纺锤体微管的结合以及有丝分裂中姐妹染色单体或减数分裂同源染色体间的张力,从而保证染色体正确均等地分配到两个子细胞中。当纺锤体微管与染色体错误连接或者纺锤体组装出现错误时,纺锤体检验点被激活,抑制细胞周期进程。

细胞周期调控与检查机制可认为是细胞为保护自身生存的一种防卫性机制。DNA 损伤的反应通路与细胞周期的信号转导,尤其是上游的信号转导是彼此交叉与重叠的,下游分子是调节细胞周期的 CDK/cyclin、DNA 修复蛋白、诱导凋亡的蛋白及调节转录的蛋白。DNA 损伤信号可引起细胞周期停滞,目的是便于细胞进行修复。

(二)细胞外信号对细胞周期的调控

Cyclin、CDK 及 CKI 的半衰期均较短,它们活化发挥作用后很快失活和降解,细胞持续分裂依赖细胞外生长信号的持续存在。哺乳动物是多细胞生物,有严密的调节系统,细胞间的通信可通过细胞 - 细胞接触和借助远程或短程体液因子实现。远程体液因子如各种激素,短程体液因子主要为细胞因子。细胞对不同信号进行整合,然后做出反应,究竟休止在 G_0 期抑或是进入细胞周期,则主要取决于各种细胞调控分子的浓度和活性的综合效应。

1. 增殖信号促使 G_0 期细胞进入细胞周期 增殖信号包括生长因子、丝裂原、分化诱导剂等。正常细胞的增殖源于细胞生长因子的刺激。生长因子首先与细胞膜上相应的受体结合,将生长信号跨膜传递给细胞内蛋白,后者通过信号分子的级联反应最终使转录因子转移至细胞核内(图 2-3)。如表皮生长因子(epidermal growth factor, EGF)可与细胞膜 EGF 受体(EGF receptor, EGFR)结合,启动胞内的信号转导,促进 cyclin D 合成,并抑制 CKI 合成,cyclin D 与相应 CDK 结合,促使 G_0 细胞进入 G_1 期。Cyclin E 在 G_1 晚期也随之增多。

2. 抑制信号使生长细胞发生周期阻滞 具有增殖抑制作用的生长因子也通过调控细胞周期影响细胞的生长。G_1 期系抉择细胞周期继续进行还是阻滞甚或退出细胞周期的关键时刻,与细胞增殖、分化、衰老、凋亡乃至恶性转化等密切相关。抑制信号如转化生长因子 β(transforming growth factor-β, TGF-β)在体内外均能广泛抑制正常细胞和肿瘤细胞的生长,使细胞阻滞于 G_1 期。TGF-β 与细胞膜

TGF-β 受体结合,启动胞内信号通路调控 cyclin 和 CDK 等的表达,表现为抑制 CDK4 表达,诱导 p21（waf1）、p27（Kip1）和 p15（INK4b）等 CKI 产生,从而抑制 cyclin/CDK 复合物的形成和活性,使细胞阻滞于 G_1 期。

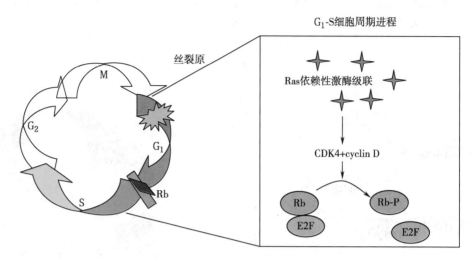

图 2-3　丝裂原与细胞周期 G_1-S 进程

二、细胞分化的调控

细胞分化（cell differentiation）是指从专业化程度低的细胞类型向专业化程度高的细胞类型转变的过程。与母细胞相比,在形态、结构和功能上具有稳定性差异的细胞即为分化细胞。从一个受精卵形成到由组织和细胞构成的复杂系统的过程中,细胞将发生多次分化。在可辨认的细胞分化之前,有一个预先保证细胞怎样分化的时期,即细胞决定。细胞决定阶段,细胞接受某种指令或信号分子作用后,永久地关闭某些基因,而另一些基因则准备顺序地表达,以确定分化方向。细胞分化是由细胞内遗传信息和细胞外因素共同调控的。激活或抑制基因表达的因子可以来自细胞内,如细胞质的异质性对基因的作用;也可来自细胞外,如相邻细胞的作用以及激素对细胞分化的调节。

细胞分化不涉及 DNA 序列本身的变化,实质上是一种基因群的开放和 / 或关闭状态向另一种基因群的开放和 / 或关闭状态转换过程。不同分化细胞是通过表达不同基因群来决定它们的蛋白质合成和含量,并以此决定其形态和功能。特定的分化过程终末期基因群的开放状态便确定了下来,此时的细胞就成了特定的分化细胞。细胞分化是一种普遍存在的生命现象,是一个相对稳定和持久的过程,不会自发的逆转,但在一定条件下,具有增殖能力的组织中,已经分化的细胞失去特有的结构和功能,变为具有未分化细胞特性的过程称为去分化（dedifferentiation）。分化的细胞重新回到相应干细胞的过程称为逆分化（retrodifferentiation）,如表皮细胞逆分化形成表皮干细胞。分化的细胞在特定的条件下被逆转后恢复到全能性状态或者形成胚胎干细胞系,或者进一步发育成一个新的个体的过程,称为细胞重编程（reprogramming）。一种类型的分化细胞通过基因选择性表达或基因重编程使其在结构和功能上转变成另一种分化细胞的过程称为转分化（transdifferentiation）。细胞在不改变基因组的情况下,对来自环境的信号做出反应,动态进行表型变化的能力称为细胞可塑性（cell plasiticity）。

影响细胞分化的因素很多,这些因素可以是细胞本身内在因素,如基因组内的基因、细胞质中的成分,也可以是细胞自身外的因素,如生长因子、激素等。此外,环境因素（温度、光线、射线、细胞接触的物质等）等也会影响细胞的分化。

（一）信号通路活动调节基因表达水平调控细胞分化过程

细胞在各种信号分子的驱动下,通过基因调节网络实现对细胞分化的调控,为细胞分化机制提供了合理的解释。

1. 分化诱导　在胚胎发育过程中,一些细胞可对邻近细胞产生影响,并决定其分化方向。分化诱导剂依其来源可分为外源性和内源性两大类。外源性分化诱导剂是指细胞不能自身合成而必须依赖外界供给者,包括维生素衍生物[如维甲酸、$1,25(OH)_2$ 维生素 D_3]、极性化合物(如二甲基亚砜)、佛波酯类、抗生素类(如阿霉素、丝裂霉素)等。内源性分化诱导剂是指细胞所产生的具有分化诱导作用的物质,包括第二信使(如 cAMP)衍生物和细胞因子,如各种集落刺激因子(colony stimulating factor,CSF)、干扰素 α、TGF-β、肿瘤坏死因子 α(tumor necrosis factor α,TNF-α)等。

2. 不对称细胞分裂(asymmetric cell division)　指分裂产生的两个子细胞性质不同,其中一个与干细胞完全相同,另一个可程序化地继续分化为子代细胞。因此,不对称分裂发生于干细胞分裂时,其机制在于干细胞的细胞质中存在命运决定子(fate determinant,FD)。干细胞在即将发生分裂时,FD 集中分布在细胞的一极,另一极则没有,即其中一个子细胞有 FD,继续保持干细胞的特性,另一个子细胞没有 FD,成为分化细胞。就某一种可分化细胞而言,决定细胞是否发生分化的 FD 分子可以是多种分子的集合。细胞能否发生分化的标志是细胞是否含有相应的 FD 分子集合。终末细胞是不含有任一 FD 集合的细胞,某种干细胞是只含有相应 FD 集合的细胞。细胞分化的过程实际上是丧失相应 FD 集合的过程。

3. 基因的差异表达　在个体发育过程中,细胞内的基因存在按照一定程序、有选择地相继激活表达的现象,称为基因的差异表达(differential expression)或顺序表达(sequential expression)。根据基因组内基因的表达与维持细胞最低生存状态的关系,基因可分为管家基因(house-keeping gene)和奢侈基因(luxury gene)。前者是维持细胞最基本生命活动所必需的,它们编码产生生命活动所必需的结构和功能蛋白质。例如,组蛋白基因、tRNA、rRNA 等的基因都是管家基因。奢侈基因是指编码决定细胞性状的特异蛋白的基因,它们对细胞自身生存并不是必需的,而是决定细胞的性状所必需的。

（二）多种因子调控命运决定子表达

既然 FD 是细胞内的分子,很多又是蛋白质分子,那么这些分子就一定是由基因组中相应的基因编码的。

1. 同源框基因　同源框(homeobox,Hox)是存在于动物、植物和菌类的,与发育调节相关的基因中的 DNA 序列。这种 DNA 序列长度大约 180 个碱基对(base pair,bp)。含有同源框的基因被称为同源框基因(Hox gene),其编码的蛋白称为同源域蛋白(homeodomain protein)。同源域蛋白作为独立蛋白分子表达时,作为转录因子,可以结合 DNA,调节其表达。同源框基因的缺陷将导致个体发育异常,出现不正常的表型。

2. DNA 甲基化　指在 DNA 甲基化转移酶的作用下,在基因组 CpG 二核苷酸的胞嘧啶 5 号碳位共价键结合一个甲基基团。DNA 甲基化能引起染色质结构、DNA 构象、DNA 稳定性及 DNA 与蛋白质相互作用方式的改变,从而调控基因表达。DNA 甲基化位点阻碍转录因子结合,甲基化程度越高,DNA 转录活性越低。哺乳动物的 DNA 甲基化现象较为普遍。DNA 甲基化可随 DNA 的复制过程遗传给新生的子代 DNA,是一种重要的表观遗传机制。

三、细胞增殖分化异常与疾病

细胞增殖分化的调控异常可发生在胚胎发育和成人机体中,可使特定细胞、组织和器官的结构、功能和代谢异常,导致或促进疾病的发生和发展,甚至影响疾病的预后和治疗。

（一）恶性肿瘤

1. 细胞增殖过度　恶性肿瘤是典型的细胞过度增殖的疾病。恶性肿瘤细胞无限增殖的原因和机制相当复杂,一方面是由于外部环境如细胞因子与细胞表面的受体结合通过引发级联式反应促进细胞生长;另一方面细胞内癌基因的激活、抑癌基因的失活也促进细胞生长,这两方面的因素最终都要通过影响细胞周期起作用。肿瘤细胞恶性增殖的主要机制如下。

（1）Cyclin 过量表达：肿瘤发生与细胞周期驱动力量 cyclin（主要是 cyclin D、E）过表达有关。研究表明，人乳腺癌细胞或组织中 cyclin E 呈高表达，T 细胞白血病和结肠癌中 cyclin D2 呈高表达，在 B 细胞淋巴瘤、乳腺癌、胃肠癌、甲状旁腺癌和食管癌细胞或组织中 cyclin D1 呈过表达。Cyclin 过表达与基因扩增、染色体倒位和染色体易位有关。Cyclin D1 对正常和癌细胞 G_1 期至关重要，如过表达 cyclin D1 使细胞易被转化；cyclin D1 与癌基因 *c-myc* 协同作用能诱导转基因小鼠发生 B 淋巴瘤等。

（2）CDK 过量表达：多种癌细胞或组织 CDK 常呈过表达，且与肿瘤发生、发展、转移和浸润等相关。如在小细胞肺癌、鳞癌和不同分化胃癌组织 CDK1 呈过表达，并与胃癌发生中早期分子事件相关；在 G_1-S 期过表达的 CDK4 可使 Rb 磷酸化，并与 E2F 分离而解除 Rb 对细胞生长的负调控，导致宫颈癌等。

（3）CKI 表达不足或突变：在多种肿瘤细胞或组织中呈现 CKI 表达不足或突变，包括 INK4 和 Kip 失活或 / 和含量减少。INK4 家族成员可直接与 cyclin D1 竞争 G_1 期激酶 CDK4/6，抑制其对 Rb 的磷酸化作用，进而抑制转录因子 *E2F-1* 的基因表达；也可间接地抑制 DNA 合成的多种生化反应，导致细胞周期调控紊乱，诱发多种肿瘤。如 *p16*（*INK4a*）常因纯合性缺失、CpG 岛高度甲基化或染色体异位使基因失活，致 *p16*（*INK4a*）低表达，后者与多种恶性肿瘤（如黑色素瘤、急性白血病、胰腺癌、非小细胞肺癌、胶质瘤、食管癌、乳腺癌和直肠癌）发生发展及预后相关。Kip 家族成员可广谱抑制 CDK（包括 CDK2/3/4/6 等）活性，在肿瘤发生等方面起着重要作用。如 p21（waf1）低表达或缺失可使细胞从正常增生转为过度增生，甚至导致肝癌、骨肉瘤和黑色素瘤等的发生。p27（Kip1）的低表达常与肿瘤发生、分化、分级和预后等相关，在人类多种癌细胞中 p27（Kip1）常表达降低，如乳腺癌、大肠癌、肺癌、前列腺癌、胃癌和卵巢癌等；并发现 p27（Kip1）表达越低，肿瘤分化越差、分级越高，预后越差。

（4）细胞周期检查机制失灵：细胞周期检查点主要靠蛋白分子发挥调控作用，如 p53 为 DNA 损伤检查点的主要分子，当 DNA 损伤时，p53 可使细胞停滞在 G_1 期进行修复，减少携带损伤 DNA 细胞的增殖；如修复失败，*p53* 则过度表达，直接激活凋亡基因 *Bax* 或下调抗凋亡基因 *Bcl-2*（B cell lymphoma 2）表达而诱导细胞凋亡，以消除癌前病变细胞不恰当地进入 S 期，避免癌症发生和发展。*p53* 基因是人类恶性肿瘤突变率最高的基因，如 Li-Fraumeni 癌症综合征患者正因为遗传获得 *p53* 突变基因，极易在 30 岁前患各种癌症；*p53* 缺失可使细胞易于产生药物诱导的基因扩增和细胞分裂，并降低染色体准确度；*p53* 缺失时，在一个细胞周期中可产生多个中心粒，使有丝分裂时染色体分离异常，导致染色体数目和 DNA 倍数改变，最终演变成癌细胞，亦可促进肿瘤侵袭及转移或增加化疗抵抗。

（5）细胞外信号对细胞周期的调控异常：除细胞周期的自身调控因素之外，癌基因家族及抑癌基因家族在细胞周期调控中也发挥重要作用，它们的产物可通过与生长因子受体结合或其他作用方式，促进或抑制细胞增殖。癌基因家族产物种类较多，包括生长因子类蛋白及生长因子受体类蛋白。例如，*sis* 基因编码的生长因子类蛋白可与相应的受体结合，模拟生长因子的作用，以自分泌的方式对细胞周期进行调控，刺激细胞进行分裂增殖，促进肿瘤发生发展。

2. 细胞分化不足或障碍　除了细胞增殖异常，恶性肿瘤也是一种典型的分化障碍性疾病。肿瘤细胞不同于正常细胞的最大差异之一就在于它们的分化状态不同。肿瘤细胞的一个共同特征是其在体内或在培养的适宜条件下不能完成分化过程，而只是保持持续增殖。可以这样认为，一些肿瘤细胞获得了类似干细胞的增殖特性，但是部分或完全丧失了干细胞可分化特性。例如，大多数急性早幼粒细胞白血病（acute promyelocytic leukemia，APL）患者存在染色体易位 t（15，17）。该易位导致 17 号染色体上的维甲酸受体 α（retinoic acid receptor，RARα）基因与 15 号染色体上的 *PML* 基因交互易位，产生了两种长度不同的融合基因，即 *PML-RARα* 和 *RARα-PML*，前者可阻止粒细胞的分化。

正常未分化细胞发生分化障碍和 / 或已分化细胞发生去分化均可导致细胞的幼稚性和生长失控性，形成肿瘤细胞。从细胞分化角度说恶性肿瘤细胞是丧失分化或分化异常的细胞。肿瘤的发生往往是由于细胞增殖和分化脱偶联以及癌基因和抑癌基因的协同失衡所致。基因表达时空上失调往往会导致肿瘤细胞的生成。细胞分化是基因在特定的时间和空间上选择表达,基因在转录和翻译的任一环节出现错误,甚至只有一个核苷酸的改变,即可引起突变,这是分化异常的物质基础。肿瘤细胞来源于正常细胞,具有某些来源细胞的分化特点,但更多的是缺少这种特点或完全缺如,表现为形态上的幼稚性和功能上的异常,类似于原始胚胎细胞表型。肿瘤发生时,分化基因表达呈两种形式:①特异性基因表达受到抑制,如肝癌细胞不合成白蛋白,胰岛细胞瘤不合成胰岛素,说明肿瘤细胞的功能异常与特异性基因表达受抑有关;②胚胎性基因重现表达,如肝癌患者血中出现高浓度的胚胎性基因产物——甲胎蛋白。

此外,肿瘤组织常呈现不同程度的形态和功能上的异质性,主要表现为瘤细胞分化程度和分化方向的差异性。这种现象可使得肿瘤呈多向分化,如髓母细胞瘤中可见神经元分化和各种胶质细胞分化,甚至出现肌细胞成分,后者称为趋异性分化(divergent differentiation)。与其起源组织相比,肿瘤细胞常表现为低分化、去分化、逆分化或趋异性分化。

确定肿瘤细胞的分化情况常常会为人类癌症的诊断和治疗提供有价值的信息。肿瘤在生长和死亡时能释放一些糖蛋白和其他产物,这些释放物与胚胎组织产物类似,在血清或其他体液中可以检测到这些癌胚产物。因此,这有助于病情的诊断、随访及治疗方案的选择。例如,在乳腺癌患者可检测到雌激素受体和 α- 乳白蛋白,在前列腺癌患者可检测到前列腺特异性抗原和前列腺酸性磷酸酶,在肉瘤患者可检测到肌球蛋白和肌间线蛋白。在常规检查和放射线检查尚无阳性征象时,如果这些血清中的标志物出现增多,常常提示可能有肿瘤发生或肿瘤复发。

在存在分化诱导剂的情况下,恶性肿瘤细胞可被诱导而重新向正常细胞的方向演变分化,表现为细胞的形态、生物学及生物化学方面的诸多标志均与正常细胞接近,甚至完全转变为正常细胞。

(二)原发性红细胞增多症

原发性红细胞增多症为骨髓造血干细胞的异常增生性疾病,以血红蛋白和红细胞数量增高为主要特征,见于家族性先天性红细胞增多症、真性红细胞增多症等。原发性家族性先天性红细胞增多症(primary familial and congenital polycythemia,PFCP)是一种常染色体显性遗传病,由于促红细胞生成素(erythropoietin,EPO)受体基因突变,红系祖细胞对 EPO 高度敏感,使红细胞生成增加。患者血红蛋白和红细胞比容高于正常,血小板和白细胞数量并不增加,血红蛋白 - 氧亲和力正常,血浆中 EPO 水平低于正常范围。PFCP 临床表现与红细胞增多有关,包括高黏滞综合征(头痛、头晕、疲劳、乏力、视觉和听觉障碍、感觉异常、肌痛等)、因灌注不足和局部缺氧引起的精神状态改变,以及动脉和 / 或静脉血栓栓塞事件。大多数患者表现为轻微的黏滞综合征,如头痛、头晕。少数严重者可发生致命的并发症,如动脉高血压、脑出血、深静脉血栓形成、冠心病和心肌梗死。

真性红细胞增多症(polycythemia vera,PV)是一种以红系增生为主伴有粒系和巨核系均增生为特征的慢性骨髓增殖性疾病,临床以红细胞数量及血容量显著增多,伴中性粒细胞及血小板升高为特征。PV 的分子发病机制尚未完全清楚,目前认为与酪氨酸激酶信号异常有关,绝大多数患者存在 *JAK2* 基因第 617 位缬氨酸突变为苯丙氨酸(V617F)的功能获得性突变。JAK2 作为具有酪氨酸激酶活性的激酶系统,在 PV 发病中具有十分重要的作用。当发生 *JAK2*^{V617F} 突变时,激活 JAK-STAT 信号转导系统,使细胞发生非生长因子依赖的生长,导致骨髓细胞异常增殖。PV 患者出现多血质及高黏滞血症所致的一系列症状和体征,常伴有脾大和皮肤瘙痒,晚期可发生恶性转化。

(三)再生障碍性贫血

再生障碍性贫血(aplastic anemia,AA)是由多种原因引起的骨髓造血功能衰竭,以骨髓造血细胞增殖缺陷和外周血全血细胞减少为特征的血液系统疾病。再生障碍性贫血的发病机制复杂,各种原因导致造血干细胞增殖缺陷使其数量不足,加之造血微环境异常、免疫功能紊乱等,影响造血干细胞的增殖和分化,导致骨髓造血功能衰竭。

正常情况下,造血干细胞具有很强的增殖能力,具有自我更新性和分化多能性。由于造血干细胞

NOTES

DNA 损伤的积累,增殖分化出现异常,造成干细胞数量缺失和功能异常,使得造血系统逐渐衰竭和退化。除 DNA 损伤外,造血干 / 祖细胞损伤后导致造血生长因子受体数量减少,或受体结合配体能力下降,以及细胞增殖分化的信号转导通路受阻,使得造血干 / 祖细胞对造血生长因子刺激反应的敏感性降低。

造血干细胞所处的骨髓微环境还有其他多种成分,其发生异常也会影响造血。骨内膜微环境细胞如骨髓间充质干细胞通过分泌调节分子和细胞因子为造血干细胞提供一个静态的微环境,对造血干细胞的增殖、分化和自我更新起重要调控作用。再生障碍性贫血患者的骨髓间充质干细胞增殖能力减弱,并倾向于分化成脂肪细胞,脂肪细胞则进一步影响造血干细胞的增殖和更新,导致骨髓衰竭和造血细胞丢失。

遗传因素在再生障碍性贫血中也发挥了很大作用,尤其是先天性再生障碍性贫血,外周血细胞常表现出短端粒现象。端粒是真核细胞染色体末端的 DNA- 蛋白质复合体,作用是保持染色体的完整性和控制细胞分裂周期,端粒的长度会随着时间的推移而缩短,端粒缩短积累到一定程度,细胞就会停止增殖。研究表明,再生障碍性贫血患者的端粒长度以更快的速度缩短,细胞增殖出现异常。

（四）肺纤维化

肺纤维化是一种慢性、进行性和破坏性的间质性肺病,主要的病理特征是成纤维细胞增殖分化、大量细胞外基质(extracellular matrix,ECM)异常沉积、炎症细胞浸润和肺泡结构破坏。在肺纤维化的早期,有害刺激或损伤出现,肺成纤维细胞被激活,分泌细胞外基质增加,细胞内核转录因子 NF-κB 和促分裂素原活化蛋白激酶(mitogen-activated protein kinase,MAPK)通路被激活,调控一系列与纤维化和炎症反应相关因子的表达。细胞因子则通过自分泌和旁分泌效应,介导包括巨噬细胞在内的炎症细胞向受刺激部位移动、合成和释放大量 TNF-α,刺激成纤维细胞增殖与分化,分泌多种细胞因子如 TGF-β 和白细胞介素 -1(interleukin 1,IL-1)等,可使成纤维细胞分化为肌成纤维细胞。与成纤维细胞相比,肌成纤维细胞分泌过量的基质,使 ECM 进一步增多,肺组织炎症和 ECM 沉积加重,肺纤维化形成。

上皮 - 间充质转化(epithelial-mesenchymal transition,EMT)在肺纤维化中也发挥重要作用。EMT 是在特定生长因子激活后上皮细胞获得与间充质细胞相关的分子和细胞生理特征的过程,导致上皮细胞失去极性和紧密连接,细胞运动性和迁移能力增强,更加利于纤维化的发展。

四、干预 / 调控细胞增殖分化在疾病防治中的意义

（一）调控细胞增殖分化信号防治恶性肿瘤

1. 合理利用增殖相关信号　抑制促增殖信号或 / 和提高抑增殖信号可防治癌症。如促增殖信号 EGF 可与 EGFR 结合激活受体酪氨酸激酶系统,促进肿瘤细胞的增殖,这对乳腺癌等尤其是非激素依赖型乳腺癌发生和发展至关重要。采用抑制剂降低 EGF 含量或采用抗 EGFR 单抗抑制 EGF 与 EGFR 结合可使细胞增殖减弱,以降低促增殖信号治疗癌症。

2. 抑制 cyclin 或 / 和 CDK 的表达和活性　抑制癌症发生发展中增高的细胞周期驱动力量 cyclin 和 CDK 可防治癌症。如体内外实验发现注射抗 cyclin D1 抗体或反义寡核苷酸可抑制肺癌细胞由 G_1 向 S 期过渡,并逆转恶性细胞的形态;广谱 CDK 抑制剂 flavopiridol 可抑制 CDK1、CDK2、CDK4 和 CDK6,使细胞发生 G_1-S 和 G_2-M 期阻滞。

3. 提高 CKI 的表达和活性　增加癌症发生发展中 CKI 的表达量和提高其活性可防治癌症。如将野生型 *CKI* 基因导入可使癌细胞阻滞于 G_0-G_1;p27(Kip1)转染可抑制人乳腺癌和鼻咽癌细胞生长,逆转恶性表型,减少非整倍体细胞,并使 G_2-M 细胞增多等。采用 TGF-β 或 cAMP 处理骨髓瘤细胞、电离辐射处理成纤维细胞瘤或 1,25-(OH)$_2$ 维生素 D3 处理 Hela 细胞,可增加 p27(Kip1)表达量,从而抑制癌细胞生长。

4. 修复或利用缺陷的细胞周期检查点 如通过转染野生型 $p53$（wild-type $p53$, wt$p53$）可修复缺陷的细胞周期检查点,抑制多种癌细胞生长和部分逆转其恶性表型。在肿瘤治疗中,尤其是 G_1-S 期和 G_2-M 期 DNA 损伤关卡均缺陷的肿瘤,可利用丧失某时相阻滞作用的特性提高治疗效果。如电离辐射可引起含 wt$p53$ 基因的人类肿瘤细胞 G_1 和 G_2 期阻滞,而含突变型 $p53$（mutant $p53$, mut$p53$）基因的肿瘤细胞则只有 G_2 期阻滞,应用药物如咖啡因缩短瘤细胞 G_2 期则可以增加含 mut$p53$ 基因的癌细胞放射敏感性。此外,大多数肿瘤 $p53$ 基因是突变的,这些细胞 G_1-S 期和 G_2-M 期 DNA 损伤关卡均已丧失,而癌旁组织仍含有 wt$p53$,如同时应用缩短 G_2 期药物可使常规放化疗选择性杀伤癌细胞,减少正常组织细胞的损伤。总之,修复或利用缺陷的细胞周期检查点可防治癌症。

5. 利用分化诱导剂诱导肿瘤细胞分化 分化诱导剂对肿瘤细胞的诱导分化作用具有相对的组织和细胞专一性以及诱导分化方向的专一性。目前认为分化诱导剂的作用机制是:①细胞正常分化基因群重新启动和表达,同时恶性基因受抑制或失活,从而使细胞结构和功能恢复正常;②通过封闭或抑制肿瘤细胞膜表达高的增殖性受体,使肿瘤细胞恶性表型发生逆转;③在启动细胞分化机制的同时启动细胞死亡程序,使肿瘤细胞先分化后凋亡或分化与凋亡同时发生。我国著名病理生理学家王振义院士在国际上首创将分化诱导剂全反式维甲酸（all-trans retinoic acid, ATRA）用于治疗 APL 并取得满意疗效,实现了肿瘤诱导分化治疗的突破。

（二）胚胎干细胞的诱导分化研究及应用

胚胎干细胞是指胚胎或原始生殖细胞体外抑制分化培养后筛选出的具有发育全能性的细胞,它可定向诱导分化为几乎所有类型的细胞,甚至可能形成复杂的组织和器官,因而将在细胞治疗和组织器官替代治疗中发挥重要作用,并可能成为组织器官移植的新资源。理论上,胚胎干细胞可以定向诱导分化为神经干细胞、角膜干细胞、造血干细胞等,可以无限地提供为移植所需的特异性的细胞类型,无疑将为相关疾病患者带来福音。由于胚胎干细胞是高度未分化状态,不能直接移植给人类,必须进行体外分化培养,以期产生适合移植用的特异性细胞前体,因此,如何控制胚胎干细胞定向分化是胚胎干细胞临床前研究的关键。

第二节　细胞死亡与疾病

- 细胞死亡是细胞停止功能活动的过程,可以由于各种原因以不同方式发生。
- 细胞应激、代谢异常、病原体入侵或者组织损伤均可导致细胞死亡。
- 按照发生机制可将细胞死亡分为程序性细胞死亡（programmed cell death, PCD）和非程序性细胞死亡。

程序性细胞死亡,又称为调节性细胞死亡（regulated cell death, RCD）,是生物体生命周期中普遍存在的调控过程,是一种由基因决定的细胞主动有序的死亡方式。PCD 包括细胞凋亡（apoptosis）、坏死性凋亡（necroptosis）、铁死亡（ferroptosis）、焦亡（pyroptosis）、自噬性细胞死亡（autophagic cell death）等类型。非程序性细胞死亡,又称为意外性细胞死亡（accidental cell death, ACD）,发生在极端或严重应激条件下（例如体温过低、严重缺氧或外伤等）。细胞坏死（necrosis）属于非程序性细胞死亡,是由于细胞膜损伤破裂后释放细胞内蛋白酶引起自我消化所带来的细胞快速死亡。

自 1972 年科学家 Kerr 等正式定义细胞凋亡后,Franko 于 2000 年提出了溶酶体依赖性细胞死亡（lysosome-dependent cell death）,Cookson 在 2001 年提出了细胞焦亡,Zychlinsky 在 2004 年发现中性粒细胞胞外诱捕网死亡（NETosis）,Yuan 在 2005 年发现了坏死性凋亡,Brugge 在 2007 年发现了细胞"同类相食"的一种 RCD 形式细胞嵌入式死亡（entosis）,2009 年 Dawson 发现了 PARP-1 依赖性细胞死亡（parthanatos）,2012 年 Stockwell 发现了细胞铁死亡,Levine 在 2013 年发现了自噬

NOTES

依赖性细胞死亡(autosis),2018 年 Tang 和 Pichimair 分别发现了细胞内碱化作用驱动的细胞死亡(alkaliptosis)和氧自由基诱导的不依赖胱天蛋白酶(cysteine aspartic acid specific protease,caspase)的细胞死亡(oxeiptosis)。细胞具有多种死亡方式,有利于保证多细胞生物在生命过程中会有大量"多余的"或"生病的"细胞以死亡的方式处理掉,从而维持机体的正常代谢过程和内环境的稳态。

一、细胞死亡形式及其调节机制

(一)细胞凋亡

细胞凋亡(apoptosis)对于活的生命体而言是一个正常的生理过程。1842 年,德国科学家 Carl Vogt 首先对细胞凋亡进行了描述。1885 年,解剖学家 Walther Flemming 做出了程序性细胞死亡的精确描述。直到 1965 年,细胞凋亡才被学术界重新重视起来,当时利用电镜技术,明确地区分凋亡细胞与创伤性细胞死亡(traumatic cell death)。1972 年,病理学家 Kerr 等人将自然细胞死亡过程(process of natural cell death)定义为凋亡。目前已知,凋亡是在体内外因素的诱导下,由严格和复杂的信号网络调控而发生的自主性细胞有序死亡过程。细胞凋亡是一种进化上保守的细胞死亡途径,在正常的真核生物发育过程中,它负责细胞的适当筛选和维持机体内环境的稳定。凋亡是胚胎正常发育的关键,如手掌发育时指蹼细胞发生凋亡。然而,健康组织中重要细胞的凋亡可能促进许多疾病的发生发展并影响治疗效果。受损细胞的异常积累也会诱发疾病,包括癌症和自身免疫疾病。

1. 细胞凋亡的形态结构及生物化学改变 细胞凋亡时,出现下述特征性的形态改变(图 2-4):①细胞皱缩、变圆,这是由于 caspase 使细胞骨架断裂所致;②细胞质浓缩,细胞器排布紧密;染色质浓缩,呈块状分布于核膜边缘,此过程称为固缩(pyknosis);③核膜断裂,核内的 DNA 也发生断裂,形成染色质小体(chromatin body),又称为核小体单位(nucleosomal unit);④细胞膜出现不规则芽状突起(irregular bud),这是由于骨架与胞浆膜脱偶联,导致细胞膜向外不规则膨出,称为水泡化(blebbing);⑤上述膨出可以与细胞分离,使细胞化解为数个囊泡,其中裹挟部分细胞内成分,变成凋亡小体(apoptotic body)。

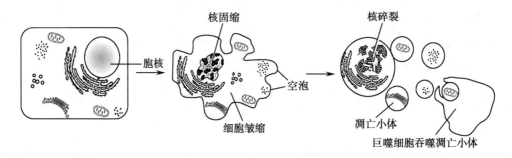

图 2-4 凋亡细胞的形态学变化

通常情况下,凋亡发生和凋亡小体被清除的过程很快,想要全面地从形态上观察和检测上述凋亡细胞的变化比较困难。在研究细胞凋亡时,更多是对凋亡细胞生化特征进行检测。细胞凋亡过程中可出现各种生化改变,其中 DNA 的片段化断裂及蛋白质的降(裂)解尤为重要。

(1)内源性核酸内切酶激活与 DNA 的片段化:内源性核酸内切酶 G(endonuclease G,ENDOG)是细胞内能切割 DNA 链间磷酸二酯键的蛋白分子,它们能切割单链 DNA、双链 DNA 和染色质 DNA。正常情况下,内源性核酸内切酶是以无活性的酶原形式存在胞核内。内源性核酸内切酶活化大都依赖于 Ca^{2+}/Mg^{2+},但 Zn^{2+} 可抑制其活性。细胞凋亡过程中,凋亡诱导因素可通过启动信号转导,调控胞内某些成分(如 Ca^{2+})激活内源性核酸内切酶,活化的内切酶可作用于核小体连接区切开 DNA,即可形成180~200bp或核小体整倍数的片段,这些片段在琼脂糖凝胶电泳中可呈特征性的"梯"状(1adder pattern)条带。DNA 的片段化(DNA fragmentation)是凋亡细胞重要特征之一,检测 DNA 片段化是判断凋亡发生的特征性生化指标。不同于凋亡,细胞发生坏死后染色质 DNA 也会被切割成片段,但这种切割是随机进行的,因而在凝胶电泳时不呈现梯状条带,而是连续弥散的带谱(smear)。除了可以通过凝胶电泳判断凋亡时的 DNA 片段化外,还有其他许多方法,如原位末端标记技术(terminal UTP nick end labelling,TUNEL)法。此外,可采用流式细胞仪与荧光染料相结合对 DNA 片段进行定量分析。

(2)凋亡蛋白酶:胱天蛋白酶是一组含半胱氨酸的天冬氨酸蛋白酶(cysteine-containing aspartate-specific protease),其活性中心富含半胱氨酸,作用于底物天冬氨酸部位发挥特异性蛋白水解效应。正常时,caspase 都以无活性的酶原或称为前体(pro-caspase)的形式存在,在被活化时,其调节结构域被切除,然后组装成异聚体蛋白酶(heteromeric protease)。目前已发现该蛋白酶家族有至少包括 14 个成员,根据其特异性,凋亡蛋白酶可被分为三个组。第一组为白细胞介素 1β 转换酶(interleukin-1β converting enzyme,ICE)组,包括 caspase-1、caspase-4 和 caspase-5,它们偏嗜四肽序列色氨酸 - 谷氨酸 - 组氨酸 - 天冬氨酸(WEHD),主要在炎症中发挥作用;第二组,包括 caspase-2、caspase-3 和 caspase-7,对含有天冬氨酸 - 谷氨酸 - 任意氨基酸 - 天冬氨酸(DEXD)序列的底物有特异性;第三组,包括 caspase-6、caspase-8、caspase-9 和 caspase-10,对异亮氨酸 / 亮氨酸 / 缬氨酸 - 谷氨酸 - 任意氨基酸 - 天冬氨酸(I/L/V-EXD)有特异性。后两组 caspase 主要参与凋亡。caspase 的功能涉及很多方面:①灭活凋亡抑制蛋白(如 Bcl-2);②直接作用于细胞结构并使之解体,如使板层结构的主要成分核纤层蛋白(lamin)崩解引发染色质浓缩;③分解与细胞骨架构成相关的蛋白;④瓦解核结构成核碎片等,以导致凋亡细胞特征性的形态学改变;⑤降解细胞周期蛋白,包括 Rb 和 p21 活化激酶(p21-activated kinase,PAK)、其他 caspase 和凋亡小体;⑥将磷脂酰丝氨酸(phosphatidylserine,PS)暴露于细胞表面。

(3)其他生化变化:凋亡发生过程中,线粒体内膜的跨膜电位降低、呼吸链受损,ATP 生成减少,细胞活性氧(reactive oxygen species,ROS)增多。线粒体通透性转换孔(mitochondrial permeability transition pore,MPTP)开放和线粒体膜通透性增高,引起线粒体内的细胞色素 C(cytochrome C,Cyto-C)、凋亡诱导因子(apoptosis inducing factor,AIF)、凋亡蛋白酶激活因子 1(apoptotic protease activating factor 1,APAF1)等释放进入细胞质,从而导致细胞凋亡。

2. 细胞凋亡的生物学过程　细胞凋亡是一个程序化的过程,正常情况下并不"随意"启动,只有当细胞受到来自细胞内外的凋亡诱导因素作用时才会启动,因此,凋亡诱导因素是凋亡程序的启动者。凋亡过程受多种细胞信号的控制。

从细胞受到凋亡诱导因素作用到细胞凋亡结束大致可分为以下四个阶段(图 2-5)。

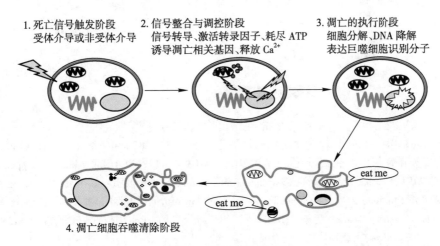

图 2-5　凋亡的发生过程

（1）死亡信号触发阶段：细胞内、外的凋亡诱导因素通过受体或非受体途径作用于细胞，细胞产生一系列复杂的生化反应，形成与细胞凋亡有关的信号分子。

（2）信号整合与调控阶段：通过细胞内凋亡信号网络对信号的整合和传递，一些转录因子被激活，继而与凋亡相关的基因开始表达，同时细胞内钙离子浓度增高，ATP 产生减少。

（3）凋亡的执行阶段：前两个阶段决定了是否对细胞执行凋亡（execution of apoptosis）。凋亡主要的执行者是 ENDOG 和 caspase，前者彻底破坏细胞生命活动所必需的全部指令，后者导致细胞结构的解体。同时，细胞表面出现吞噬识别标志，即磷脂酰丝氨酸。

（4）凋亡细胞吞噬清除阶段：凋亡细胞最终化解为凋亡小体，邻近的巨噬细胞或其他细胞能识别凋亡小体的表面标志，并将其吞噬、分解。

上述全过程需时约数分钟至数小时不等。从凋亡信号转导到凋亡执行的各个阶段都有负调控因子存在，形成了完整的反馈环路，使凋亡过程受到精确、严密的调控。

3. 细胞凋亡的分子调节机制　近年来，细胞凋亡调控的分子机制在多种生物体内得到了广泛的研究。细胞凋亡可分为外源性（extrinsic）细胞凋亡和内源性（intrinsic）细胞凋亡（图 2-6）。细胞外部信号，包括毒素、激素、生长因子、一氧化氮或细胞因子等，可与细胞膜上受体结合通过跨膜传递信号方式，或直接穿过细胞膜与胞内靶分子作用，产生生物学效应。典型的外源性细胞凋亡是通过膜上死亡受体（death receptor），如肿瘤坏死因子受体 1（tumor necrosis factor receptor 1，TNFR1）介导的。TNFR1 活化后通过肿瘤坏死因子受体相关死亡结构域蛋白（TNF receptor-associated death domain，TRADD）和 Fas 相关死亡结构域蛋白（Fas-associated death domain protein，FADD），进一步活化胱天蛋白酶（caspase，CASP）级联引起细胞凋亡。细胞内、外信号可以正向（即触发）或负向（即遏制、抑制或削弱）影响凋亡。某些信号分子，如仅含 BH3 区域蛋白（BH3-only protein，BOP）和 BH3 作用域死亡活化物（the BH3-interacting domain death agonist，BID）具有促进凋亡的作用，称为正向诱导（positive induction）；而另外一些信号分子，如 X 连锁凋亡抑制蛋白（X-linked inhibitor of apoptosis protein，XIAP）主动遏制或抑制凋亡的作用则称为负向诱导（negative induction）。针对应激刺激，细胞内信号系统做出反应，启动细胞内凋亡信号引起凋亡。糖皮质激素与核受体结合、热、放射线、营养缺乏、病毒感染、缺氧以及细胞内钙浓度增加等，均能触发细胞内凋亡信号的释放。一些细胞内成分，如多腺苷二磷酸多聚酶（poly ADP ribose polymerase，PARP），对细胞凋亡起辅助调控作用。

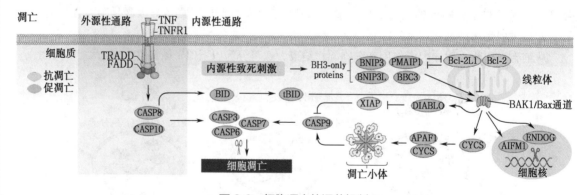

图 2-6　细胞凋亡的调节机制

tBID（truncated BID），截断型 BH3 作用域死亡活化物；BNIP3（Bcl-2 and adenovirus E1B 19-kDa-interacting protein 3），Bcl-2 和腺病毒 E1B 相互作用蛋白 3；BNIP3L，BNIP3 样蛋白；BBC3（Bcl-2 binding component 3），Bcl-2 结合组件 3；PMAIP1（Phorbol-12-myristate-13-acetate-induced protein 1），佛波脂 -12- 肉豆蔻酸 -13- 乙酸酯诱导蛋白 1；DIABLO（direct inhibitor of apoptosis-binding protein with low pI），低等电点的凋亡抑制蛋白的直接结合蛋白；CYCS（cytochrome C，somatic），体细胞色素 C；BAK（Bcl-2 antagonist/killer），Bcl-2 拮抗剂 / 杀伤因子；AIFM1（apoptosis inducing factor mitochondria 1），线粒体凋亡诱导因子 1。

细胞凋亡的发生机制十分复杂,其原因概括起来包括以下几个方面:一是构成生命体的细胞种类的多样性;二是引发凋亡的诱导因素的多样性;三是在同一类细胞同时存在多种生命活动过程;四是凋亡诱导因素引发的细胞信号传递、调控过程的网络性。尽管目前对细胞凋亡的机制认识已取得突破性进展,但仍需要进一步探索。

(二) 坏死性凋亡

坏死性凋亡(necroptosis)的概念于 2005 年首次提出,是一种类似于细胞坏死的程序性炎性细胞死亡形式,最初被发现是由死亡域受体介导的替代凋亡的一种方式。当细胞凋亡受阻时,通过细胞外信号(死亡受体 - 配体结合)或细胞内信号(外来微生物核酸)启动细胞自我破坏的过程,在这个过程中可以观察到细胞器肿胀、细胞膜破裂、细胞质和细胞核的分解。这种细胞死亡与坏死具有相似的形态特征,但又是一个由死亡受体介导的细胞内信号因子严密调控的主动死亡过程,被称为坏死性凋亡,又被称为程序性细胞坏死。坏死性凋亡不同于凋亡和其他形式的程序性细胞死亡,它不依赖于 caspase 活性,但需要受体作用蛋白 3(receptor interacting protein 3,RIP3)及其所调控的混合谱系激酶结构域样蛋白(mixed lineage kinase domain-like protein,MLKL)磷酸化。受体作用蛋白 1(receptor interacting protein 1,RIP1)和 RIP3 同属 RIP 家族,均有 RIP 同型作用基序(RIP homotypic interaction motif,RHIM)。RIP1/3 又被称为受体作用丝氨酸 / 苏氨酸蛋白激酶 1/3(receptor-interacting serine/threonine-protein kinase 1/3,RIPK1/3)。通过 RHIM 基序相互作用促进 RIP1 与 RIP3 相互磷酸化,诱发坏死小体(necrosome)形成,激活下游激酶 MLKL 的活性使 MLKL 在质膜上产生孔复合体(pore complex),通过与磷脂酰肌醇相互作用引起细胞膜通透性增加,带来损伤相关分子模式(damage associated molecular pattern,DAMP)的分泌、细胞肿胀和膜破裂,最终导致细胞死亡且内容物外泄,引发周围组织细胞的炎症反应。

1. 坏死性凋亡的形态结构及生物化学改变 坏死性凋亡关键分子事件是坏死小体形成。坏死小体通过 RIP1 和 RIP3 相互磷酸化形成由多个功能蛋白分子构成的复合物。坏死性凋亡通过形成坏死小体引起细胞肿胀和质膜坍塌,最终导致细胞内细胞器和生物分子溢出到细胞外。这些释放的细胞内生物分子,并不局限于坏死前产生或存在的危险信号,如 DAMP 在正常细胞内执行非免疫功能,但在细胞死亡后释放则执行免疫功能,包括促进免疫细胞趋化、吞噬和激活。坏死性凋亡即使在坏死活动期间,也能在相当长的时间内维持转录和翻译活动。这使得垂死细胞能够产生各种坏死性凋亡特异性炎症因子和细胞因子(如 IL-6);内质网(endoplasmic reticulum,ER)失去质膜完整性后,细胞因子产生依然可以在相当长的一段时间持续产生。坏死性凋亡在形态学上主要表现为核染色质凝集,线粒体膜电位缺失,线粒体功能障碍,细胞器和细胞肿胀,胞膜形成膜孔、完整性丧失,细胞破裂后释放的细胞内容物加剧周围炎症反应。

2. 坏死性凋亡的生物学过程及其调节机制 坏死性凋亡是由 RIPK3-MLKL 介导的炎性细胞死亡形式,可以被病原体感染、缺血性心脑血管疾病、神经退行性疾病、肿瘤等多种刺激所诱发。研究表明细胞程序性坏死可导致炎症,并通过诱导机体免疫应答而有效地抑制病毒复制。当 caspase-8 的活性被药物或病毒抑制剂阻断时,TNFR1、Fas 和肿瘤坏死因子相关凋亡诱导配体受体(TNF-related apoptosis-inducing ligand receptor,TRAILR)等受体的活化可诱导坏死性凋亡。在该过程中,RIPK1 发生自磷酸化激活,然后磷酸化激活 RIPK3,进而磷酸化激活下游 MLKL。MLKL 是导致细胞膜裂解的坏死性凋亡的末端效应物。这一过程促进了 DAMP 及其他内源性分子的释放,从而促进炎症反应(图 2-7)。而内涵体分选复合物 Ⅲ(endosomal sorting complex required for transport Ⅲ,ESCRT- Ⅲ)可拯救判处 "死刑" 的细胞。在炎症性病变、神经退行性疾病、缺血性心脑血管疾病、肿瘤等多种疾病的发生发展过程中,坏死性凋亡都发挥着重要的作用。

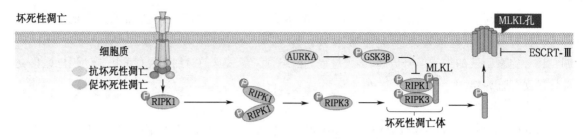

图 2-7　坏死性凋亡的调节机制

AURKA（Aurora kinase A），Aurora 激酶 A。

（三）细胞铁死亡

铁死亡（ferroptosis）是一种铁依赖性的、以细胞内活性氧堆积为特征的细胞程序性死亡方式，这一概念最早由哥伦比亚大学 Dr. Brent R. Stockwell 在 2012 年提出。一些富含铁的组织（例如肝脏、大脑、心脏、肾脏和胰腺）或细胞（例如巨噬细胞）特别容易受到铁死亡的损害。高温、低温、缺氧和辐射、小分子化合物和药物等可诱导这种具有铁离子依赖性的氧化性细胞死亡。铁死亡主要受铁稳态和氧化应激通路调节，是在小分子物质诱导下发生的依赖于铁离子的氧化性细胞死亡。铁死亡诱导剂通过不同通路直接或间接作用于谷胱甘肽过氧化物酶（glutathione peroxidase，GPX），导致细胞抗氧化能力降低、ROS 堆积、最终引起细胞氧化性死亡。铁死亡是依赖铁离子及活性氧诱导脂质过氧化导致的调节性细胞死亡，其在形态学、生物学及基因水平上均明显不同于凋亡、坏死性凋亡、自噬性细胞死亡等其他形式的调节性细胞死亡。

1. 铁死亡的形态结构及生物化学改变　铁死亡的形态学特征是细胞膜断裂和出泡，线粒体明显萎缩、线粒体嵴减少甚至消失、膜密度增加、细胞核形态变化不明显，缺乏染色质凝集。铁死亡在细胞形态和功能上与坏死、凋亡明显不同。铁死亡不具有典型的细胞坏死形态特征，如细胞质和细胞器的肿胀以及细胞膜的破裂，也不具有传统的细胞凋亡特征，如细胞收缩、染色质凝集、凋亡小体形成和细胞骨架崩解。

铁死亡的本质是还原型谷胱甘肽（reduced glutathione，GSH）的耗竭，谷胱甘肽过氧化物酶 4（glutathione peroxidase 4，GPX4）活性下降，脂质氧化物不能通过 GPX4 催化的谷胱甘肽还原酶反应代谢，二价铁离子氧化脂质产生 ROS 增多，从而促使铁死亡的发生。铁死亡的特征在于脂质过氧化的铁依赖性积累达到致死水平。当 GSH 合成受阻或 GPX4 活性被抑制时，铁死亡即被触发。铁死亡诱导剂包括 GSH 合成抑制剂（丁硫氨酸亚砜亚胺）、GPX4 抑制剂（ML210、ML162、FIN56、FINO2 等）、xCT 系统抑制剂（埃斯汀、索拉非尼、柳氮磺吡啶、谷氨酸盐）和铁。铁死亡的内源性抑制剂包括谷胱甘肽、泛醌、维生素 E 和硒。

细胞主要通过 System Xc⁻、GSH 代谢、调控 GPX4 活性和 ROS 生成等方面对铁死亡进行调控。

（1）System Xc⁻ 调控：System Xc⁻ 由 SLC3A2 和 SLC7A11（又被称为 xCT）二聚体组成，镶嵌于细胞膜表面。SLC7A11 是发挥功能的主要亚基，可将胱氨酸转运入胞，用于合成 GSH；因此，抑制 SLC7A11 表达可诱导铁死亡发生。研究发现，SLC7A11 在人肿瘤细胞中高表达，从而抑制 ROS 诱导的铁死亡，提示铁死亡在肿瘤细胞增殖过程中发挥着重要的作用。p53 作为一种抑癌基因，可通过下调 SLC7A11 的表达抑制细胞对胱氨酸的摄取，使 GPX 活性受到抑制，从而降低细胞抗氧化能力，增强细胞对铁死亡的敏感性。p53（3KR）是一种乙酰化缺陷突变体，无法诱导细胞周期停止、衰老和凋亡，但由于其保留了下调 SLC7A11 表达和增强 ROS 诱导铁死亡的能力，仍然可发挥抑瘤作用。而在移植瘤模型过表达 SLC7A11 可去除 p53（3KR）介导的肿瘤生长抑制作用。

（2）GSH 和 GPX4 调控：GPX4 是细胞生存的关键，也是铁死亡的核心调控蛋白，GPX4 能降解小分子过氧化物和某些脂质过氧化物，抑制脂质过氧化。如果不能有效地被 GPX4 淬灭，磷脂氢过氧化物能够在过渡金属（如铁）存在的情况下引发催化反应，最终导致细胞死亡。

研究发现,GPX4 表达下调会使细胞对铁死亡更敏感,敲降 *GPX4* 基因则可诱导铁死亡发生;相反,若上调 *GPX4* 基因表达,则会产生对铁死亡的耐受。丁硫氨酸亚砜胺(buthioninesulphoximine, BSO)可抑制 GSH 合成、下调 GPX4 活性,导致铁死亡发生。小分子化合物 RAS 选择性致死 3(RAS selective lethal 3,RSL3)可以直接与 GPX4 蛋白结合使其失活,诱导 ROS 产生,引发细胞铁死亡。另外,过表达 GPX4 细胞表现出对 RSL3 的抵抗性,抑制其诱导的细胞铁死亡。

(3)ROS 调控:通过诱导细胞内 ROS 堆积,可引起细胞铁死亡发生。脂质抗氧化剂通过去除细胞内的 ROS,可抑制铁死亡。线粒体作为富铁(铁是线粒体氧化呼吸链所必需的离子)且生成 ROS 的细胞器,被认为是铁死亡发生的重要场所。此外,线粒体脂肪酸代谢为细胞铁死亡提供特定的脂质前体物质。

目前,铁死亡研究主要依赖于细胞 ROS 的观察以及铁死亡抑制剂(如 ferrostatin-1)和铁螯合剂去铁胺(deferoxamine,DFO)阻止细胞死亡的检测。除了使用药理学方法,如外源性加入铁螯合剂或抗氧化剂干预细胞铁死亡过程,还可通过检测靶标,如 GPX4、SCL7A11、铁蛋白和核因子 E2 相关因子 2(nuclear factor E2-related factor 2,NRF2)表达的变化,以及活性氧、脂质过氧化和谷胱甘肽的含量变化来监测铁死亡过程。

2. 细胞铁死亡的生物学过程及其调节机制　　铁死亡是铁依赖性的磷脂过氧化作用驱动的一种独特的细胞死亡方式,受到多种细胞代谢途径的调控,其中包括氧化还原稳态、铁代谢、线粒体活性和氨基酸、脂质、糖的代谢,以及某些与疾病相关的信号途径。近年来,越来越多的证据表明,在特定的生物学条件下,多种信号通路参与细胞对铁死亡敏感性的控制。铁死亡调控机制(图 2-8)可分为 2 类:一是经典的 GPX4 依赖性铁死亡调控机制,即 System Xc⁻/GSH/GPX4 轴信号通路;二是 GPX4 非依赖性铁死亡调控机制,包括 NAD(P)H/铁死亡抑制蛋白 1(ferroptosis suppressor protein 1,FSP1)/辅酶 Q10(coenzyme Q10,CoQ10)轴、三磷酸鸟苷环水解酶 1(guanosine triphosphate cyclohydrolase 1, GCH1)/四氢生物蝶呤(tetrahydrobiopterin,BH4)/二氢叶酸还原酶(dihydrofolate reductase,DHFR)轴等信号通路。这些信号通路都集中在细胞代谢上,提示铁死亡与代谢途径之间存在密切联系。凡是能够调控铁死亡过程、影响氧化还原稳态和铁稳态,以及改变细胞代谢的分子,都可能会影响细胞铁死亡。例如,氧化应激反应转录因子 NRF2,下游基因包括 *GPX4*,可以通过激活多个经典靶基因的表达来缓解铁死亡。因此,可通过靶向 NRF2 来调节神经元铁死亡,探索神经退行性疾病的防治策略。

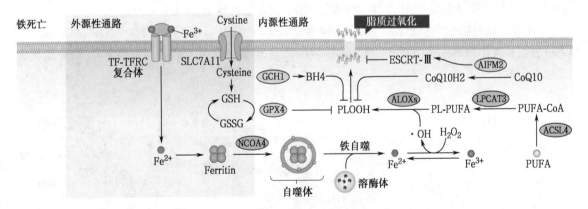

图 2-8　细胞铁死亡的调节机制

TF-TFRC(transferrin-transferrin receptor),转铁蛋白 - 转铁蛋白受体;cystine,胱氨酸;cysteine,半胱氨酸;GSSG,氧化型谷胱甘肽;NCOA4(nuclear receptor coactivator 4),核受体共激活因子 4;PLOOH(phospholipid hydroperoxides),磷脂氢过氧化物;ALOXs(lipoxygenases),脂氧化酶;PL-PUFA(phospholipid-polyunsaturated fatty acid),磷脂 - 多聚非不饱和脂肪酸;AIFM2,线粒体凋亡诱导因子 2;LPCAT3(lysophosphatidylcholine acyltransferase 3),溶血卵磷脂胆碱酰基转移酶 3;PUFA(polyunsaturated fatty acid),多聚非不饱和脂肪酸;PUFA-CoA(polyunsaturated fatty acid-coenzyme A),多聚非不饱和脂肪酸 - 辅酶 A;ACSL4(Acyl-CoA synthetase long chain family member 4),长链脂酰 CoA 合成酶 4。

（四）细胞焦亡

细胞焦亡（pyroptosis）是由炎症小体（inflammasome）引发的一种细胞程序性死亡，是机体重要的天然免疫反应，在抵抗感染中发挥着重要作用。在存在病原体相关分子模式（pathogen-associated molecular patern，PAMP）或细胞产生的 DAMP 的情况下，细菌、病毒、真菌和原生动物的细胞内感染会激活焦亡，且主要发生在天然免疫细胞，如单核细胞、巨噬细胞和树突状细胞等。

1. 焦亡的形态结构及生物化学改变　焦亡细胞以细胞肿胀、膜起泡、DNA 断裂和细胞裂解为特征，表现为细胞体积不断胀大直至细胞膜破裂。相比于细胞凋亡，细胞焦亡发生的更快，并会伴随大量促炎症因子的释放。而且，与凋亡和坏死性凋亡中观察到的细胞核破坏现象不同，发生焦亡的细胞其细胞核通常保持完整。细胞焦亡的发生依赖于炎性 caspase 和焦孔素（gasdermin，GSDM）蛋白。焦孔素是一个保守的蛋白家族，包含 A、B、C、D、E 和 DFNA5（deafness，autosomal dominant 5）等多个成员，其中 D、E 等多个分子最近被证实与细胞膜上的孔隙形成有关。焦亡发生时，被激活的 caspase 切割 GSDM，释放出其氨基末端肽段（GSDM-N），该结构结合膜脂并在细胞膜上打孔，导致细胞渗透压的变化，进而发生肿胀直至细胞膜破裂。

2. 细胞焦亡的生物学过程及其调节机制　细胞焦亡是由炎症小体引发的一种细胞程序性死亡，参与机体的天然免疫反应，在机体抵抗感染过程中发挥着重要作用。细胞焦亡的发生依赖于炎性 caspase 和 GSDM 蛋白家族，可通过经典炎症小体途径（canonical inflammasome pathway）和非经典炎症小体途径（non-canonical inflammasome pathway）启动细胞焦亡过程（图 2-9）。

（1）经典炎症小体途径：PAMP 或 DAMP 被细胞感受蛋白，如 NLRP3（NLR family pyrin domain containing 3）和 AIM2（Absent in melanoma 2）识别，并使其激活。同时，线粒体功能障碍、溶酶体失稳或质膜损伤导致的细胞代谢变化、ROS 形成、钾（K$^+$）和氯（Cl$^-$）外流以及钙（Ca^{2+}）内流也会促进感受蛋白激活。NLRP3 激活后，发生寡聚化并招募包含 caspase 招募域的凋亡相关斑点样蛋白（apoptosis-associated speck-like protein containing a caspase recruitment domain，ASC），通过寡聚化作用形成更大的丝状物。ASC 丝状物通过 caspase 激活与招募结构域（caspase activation and recruitment domain，CARD）同型相互作用招募 caspase-1 前体（pro-caspase-1）形成炎症小体复合物，使 caspase-1 前体相互接近，促进其自动激活。活化的 caspase-1 可切割焦孔素 D（gasdermin D，GSDMD，形成有活性的 GSDMD-N，诱导细胞膜穿孔，释放内容物，引起炎症反应。另外，活化的 caspase-1 可切割 IL-1β 前体（pro-IL-1β），形成有活性的 IL-1β，并释放到胞外，募集炎症细胞聚集，放大炎症反应。

（2）非经典炎症小体途径（non-canonical inflammasome）：内化进入细胞质的脂多糖（lipopolysaccharide，LPS）可直接与小鼠 caspase-11 或人类 caspase-4/5 结合，切割 GSDMD，诱导细胞膜穿孔，带来活化的细胞因子释放。

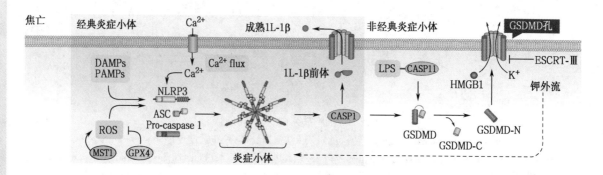

图 2-9　细胞焦亡的调节机制

MST1（macrophage stimulating 1），巨噬细胞刺激因子 1；Ca^{2+} flux，钙离子流；GSDMD-C，焦孔素羧基末端肽段。

由于 GSDMD 在经典和非经典通路中均被切割,因此,检测 GSDMD 的切割片段和细胞膜穿孔是识别焦亡的重要方法。由于在炎症发生中的重要作用,GSDM 家族蛋白激动剂或拮抗剂的研发将有可能改善炎症性疾病的治疗。

（五）中性粒细胞胞外诱捕网死亡

中性粒细胞对先天免疫至关重要,包括宿主对细菌和真菌感染的防御。中性粒细胞胞外诱捕网死亡（NETosis）最初被描述为中性粒细胞中和病原体的一种手段。中性粒细胞通过吞噬病原体、分泌充满细胞毒性酶的颗粒或排出中性粒细胞胞外诱捕网（neutrophil extracellular traps,NETs）来实现宿主防御作用。NETs 是中性粒细胞坏死或者凋亡过程中向胞外释放的网状 DNA- 蛋白复合结构。NETs 可以捕获、杀伤各类病原,在局部微环境中快速提高抗菌分子浓度,从而起到胞外抗感染的作用。NETs 释放也可发生在无菌炎症中,促进血栓形成,并介导组织损伤。

1. NETosis 的形态结构及生物化学改变 目前,NETosis 被认为是中性粒细胞对细菌感染的反应,可以通过 LPS 以及炎症通路激活剂佛波酯（phorbol 12-myristate 13-acetate,PMA）激活。其特征是细胞膜破裂,染色质、组蛋白、颗粒和细胞质成分被挤压成网状结构,即中性粒细胞 NETs。NETosis 可以通过多种通路发生,其中包括钙依赖性蛋白精氨酸脱亚氨酶 4（protein arginine deiminase 4,PAD4）催化组蛋白的瓜氨酸化（citrullination）,使染色质解聚。此外,从细胞质颗粒中释放的嗜中性粒细胞弹性蛋白酶（elastase）和髓过氧化物酶（myeloperoxidase,MPO）也会导致细胞骨架结构的分解和组蛋白的降解。

2. NETosis 的生物学过程及其调节机制 NETosis 的激活途径尚未完全阐明,目前认为 NETosis 可由微生物和内源性刺激（如 DAMP 分子和免疫复合物）触发。细菌、真菌、病毒、免疫复合物和结晶物质可与其特异受体结合,通过各种下游效应蛋白激活 NETosis。活化的血小板也可以通过高迁移率组蛋白 B1（high mobility group box 1,HMGB1）- 晚期糖基化终末产物受体（receptor for advanced glycation end products,RAGE）和 P 选择素（P-selectin）-P 选择素糖蛋白配体 1（P-selectin glycoprotein ligand 1,PSGL1）相互作用触发 NETosis。

目前认为,ROS 生成途径中的两种酶,髓过氧化物酶（myeloperoxidase,MPO）和中性粒细胞弹性蛋白酶（neutrophil elastase,NE）在 NETosis 中具有关键作用。一方面,由 NADPH 氧化酶产生的 ROS 激活 MPO,引发 NE 的激活。激活的 NE 从噬天青颗粒转移到细胞核,并对组蛋白进行加工,引起染色质包装受损。内源性丝氨酸蛋白酶抑制剂通过抑制 NE 抑制 NETosis。另一方面,PAD4 使组蛋白发生瓜氨酸化,随后,MPO 与组蛋白结合促进染色质解聚（图 2-10）。这一过程并不依赖 MPO 自身的酶活性。PAD4 缺陷的小鼠在受到 LPS 和 TNF-α 刺激时,中性粒细胞不能释放 NETs,表明 PAD4 在 NETosis 过程中具有关键的作用。

此外,DEK 是另一个被认为与 NETosis 有关的核染色质结合蛋白。在 DEK 缺失的中性粒细胞,NETosis 是有缺陷的,并且可通过添加外源重组的 DEK 蛋白挽救,这表明 DEK 可能以类似于 MPO 的方式促进染色质解构。自噬也被认为在 NET 形成过程中发挥作用。吞噬受体,如 Dectin 1,通过促进吞噬体的形成,将 NE 隔离到细胞核外,从而抑制 NETosis 对小微生物的反应。Siglec-5 和 Siglec-9 通过限制中性粒细胞的激活和 ROS 的产生来抑制 NETosis。

（六）非程序性细胞死亡

非程序性细胞死亡是指细胞在受到环境中的物理或化学刺激时所发生的细胞被动死亡,通常被认为是坏死（necrosis）。非程序性细胞死亡是一种被动的细胞过程,各种细胞信号通路抑制剂不能阻断这种死亡。细胞坏死时,细胞膜破坏,细胞及细胞器水肿,但染色质不发生凝集。细胞坏死会导致细胞内容物及促炎症因子释放,引起炎症,这有利于去除有害因素及坏死细胞并进行组织重建。然而,近期的研究表明并非所有的坏死都是非程序性的,多条信号通路参与介导坏死的发生,因此,坏死应该还包括坏死样程序性细胞死亡,即坏死性凋亡。

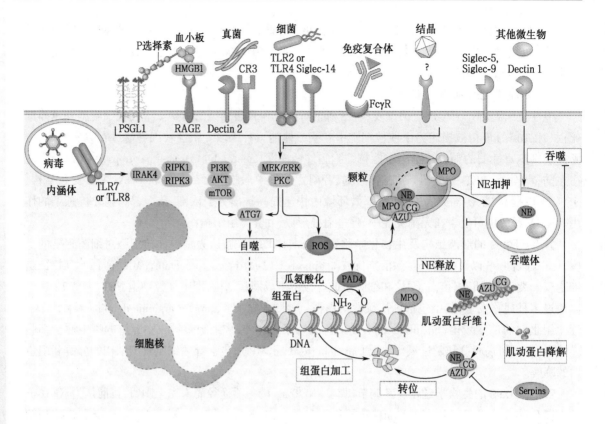

图 2-10 细胞 NETosis 的调节机制

TLR2,toll 样受体 2;TLR4,toll 样受体 4;TLR7,toll 样受体 7;TLR8,toll 样受体 8;IRAK4(interleukin-1 receptor-associated kinase 4),白介素受体相关激酶;RIPK1(receptor interacting protein kinase 1),受体相互作用蛋白激酶 1;RIPK3,受体相互作用蛋白激酶 3;PSGL1(P selectin glycoprotein ligand 1),P 选择素糖蛋白配体 1; Dectin 1(dendritic cell-associated C-type lectin-1),树突状细胞相关 C 型凝集素 1;Dectin 2,树突状细胞相关 C 型凝集素 2;CR3(complement receptor 3),补体受体 3;Siglec-5(sialic acid binding immunoglobulin-like lectin 14),唾液酸结合性免疫球蛋白样凝集素 5;Siglec-9,唾液酸结合性免疫球蛋白样凝集素 9;Siglec-14 唾液酸结合性免疫球蛋白样凝集素 14;PI3K(Phosphoinositide 3-kinase),磷脂酰肌醇 3- 激酶;AKT,蛋白激酶 B;mTOR(mammalian target of rapamycin),哺乳动物雷帕霉素靶蛋白;MEK(mitogen activated protein kinase),丝裂原活化蛋白激酶;ERK (extracellular regulated protein kinase),细胞外调节蛋白激酶;PKC(protein kinase C),蛋白激酶 C;FcγR(Fc gamma receptor),Fcγ 受体;Serpins(serine protease inhibitors),丝氨酸蛋白酶抑制物。CG(cathepsin G),组蛋白酶 G;AZU (Azurocidin),天青杀素。

二、细胞死亡异常与疾病

(一)细胞凋亡异常与疾病

凋亡在胚胎正常发育过程中发挥着重要的作用,如手掌发育时指蹼细胞发生凋亡。然而,健康组织中重要细胞的凋亡可能会促进多种疾病的发生发展,并影响疗效。受损细胞的异常积累也会诱发疾病,包括癌症和自身免疫疾病。

自身免疫性淋巴增殖综合征(autoimmune lymphoproliferative syndrome,ALPS)是一种罕见的常染色体显性遗传病,淋巴细胞凋亡减少是这种疾病的突出特征。ALPS 在儿童早期发病,以淋巴结、肝脾肿大和自身免疫性现象为先兆,包括溶血性贫血、血小板减少症和自身免疫性中性粒细胞减少症。ALPS 患者的 Fas 或 Fas 配体(Fas ligand,FasL)发生突变,从而阻碍淋巴细胞的凋亡,导致淋巴细胞数量增加,从而使患者易于发生自身免疫性疾病,并促进淋巴瘤的发生发展。

尽管携带 Fas 或 FasL 失活突变的突变小鼠会出现类似于系统性红斑狼疮(systemic lupus

erythematosus，SLE）的临床综合征，但这种死亡受体通路的突变在人类 SLE 中很少见。然而，细胞凋亡缺陷可能与免疫系统的激活和与自身蛋白反应的抗体生成有关，这是 SLE 患者的常见异常。

（二）坏死性凋亡异常与疾病

在炎症性病变、神经退行性疾病、缺血性心脑血管疾病、肿瘤等多种疾病的发生发展过程中，坏死性凋亡都发挥着重要的作用。

在肌萎缩性脊髓侧索硬化症（amyotrophic lateral sclerosis，ALS）中，坏死性凋亡对于运动神经元变性并不是必要的，有科学家观察到 MLKL 缺失不影响脊髓铜锌超氧化物歧化酶（superoxide dismutase 1，SOD1）突变小鼠的疾病发作、进展和存活。尸检发现，阿尔茨海默病（Alzheimer disease，AD）患者大脑存在坏死性凋亡，而且，与健康对照大脑相比，其 MLKL 表达更为丰富。此外，坏死性凋亡会加剧 AD 小鼠模型的认知缺陷，用 RIPK1 抑制剂 necrostatin-1（Nec-1）治疗可以减少神经元死亡，减少皮质和海马中不溶性淀粉样斑块和过度磷酸化 tau 蛋白的形成，并改善认知障碍。然而，除了诱导坏死性凋亡外，RIPK1 和 RIPK3 还参与激活 caspase-8 介导的细胞凋亡以及细胞因子和趋化因子的产生。在 AD 小鼠模型中对 RIPK1 进行药理学抑制或基因敲除可降低淀粉样蛋白（amyloid protein）负荷、降低炎性细胞因子水平，并改善记忆障碍，因此，RIPK1 被认为是治疗干预该疾病有希望的靶点。在帕金森病（Parkinson disease，PD）临床前模型中，MLKL 或 RIPK3 基因敲除或 RIPK1 药理学抑制均具有保护神经，减少多巴胺能神经元变性，并改善运动等作用。此外，在 PD 患者死后脑活检中发现被磷酸化活化的 MLKL，这是坏死性凋亡参与 PD 发生发展的另一证据。在 PD 的视神经萎缩 1（optic atrophy 1，OPA1）突变组织培养模型中，RIPK1 抑制剂治疗可保护 iPSC 衍生的神经细胞免受 PD 的影响。

在中风动物模型中，用 RIPK1 抑制剂 Nec-1 治疗或对坏死性凋亡关键分子进行基因敲除，可减少脑损伤后的神经元细胞死亡，并改善神经功能。但尚缺乏使用坏死性凋亡抑制剂治疗患者的临床效果评价。

在癌症中，坏死性凋亡可促进或抑制肿瘤生长，这取决于癌症的类型或坏死性凋亡的发生部位。在头颈部鳞状细胞癌中，与健康组织相比，RIPK1 表达下调，而在肺癌患者和肺癌小鼠模型中，RIPK1 表达在肿瘤组织中显著升高。在一项针对多形性胶质母细胞瘤（glioblastoma multiforme，GBM）患者的研究中，约 30% 肿瘤表现出高水平的 RIPK1 表达，且与不良预后相关。而在级别较低的胶质瘤患者中，RIPK3 表达水平较高的患者预后较差。在另一项研究中，GBM 患者中 MLKL 的上调与不良预后相关。因此，RIPK1、RIPK3 和 MLKL 的表达增加可促进肿瘤生长、增殖和转移，这可能与肿瘤微环境中细胞的坏死性凋亡可促进血管生成和炎症反应有关。

（三）铁死亡异常与疾病

许多器官损伤和退行性病变是由铁死亡引起的，因此，铁死亡在各种疾病的病理生理作用已引起广泛关注。通过对铁死亡进行药理调节，在治疗缺血性器官损伤、耐药性癌症和其他与脂质过氧化密切相关的退行性疾病上具有巨大的潜力，这里我们重点讨论铁死亡在缺血再灌注损伤（ischemia-reperfusion injury，IRI）、神经退行性疾病和癌症中的作用和意义。缺血再灌注损伤可在受累器官中诱发大规模的细胞死亡和炎症反应，导致包括脑中风、缺血性心脏病和肝肾损伤在内的严重疾病。研究表明，由缺血引起的氧化应激是 IRI 铁死亡的主要原因，这些提示抑制铁死亡是一种治疗缺血性损伤相关疾病的潜在治疗方法。

几乎所有的神经退行性疾病都表现出脂质过氧化。铁稳态失调和谷胱甘肽减少是神经变性的常见特征。大鼠海马切片培养的离体实验表明，铁死亡抑制剂 ferrostatin-1 可阻断谷氨酸诱导的神经元兴奋毒性细胞死亡。谷氨酸诱导的神经毒性与脑卒中和各种神经退行性疾病有关，且高浓度的胞外谷氨酸可以通过抑制 System Xc⁻ 功能诱导铁死亡，因此，铁死亡可能是这些脑疾病的发病机制之一。在 AD 的 Ⅱ 期临床试验中，铁螯合剂去铁胺（deferoxamine）显著降低了患者认知能力下降的速度。在 PD 的两项 Ⅱ 期临床试验中，根据统一帕金森病评级量表（unified Parkinson's disease rating scale，UPDRS）的测量结果显示，去铁酮（deferiprone）显著影响脑组织铁水平，并且能明显延迟疾病的进展并缓解症状。

癌细胞整体代谢活跃，ROS 生成量高，使其更容易发生铁死亡。有趣的是，具有多重药物抗药性的癌细胞，尤其是处于间充质状态且易于转移的肿瘤细胞，对铁死亡的诱导高度敏感。铁死亡的关键分子 GPX4、FSP1 在大多数癌细胞中均有表达，且对癌细胞的生存至关重要，这进一步表明诱导铁死亡可作为一种有潜力的癌症治疗方法。GPX4 在各种外周组织中也有表达，因此，靶向 GPX4 可能会产生严重的副作用。FSP1 抑制剂可能会进入临床治疗，特别是针对性治疗耐药或者表现去分化特征的肿瘤。放射疗法、免疫治疗联合诱导铁死亡有望实现协同抗癌的效果，是一种有前景的治疗方法。

（四）细胞焦亡异常与疾病

越来越多的证据表明，焦亡与炎症性疾病有关，如关节炎（arthritis）、肺炎（pneumonia）、结肠炎（colonitis）和心血管疾病（cardiovascular disease，CVD）。此外，由炎症引起的癌症，如肝癌、食管癌和结肠癌等，也与焦亡密切相关。动脉粥样硬化是一种与内皮功能障碍相关的炎症性疾病，而焦亡是内皮功能障碍的关键原因。NLRP3 炎症小体在颈动脉粥样硬化斑块中高度表达，提示细胞焦亡与动脉粥样硬化的发病有关。心肌细胞焦亡可诱导炎症反应放大，增大心肌梗死面积，加速 CVD 的发生。NLRP3/IL-1β/caspase-1 在心肌梗死、心律失常和心肌肥厚患者中被观察到高水平表达，一些药物可通过抑制焦亡的发生来改善患者心血管疾病的症状，控制心肌细胞焦亡对心血管疾病治疗具有诱人的前景。

宿主炎症反应，加上过度的细胞焦亡，被认为是脓毒症弥散性血管内凝血（DIC）发生的主要原因。细胞发生焦亡时，caspase-11 活化后能使其底物 GSDMD 聚集形成钙离子孔道并激活 TMEM16F，引起 PS 的外翻、组织因子（tissue factor，TF）的活化，最终启动外源性凝血途径。同时细胞焦亡通过释放核酸等物质活化Ⅻ因子激活内源性凝血途径。抗凝剂肝素可以高效的抑制细胞焦亡。血小板内皮细胞黏附分子 -1（platelet endothelial cell adhesion molecule 1，PECAM-1）主要在炎症性疾病中发挥抗炎作用。PECAM-1 在脓毒症 DIC 中，通过抑制巨噬细胞焦亡，恢复血管屏障功能而起到保护作用。靶向 PECAM-1 是治疗脓毒症 DIC 的潜在治疗方法。

大量证据表明细胞焦亡可以影响黑色素瘤（melanoma）、乳腺癌（breast cancer）、结直肠癌（colorectal cancer）、胃癌（gastric cancer）、肝细胞癌（hepatocellular carcinoma）、肺癌（lung cancer）、宫颈癌（cervical cancer）和白血病（leukemia）等多种肿瘤的发生发展。譬如，GSDME 通过激活焦亡增强三阴性乳腺癌的耐药性。而动物实验发现，焦亡相关炎症小体缺失会增加动物的肿瘤形成（tumorigenesis）。焦亡对肿瘤来说是一把双刃剑，对其合理利用将有助于进一步探索肿瘤的形成和发展，并为开发基于焦亡的新药提供思路。

（五）NETosis 异常与疾病

NETosis 异常与多种疾病关系密切。在伴有多器官功能衰竭和临床疗效不佳的脓毒症患者血液中检测到显著升高的 NETs。在这些患者体内，不断增加的 NETs、凋亡和坏死的细胞，以及细胞碎片和 NET 内容物（包括 DNA）不能及时清除和降解，会导致炎症介质（如 TNF-α）的表达增加。另据报道，NET 来源的瓜氨酸化组蛋白可作为 DAMP 分子诱导炎症细胞因子的表达，促进 ROS 产生，破坏内皮细胞功能，从而导致多器官损伤。

对系统性红斑狼疮（SLE）患者的临床研究表明，疾病严重程度与 DNase 活性降低以及血液中NET 复合物（双链 DNA 和翻译后修饰蛋白）的数量之间存在明显关联。NET 相关自身抗原暴露后，产生干扰素（IFN）的 pDC 被激活，导致内皮组织和器官损伤。在 SLE 患者中检测到产生 NET 的活化中性粒细胞，体外研究表明，从这些患者身上获得的血清可以与 NET 成分（包括 DNA、弹性蛋白酶、MPO 和瓜氨酸化 H3 组蛋白）发生反应，表明存在针对上述自身抗原的自身抗体。在 SLE 患者的皮肤病变和肾脏中也观察到 NET 成分。

有证据表明，急性呼吸窘迫综合征（acute respiratory distress syndrome，ARDS）中性粒细胞浸润到肺部和 NET 形成会导致肺部过度炎症，这种浸润和 NET 产生的速度与疾病的严重程度直接相关，在呼吸机引起的肺损伤（ventilator-induced lung injury，VILI）中，HMGB1 和 IL-1β 的扩增水平可诱导

NET 形成。已经表明在 ARDS 中，浸润的中性粒细胞、常驻肺泡巨噬细胞与 caspase-1 水平的增加以及 IL-1β 的产生之间存在显著关联。在这种情况下，细胞焦亡的肺泡巨噬细胞负责释放 caspase-1 和 IL-1β，最终导致中性粒细胞衍生的 NET 和发展为 ARDS。

NETosis 也参与了中枢神经系统（central nervous system，CNS）相关疾病，包括外伤性脑损伤、脑缺血、CNS 感染、阿尔茨海默病和脊髓损伤。一般来说，NETosis 对 CNS 损伤的影响更大，因此，防止 NETosis 的进展对于治愈 CNS 损伤至关重要。抑制 NADPH 氧化酶、DNase 和 PAD4 有望阻止 NET 形成，从而控制中枢神经系统疾病的进展。

三、细胞死亡在疾病防治中的意义

不同细胞死亡途径的调节器和效应器仍然是有吸引力的治疗靶点，它们可能构成转化医学的基础，有望改善这些疾病患者的临床治疗。对于复杂疾病，多种细胞死亡机制通常与其他细胞过程相结合共同驱动病理进展，有效的疗法可能包括细胞死亡程序抑制剂和其他细胞过程抑制剂的使用。

许多抗肿瘤药物机制与凋亡等细胞死亡调控有关。卡铂（carboplatin）是一种 DNA 损伤剂，可引发细胞凋亡，已被用于多形性胶质母细胞瘤的治疗。PARP 抑制剂奥拉帕尼（Olaparib）可使多形性胶质母细胞瘤细胞对 TRAIL 诱导的凋亡更加敏感。然而，细胞凋亡也会产生一些负面影响，甚至可能促进癌症的发展。例如，在凋亡的肿瘤细胞中，caspases 切割并激活钙非依赖性磷脂酶 A2（calcium-independent phospholipase A2，iPLA2），促使前列腺素 E2（prostaglandin E2，PGE2）的生成释放，PGE2 对周围肿瘤细胞具有促增殖作用。在膀胱癌中，凋亡的肿瘤细胞产生 PGE2，通过刺激肿瘤干细胞增殖导致化疗耐药。环氧化酶 -2（cyclooxyganese-2，COX-2）是一种负责 PGE2 生成的酶，使用 COX-2 抑制剂塞来昔布（celecoxib）可以抑制凋亡肿瘤细胞产生的 PGE2，从而起到治疗肿瘤的作用。

此外，还在探索针对其他死亡形式的治疗策略，铁死亡抑制剂去铁酮和铁螯合剂等已被用于帕金森病、阿尔茨海默病和肌萎缩侧索硬化的临床试验。

第三节　细胞自噬与疾病

- 细胞自噬是指细胞利用溶酶体降解自身成分，包括细胞质以及细胞器的过程。
- 细胞自噬帮助维持细胞产物合成、降解循环之间的平衡，在细胞生长、发育和稳态中发挥作用。
- 细胞自噬调节异常可在许多病理情况下出现，如癌症、肌肉病变、神经退行性疾病、细菌感染以及缺血再灌注疾病等。

一、细胞自噬及其生物学意义

（一）细胞自噬的概念

细胞内的蛋白质和细胞器的降解对维持细胞稳态十分重要。细胞内的主要降解途径有蛋白酶体途径（proteasome pathway）和内吞途径（endocytotic pathway）。蛋白酶体途径负责降解细胞内短寿的（short-lived）、泛素化（ubiquitination）的蛋白质：在原核细胞，19S 的蛋白酶体能识别靶蛋白的特定氨基酸序列并将其降解；而真核细胞则是通过 26S 蛋白酶体的形式降解蛋白质。内吞途径负责将跨膜蛋白运送至溶酶体降解。细胞内的长寿蛋白（long-lived protein）、蛋白聚集物及膜包被的细胞器不能通过以上两种途径降解，而是通过细胞自噬（autophagy）过程完成。

细胞自噬（autophagy；autophagocytosis）是指细胞利用溶酶体降解自身成分，包括细胞质以及细胞器的过程。细胞自噬有多种表现形式，其共性是通过溶酶体降解细胞内成分。细胞自噬是一种分解代谢过程（catabolic process），可以使细胞循环使用细胞质内的成分，包括细胞器，这些成分在溶酶体被降解为基本的结构单元。从节省生物能的角度看，细胞自噬是重新合成（denovo synthesis）的有效的替代途径（alternative pathway）。

NOTES

细胞自噬的发生通常是细胞在遇到营养缺乏、异常折叠蛋白、氧化应激、离子射线、病毒感染及毒物等不利情况下采取的一种适应性反应。尽管决定细胞自噬引发细胞死亡抑或维持细胞存活的因子还没有完全搞清楚，但有两个因素可能发挥了关键作用：自噬降解的速率和被吞噬成分的特性。虽然通常认为细胞自噬是一种非特异的过程，但是在某些情况下，线粒体（及其他细胞器）似乎是可特异地被作为靶标攻击。

（二）细胞自噬的生物学意义

细胞自噬是受到高度调控的过程。正常情况下，细胞自噬帮助维持细胞产物合成、降解循环之间的平衡，在细胞生长、发育和稳态中发挥作用。

1. 应激功能   细胞自噬是细胞在饥饿条件下的一种存活机制。营养缺乏过程中，细胞自噬增强，使非关键性成分降解，释放出营养成分，保证关键过程的继续，如胚胎植入前的发育、父系线粒体的清除等。*Atg7* 基因参与了营养成分介导的细胞自噬。

2. 防御功能   在细胞受到致病微生物感染时，细胞自噬起一定的防御作用。如单纯疱疹病毒（herpes simplex virus，HSV）感染时会诱导细胞自噬，在自噬囊泡中发现有病毒颗粒，这说明细胞自噬是被感染宿主细胞的一种防御机制。但研究发现，HSV 的毒力蛋白 ICP34.5，能抑制细胞自噬，提示病毒已经进化出抵抗宿主细胞自噬性防御机制的途径。

3. 维持细胞稳态   在骨骼肌和心肌，细胞自噬可能有特殊的"看家"（house keeping）功能，帮助胞质内成分，包括线粒体，进行更新。如果人和小鼠的溶酶体相关 2A 型膜蛋白（lysosome-associated membrane protein type-2A，LAMP-2A）编码基因缺陷，则细胞自噬性降解异常，导致骨骼肌病变和心肌病变。细胞自噬能清除细胞内蛋白分子的聚集物，防止神经细胞退行性变。

4. 调节生长发育   细胞自噬在生长调节中发挥作用，如一侧肾切除后，肾脏的生长过程中，细胞自噬减弱。Beclin 1⁻ᐟ⁻ 的小鼠胚胎丧失细胞自噬功能，在胚胎发育 8d 左右即死亡，提示细胞自噬在早期胚胎发育中发挥重要作用。

5. 控制细胞死亡及癌症   研究发现，细胞在发生程序性死亡的过程中表现出细胞自噬的特征，因而有人提出了自噬性细胞死亡（autophagic cell death）的概念，又称为细胞质性细胞死亡（cytoplasmic death）或称 Ⅱ 型细胞死亡（type Ⅱ cell death）。昆虫蜕变时细胞发生的程序性死亡，被认为是自噬性细胞死亡的典型例子。但是，细胞自噬与细胞死亡之间的因果关系还没有最后的定论。

细胞自噬受损与癌症的发生有关：在大多数人乳腺癌和卵巢癌发现，Beclin 1 存在单侧等位基因缺失（monoallelically deleted）；在乳腺癌细胞系过表达 Beclin 1，会增强细胞自噬，削弱细胞的生长能力和致瘤性（tumorigenicity）；Beclin 1⁻ᐟ⁻ 小鼠与对照小鼠相比，细胞自噬极度减弱且肿瘤高发。

6. 延长寿命   细胞自噬可能与寿命有关。自噬作用增强的基因工程小鼠（如 *Becn1*^{F121A/F121A} 基因敲入小鼠和 *Rubcn* 基因敲除小鼠）在与年龄有关的表型，如心脏和肾脏纤维化和自发肿瘤生成方面有改善，而且比正常小鼠活得更长。如果细胞自噬衰竭，细胞损伤就会堆积，产生老化。长期减少热量摄入在一些物种能延长寿命。近来的证据表明，长期限制营养的动物细胞，细胞浆内的成分包括线粒体的自噬性更新增强，这可能有助于延长其寿命。细胞自噬在哺乳动物中的生物学功能见表 2-2。

表 2-2 哺乳动物细胞自噬的生物学功能

功能	机制
对饥饿和运动的适应性代谢反应	增强降解以维持蛋白质合成和能量生成
调节生长发育	
胚胎发育	降解母系蛋白以产生合子蛋白，降解父系线粒体
分化和组织发育	脂肪组织、淋巴细胞、红细胞、心脏、肠以及其他器官（如睾丸和卵巢）

续表

功能	机制
维持细胞稳态	
基础周转	持续大量降解细胞质内容物（蛋白质、核酸和糖原）
蛋白质量控制	主动降解错误折叠的蛋白质或凝聚体和聚合物
细胞器稳态	清除多余的、损坏的、有害的或破裂的细胞器
脂质平衡	膜脂和脂滴的降解（脂噬）和调节过氧化物酶体增殖物激活受体 -α
平衡氧化还原	（peroxisome proliferator-activated receptor-α，PPAR-α）
调节 NRF2	受损线粒体的降解（线粒体自噬）
铁稳态	Kelch like ECH associated protein 1（KEAP1）结合蛋白 sequestosome 1（SQSTM1）
	/p62 的降解
	铁蛋白的降解
免疫和炎症	
控制病原体复制	选择性地清除病原体（异体吞噬）
调节先天免疫	调节炎症小体激活、先天免疫信号传导和细胞因子分泌
调节 B 细胞和 T 细胞反应	淋巴细胞分化与抗原呈递
其他功能	
抗老化	自噬的稳态作用
干细胞的维护	自噬的稳态作用
基因组完整性	自噬的稳态作用
常规分泌	增强调节性分泌或固有分泌的能力
非常规分泌	自噬体（或相关结构）与质膜的融合
细胞死亡	各种机制，包括自主死亡

二、细胞自噬过程及其调控机制

（一）大自噬、小自噬和分子伴侣介导的自噬

细胞自噬是细胞将自身胞浆蛋白或细胞器包裹形成囊泡的过程。主要分为三种类型：大自噬、小自噬和分子伴侣介导的自噬（图 2-11，图 2-12）。还有不典型的自噬，如分泌自噬。

1. 大自噬　大自噬（macroautophagy）的对象是细胞器或长寿蛋白。其过程大致分为三阶段：首先，在细胞质中诱导产生杯状双层分离膜（isolation membrane，IM），又叫自噬泡（phagophore），继而 IM 增长、扩展，对胞浆蛋白和细胞器进行包裹，IM 闭合之后形成自噬体（autophagosome，AP），或称为不成熟的自噬泡（immature autophagic vacuole，AVi）。其次，AP 被递送到溶酶体或内涵体（endosome），二者的膜发生融合，变成一个自噬溶酶体（autophagolysosome）。最后，溶酶体内的酸性水解酶降解囊泡中的内容物，成为降解性细胞自噬泡（degradative autophagic vacuole，AVd）。

大自噬曾被认为是一个非选择性的过程，但现在已知它可以选择性降解受损的线粒体、破裂的溶酶体和细胞内微生物，被分别称为线粒体自噬（mitophagy）、溶酶体自噬（lysophagy）和异体吞噬（xenophagy）。

2. 小自噬　小自噬（microautophagy）的对象通常不具选择性。这一过程较为简洁，通过溶酶体膜的内陷（invagination）、突起（protrusion）和 / 或分隔（septation），直接将对象吞入溶酶体。

小自噬与大自噬的区别：小自噬与大自噬都是通过包裹待自噬物质并且将其传送至溶酶体进行消化，两者的最大区别在于包裹待自噬物质的膜。在大自噬中，待自噬物质通常远离溶酶体，需要形成双层膜结构包裹，形成自噬体后输送至溶酶体进行水解。自噬体的双层膜结构需要从头合成。而在小自噬中，自噬的对象是相邻于溶酶体的物质，溶酶体直接形成内吞泡。大自噬与小自噬均存在于真核生物中。大自噬都是由于细胞内营养物质缺乏或受到某些刺激所激发的，而小自噬更多由于长期饥饿导致氨基酸缺乏而诱导形成的。非选择性的小自噬过程可以在所有类型的真核细胞中观察到，而选择性的小自噬通常在酵母细胞中观察到。非选择的小自噬包括：过氧化物酶体小自

噬（micropexophagy），细胞核小自噬（piecemeal microautophagy of the nucleus，PMN）和线粒体小自噬（micromitophagy）。

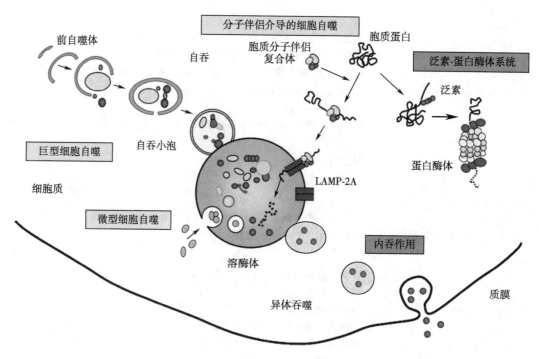

图 2-11　细胞自噬的三种类型

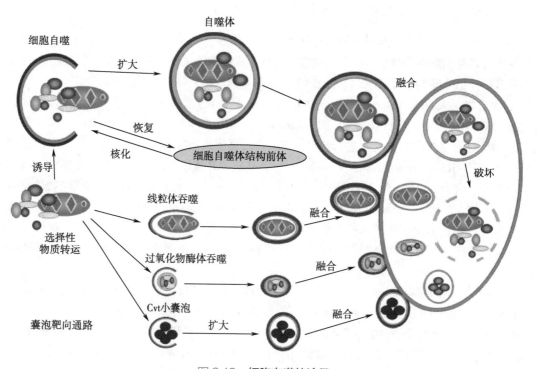

图 2-12　细胞自噬的途径

3. 分子伴侣介导的细胞自噬　分子伴侣介导的自噬（chaperon-mediated autophagy，CMA）特点在于它的选择性。CMA 是指由分子伴侣直接将靶蛋白转送至溶酶体，这只见于哺乳类细胞。首先，含 Hsc70 的分子伴侣/辅分子伴侣复合物识别底物蛋白质中包含 KFERQ（五肽基序）相关肽的区域并结合,然后,它们一同移动到溶酶体,被溶酶体上的溶酶体相关 2A 型膜蛋白(lysosome-associated membrane protein type-2A,LAMP-2A)识别;在溶酶体内的 Hsc70 的辅助下,底物蛋白去折叠,转位跨过溶酶体膜。

4. 分泌自噬 分泌自噬(crinophage)是最不典型的自噬过程,此过程中,未释放的分泌颗粒直接与晚期内涵体或溶酶体融合,然后多余或废弃的分泌物质被降解和回收。尽管早在 50 多年前就发现了哺乳动物的分泌自噬现象,但其分子机制和调控机制仍是一个未知数。重要的是,不同大小的分泌囊泡可以大自噬或者小自噬降解,例如含有胰岛素的分泌颗粒足够小(0.3~0.4μm),除了被吞噬外,还被大自噬和小自噬所降解。然而,果蝇幼虫唾液腺细胞中的胶质颗粒太大(3~3.5μm),无法进行大自噬和小自噬,只能通过分泌自噬来降解。

(二)细胞自噬的信号调控

诱导产生细胞自噬的具体机制目前还不十分清楚。许多相关实验是围绕酵母细胞进行的,而哺乳类细胞的相关研究相对较少。酵母与哺乳类的细胞自噬过程很相似,在酵母细胞鉴定出的细胞自噬相关蛋白(autophagy-related protein,Atg),往往可在哺乳类细胞找到其同源物(homologue)。

目前,尽管 IM/AP 形成的确切机制仍未完全阐明,但对调控 IM/AP 的信号通路(图 2-13)已有长足的认识。在营养适宜的情况下,生长因子能活化 I 类磷脂酰肌醇 -3- 磷酸激酶(phosphatidylinositol-3-phosphate kinase,PI3K)蛋白(class Ⅰ PI3K protein),后者通过 Akt 信号通路激活 mTOR(mammalian target of rapamycin)。活化的 mTOR 能抑制诱导细胞自噬的关键信号分子 Atg1,从而抑制细胞自噬的发生。如果营养条件不适宜,或存在 mTOR 抑制剂如雷帕霉素(rapamycin)时,mTOR 不被激活,此时,

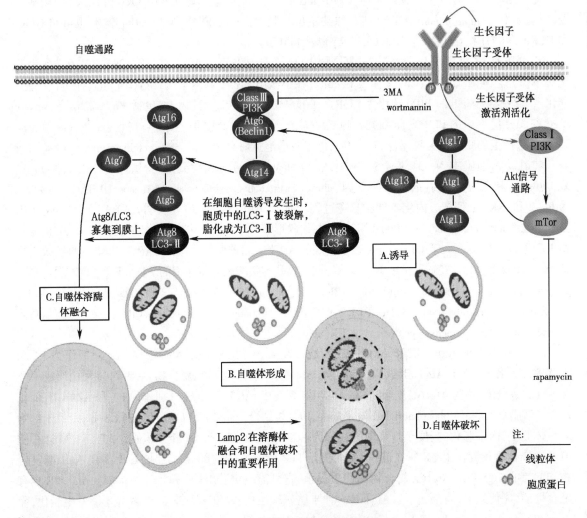

图 2-13　调控 IM/AP 的信号通路

Atg1 能募集 Atg11、Atg13 和 Atg17 形成复合物,作为细胞自噬的诱导信号。进一步 AP 的形成依赖另外两个复合物:一个是由 Atg6(Beclin 1)、Ⅲ类 PI3K 复合物(class Ⅲ PI3K complex)及 Atg14 组成;另一个是由 Atg12、Atg16、Atg5 和 Atg7 组成,此复合物对于募集 Atg8(LC3)十分关键。在细胞自噬诱导发生时,胞浆中的 LC3-Ⅰ被裂解,脂化成为 LC3-Ⅱ。AP 与溶酶体融合及 AV 内容物降解的信号过程还不是十分清楚。

(三) IM/AP 形成中的相关分子及其作用机制

IM/AP 形成过程中需要众多 Atg 的参与。目前,在酵母中已发现了 31 种 Atg 蛋白,其中有 18 种参与细胞自噬体的形成,包括 Atg1-10、Atg12-14、Atg16-18、Atg29 和 Atg31,它们大多数被募集到前自噬体结构(pre-autophagosomal structure,PAS)。有些 Atg 可一直存在于 AP,直至其成熟。特别是 Atg8,在哺乳类细胞为微管相关蛋白质轻链 3(microtubule-associated protein light chain 3,LC3),可作为 AP 的标志。Atg 之间相互作用,影响细胞自噬的发生、发展,同时 Atg 也受其他信号通路分子的调控。

1. ULK1 和 ULK2 对 IM/AP 的诱导调控　在酵母中,丝/苏氨酸激酶 Atg1 是诱导细胞自噬的关键效应因子,受 TOR 调控。Atg1 与 Atg13 和 Atg17 形成复合物发挥作用。哺乳动物 Atg1 的同源物包括 unc-51 样激酶 1 和 2(unc-51-like kinase 1/2,ULK1/2),它们在调控细胞自噬中发挥作用,但二者的作用有所不同,如用 siRNA 使 ULK1 基因静默会抑制细胞自噬,而 ULK2 则不会。已发现三个新的与 ULK1 和 ULK2 都能相互作用的蛋白,分别是 KIAA0652(酵母 Atg13 的同系物)、200kD 的局灶黏附蛋白激酶家族作用蛋白(focal adhesion kinase family interacting protein of 200 kD,FIP200)和 Atg101。酵母中的 Atg13 是一种磷酸化蛋白,它将 TOR 灭活后,自身被去磷酸化并与 Atg1 结合,与 Atg17 一同调节其促进细胞自噬的活性。哺乳动物 Atg13(mAtg13)参与细胞自噬,它与 ULK1 和 ULK2 的羧基末端结构域(C-terminal domain,CTD)结合并共定位于膜上。FIP200 是 Atg17 的同源物,也可与 ULK1 和 ULK2 的 CTD 相互作用,与 ULK1/ULK2 募集到 IM 有关。

2. Ⅲ类 PI3K 复合物Ⅰ　Ⅲ类 PI3K 复合物Ⅰ(class Ⅲ PI3K complex Ⅰ)包括 VPS34/PIK3C3 作为催化亚单位。它与 BECN1/ATG6(又称为 Beclin1,在小鼠由 Becn1 基因编码)、ATG14 和其他蛋白一起,催化磷脂酰肌醇磷酸酯(PIP)转化为 PI3P。在酵母中,由 PI3K 复合物Ⅰ(包括 Vps34、Vps15、Vps30/Atg6 和 Atg14)产生的 PI3P 对于细胞自噬是必需的。PI3K 复合物Ⅱ(包括 Vps34、Vps15、Vps30/Atg6 和 Vps38)产生的脂质种类与复合物Ⅰ相同,但是为囊泡蛋白分选(vacuolar protein sorting,Vps)通路所需。哺乳动物细胞中,Vps34、Vps15、Vps30、Atg14 和 Vps38 的同源物分别称为 Vps34、p150、Beclin 1、Atg14/Barkor 和紫外线照射抵抗相关基因(ultraviolet irradiation resistant-associated gene,UVRAG)。Beclin 1 受 Bcl-2 和 JNK1 的调控。内化与细胞自噬过程均有 UVRAG 参与。研究表明,UVRAG 可与 Bax 作用因子 1(Bax-interacting factor 1,BIF-1)相互作用,使膜形态发生改变。在细胞自噬通路中,由 PI3K 复合物Ⅰ产生的 PI3P 既存在于 IM 上,也存在于扩展的 AP 上。目前所知,酵母中 AP 上 PI3P 的直接效应物是 Atg18-Atg2 复合物。在哺乳类细胞,Atg18 的同类物是与磷酸肌醇相作用的 WD 重复蛋白-1(WD-repeat protein interacting with phosphoinositides-1,WIPI-1)。另一个 PI3P 的效应物是双 FYVE 结构域蛋白 1(double FYVE domain-containing protein 1,DFCP1),定位于内质网(endoplasmic reticulum,ER)、内质网-高尔基体中间体(ER-Golgi intermediate compartment,ERGIC)及高尔基体膜上。

3. 泛素相关的 Atg5-12 和 Atg8-PE 系统　在 Atg5-12 系统中,Atg7 和 Atg10 分别作为 E1 和 E2 样酶,催化 Atg12 与 Atg5 相结合,二者再与 Atg16L 结合形成三元复合物,后者再二聚化形成一个 800kD 的多聚体,称为 Atg16L 复合物;在 Atg8-PE 系统中,Atg7 和 Atg3 分别作为 E1 和 E2 样酶,催化 LC3 与磷脂酰乙醇胺(phosphatidylethanolamine,PE)相结合。脂化的 LC3 被称为 LC3-Ⅱ,定位于细胞自噬体膜上,而未脂化的、位于胞浆中的被称为 LC3-Ⅰ。Atg16L 与 IM 相互识别,并充当 E3 样酶,使 Atg3-LC3 被募集到膜上 PE 所在部位,从而决定 LC3 脂化发生的部位。IM 的延展需要 Atg16L 复合物和 LC3-Ⅱ/Atg8-PE。Atg16L 复合物的性质提示,它可能决定着 IM 从哪儿开始扩展。Atg8-PE 具有融合性质,能促进 IM 延展过程。Atg4 是一种半胱氨酸蛋白酶,LC3 需被 Atg4 裂解才能发生脂化,而 Atg4 也可作用于 LC3-Ⅱ,使 LC3 与 PE 分离。LC3 从 AV 膜上脱离对于后续的 AV 与溶酶体或内涵体的融合是必需的。Atg4 家族有 4 个成员,Atg4a-4d,也称为自噬素(autophagin)4a-4d。其中,Atg4b 的作用范围最广,Atg4b 的 Cys74 对其发挥作用最为关键。

4. 跨膜蛋白 Atg9　目前已知,有两种跨膜蛋白参与哺乳类细胞自噬,其中一个是酵母 Atg9 的同类物,称为 mAtg9 或 Atg9L1,另一个是囊泡膜蛋白 1(vacuolar membrane protein 1,VMP1)。mAtg9 是一种 6 次跨膜蛋白,其氨基末端和羧基末端均位于胞浆,功能尚不十分清楚,但它以 ULK1 依赖性方式在跨高尔基网络(trans-Golgi network,TGN)和晚期内涵体间穿梭,可能与递送脂质、形成 AP 有关。VMP1 也是多次跨膜蛋白,主要定位于 ER,其羧基末端结构域可与 Beclin 1 相互作用,VMP1、LC3 及 Beclin 1 在 AP 膜存在共定位。即使是在营养充足的条件下,过表达 VMP1 能诱导 AP 形成。VMP1 基因静默则抑制 AP 形成。因此,VMP1 的作用可能是募集 Beclin 1 并连同其他 PI3K 复合物 I 成分到 IM,由此进一步募集其他 Atg 蛋白。

三、细胞自噬与疾病

细胞自噬调节异常可在许多病理情况下出现,如癌症、肌肉病变、神经退行性变以及细菌感染。细胞自噬与疾病的关系研究得还不够透彻,目前的研究结果只揭示了细胞自噬与疾病的部分联系。细胞自噬有时能帮助防止或阻遏某些疾病的进程,细胞自噬有时也会促进疾病的发生。

(一)细胞自噬与肿瘤

细胞自噬与肿瘤的关系十分复杂。一方面,在正常体细胞癌变阶段,细胞自噬可表现出抑制肿瘤功能,体现在维持染色质的稳定、防止致癌突变的积累、限制氧化应激、削弱瘤体内细胞坏死和局灶性炎症等方面。如果细胞自噬抑制肿瘤的功能异常,那么癌变中的体细胞 / 肿瘤细胞就会表现出一系列相应的特征,包括自分泌性生长因子增多、对抑制增殖的信号不敏感、不能发生凋亡、复制不受限制、产生促血管生成因子、获得转移和侵袭能力、逃避免疫打击以及合成代谢增强等。另一方面,为应对由缺氧、代谢物、丧失接触及治疗药物产生的应激,增强细胞自噬又是肿瘤细胞采取的一种很明显的自我保护策略。

大多数证据都是从小鼠或培养癌细胞的研究中推断出来的。首先发现的是 *BECN1* 的单倍体缺失经常出现在乳腺癌、卵巢癌和前列腺癌中,而且 *Becn1$^{+/-}$* 小鼠的自发性肿瘤发生率很高。在其他 *Atg* 基因缺陷的小鼠中也观察到了肿瘤发生增加,表明自噬在正常细胞中发挥着抗肿瘤的作用。

肿瘤细胞必须能够应对以营养枯竭、缺氧和其他压力为特征的严酷环境才能存活。自噬能够帮助细胞应对许多这些压力,因此,尽管自噬可能起到抑制肿瘤发生的作用,但它往往能促进肿瘤细胞在晚期癌症中生存。许多研究已经证实,在各种组织类型的成熟肿瘤中,自噬调节(通常是 *Atg7* 或 *Atg5*)的基因缺失会导致肿瘤生长的急剧减少和动物生存率的相应增加。这些影响被归结为肿瘤生长受阻和肿瘤细胞死亡增加,其原因是功能失调的线粒体堆积、脂肪酸氧化减少、糖酵解能力降低、DNA 损伤升高和肿瘤细胞代谢受损。

不同肿瘤的自噬水平不同,在某些肝癌、前列腺癌、肺癌等肿瘤自噬水平很低,而在人宫颈癌细胞和慢性淋巴细胞白血病细胞,自噬水平较高。这些证据提示,自噬在肿瘤的发生发展过程中的作用可能比较矛盾。在 75% 卵巢癌、50% 肺癌以及 40% 前列腺癌患者中存在 *Beclin 1* 突变和表达水平下降。

因此,调节细胞自噬可能成为抗肿瘤治疗的有用途径。采用药物诱导细胞自噬,可以预防肿瘤的发生。相反,抑制细胞自噬通路与常规或试验性的抗肿瘤策略相结合,可能降低用药剂量、减轻毒副作用。但需要注意的是,抑制细胞自噬有潜在的致瘤可能。目前,可用的自噬抑制药物包括:①PI3K 抑制剂,如试验药物渥曼青霉素(wortmannin)和 3- 甲基腺嘌呤(3-methyladenine,3MA);②亲溶酶体性药物,如 FDA 批准的药物氯喹(chloroquine)和羟氯喹(hydroxychloroquine)。这些药物均存在各种限制,其中原因就包括其自噬通路特异性差及其促进继发肿瘤出现的可能。应用时应根据肿瘤分化程度等因素严格选择对象。

(二)细胞自噬与神经元退行性变疾病

正常情况下或在神经元退行性变疾病早期,大多数可溶性蛋白通常是经过泛素 - 蛋白酶体系统

（ubiquitin-proteasome system，UPS）或分子伴侣介导的自噬（chaperone-mediated autophagy，CMA）被降解。随着疾病的进展，某些异常的蛋白对 UPS 和 CMA 通路产生毒性效应，使其功能被抑制。此外，一旦异常蛋白形成复合体结构（寡聚体或纤维），就不能通过这两种途径降解。在疾病的代偿阶段，细胞大自噬通路被激活，使得这些有毒的蛋白聚合物被清除。但对大多数患者，代偿期过后便进入晚期或衰竭期，神经元的存活出现危机。在晚期阶段，UPS 和 CMA 的障碍进一步加剧，细胞大自噬功能也发生衰退，毒性蛋白产物在细胞中增多和聚集，并从细胞自噬泡中漏出，这都会进一步损害细胞功能（图 2-14）。尽管蛋白降解系统功能衰竭的特定原因还不清楚，但氧化应激可能与之有关。

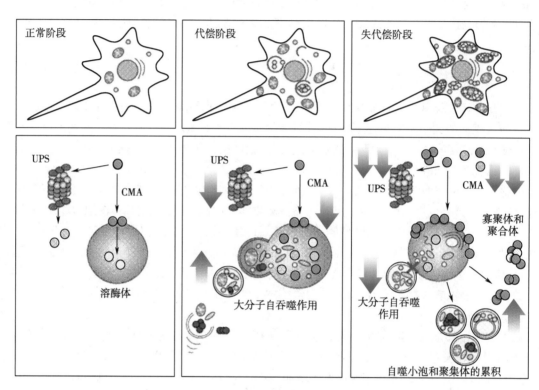

图 2-14　自噬与神经退行性疾病进程

　　早期研究发现，包括 AD、PD 及亨廷顿病（Huntington's disease）等神经退行性疾病的患者脑切片可见大量的自噬体堆积，初步推断自噬性死亡是导致神经退行性疾病的原因。最近有人提出可能正是由于细胞自身所产生的错误蛋白过多超过了自噬所能处理的蛋白质量，或者自噬通路中发生了突变使自噬无法顺利进行而导致神经退行性病变的发生。在 PD 常见到大量的具有 A30P 和 A53T 双位点突变的 α- 突触核蛋白（α-synuclein），这种突变的蛋白质紧密集合到溶酶体膜自噬受体蛋白上，使伴侣蛋白介导的自噬不能顺利进行，自噬程度大大减少，带来 α- 突触核蛋白大量在胞质积累，并最终导致细胞功能紊乱和帕金森病的发生。

　　有研究显示，p62-KEAP1-NRF2 正反馈环和 NRF2 途径参与清除 AD 诱发的 ROS 和蛋白聚集，激活 NRF2 和自噬对 AD 治疗有益。使用促进细胞自噬的药物，如雷帕霉素，可改善 AD 和 PD 等疾病的病情。

　　（三）细胞自噬与病原微生物感染

　　最近十几年的研究表明，细胞自噬是机体重要的抵抗病原微生物的通路。大量的免疫信号可调节细胞自噬（图 2-15），而细胞自噬对免疫和感染也产生多种效能，包括激活固有免疫和获得性免疫、维持免疫细胞的稳态、降解微生物等。

　　对于包括感染性疾病在内的许多疾病，细胞自噬是很具吸引力的治疗靶标。激活细胞自噬通路可能会增强病原体细胞自噬性的清除。但是，不同的微生物的感染与细胞自噬之间的相互作用关系非常复杂,因而对感染性疾病进行干预时需要个性化的治疗方案。

如果病原体对细胞自噬敏感,或者说增强细胞自噬能促进细胞存活时,那么加强细胞自噬的诱导应该是有益的。有些病原体能损害细胞自噬,虽然靶向损伤细胞自噬的毒力因子的治疗策略可能更为有效,但是加强细胞自噬也能对抗微生物对细胞自噬的阻断。对于那些能利用细胞自噬便于其自身复制的病原体,则需要确定参与调控细胞自噬的毒力因子,然后对其采用抑制剂处理,这样就能够促进细胞自噬,杀灭病原体。

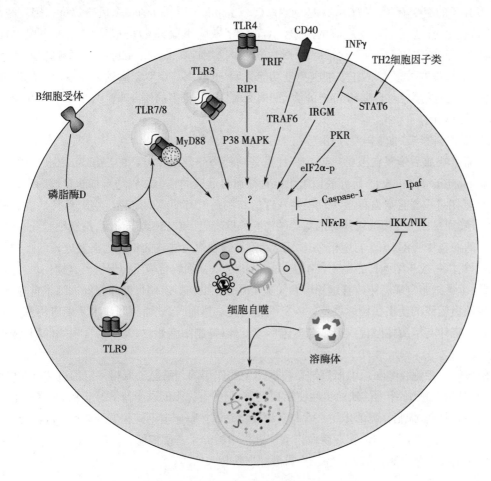

图 2-15　免疫信号通路对细胞自噬的调节

TLR3,toll 样受体 3;TLR4,toll 样受体 4;TLR7/8,toll 样受体 7/8;TLR9,toll 样受体 9;MyD88,髓样分化因子 88;TRIF,诱导 IFN-β 的含 TIR 区域的接头蛋白;RIP1,受体作用蛋白 1;P38 MAPK,P38 丝裂原活化蛋白激酶;TRAF6,肿瘤坏死因子受体相关因子 6;IFNγ,干扰素 γ;IRGM,免疫相关 GTPase 家族 M 蛋白;STAT6,信号转导及转录激活蛋白 6;PKR,蛋白激酶 R:eIF2α-p,磷酸化的真核翻译起始 2α;Ipaf,冰蛋白酶活化因子;NF-κB,核因子 κB;IKK/NIK,IκB 激酶 /NF-κB 诱导激酶。

原虫和真菌感染时的情况更为复杂,治疗干预更需要个性化。一些医学上重要的细菌和寄生虫在化学或免疫性诱导后对细胞自噬变得敏感。雷帕霉素既是 mTOR 的抑制剂,也是细胞自噬的诱导剂,能增强以下细菌的细胞自噬 - 溶酶体降解,包括分枝结核杆菌(M.tuberculosis)、刚地弓形虫(Toxoplasma gondii)和类鼻疽伯克霍尔德菌(burkholderia pseudomallei)。但是,一些细菌和病毒在用雷帕霉素处理后其复制反而增强,包括贝纳柯克斯体(Coxiella burnetii)、嗜吞噬无形体(anaplasma phagocytophilum)、脊髓灰质炎病毒(polio virus)和柯萨奇病毒(Coxsackie virus)。此外,雷帕霉素在体内有免疫抑制效应,能削弱抗感染治疗效果并产生副作用,因此,在使用时需要慎重考虑。

尽管发现了许多现象,我们对细胞自噬在感染性疾病中作用的理解仍很初浅,许多问题有待回答。由于大部分研究是离体(in vitro)进行的,可能不代表体内细胞自噬的功能。因此,需要建立动物模型,研究在体(in vivo)细胞自噬对免疫及感染性疾病的作用,评价可调控细胞自噬药物对感染性疾病的治疗效果。从理论上,需要搞清楚以下问题:免疫信号通路是如何与细胞自噬通路相互作用的,宿主分子是如何识别细胞内的病原体并将其靶向到 AP 的,宿主与微生物因子是如何相互作用利用细胞自噬为微生物和/或宿主服务的。对上述问题的回答不仅能增进我们对细胞自噬分子机制的理解,也能推动将细胞自噬的有关理论转化为治疗感染性疾病的新策略。

自噬的抗炎功能可能部分地解释了越来越多的炎症性和自身免疫性疾病与核心自噬基因和选择性自噬分子的突变有关。*ATG16L1* 是克罗恩病(Crohn's disease)的一个风险等位基因。*ATG16L1* 中的 T300A 突变,增加了克罗恩病的风险。*ATG16L1* 缺陷小鼠或 *ATG16L1^{T300A}* 敲入小鼠出现多种异常表现,如巨噬细胞释放促炎症细胞因子增强,帕内特细胞(Paneth cell)分泌颗粒减少,对沙门菌(Salmonella)感染的敏感性增加,T 细胞免疫功能失调,这些都与克罗恩病的表现一致。然而,T300A 突变可能不会大幅度地对自噬和 LAP 的活动产生影响,需要更多的研究来证实 T300A 变体是通过自噬影响克罗恩病的。

(四)细胞自噬与缺血 - 再灌注损伤

组织器官缺血后恢复血液供应进一步加重其功能障碍及结构破坏的现象为缺血 - 再灌注损伤(ischemia-reperfusion injury)。研究表明组织器官缺血再灌注的整个过程均有细胞自噬的发生。但目前细胞自噬在组织器官缺血再灌注过程中发挥的作用还没有明确的定论。组织器官缺血再灌注早期,细胞自噬通过参与受损线粒体等细胞器的清除,减少活性氧与钙离子泄漏,抑制细胞死亡,恢复器官功能。然而在中晚期,由于自噬溶酶体形成障碍导致缺血再灌注的细胞内需要处理的蛋白及受损细胞器积累过多,或与细胞程序性死亡串扰(crosstalk),增强细胞自噬反而促进器官损伤。

因此,干预细胞自噬有望改善组织器官缺血 - 再灌注损伤。疾病早期药物促进细胞自噬,可以明显地减少缺血组织的受损线粒体数量并恢复细胞功能。然而,在缺血再灌注中晚期应用基因干预的方法促进自噬体与溶酶体融合或抑制自噬体形成,可以抑制细胞死亡,缩小器官梗死面积,恢复器官功能。

虽然我们对细胞自噬在组织器官缺血再灌注中的作用的理解已经取得一定的进步,但在明确如何调控细胞自噬治疗临床上的缺血再灌注疾病之前,仍然有许多问题亟待解答。例如,临床上缺血再灌注中的不同时期,细胞自噬的作用是否与动物模型一致?临床上不同程度的缺血再灌注,细胞自噬的作用有何区别?不同组织器官在缺血再灌注过程中的分子基础如何?显然,解答上述问题将有利于推动临床上以细胞自噬为靶点治疗缺血再灌注损伤相关疾病。

Summary

Cell is the basic unit of life activity. The number and quality of cells is crucial for the structure and function of normal human body. This chapter focuses on the role and mechanism of cell proliferation, differentiation, death and autophagy in disease. Cells increase their population by proliferation; derive progeny cells with specific morphology, structure and function by differentiation; remove senescent, mutated or damaged cells by programmed cell death; and degrade and recycle cytosolic components by autophagy, which jointly regulate the quality and population of cells, maintain homeostasis and ensure the normal growth and development of the human body. Cell death can be divided into programmed cell death and non programmed cell death. This chapter mainly introduces common types of programmed cell death such as apoptosis, necroptosis, ferroptosis, pyroptosis and autophagic cell death. Cells exhibit different types of programmed cell death to adapt to various pathophysiological situations. The regulation of cell proliferation, differentiation, death, autophagy and other fates is complex, and regulated by a multi-layer network of various signal transduction. If any one or more of these links are abnormal, the structure, metabolism and function of cell, tissue and organ can be damaged, leading to disease or promoting the development of disease, and even affecting the treatment and prognosis of disease.

（姜 勇 谭红梅）

思考题

    1. 试述恶性肿瘤细胞增殖过度常见的机制。

    2. 恶性肿瘤细胞分化常有哪些异常表现？

    3. 举例阐述细胞死亡对机体的病理生理作用。

    4. 简述细胞自噬与疾病的关系。

第三章

疾病发生发展的分子机制

组成人体的各类大小分子的结构、功能和代谢是生命活动的基础,受到时间和空间以及多个层级的精确调控,从而确保细胞、组织器官和整体的结构和功能正常,它们的异常改变是疾病发生发展的基本机制。本章概述其中的生物大分子(包括 DNA、RNA 和蛋白质)的表达、结构、功能、相互作用以及细胞信号通路和网络的异常在疾病发生发展中的作用和共性机制,简介各种组学从整体上对生物大分子在生命活动和疾病中的改变的研究,并阐述它们在疾病诊治和预防中的意义。

第一节 染色体和基因的结构异常与疾病

• 染色体是基因及其调控序列的载体。基因通过转录和表达为 RNA 和蛋白质等生物大分子执行生物学功能。

• 染色体和基因的结构和表达异常往往导致其产物的结构和功能异常,在疾病发生发展的分子机制中占居重要地位。基因组不稳定性与染色体和基因的结构和表达异常互为因果。

• 基因组学从整体上研究特定生理和疾病状态下的基因组结构和功能改变及其在疾病机制理解、诊断和治疗以及预防中的应用。

一、染色体畸变与疾病

染色体畸变(chromosome aberration)是指多种体内外因素如化学、物理、生物因素以及遗传因素导致染色体的数目和结构发生变异,进而引起基因及其产物的结构和功能异常。遗传咨询和产前诊断是降低染色体畸变所致的遗传性和先天性疾病发生率的有效途径。

(一)染色体数目的改变

人类有 46 条染色体,其中 44 条(22 对)为常染色体,2 条为性染色体(女性为 XX,男性为 XY)。染色体组是指细胞中的一组非同源染色体,人的染色体组包括 23 条染色体(即 n=23)。由于机体内外因素的影响,染色体组的数目可能发生整倍体(euploid)变异和非整倍体(aneuploid)变异。整倍体变异是指染色体数目的变化以染色体组为单位的倍数性增减。非整倍体变异是增减一条或几条染色体导致的疾病,如 21-三体综合征(Down syndrome,唐氏综合征)患者多一条 21 号染色体,其体细胞染色体数是 2n+1(47,XX 或 XY,+21)。60% 患儿在胎内早期即流产,存活者有明显的智能低下、特殊面容、生长发育障碍和多发畸形。

(二)染色体结构的改变

染色体结构的改变是指染色体或染色单体发生一次或多次断裂,使染色体片段丢失或断端异常重接,引起基因组重排,导致基因出现缺失、重复、倒位以及易位等改变。

1. 缺失(deletion) 指染色体失去了某区段,该区段所包含的基因也随之丢失。一对同源染色体若只有一条发生缺失,称为缺失杂合体(deletion heterozygote);若两条染色体在相同区段同时缺失则称为缺失纯合体(deletion homozygote)。缺失片段太大的个体一般不能存活。具有同一缺失的雌雄配子结合后的合子也很难发育存活。不致死的缺失往往破坏了正常的连锁群,影响基因的交换与重组,通常会引发疾病。

2. 重复 (duplication)　指染色体上额外增加了相同的某区段。重复区段上的基因排列顺序与原来相同和相反者分别称为顺接重复 (tandem duplication) 和反接重复 (reverse duplication)。重复可以发生在同一染色体的邻近位置或其他位置，也可以发生在其他染色体上。重复破坏了正常的连锁群，影响交换率，而且重复可以使基因的拷贝数发生变化而引起剂量效应。

拷贝数变异 (copy number variation，CNV) 是指人类基因组中 1kb 以上大片段 DNA 的拷贝数增加或缺失，可导致相应基因拷贝数目异常及其编码的蛋白质数量变化，是肿瘤和遗传性疾病等许多疾病的一种重要分子机制。

3. 倒位 (inversion)　指一个染色体的某一区段发生断裂并倒转重新连接。倒位没有减少或增加遗传物质，但改变了染色体上基因排列的顺序，可能导致某些基因被打断，某些本不相邻的基因发生融合。

4. 易位 (translocation)　指一条染色体的一段连接到一条非同源染色体上。染色体易位可导致基因重排。染色体易位在肿瘤中较常见，其对原癌基因的影响主要有两种方式。第一种方式产生致瘤性融合基因，例如约 90% 的慢性粒细胞白血病 (chronic myelocytic leukemia，CML) 患者发生第 9 号和第 22 号染色体长臂断裂并交叉易位，即 t (9;22)，形成一个异常染色体 (即费城或 Ph 染色体)。该易位形成 *BCR–ABL* 融合基因 (图 3-1)，其编码的 Bcr-Abl 融合蛋白具有很强的酪氨酸激酶活性，改变了胞内多种蛋白质酪氨酸磷酸化水平，扰乱了正常的信号转导而导致疾病发生。格列卫 (甲磺酸伊马替尼) 靶向抑制 Bcr-Abl 酪氨酸激酶，用于治疗费城染色体阳性的 CML。第二种方式是导致原癌基因置于某些强启动子控制之下而使其异常过度表达，从而促进肿瘤发生发展。

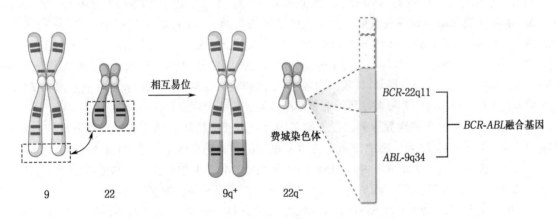

图 3-1　基因重排产生融合基因 *BCR-ABL*

二、基因突变与疾病

基因突变 (gene mutation) 可来源于遗传突变、机体内外环境理化和生物因素损伤 DNA 诱发突变、或 DNA 复制和修复随机错误所致自发突变。生殖细胞突变 (germline mutation) 能遗传给子代，可影响全身多个器官和组织；体细胞突变 (somatic mutation) 发生在特定的器官和组织细胞，不能遗传给子代。基因突变所致的蛋白质结构和功能异常是遗传病发生的最主要原因，也是复杂疾病如肿瘤、糖尿病、精神神经系统疾病等的重要病因，或可增加疾病的易感性。DNA 突变可发生在基因编码序列、调控区域或其他非编码序列。

(一) 基因突变和其他 DNA 序列改变

1. 点突变 (point mutation)　指单个核苷酸的碱基被另一个碱基替换，可分为以下几种。

（1）同义突变 (synonymous mutation)：指该碱基的替换未改变所编码的氨基酸序列 (密码子简并)。

（2）错义突变 (missense mutation)：指该碱基的替换改变了氨基酸序列 (密码子改变)，可影响蛋白质的结构和功能。

（3）无义突变（nonsense mutation）：指该碱基的替换使某个氨基酸的密码子改变为终止密码子，使肽链合成提前终止，肽链长度缩短而失去功能。

（4）终止密码突变（terminator codon mutation）：指该碱基的替换使一个终止密码突变为编码某个氨基酸的密码子，导致肽链合成延伸直到下一个终止密码才停止，可合成过长的功能异常的蛋白质分子。

单核苷酸多态性（single nucleotide polymorphism，SNP）是指在基因组水平上由单个核苷酸的遗传变异所引起的 DNA 序列多态性，即在基因组特定核苷酸位置上存在两种不同的核苷酸，并且在群体中出现的频率大于 1%。SNP 既可存在于基因序列内，也可存在于非编码序列上。有些 SNP 与疾病表型无功能相关性，而有些则存在功能相关性。SNP 在人类基因组中的发生频率比较高，大约平均每 1 000 个碱基对中就有一个多态位点，每个人估计拥有总数可达 1 000 万个以上的 SNP。因此，SNP 被广泛用于群体遗传学、以及疾病相关基因和药物基因组学等方面的研究。全基因组关联分析（genome-wide association study，GWAS）即是利用高通量测序对全基因组 SNP 进行扫描分析，获得疾病或疾病易感性等与 SNP 之间的相关性。目前，全世界已开展了数千项 GWAS 研究，发现了超过 10 万个与各种疾病（如癌症、高血压、2 型糖尿病、类风湿性关节炎等）以及重要生理性状关联的基因位点。如果单个核苷酸的变异在群体中出现频率低于 1%，则被视为点突变。如果只是在患者体内检测到单个核苷酸的变异，而其在人群中出现的频率未知，则可看作单核苷酸变异（single nucleotide variant，SNV），例如测序发现的存在于肿瘤细胞基因组中的单个核苷酸改变。

2. 移码突变（frameshift mutation）　指在 DNA 序列某位点插入或缺失一个或几个碱基（数目为非 3 的倍数），造成该点之后的三联体密码子阅读框（ORF）发生改变，使基因编码产物改变。

3. DNA 非氨基酸编码序列改变　指发生在基因的启动子（promoter）、增强子（enhancer）、沉默子（silencer）、绝缘子（insulator）、外显子 - 内含子剪接处以及 5' 或 3' 非翻译区域（UTR）等非氨基酸编码区域的 DNA 序列改变，可影响与转录因子和表观遗传调控分子等的结合，从而影响基因转录或 RNA 剪接、mRNA 稳定性或翻译等，导致产物表达、结构和功能的改变。例如，发生在癌基因 *TERT* 以及抑癌基因 *p53*、*APC*、*BRCA1* 和 *RB1* 等的非氨基酸编码序列的突变，可影响肿瘤的发生发展。

4. DNA 可变数目串联重复序列　指人类基因组中以相同的核心核苷酸序列为重复单位形成的重复次数不同的串联序列。其中，2~6bp 为重复单位的称为短串联重复序列（short tandem repeat，STR），也称为微卫星 DNA（microsatellite DNA）。由于核心单位重复数目在个体间呈高度变异性并且数量丰富，即具有高度多态性，因而成为法医个人身份识别和亲子鉴定的重要依据。

5. 染色体外 DNA（extrachromosomal DNA，ecDNA）　是一种从稳定的基因组上脱落下来的 DNA，常常以双链环状形式存在，又称染色体外环状 DNA（circular ecDNA，eccDNA）。eccDNA 大部分小于 25kb，主要分布在 0.1~5kb，可携带完整的基因和特殊的调控元件，能独立完成复制过程，但不携带着丝粒和端粒结构。近年研究表明，eccDNA 往往在肿瘤和衰老过程中富集。在大部分人类癌症细胞中 eccDNA 广泛存在，eccDNA 对癌基因的过度表达既有拷贝数增加的因素，更有 eccDNA 本身高度转录活性的作用，从而加速癌症的进展。

（二）基因突变的原因和分子机制

1. 各种化学、物理和生物因素诱发基因突变　一方面，外源性理化因素如烷化剂、多环芳烃、电离辐射、紫外线以及真菌毒素等可导致各种 DNA 损伤，包括 DNA 分子加合物形成、DNA 分子交联（包括 DNA 分子链间和链内或与蛋白质分子交联）、DNA 单链或双链断裂等，通常它们可被细胞内的 DNA 修复系统（核苷酸切除修复、碱基切除修复、重组修复、错配修复等）所识别和修复。这些 DNA 修复机制缺失或异常，可导致基因突变及相关蛋白质等产物异常，最终导致疾病发生。外源性生物因素如幽门螺杆菌和多种病毒可引起肿瘤等疾病。如致肿瘤病毒 DNA 可整合到宿主细胞基因组，导致关键抑瘤基因异常失活或瘤基因异常激活。另一方面，机体的内源性因素，如体内活性氧等代谢产物可对 DNA 造成氧化性损伤，形成突变。

2. 自发基因突变　在细胞 DNA 复制过程中，偶然的碱基错配、互变异构、脱氨基作用、以及各种碱基修饰都可随机发生。虽然 DNA 聚合酶的 3'→5' 外切核酸酶活性可对错配的核苷酸发挥校正作用,再加上 DNA 损伤修复系统的功能,可使 DNA 分子整体错配率降至极低。但由于人类基因组序列庞大,不可避免存在 DNA 复制随机错误。

3. 动态突变(dynamic mutation) 指基因组中一些短串联重复序列,特别是基因或其侧翼序列中的三核苷酸重复,可随世代传递、重复次数逐渐增加的突变。从动态突变到疾病发生需要一个逐渐累加的过程,只有当重复拷贝数超过某一阈值时,才在染色体上出现脆性位点或者表现出病症。三核苷酸重复序列可形成如发夹、三倍体、四倍体或滑移股等 DNA 结构。发生在基因编码区的动态突变可使肽链延长,直接影响蛋白质功能;发生在非编码区的动态突变可能影响基因复制和表达。多种疾病的发生机制与动态突变有关,如脆性 X 染色体综合征、强直性肌营养不良、遗传性脊髓小脑性共济失调、精神分裂症、亨廷顿舞蹈症以及孤独症等。

4. 移动基因引起的突变 移动基因(movable gene)又叫转位因子(transposable element),可以从染色体基因组上的一个位置转移到另一个位置,甚至在不同的染色体之间跃迁。转位因子的转位作用有保留性转位和复制性转位两种类型。前者是指转位因子离开原位置,插入到新的位点;后者是指转位过程有 DNA 复制,结果一个转位因子留在原位,另一个插入到新的位点。真核生物的转位因子有两种类型。一类与细菌的转位因子类似,由两侧的插入序列(insertion sequence,IS)和中间的转座子(transposon,Tn)基因构成。IS 因子编码参与转位作用的转位酶,可以插入到染色体的各个位置;转座子是由几个基因组成的特定的 DNA 片段。另一类的结构与逆转录病毒类似,通过 RNA 中间体进行转位,其最大的特点是编码的多肽具有反转录酶活性,称为逆转座子或反转录转座子。逆转座子是引起基因组不稳定的重要因素。转位因子能够引起插入突变,使插入位置出现新基因,引发回复突变或染色体畸变,造成同源序列整合,促进基因组进化等。生物可以通过转座重组来适应环境变化以求生存,这很可能是生物遗传多样性的主要源泉。哺乳动物基因组中整合了大量的逆转座子,在人类基因组中占到了 35% 以上。它们是引起人类疾病的潜在病因。

（三）基因突变的生物学效应与疾病表型

基因突变可影响产物的表达、组成或结构,导致功能获得(gain of function)或功能丧失(loss of function),从而产生疾病表型。

1. 基因突变导致产物结构和功能异常 基因突变可导致产物的结构和功能或表达异常。例如,野生型 Ras 一般情况下与 GDP 结合而处于失活状态。在上游信号以及鸟嘌呤核苷酸转换因子(guanine nucleotide exchange factor,GEF)的刺激下,Ras 转而与 GTP 结合进入活化态,激活下游信号通路;活化态 Ras 蛋白在 GTP 酶激活蛋白(GTPase activating protein,GAP)协助下,发挥出自身的 GTP 酶活性从而迅速降解结合的 GTP,回到与 GDP 结合的非活化状态。通过这个循环过程,野生型 Ras 蛋白在细胞周期调控和细胞增殖中发挥重要作用。在多种肿瘤细胞中可发生 Ras 基因的组成性突变(constitutive mutation),导致位于 GTP 酶催化活性区域的 Gly12 突变,使得 Ras 蛋白失去 GTP 酶活性,无法降解自身结合的 GTP,而始终处于与 GTP 结合的活化状态,即使无上游刺激信号,仍不断激活下游信号通路,促进细胞恶性增殖（图 3-2）。

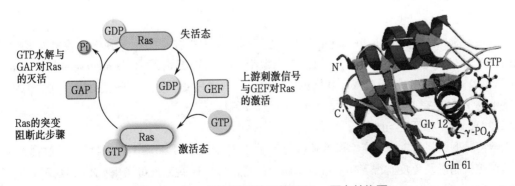

图 3-2　Ras 蛋白的活性调节和 Ras 蛋白结构图

2. 基因突变导致产物表达水平异常

（1）基因拷贝数改变：染色体或其部分区段的扩增或丢失可导致基因拷贝数变化而引起基因表达水平改变。癌基因拷贝数扩增和抑癌基因丢失是肿瘤发生发展的重要机制。例如，在多种肿瘤中，癌基因 *c-Myc* 拷贝数扩增可达数十至上百倍，其产物作为关键转录因子促进细胞增殖相关基因的转录，还参与细胞凋亡、干细胞分化、糖代谢途径等的调控。而抑癌基因常发生杂合性丢失（loss of heterozygosity，LOH）。例如当抑癌基因 *RB*（retinoblastoma）第一次突变形成杂合子（*Rb/rb*），如再发生一次突变成为隐性纯合子（*rb/rb*），即两个等位基因都发生突变或缺失而丧失功能，其正常抑癌作用消失，可导致细胞恶变。

（2）单倍型不足（haplotype insufficiency）：指某个基因的两个等位基因中的一个发生突变或缺失，另一个的表达产物（即该基因的 50% 产物）不足以维持正常细胞功能的需要。常染色体显性遗传病如家族性高胆固醇血症中，杂合子突变可减少 50% 的低密度脂蛋白受体。于是，杂合子个体与正常纯合子个体相比，胆固醇水平几乎是后者的两倍，因而心血管疾病的风险大大升高。而突变纯合子个体的病变则更为严重。

（3）显性负效应（dominant negative effect）：指基因突变杂合体中，突变等位基因的产物不仅没有活性，而且还抑制正常等位基因产物功能。显性负效应一般出现在编码蛋白复合体的基因中。例如，*p53* 基因的杂合突变可使其在蛋白水平获得促癌功能。其突变体对正常等位基因产物产生了功能性抑制，不仅抑制正常 p53 蛋白转录下游基因 *p21* 的能力，而且也表现出与 *p53* 纯合丢失一致的促凋亡功能减弱及抗药性增强。

（4）其他：转录因子基因突变可导致其产物的转录调控活性的增强或减弱，引起其靶基因表达水平的改变。基因转录调控序列（包括启动子和增强子等）突变则可影响转录调控因子与其结合、或产生新的转录调控因子结合位点，从而影响靶基因表达。

3. 疾病相关基因型的异质性以及疾病表型的复杂性　同一疾病可以由不同基因异常引起，许多疾病的致病基因不止一个。除了少数疾病由某个基因单个位点发生特定突变所致外，多数疾病的致病基因突变往往涉及不同位点、不同类型的异常。另外，不同疾病也可存在相同的基因异常，即同一种基因突变可决定一种或多种疾病表型。疾病表型及其严重程度不仅与发生异常的基因型和数量相关，还受到表观遗传调控等其他因素的多重影响。例如，肿瘤是高度异质性（heterogeneity）的疾病。不同类型肿瘤之间、不同患者的相同类型肿瘤之间、同一患者同一类型肿瘤的不同肿瘤组织之间（瘤间异质性），乃至同一肿瘤组织不同区域的肿瘤细胞之间（瘤内异质性）以及原发肿瘤及其转移癌组织之间可存在基因突变类型的异质性，它们的恶性行为和药物敏感性等表型可呈现高度异质性。肿瘤是一个动态演化的疾病，肿瘤异质性是癌细胞的突变和克隆进化过程中逐渐形成的多样性，而且临床治疗也可导致肿瘤异质性的增加。对肿瘤异质性的深入研究正在改变我们对癌症本质的认识，指导精准诊断和靶向治疗。

三、基因组不稳定与疾病

（一）基因组不稳定性

基因组不稳定性（genomic instability）是指生物细胞基因组在遗传因素和内外环境因素作用下所发生的一系列可遗传改变，包括染色体和基因结构异常，微卫星不稳定（microsatellite instability，MSI），以及 DNA 甲基化、组蛋白修饰和染色质构象等表观遗传变异等。这些改变能严重干扰基因组的正常生物学功能，是某些重大疾病发生发展的分子机制。

（二）基因组不稳定性与肿瘤

正常情况下细胞的自然突变率保持较低的水平，机体能够通过基因组稳定性维护和监视系统、细胞命运调控机制以及免疫监视等功能维持基因组的稳定性。这些系统可发现 DNA 损伤和修复 DNA 缺陷，在诱变分子损伤 DNA 之前灭活或阻止它们的作用，从而控制细胞自发或诱发突变率；可迫使严重遗传损伤的细胞进入衰老或凋亡;或通过免疫机制清除突变细胞。在肿瘤发生过程中,这些基因(如 *p53*)常常发生失活性突变或表观遗传抑制而失去功能,导致突变累积。此外,肿瘤细胞端粒 DNA 的丢失可导致核型不稳定性和相关的染色体片段扩增和缺失,这是肿瘤相关的基因组不稳定性的另一主要来源。迄今的肿瘤细胞基因组测序显示不同类型肿瘤具有不同 DNA 突变模式,而且肿瘤细胞中存在大量基因组维护和修复缺陷,以及基因拷贝数和核苷酸序列的普遍不稳定,表明基因组不稳定是绝大多数癌细胞固有的特征。

四、基因组学与疾病

基因组学(genomics)是研究基因组的结构、功能、进化、作图和编辑的科学。人类基因组计划(human genome project,HGP)是生命科学领域的首个国际大科学计划,旨在测定和绘制人类基因组图谱。HGP 于 1990 年正式启动,2001 年首次公布草图及初步分析结果。中国作为六个成员国之一,承担了 HGP 的 1% 计划。2022 年 4 月,国际端粒到端粒联盟(Telomere-to-telomere,T2T)在 *Science* 发文,宣告第一个完整的人类基因组序列问世,新版本人类参考基因组被称为 T2T-CHM13。基因组医学(genomic medicine)是应用基因组测序技术和生物信息学方法将多种基因组数据整合到疾病表型研究中,促进对人群和特定疾病的基因组特征、遗传基础、易感性、病变机制、以及对药物反应等的理解,发现疾病标志物和药物靶标,以及指导疾病的诊断和防治。全基因组和全外显子组测序获得的肿瘤基因组信息极大推进了对肿瘤本质的认识和肿瘤的精准治疗。其中,癌症基因组图谱计划(The Cancer Genome Atlas,TCGA)、国际癌症基因组联盟(International Cancer Genome Consortium,ICGC)、以及全基因组泛癌分析(Pan-Cancer Analysis of Whole Genomes,PCAWG)等国际研究组织发挥了重要作用。2020 年,*Nature Reviews Cancer* 发表了癌症驱动基因汇编图谱,相关数据及其更新可在整合癌症基因组平台查看。

第二节　基因转录和转录后调控异常与疾病

- 基因表达调控是高度有序的多级调控过程,其中转录和转录后水平的精确调控是基因表达调控的基本环节。
- 基因表达调控各个环节的异常包括转录和转录后调控异常最终有可能影响基因所编码蛋白质等生物大分子产物的数量、结构和功能,产生异常的生物学效应,是疾病发生发展的重要机制之一。
- 转录组学、表观基因组学、表观转录组学从整体水平上研究在特定生理或疾病状态下组织细胞全部基因的转录图谱及其调控规律,DNA、组蛋白和 RNA 修饰对基因转录和表达的影响,以及这些调控机制异常与疾病的关系。

一、基因转录调控异常与疾病

基因转录受到顺式作用元件、转录因子以及表观遗传修饰等因素的调控,它们构成一个庞大而复杂的调控网络,以保证基因产物表达正确。

(一) 顺式作用元件异常

顺式作用元件(cis-acting element)是指基因所处染色体区段上、下游的特定 DNA 序列,能调控基因转录但不编码蛋白质产物,包括启动子、增强子、沉默子等。顺式元件的序列或空间结构的异常可激活或抑制其转录调控活性。例如,突变、缺失或甲基化修饰可影响顺式作用元件,使其不能被转录因子正确识别和结合或产生新的转录因子结合位点,导致基因转录异常和病变。当增强子随某些染色体片段移位时,能够提高新位置周围基因的转录。例如,某些肿瘤中发生的染色体易位 t(14;18),导致 14q32 上的免疫球蛋白重链基因 IgH 的增强子转移到 18q21 区段抗凋亡基因 *BCL2* 的上游,导致 *BCL2* 基因表达水平显著升高,促进细胞存活,不受凋亡通路控制。病毒感染宿主细胞后,含有增强子的病毒基因组序列的整合,可促进整合区附近宿主细胞基因的转录。

超级增强子（super-enhancer，SE）由多个增强子组成，是强化基因转录活性的远端顺式调控元件，平均长度约 9kb，可富集特定转录因子、共激活因子或辅助因子［如 BRD4、Mediator（Med）复合物和 Cohesin］、表观修饰标记（H3K27ac 和 H3K4me1）及其修饰分子（如 p300/CBP）、染色质重塑因子、以及 RNA 聚合酶Ⅱ等组成复合物，通过与特定启动子相互作用，高活性驱动目标基因转录（图 3-3）。SE 通常通过三维染色质结构重塑与启动子形成环状结构（chromatin loop）调控目标基因转录。SE 调控细胞类型特异性基因表达、决定细胞身份和命运。内源性和外源性因素通过信号通路整合调控染色质三维结构及其调控复合物的组分和激活，从而调控目标基因的转录。肿瘤细胞 DNA 序列可通过装配仅存在于肿瘤细胞而且是肿瘤类型特异性的 SE，高活性促进关键癌基因转录（如 *MYC* 基因），从而驱动肿瘤发生发展。癌基因 SE 复合物形成的机制可包括：① SNP 或短插入 / 缺失突变、形成新 TF 结合位点，改变 TF 结合亲和力或进一步招募其他共激活因子；②染色质易位重排从而形成 SE 调控癌基因，或表观遗传调控异常导致染色质结构重塑从而形成异常的 SE- 启动子互作环；③ SE 核心元件扩增，或 TF 过表达等。

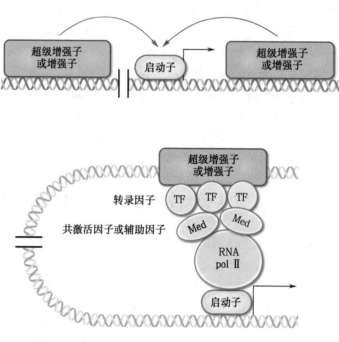

图 3-3　启动子、增强子和超级增强子的转录调控作用

（二）转录因子异常

转录因子（transcription factor，TF）或称反式作用因子（trans-acting factor）是通过与顺式作用元件和 RNA 聚合酶相互作用，促使邻近基因开放（正调控）或关闭（负调控），从而调控各种特定靶基因的转录而控制各种生物学功能。任何原因导致转录因子的表达、结构或功能改变，或顺式作用元件的突变或修饰改变，都能影响转录因子与顺式作用元件的结合和相互作用，从而影响其靶基因的转录。例如，肿瘤细胞生长因子信号通路异常激活，导致 CDKs 活性增高，致使 RB 蛋白高磷酸化而失去对转录因子 E2F 的抑制作用，以致 E2F 对其靶基因的转录调控作用增强，促进细胞周期进展和肿瘤细胞增殖。

（三）相分离与转录调控异常

液 - 液相分离（liquid-liquid phase separation，LLPS）是指当溶液中生物大分子浓度高于某一阈值时，在合适的 pH 及温度等条件下，可以形成液滴状凝聚物。细胞内生物大分子如蛋白质和核酸可以通过相分离形成区域性的生物分子凝聚物（biomolecular condensates）或无膜细胞器（membraneless organelle），这被认为是细胞组聚集发挥各种生物功能的一种非膜系统依赖模式。例如，相分离凝聚物的形成可调控染色质三维结构，促进超级增强子形成，从而调控基因转录。蛋白质分子的内在无序区域（intrinsically disordered regions，IDRs）在相分离形成区域性的凝聚物中扮演了重要角色。在细胞核中，超级增强子相关转录调控因子 BRD4 和 Med 的 IDRs 可介导相分离，促进转录调控装置凝聚物的形成。相分离也被用于解析 DNA 损伤和自噬等生物过程以及肿瘤等疾病发生机制。

二、表观遗传调控异常与疾病

基因组含有两类遗传信息，一类是 DNA 序列所包含的遗传信息，它提供了生命活动所必需的所有蛋白质的全部核苷酸序列；另一类是表观遗传信息，它提供了何时、何地、以何种方式去表达遗传信息的指令，确保基因表达在时间和空间上的有序性。表观遗传改变（epigenetic alterations）是指 DNA 序列不发生变化的前提下，基因的表达水平发生了可遗传的改变。表观遗传调控基因转录的方式主要包括 DNA 修饰、组蛋白修饰、染色质重塑（chromatin remodeling）等方面（图 3-4），它们受表观遗传修饰（epigenetic modifications）调控因子，包括修饰酶（writer）、去修饰酶（eraser）和修饰识别蛋白（reader），以及染色质结构重塑调控因子等调控。表观遗传调控异常可导致基因转录异常与疾病的发生发展，是癌症、自身免疫性疾病和衰老等的重要机制之一。

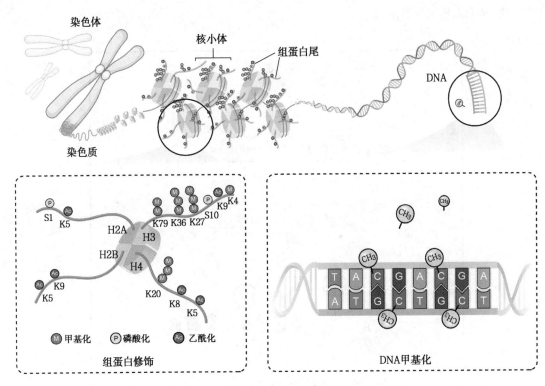

图 3-4　表观遗传修饰和染色质构象调控基因转录

（一）DNA 修饰与转录调控异常

DNA 的甲基化发生在胞嘧啶（cytosine）残基上，受 DNA 甲基转移酶（DNA methyltransferase，DNMT）和 DNA 去甲基酶（DNA demethylase）的可逆调控。已知至少存在四类重要 DNA 修饰，包括 5-甲基胞嘧啶（5mC）、5- 羟甲基胞嘧啶（5hmC）、5- 酰胞嘧啶（5fC）和 5- 羧基胞嘧啶（5carC）。DNA 甲基转移酶将 S- 腺苷甲硫氨酸的一个甲基转移至 DNA 序列的胞嘧啶 5- 位，形成 5- 甲基胞嘧啶。其后通常紧跟着一个鸟嘌呤碱基（G），因而常称为胞嘧啶 - 磷酸 - 鸟嘌呤（CpG）的甲基化。基因组序列中富含 CpG 位点的区域称为 CpG 岛，大多数 CpG 岛位于基因的启动子及第一外显子区域。一般说来，启动子序列的 CpG 岛高甲基化抑制转录因子与启动子的识别结合，导致基因不能启动转录；而去甲基化则可诱导基因的转录。在肿瘤细胞中，区域 CpG 岛特异性高甲基化导致抑癌基因失活（如 *p53* 或 *p16* 基因），而区域 CpG 岛特异性低甲基化则导致癌基因的激活。

（二）组蛋白修饰与转录调控异常

核小体由核心组蛋白（H2A、H2B、H3、H4）和缠绕的 DNA 序列组成。已鉴定组蛋白至少可发生 16 种以上的重要共价修饰，包括乙酰化（赖氨酸）、甲基化（赖氨酸和精氨酸）、磷酸化（酪氨酸、丝氨酸和苏氨酸）、泛素化、以及多聚 ADP 糖基化等。组蛋白尾部残基的修饰影响核小体结构和基因转录。组蛋白乙酰基转移酶（histone acetyltransferase，HAT）乙酰化组蛋白 H3 和 H4 的 N 端尾部保守的赖氨酸残基，使组蛋白携带正电荷量减少，降低其与带负电荷 DNA 链的亲和性，促使参与转录调控的各种蛋白因子与 DNA 结合，进而发挥转录调控作用；而组蛋白去乙酰基酶（histone deacetylase，HDAC）去除赖氨酸残基的乙酰化修饰，使染色质结构发生动态改变，可逆调控基因转录。组蛋白赖氨酸甲基转移酶（KMT）和组蛋白精氨酸甲基转移酶（PRMT）调控组蛋白甲基化修饰。组蛋白不同位点的各种修饰之间往往相互协调发挥作用。而且，基因正常表达需要 DNA 甲基化和组蛋白修饰的协同作用。例如，异柠檬酸脱氢酶 1 和 2（IDH1 和 IDH2）基因突变导致 α- 酮戊二酸（α-KG）产生减少而 2- 羟戊二酸（2-HG）产生增加，后者抑制 DNA 去甲基酶 TET2 和组蛋白赖氨酸去甲基酶 KDM4，从而改变表观遗传调控，导致基因表达异常而诱发癌症发生（图 3-5）。而 IDH1 和 IDH2 靶向抑制剂则可减少 2-HG 产生，从而发挥抗肿瘤作用。

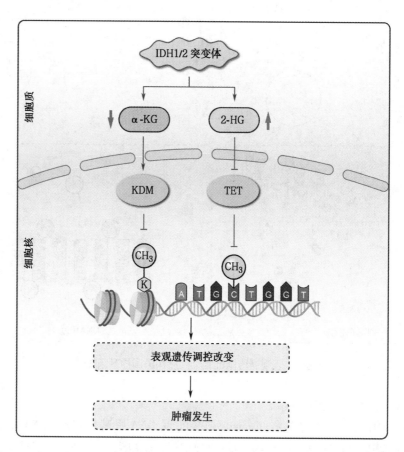

图 3-5　IDH1 和 IDH2 突变改变细胞代谢从而导致表观遗传调控异常促进肿瘤发生

（三）染色质结构重塑与转录调控异常

在 DNA 转录、复制、修复、以及重组等过程中，染色质重塑可导致核小体位置和结构以及 DNA 三维结构的动态变化。在基因转录调控过程中，ATP 依赖的染色质重塑因子复合物（如 SWI/SNF 复合物）可重新定位核小体（滑动），改变核小体结构，协同组蛋白共价修饰，导致染色质重塑，促使转录因子以及 RNA 聚合酶等转录装置与特定启动子结合，从而控制基因转录。在多种肿瘤中已发现 SWI/

SNF 复合物的组分频发突变。

三、RNA 转录加工和修饰异常与疾病

(一) RNA 转录加工异常

基因转录后水平的调控包括前体 RNA 在细胞核内的剪接加工与成熟 mRNA 从细胞核转运至细胞质两个步骤。基因组上的 DNA 首先转录成包含外显子和内含子的初级转录产物——核不均一性 RNA（heterogeneous nuclear RNA,hnRNA）。hnRNA 经过 5' 端加帽（m7GpppN）、3' 端加 PolyA 尾、切除内含子和拼接外显子、以及化学修饰等过程,才形成成熟的 mRNA 分子。此过程中,mRNA 前体的选择性剪接或可变剪接（alternative splicing）是在剪接体（spliceosome）作用下,通过对 mRNA 前体的不同剪接产生不同的 mRNA 异构体（isoform）的过程,可表达出功能各异,甚至具有相互拮抗作用的蛋白质亚型。可变剪接可以增加蛋白质多样性,对于调节基因表达具有重要作用。调控信号通路、剪接体组分、以及被剪接基因序列本身等的改变均可导致异常的选择性剪接,涉及多种疾病机制。人类遗传病相关的基因突变中,14% 的点突变发生在外显子和内含子连接处,可导致 RNA 剪接异常。RNA 编辑（RNA editing）是另一种 RNA 加工方式,可分为两类。一类是碱基替代（主要是 A to I 和 C to U）,不改变碱基总数,RNA 与其编码 DNA 的阅读框（ORF）是相同的;另一类是碱基的插入和删除,可以改变 ORF。RNA 编辑可以通过多种方式对细胞功能产生影响,包括改变蛋白质的氨基酸序列、改变前 mRNA 的剪接模式、以及影响 RNA 的稳定性。RNA 编辑与肿瘤、以及神经、免疫和心血管系统等多种疾病相关。

(二) RNA 修饰异常

mRNA 存在很多化学修饰,包括碱基和核糖的修饰,参与 mRNA 的剪接、核输出、稳定性和翻译起始等事件,进而调控多种生理及病理过程。mRNA 中常见的修饰包括 N6- 甲基腺苷（N6-methyladenosine,m^6A）、N1- 甲 基 腺 苷（N1-methyladenosine,m^1A）、5- 甲 基 胞 苷（5-methylcytidine,m^5C）、5- 羟 甲 基 胞 苷（5-hydroxylmethylcytidine,hm^5C）、假尿苷（pseudouridine,Ψ）、肌苷（inosine,I）,以及核糖甲基化（2'-O-Me）等（图 3-6）。其中 m^6A 修饰最为普遍。m^6A 是可逆的 mRNA 修饰,各种甲基转移酶（如 METTL3/14、WTAP 和 KIAA1429 等）、去甲基酶（FTO 和 ALKBH5 等）、m^6A 结合蛋白（如 YTH 结构域蛋白、hnRNP 和 eIF 等）以及相关的辅助蛋白参与修饰的动态调控。非编码 RNA 包括 tRNA 和 rRNA 均存在多种复杂修饰,具有重要生物学功能。RNA 修饰的异常可导致细胞功能的异常,与多种疾病相关。

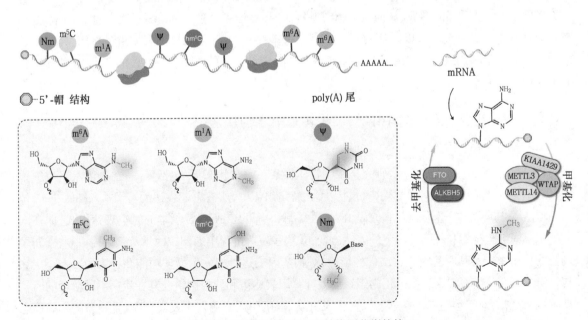

图 3-6　真核细胞 mRNA 的常见化学修饰

四、非编码 RNA 调控异常与疾病

(一)非编码 RNA 的类型

非编码 RNA(noncoding RNA,ncRNA)是指从基因组转录而来、但不翻译成蛋白质的 RNA,参与转录、转录后和翻译过程等多个层次的基因表达调控。ncRNA 主要包括核糖体 RNA(rRNA)、转运 RNA(tRNA)、微小 RNA(microRNA,miRNA)、长链非编码 RNA(long noncoding RNA,lncRNA)、环状 RNA(circular RNA,circRNA)、增强子 RNA(enhancer RNA,eRNA)、piwi 相互作用 RNA(piwi-interacting RNA)、小核 RNA(small nuclear RNA)、核仁小分子 RNA(small nucleolar RNA)以及端粒 RNA 等。

(二)非编码 RNA 调控异常与疾病

1. miRNA 长约 21~25 个核苷酸,来自基因内含子、大的 ncRNA 或假基因。其双链 RNA 前体形成标准的茎环结构,经特异核酸内切酶 Dicer 和 RNA 诱导沉默复合体(RNA-induced silencing complex,RISC)加工后成单链 RNA。miRNA 的主要作用机制是与靶基因 mRNA 的 3' 或 5'-UTR 互补结合,导致 mRNA 降解或者翻译抑制,负性调控靶基因表达。miRNA 基因的过度扩增、持续的启动子活性以及 miRNA 加工效率提高或者稳定性增加均可能导致 miRNA 表达的增加;反之则导致其表达的降低。有些 miRNA 具有类似抑癌基因功能,而有些则具有类似癌基因功能,其表达异常可导致下游靶基因表达异常,从而促进肿瘤发生发展。

2. lncRNA 长度大于 200 个核苷酸,位于细胞核或胞质内,在多个层面上参与细胞功能调控,包括转录和转录后调控,与蛋白质相互作用发挥功能,以及作为小分子 RNA 的前体分子等。lncRNA 与包括癌症和退行性神经疾病在内的多种疾病密切相关,具体表现为其序列和空间结构、表达水平、与结合蛋白相互作用等的异常。

3. circRNA 是一类封闭环状 RNA 分子,大部分由反向剪接产生,没有线性 RNA 的 5' 和 3' 末端,不受 RNA 外切酶影响,表达更稳定、不易降解。它们通过 miRNA 和蛋白质分子海绵、影响转录、干扰 mRNA 前体剪接、调控 mRNA 翻译、形成环形 RNA 蛋白质复合体、与 mRNA 竞争性结合蛋白质等机制,参与免疫、代谢、神经系统发育和细胞增殖等生物学过程;有些还能作为翻译模板编码功能性小肽,调控热休克应激、肿瘤细胞迁移侵袭等生理病理过程。

4. eRNA 是由增强子转录的非编码 RNA,长 0.5~5kb。eRNA 具有癌症或谱系特异性,在很大程度上可能由组织特异性转录因子驱动。eRNAs 可以激活增强子活性,也能与其他蛋白质因子结合促进增强子 - 启动子环的形成,从而激活下游基因的转录,还可以独立的形式行使某些生物学功能。在人类细胞中已经鉴定出数以万计的 eRNA,其中许多在 RNA 转录调控中发挥重要作用,介导靶基因的激活。癌基因或致癌信号通路的激活通常会伴随着增强子的激活或 eRNA 的产生,在肿瘤中具有重要作用。

五、转录组学、表观基因组学、表观转录组学与疾病

(一)转录组学与疾病

转录组学(transcriptomics)是研究某一生物体在某一时空状态下(包括疾病)在整体水平上细胞中全部基因的转录图谱及其调控规律,包括:①在特定组织中,所有可能表达的转录本(transcript),包括 mRNA 及其剪接变异体、以及非编码 RNA 的类型和拷贝;②所有转录本的时空表达模式,即在同一组织不同细胞类型和不同环境下的表达改变;③这些表达过程中的调控因子及其调控机制;④转录调控的作用靶点及其对基因表达结果的影响;⑤靶基因表达对相关生物学功能和行为的影响。疾病转录组学研究肿瘤等疾病组织与正常组织的差异基因表达谱和调控网络及其在疾病不同阶段的时空动态调控规律,对于鉴定新的疾病相关基因及其功能、阐明疾病的发生发展机制、发现新的疾病标志物和治疗靶点、指导疾病诊疗和预后具有重要意义。

（二）表观基因组学与疾病

表观基因组学（epigenomics）又称为表观遗传组学，是在全基因组水平研究 DNA 和组蛋白可逆修饰及其对基因转录的影响。DNA 元件百科全书（Encyclopedia of DNA Elements，ENCODE）、表观基因组（Epigenomics Program）、以及基因型 - 组织表达（The Genotype-Tissue Expression Project，GTEx）等国际合作计划，旨在建立健康和疾病条件下组织和细胞的全基因组水平的参考表观遗传组，解释基因组转录调控等功能性元件的机制，研发表观遗传组的分析工具和方法，发现新的表观遗传标志物，研发操纵表观遗传组的方法，确定表观遗传在各种人类疾病中的作用，以及综合展示表观遗传组学数据。癌基因和抑癌基因表达异常是表观遗传组研究的重要领域，几乎每种癌症都发生表观遗传重编程。很多靶向表观遗传修饰的药物在癌症的治疗中包括免疫治疗发挥了巨大优势。

（三）表观转录组学与疾病

表观转录组学（epitranscriptomics）是在转录组水平上对所有 RNA 化学修饰进行鉴定和作图，确定这些修饰对基因表达的影响，阐明修饰的调控机制及其异常与疾病的关系。

第三节　蛋白质表达、结构和功能、相互作用异常与疾病

• 蛋白质不仅是组织细胞和器官的主要结构组分，而且是最主要的功能执行者。基因水平的异常，包括基因结构、转录和转录后调控异常之所以会引起疾病，很大程度上是因为影响到所表达蛋白质的质和量所致。

• 蛋白质分子的翻译和降解、加工和修饰、结构和构象、细胞定位以及复合物组装和相互作用网络等的异常在疾病发生发展中发挥了直接作用。迄今鉴定的生物标志物和药物靶标主要是蛋白质分子。

• 蛋白质组学研究生物体在特定生理和疾病状态下某种细胞组织中基因组表达的全部蛋白质的数量、结构和功能，相互作用组学研究生物体各个层次上蛋白质、核酸以及环境之间的相互作用及其调控，整合组学则是整合所有组学数据以及与环境之间的相互作用，构建整体分子网络图谱，最终促进对生命活动和疾病本质的认识以及对疾病的诊治和预防。

一、蛋白质翻译调控异常与疾病

细胞合成哪一种或多少蛋白质以及什么时候合成的控制，首先发生在转录和转录后水平，最后在翻译过程各个阶段受到精确调控。细胞将 mRNA 翻译为多肽链的过程包括起始、延长和终止三个阶段。除了模板 mRNA、原料氨基酸、tRNA 以及核糖体，还需要多种真核生物起始因子（eIF）、延长因子（eEF）、释放因子（eRF）、多种酶和其他蛋白分子参与反应，以及 ATP 和 GTP 提供能量。例如，mTOR 是一种丝 / 苏氨酸蛋白激酶，是 mTOR 复合物（mTORC）1 和 2 的核心组分。mTORC1 作用广泛，参与蛋白质翻译调控、自噬、脂质合成等重要生命活动。mTORC1 通过磷酸化激活核糖体 S6 激酶（S6K）和抑制 elF4E 结合蛋白（4E-BP），从而促进蛋白质翻译过程。缺氧和营养剥夺等因素能抑制 mTOR 活性，导致 S6K 活性降低并引起 4E-BP 活性增加，从而抑制蛋白质合成。给予雷帕霉素药物抑制 mTORCl 能改善肿瘤、阿尔茨海默病、2 型糖尿病及自身免疫病的症状。

二、蛋白质翻译后加工成熟、输送异常与疾病

1. 蛋白质翻译后加工成熟　新生肽链需加工成为成熟的有功能的蛋白质，包括正确折叠成三级结构、有的需形成二硫键、有的需经亚基聚合形成四级结构蛋白质复合物；有的需经蛋白质水解作用切除一些肽段或氨基酸残基；有的肽链中氨基酸需经共价修饰。这些翻译后加工都影响着蛋白质的"质"，直接影响蛋白质功能。例如，多肽链的折叠异常可导致蛋白质空间构象和功能执行异常，进而可引起相应的疾病，如阿尔茨海默病、帕金森病等。

2. 蛋白质定向输送　新生蛋白质通过分拣、定向运输至特定的细胞部位如细胞核、线粒体和细胞膜等，或分泌至细胞外作用于邻近细胞，或分泌至体液中并通过体液循环输送至靶器官发挥功能。这些环节的异常与疾病发生发展相关。

三、蛋白质翻译后修饰异常与疾病

蛋白质翻译后修饰（post-translational modification，PTM）是指组成蛋白质的氨基酸残基的各种共价化学修饰，这些修饰极大扩展了蛋白质的化学结构和功能，是蛋白质多样性和复杂性的主要原因之一。这些修饰对于调节蛋白质的分子构象、溶解度、稳定性、亚细胞定位、复合物形成和分子之间相互作用以及细胞信号转导等均具有重要作用。蛋白质翻译后修饰异常可导致蛋白质空间结构和功能以及相互作用等改变，从而引起相应的疾病。其中，常见的蛋白质修饰和异常如下。

1. 蛋白质磷酸化（protein phosphorylation）　是在蛋白激酶（protein kinase，PK）的催化下，将ATP或GTP上γ位的一个磷酸基转移到底物蛋白质的氨基酸残基上，使其带有强负电的磷酸基团，从而改变构象和功能。磷酸化位点主要是丝氨酸（Ser）、苏氨酸（Thr）和酪氨酸（Tyr）侧链的羟基。蛋白质去磷酸化由蛋白质磷酸酶（protein phosphatase，PP）催化。可逆的蛋白质磷酸化过程几乎涉及生物机体的所有生理和病理过程。例如，作为细胞信号分子的一些生长激素或细胞因子与细胞膜或细胞内受体结合后，通过调控蛋白激酶或磷酸酶活性，影响下游分子的磷酸化反应从而介导信号级联效应，参与细胞的增殖和分化、新陈代谢、神经活动以及肌肉收缩等生物学过程。这些信号通路分子的修饰调控异常可导致病变效应，如肿瘤细胞的异常增殖。

2. 蛋白质乙酰化（protein acetylation）　是在乙酰基转移酶的催化下，将乙酰基从其供体乙酰辅酶A转移至底物蛋白质的赖氨酸（Lys）残基侧链上，可中和赖氨酸的正电荷，从而影响底物蛋白的构象和功能。蛋白质去乙酰化由去乙酰化酶完成。例如，组蛋白N端Lys的乙酰化和去乙酰化分别由组蛋白乙酰转移酶（histone acetyltransferase，HAT）和组蛋白去乙酰酶（histone deacetylase，HDAC）催化。组蛋白N端Lys带正电荷，可与带负电荷的DNA或相邻的核小体发生作用，导致核小体构象紧凑及染色质高度折叠，不利于基因转录；而乙酰化使组蛋白与DNA互作减弱，有利于转录调节因子结合，促进转录。非组蛋白如STAT3、p53和E2F1等信号转导分子和转录因子也可发生可逆的乙酰化修饰，调节信号通路活性和基因转录活性等生理和病理过程。

3. 蛋白质甲基化（protein methylation）　是在蛋白质赖氨酸（Lys）或精氨酸（Arg）甲基转移酶的作用下，分别将甲基从S-腺苷甲硫氨酸转移至组蛋白或非组蛋白的Lys或Arg残基上。蛋白质去甲基化由相应的去甲基化酶完成。蛋白质甲基化减少氢键形成数量、增加空间阻力，从而影响大分子之间的相互作用、细胞定位、信号转导、转录调控、RNA加工和运输、蛋白质翻译、以及DNA修复等调控过程，并与肿瘤和心血管等疾病的发生发展密切相关。

4. 泛素化和类泛素化　泛素（ubiquitin）是由76个氨基酸组成的高度保守多肽。泛素-蛋白酶体系统介导蛋白质与泛素共价结合进而在蛋白酶体中降解。蛋白质泛素化过程需要泛素激活酶（E1）、泛素结合酶（E2）和泛素蛋白质连接酶（E3）三种酶参与。对底物蛋白的特异性识别依赖E3，并将活化的泛素转移至蛋白质的赖氨酸的ε-氨基。泛素化过程可以被去泛素酶逆转。泛素控制的蛋白质降解是细胞内最主要的特异性蛋白质降解途径。类泛素是与泛素结构和功能相似的小分子蛋白，如SUMO和NEDD8等，在特定酶催化下与底物蛋白质共价结合，使其发生类泛素化修饰。泛素化和类泛素化修饰在许多生理和病理过程发挥重要作用。

5. 蛋白质脂基化（protein lipidation）　如棕榈酸酰基转移酶（palmitoyl acyltransferase）和法尼基转移酶（farnesyl transferase）可催化脂肪酸疏水基团与蛋白质半胱氨酸残基侧链中的巯基形成共价键结合，引入的疏水基团增强蛋白质分子在细胞膜的锚定和发挥生物学功能。蛋白质脂基化异常与肿瘤等疾病的发生发展密切相关，棕榈酰基转移酶和法尼基转移酶的靶向抑制剂对肿瘤细胞生长具有明显抑制作用。

6. 蛋白质糖基化（glycosylation）　在特定糖苷转移酶的作用下，低聚糖（如葡萄糖、半乳糖和甘露糖）等可以糖苷形式与蛋白质上特定的氨基酸残基共价结合，可分为 N- 糖基化、O- 糖基化、C- 糖基化、以及糖基磷脂酰肌醇锚定连接四类。N- 糖基化即糖链与蛋白质的天冬酰胺的自由 NH2 基共价连接。O- 糖基化即糖链与蛋白质的丝氨酸、苏氨酸或酪氨酸的自由 OH 基共价连接。糖基化修饰具有调节蛋白质功能的重要作用。糖基化异常是肿瘤的重要特征之一，参与肿瘤的发生到黏附、侵袭转移的各个环节，是重要的肿瘤生物标记物和抗肿瘤药物靶标。

此外，一种蛋白质可发生多种修饰。例如，p53 蛋白是同源四聚体的重要转录因子，具有转录激活域（TAD）、脯氨酸丰富域（PRD）、DNA 结合域（DBD）、四聚体化域（TD）、以及 C 端调节域（CTD）等多个功能域，可发生磷酸化、泛素化、乙酰化、甲基化、SUMO 化、NEDD 化、糖基化、ADP- 核糖基化、羟基化以及 β- 羟基丁酰化等多种类型的翻译后修饰（图 3-7）。p53 修饰具有多位点、多功能、可逆性、以及不同位点和修饰之间交互作用等特征，可调控其转录活性、靶基因特异性、构象改变、蛋白稳定性、进一步的其他修饰、定位以及蛋白相互作用和相分离等，从而产生不同生物学效应。p53 在细胞中的表达和功能受到多层次的复杂调控，除了突变失活、缺失或表达异常，p53 蛋白修饰异常也可产生多重复杂的病理效应。

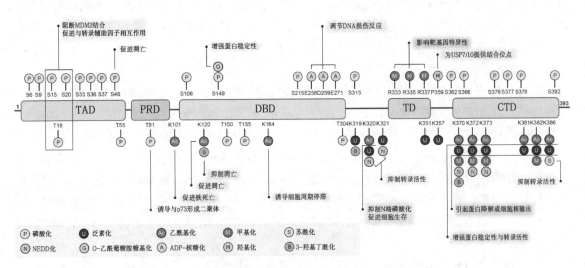

图 3-7　p53 蛋白的功能域、翻译后修饰与生物学功能

四、蛋白质降解调控异常与疾病

1. 蛋白质降解系统　细胞内蛋白质的降解途径主要包括泛素 - 蛋白酶体系统（ubiquitin-proteasome system，UPS）和自噬 - 溶酶体途径（autophagy-lysosome pathway）等。UPS 是细胞内最主要的特异性蛋白质降解途径，主要负责核内和胞质短寿命蛋白降解、错误折叠蛋白清除、无活性前体蛋白加工，参与细胞周期调控、DNA 修复、细胞应激反应、细胞生长和免疫功能等多种生物学过程的调控。近年也发现不少蛋白质被蛋白酶体以非泛素依赖方式降解。自噬可分为巨自噬、微自噬和分子伴侣介导的自噬三种类型。巨自噬最初被认为是一种非选择性的总体降解过程，现在发现其也是一种与维持细胞组织稳态相关的高度选择性细胞清除途径。选择性自噬是通过自噬受体识别特定的细胞内"货物"，自噬受体与自噬膜中的 LC3 相互作用，使"货物"通过自噬 - 溶酶体途径降解。自噬 - 溶酶体途径通过降解包括核酸、蛋白质、脂质和细胞器等生物大分子和亚细胞组分，促进细胞稳态、分化、发育和生存等过程，因此也被认为是一种基本的细胞代谢过程。

2. 蛋白质降解异常与疾病　蛋白质选择性识别和降解的调控失常可以引起蛋白质功能紊乱从而引发多种疾病。例如，p53 是维持细胞基因组稳定性的核心蛋白，其半衰期受到严格调控。MDM2

具有泛素连接酶 E3 活性,介导 p53 泛素化降解。在某些肿瘤细胞中,MDM2 出现扩增,导致 p53 的持续降解,是肿瘤发生发展的重要机制之一。

五、蛋白质相互作用异常与疾病

蛋白质分子之间(protein-protein interaction)及其与其他生物大分子之间的相互作用是蛋白质发挥功能的重要方式,包括参与细胞内各种生物学过程,调控细胞间各种联系,是对机体内外环境刺激进行信号转导和产生细胞反应的分子基础。对蛋白质相互作用的结构和功能、互作方式、作用程度、作用结果及其异常的研究,是阐明各种生命过程和疾病机制以及发现药物靶标和新型诊疗手段的重要基础。

(一)蛋白质结构域与相互作用

蛋白质分子可由单个或多个序列保守的、具有各种结构和功能的结构域(domain)所组成。蛋白质结构域与配体蛋白结合模体(motif)的结合是蛋白质相互作用的结构基础。结构域可分为三类:①识别线形短肽模体,如 SH3、PDZ、WW 结构域等;②识别含修饰氨基酸残基的线形短肽模体,如 SH2、PTB、14-3-3、FHA、Bromo 以及 Chromo 结构域等;③识别同源或异源结构域,如 PDZ 结构域也可与 PDZ 结构域结合形成同源或异源二聚体。同一种蛋白可以具有多种结构域,不同的蛋白可以具有相同的结构域。蛋白质分子通过结构域识别与结合实现对自身构象和复合物装配,对信号转导,以及对基因表达、细胞功能和命运以及环境响应等的调控。

(二)蛋白质相互作用异常与疾病

1. 蛋白质分子内结构域互作与构象和功能异常　非受体酪氨酸激酶 Src 由 SH3、SH2 和催化结构域,以及 C 末端调节区域组成。Src 分子内的相互作用,即 SH2 结构域与 C 末端磷酸化 Y527 的结合、以及 SH3 结构域与位于 SH2 结构域和催化结构域之间铰链区的识别位点的结合,可维持激酶处于非活性状态。而当 Y527 去磷酸化、或 SH2 和 SH3 结构域与其他配体蛋白结合,则使分子内的自我抑制性相互作用解除,从而表现出激酶活性。在癌蛋白 v-Src 中,Y527 被苯丙氨酸取代,或包括 Y527 在内的 C 末端 18 个氨基酸被不能抑制激酶活性的 12 个氨基酸所取代,都能使 Src 失去抑制性的调节中心,因而表现出组成性激酶活性,激活 MAPK、STAT、PI3K/AKT 和 EGFR 等信号通路,促进癌细胞增殖、侵袭转移以及血管形成等。

2. 蛋白质复合物与功能异常　蛋白质分子或亚基之间常通过非共价键相互作用形成复合物而协同发挥功能,包括同源二聚体(homodimer)、异源二聚体(heterodimer)、多聚体(polymer)、以及蛋白质与 DNA、RNA、脂质、糖类、以及金属离子等形成的复合物。例如,多种转录因子在调节基因表达时,通常都是相互作用形成复合物而发挥功能的,转录复合物组成或活性异常可导致基因表达异常和疾病发生。衔接蛋白(adaptor protein)具有与不同蛋白相互作用的结构域,可作为上下游不同信号转导分子之间的接头。支架蛋白(scaffolding protein)分子量较大,可同时结合同一信号转导通路中的多个信号转导分子,提高信号转导的整合效率和特异性。例如,在经典 Wnt/β-catenin 信号通路中,支架蛋白 Axin 结合 β-catenin、GSK3β 和 APC 蛋白,GSK3 磷酸化 β-catenin,导致后者被泛素化降解。在结直肠癌细胞中,抑癌基因 *APC* 突变,使其蛋白中与 β-catenin 结合的区域发生异常,后者入核启动下游基因转录、促进细胞异常增殖和肿瘤发生发展。

3. 蛋白质信号通路和网络调控异常与疾病　在细胞信号接受、转导、效应产生和终止等各个环节,以及各种信号通路网络之间均存在复杂的蛋白质相互作用,调控各种生物学或病变过程。例如,白细胞介素 6(interleukin-6,IL-6)与细胞膜受体 IL-6Rα/gp130 结合使受体发生异二聚化,激活非受体酪氨酸激酶 JAK,后者可使受体磷酸化而暴露出 STAT3 的 SH2 结合位点,招募 STAT3 并使其磷酸化形成同二聚体,进而入核与靶基因启动子结合,调控基因表达。IL-6 是多种肿瘤微环境中最重要的促肿瘤炎性因子之一,主要由肿瘤相关巨噬细胞(TAM)和肿瘤相关成纤维细胞(CAF)等间质细胞旁分泌、也可由肿瘤细胞自分泌。在多种肿瘤中，存在 IL-6 高表达、JAK 激酶或 STAT3 的异常活化，驱动肿瘤细胞增殖、血管形成和侵袭转移等基因的表达，是关键的抗肿瘤药物干预靶点（图 3-8）。

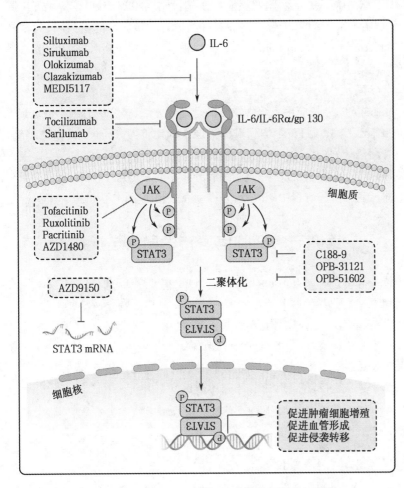

图 3-8　IL-6/JAK/STAT3 促肿瘤信号通路与干预

六、蛋白质组学、相互作用组学、多组学与疾病

（一）蛋白质组学与疾病

蛋白质组学（proteomics）是研究特定阶段某一种细胞或组织中基因组表达的全部蛋白质的数量、结构和功能，包括基因转录产物直接翻译的、转录产物选择性剪接后所编码的、以及翻译后修饰的蛋白质等。2003 年人类蛋白质图谱（Human Protein Atlas，HPA）项目将人体 2 万多个基因对应的蛋白制成图谱。2015 年 Nature 发布人类蛋白质组草图。在人蛋白质组计划中，中国科学家牵头了"人类肝脏蛋白质组计划"。疾病蛋白质组学（disease proteomics）研究疾病状态下的蛋白质组改变规律，阐明疾病机制，发现可用于疾病诊断和预后的潜在生物标志物或药物靶标等。例如，肿瘤蛋白质组研究通过比较正常与肿瘤组织的蛋白质表达谱，发现和鉴定了大量与肿瘤发生发展相关的功能分子。2017 年 Science 发布了人类病理图谱（Human Pathology Atlas，HPA）。近年，国际临床肿瘤蛋白质组计划（Clinical Proteomic Tumor Analysis Consortium，CPTAC）对经过基因组测序的临床肿瘤样本再进行蛋白质组学研究。

（二）相互作用组学与疾病

相互作用组学（interactomics）是在生物体各个层次上对蛋白质、核酸以及环境之间的相互作用进行系统研究，包括蛋白质与 DNA 相互作用与基因转录调控、蛋白质之间相互作用与信号通路和网络调控、非编码 RNA 与靶序列相互作用与基因表达调控以及基因与环境之间的相互作用等,从而绘制生物体在特定生理和疾病状态下的分子相互作用图谱。疾病分子相互作用组的研究能够揭示疾病关键分子的功能和相互作用关系,从而阐明疾病的发病机制。2005 年,*Cell* 和 *Nature* 同时报道了两个人类蛋白质相互作用网络图谱,其中包括肿瘤和神经退行性疾病等的蛋白质相互作用。2015 年,癌细胞图谱计划(The Cancer Cell Map Initiative,CCMI)整合计算机分析和实验研究,制作了癌细胞中所有组分的相互作用图谱。

(三)多组学与疾病

整合组学(integratomics)是应用系统生物学的理论和方法,整合所有组学数据以及与环境信息之间的相互作用,从细胞、组织、器官、个体到群体等层次构建整体分子网络。2021 年,由 16 个国际联盟参与的人类参考图谱计划(Human Reference Atlas,HRA)提出将绘制一个人体主要器官解剖结构、细胞类型以及生物标志物的多模态成像的、单细胞分辨率的三维数字图谱,帮助理解健康人体是如何工作的及其在人体衰老和疾病过程中的改变,并推动在生物医学研究和临床中的应用。

第四节　细胞信号转导异常与疾病

- 细胞信号转导系统(signal transduction system)由信号分子、受体、受体后的信号转导通路及其作用的靶蛋白所组成。细胞信号转导通路及其构成的复杂信号转导网络受到严格的调控,具有调节细胞增殖、分化、代谢、运动、适应、防御和死亡等重要功能。
- 细胞信号转导异常与疾病,如肿瘤、心血管疾病、糖尿病、某些神经性疾病以及多种遗传病的发生发展密切相关。细胞信号转导异常可以局限于单一成分或某一环节,亦可以同时或者先后累及多个环节甚至多条信号转导途径,造成信号转导网络的调节失衡。
- 对信号转导系统与疾病关系的研究将有助于阐明疾病的发生发展机制、发现新的疾病相关标志物和药物干预靶点。

一、细胞信号转导系统

(一)细胞信号

细胞每时每刻都受到大量不同的细胞内外信号刺激,驱动多条细胞信号转导通路产生相应的细胞效应。细胞信号包括物理信号和化学信号。物理信号包括射线、光电信号、机械信号(如摩擦力、压力、牵张力以及血液在血管中流动所产生的切应力等),以及冷热刺激等。化学信号包括可溶性的化学分子(如激素、神经递质和神经肽、细胞生长因子和细胞因子、局部化学介质如前列腺素、细胞的代谢产物如 ATP 和活性氧、进入体内病原体产物以及药物和毒物等),气味分子,以及细胞外基质成分和与质膜结合的分子等。

(二)细胞受体及其介导的信号转导

受体(receptor)是存在于细胞膜或细胞内的生物大分子物质,识别和结合特异性的信号分子即配体(ligand)后,其分子构象、寡聚体形式或活性发生改变,将信号传递到细胞内部,使细胞对外界刺激产生相应的效应,最后效应终止。这些过程中信号通路分子发生数量、分布以及活性转换的双向反应。对于蛋白质信号转导分子,可通过结构域介导的与上、下游分子的迅速结合与解离,或通过修饰和去修饰在活性和无活性状态之间转换,从而传递信号或终止信号传递。对于第二信使相关通路,如 AC 催化生成 cAMP 而传递信号,磷酸二酯酶则将 cAMP 迅速水解为 5'-AMP 而终止信号传递。不同的信号分子、不同的受体介导的信号转导通路之间存在着交叉对话。

1. 细胞表面受体及其介导的信号转导　细胞表面受体通常由与配体相互作用的细胞外结构域、固定受体在细胞膜上的跨膜结构域和起信号传递作用的胞内结构域三部分组成,包括离子通道受体、G 蛋白偶联受体(GPCR)和酶偶联受体等。配体与其细胞表面受体的特异性结合刺激产生一系列细胞内事件,不同的受体触发不同的细胞内反应。配体与其受体结合引起受体胞浆结构域的构象改变,通常导致受体的酶活性被激活、或者暴露出可为细胞内其他信号蛋白结合的位点。一旦这些胞内的信号蛋白与受体胞质段结合,其本身便被活化,并将信号放大,进而向胞内传递,产生最终细胞效应(图 3-9)。

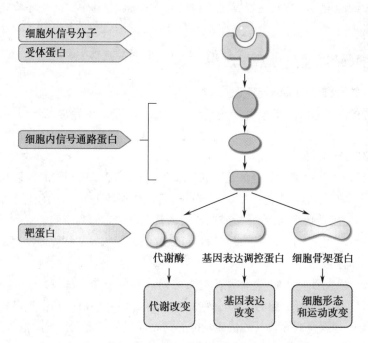

图 3-9 细胞跨膜信号转导和生物学效应基本过程

2. 细胞内受体及其介导的信号转导 细胞内受体以可溶性蛋白形式存在于核质或胞质中,脂溶性信号分子如类固醇激素、甲状腺素、维甲酸等能直接通过脂质膜而进入细胞,与胞内受体结合发挥信号传递作用。核受体为一类配体依赖的转录调节因子,以同源或异源二聚体形式结合 DNA 发挥转录调控作用(图 3-10)。典型的核受体包括 N 端的转录激活结构域(TAD)、DNA 结合结构域(DBD)、配体结合结构域(LBD)、以及连接 DBD 和 LBD 的铰链区包括核定位信号序列(NLS)等。核受体可分为在胞质和胞核穿梭的 I 型核受体和固定位于胞核的 II 型核受体。有些核受体尚未确定内源性配体,被称为孤儿受体(orphan-receptor)。

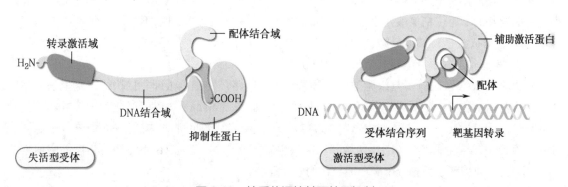

图 3-10 核受体调控基因转录机制

(三)细胞信号转导的生物学效应

细胞信号转导最终通过调控各种效应蛋白功能而改变细胞行为。细胞内外信号分子可通过信号通路调控染色质结构重塑、表观遗传修饰、转录因子活性、以及非编码 RNA 等多种机制调控基因表达,最终影响基因产物表达水平,产生较为缓慢的细胞效应。例如表皮生长因子通过酶偶联受体信号通路诱导基因表达谱变化、从而导致细胞增殖速度与分化方向的改变。有些信号分子可诱导细胞代谢改变或效应蛋白质活性改变,此类效应产生较快、持续时间较短。例如肾上腺素、胰高血糖素、胰岛素等信号分子,诱导的主要效应是代谢调节酶的化学修饰导致的物质代谢速度改变,主要通过激活第二信使相关通路。细胞信号转导过程及其效应执行完成后,通过其中的终止环节使细胞恢复到可再次接受刺激的状态。

二、细胞信号转导通路异常与疾病

(一)细胞信号转导异常的环节与疾病

细胞信号转导的起始、中继、效应和终止环节中的任一因素出现异常,都会影响信号转导的正常进行,产生最终的细胞效应。既可以是某一信号通路某一环节异常或多个环节异常并存,也可以是某一功能的信号通路网络调控发生紊乱。

1. 信号通路起始环节的配体与受体及其相互作用异常 配体和受体的数量和功能是决定信号转导起始的关键,两者的任何异常都会使信号转导过程发生相应的变化。配体异常可分为不足和过高两类。例如,自身免疫性疾病、病毒感染或遗传等因素均可引起胰岛细胞合成和分泌胰岛素不足而导致 1 型糖尿病发生。而生长因子持续过量表达可导致细胞增殖异常和肿瘤发生发展。受体异常可根据发病机制的不同分为三类。

(1)遗传性或者原发性受体病:受体缺陷导致的疾病是由于受体基因突变或表达调控异常导致的受体数量减少或结构异常所引起的疾病。例如,家族性高胆固醇血症是由于患者肝细胞膜上低密度脂蛋白(LDL)受体基因突变导致其数量或功能异常。而受体过度激活导致的疾病,包括受体蛋白的过度表达、或受体功能获得性突变、或者受体的抑制性成分缺陷,都能使细胞内特定的信号转导通路过度激活。例如促甲状腺激素受体(TSHR)激活型突变导致的甲状腺功能亢进。

(2)自身免疫性受体病:是由于体内产生了针对受体的自身抗体而引起的疾病。自身抗体可分为刺激性抗体和阻断性抗体。例如,重症肌无力患者体内产生的抗乙酰胆碱受体(AChR)抗体。

(3)继发性受体病:是继发于某种疾病过程的受体异常而产生的疾病。例如,心力衰竭可使心肌细胞上 β- 肾上腺素能受体的数量减少或功能下调,降低对儿茶酚胺的敏感性,导致心肌收缩力降低,可促进心力衰竭发展。

2. 信号通路中继环节的信号转导分子异常 信号转导的中继过程主要由本信号通路分子介导,而其他相关通路中的分子也可以交叉对话(cross-talk)的方式参与,这些信号转导相关分子的数量和 / 或功能上的异常都有可能导致信号转导的异常。例如,霍乱弧菌分泌的霍乱毒素能催化 GPCR 通路中的 Gsα 亚基的 201 位精氨酸发生 ADP 核糖基化,使其丧失 GTP 酶活性,不能将结合的 GTP 水解成 GDP,从而使 Gsα 处于持续激活状态,不断刺激 AC 生成大量 cAMP,导致小肠上皮细胞膜蛋白构型改变,大量氯离子和水分子持续转运至肠腔,引起严重的腹泻和脱水。

3. 信号通路下游靶分子与细胞效应的异常 信号通路最终靶分子即直接执行细胞生物学效应的蛋白或其他生物分子的异常也与疾病密切相关。例如,正常情况下囊性纤维化跨膜传导调节因子(CFTR)作为一种氯离子通道控制细胞内外 Cl⁻ 的分布,维持细胞正常的渗透压,并影响各种腺体的分泌。而囊性纤维化患者的 CFTR 结构和功能发生了异常变化,使 CFTR 不能接受相应细胞信号的调控,出现肺、胰腺和小肠等分泌腺功能异常的临床症状。

4. 信号通路终止环节的异常 任一信号过程在发挥其生物学作用后必须及时终止和恢复到可再次接受刺激的初始状态,否则也会导致疾病的发生。例如,骨骼肌运动终板处,由突触前膜释放的 ACh 在与突触后膜上的 AChR 结合发挥作用后,必须被乙酰胆碱酯酶降解或被突触前膜再摄取,否则就会导致骨骼肌细胞的持续收缩。一些有机磷化合物能抑制乙酰胆碱酯酶的功能,使患者出现痉挛、抽搐等中毒症状。

（二）细胞信号转导异常与肿瘤

细胞信号转导异常可由单因素引起，也可由多因素引起。一种疾病的发生发展机制可涉及一条或多条信号转导通路的异常。异常的信号转导可使细胞获得异常功能或失去正常功能，从而导致疾病发生或影响疾病进程。细胞信号转导异常是否引起疾病，还要受到细胞和机体代偿调节功能的影响。对细胞信号转导异常与疾病关系的研究有助于阐明疾病机制，确定疾病诊断和预后标志物，还能为设计新药和发展新的治疗方法提供思路。这里以肿瘤为例说明细胞信号转导异常与疾病的关系。

1. 信号转导异常与肿瘤发生发展　在肿瘤细胞中，调控各种正常细胞生物学功能的信号通路及其网络发生重编程，从而使肿瘤细胞获得恶性能力。肿瘤细胞信号转导的改变常常是多种成分、多个环节和多条通路的，并涉及肿瘤微环境和机体整体环境调控的异常。肿瘤早期主要是与细胞增殖、分化、死亡以及代谢等有关的基因和信号转导通路发生异常，继之控制血管新生、免疫逃逸、以及细胞黏附和运动等基因及其相关信号通路发生进一步变化。其中，肿瘤细胞持续过度增殖是其最根本的生物学特征，其机制与增殖信号通路持续激活和生长抑制信号通路下调失活直接相关，涉及相关细胞通路分子的数量、结构和功能以及相互作用的异常。

（1）促进细胞增殖的信号转导过强与肿瘤细胞持续增殖

1）生长因子生成增多：多种肿瘤细胞能合成和分泌各种生长因子，并表达同源受体，如酪氨酸激酶受体（RTK），激活下游调控细胞周期和细胞生长等的信号通路，即通过自分泌方式促进增殖。肿瘤细胞还可发送信号招募和刺激周围间质细胞为其提供各种生长因子，即通过旁分泌方式促进增殖。

2）生长因子受体改变：肿瘤细胞可大量表达细胞表面信号受体分子而对有限的信号分子形成高反应，或改变信号受体分子结构而导致配体非依赖的信号通路激活。前者如多种肿瘤细胞中发现有编码表皮生长因子受体（EGFR）的原癌基因扩增及其过度表达。后者如在肺癌、乳腺癌、卵巢癌中发现的一种缺失了 N 端配体结合区的头部截短的 EGFR，这种突变受体处于配体非依赖性的持续激活状态，能持续刺激细胞的增殖转化。

3）受体下游信号通路分子的异常激活或过量表达：例如癌蛋白 Ras 第 12、13 位甘氨酸或第 61 位谷氨酰胺突变，导致其 GTP 酶活性降低，造成 Ras-Raf-MEK-ERK 通路的持续过度激活，从而导致细胞过度增殖与肿瘤的发生（图 3-2）。某些癌基因产物具有酪氨酸激酶或丝/苏氨酸激酶活性，其突变或表达异常可引起相关信号通路的过度激活，如 PI3K 催化亚基突变引起 Akt 通路异常激活，导致细胞增殖和分化异常。而核内如 Myc、Fos、Jun 等癌基因产物的过量表达，可作为转录因子激活基因转录，促进肿瘤发生。

4）细胞信号负反馈调控机制的缺失：如肿瘤细胞 PTEN 突变失活或其基因启动子甲基化引起表达缺失，可导致 PI3K 信号通路异常激活，促进肿瘤发生发展。

（2）抑制细胞增殖的信号转导过弱与肿瘤细胞生长负调控机制缺失

1）关键抑癌基因突变失活或表达缺失：癌细胞能够绕过数十种抑癌基因的负调控细胞生长和增殖的作用。其中，RB 和 TP53 是决定细胞增殖或衰老和凋亡的重要信号通路枢纽分子。RB 蛋白整合来自细胞内外的各种信号，决定细胞是否进入分裂和生长周期。RB 通路功能缺陷的癌细胞失去了细胞周期进程的关键守门员作用，允许细胞持续增殖。TP53 接受来自细胞内的应激和异常感受器信号发挥检查点作用，决定细胞周期进程、DNA 损伤修复或触发凋亡。若 TP53 缺失或功能异常，则损伤细胞仍能增殖致使突变累积和基因组不稳定性，促进肿瘤发生发展。

2）生长抑制因子受体及其信号转导通路的异常：例如，TGF-β/Smads 通路在细胞中发挥重要的抑制细胞增殖、促进分化和凋亡作用。已发现多种肿瘤细胞中存在 TGF-β Ⅱ 型受体和 Smad4 的失活、突变或缺失，使细胞逃脱 TGF-β 的增殖负调控而发生肿瘤。然而，在肿瘤晚期，TGF-β 通路则从抑制细胞增殖转为激活上皮-间质转化（epithelial-to-mesenchymal transition，EMT）、促进肿瘤恶性进展。

2. 信号转导通路分子与抗肿瘤靶向药物治疗　靶向肿瘤细胞及其微环境的异常信号通路分子是肿瘤精准治疗的重要策略之一。例如，靶向肿瘤持续增殖信号的 EGFR 抑制剂，靶向肿瘤逃避生长抑制的 CDK 抑制剂,白血病细胞分化诱导剂,诱导肿瘤细胞凋亡的 BH3 类似物,靶向肿瘤细胞能量代谢异常的有氧糖酵解抑制剂,抗肿瘤血管生成的血管内皮生长因子(VEGF)抑制剂,抑制肿瘤细胞浸润和转移的肝细胞生长因子(HGF)/肝细胞生长因子受体(c-Met)抑制剂,靶向基因组不稳定和突变的 PARP 抑制剂,调控肿瘤细胞表观遗传异常的组蛋白修饰酶抑制剂,解除免疫抑制的 PD-1/PD-L1 单克隆抗体,靶向促肿瘤炎症通路的抗肿瘤药物等。未来,随着对肿瘤信号通路和网络调控异常与肿瘤发生发展关系机制的进一步研究,更多精准的抗肿瘤药物靶点将被确认,进而发现更多安全高效的特异性抗肿瘤新药。

Summary

Abnormality in the expression, structure, function, interaction of biological macromolecules including DNA, RNA, and proteins, as well as dysregulation in cell signal transduction are the basis for the occurrence and development of diseases. Understanding the general rule and common mechanism of molecular pathogenesis implicated in disease initiation and development contributes to diagnosis, treatment, and prevention. Germline mutation may cause genetic diseases or increase genetic predisposition to diseases, while somatic mutation is an important mechanism of various diseases. While mutation in the gene coding sequences can cause abnormal products, mutation in the gene regulation regions frequently leads to gene expression alterations. Dysregulation of gene expression exists in the pathogenesis of most diseases, which can occur at the level of transcription machine, DNA and histone modification, chromatin structure, and regulation of coding and non-coding RNAs. Alterations in gene structure and function cause diseases to a large extent because they affect the quality and quantity of their protein products. Protein translation and degradation, processing and intracellular positioning, conformation and complex assembly, as well as their interaction networks with other biomolecules play a direct role in disease process. Multi-omics is the holistic study of the structure, function and regulation of different biological macromolecules in the human body and their interactions with the environment. Multi-omics and big data research are of great significance to systematically elucidate the molecular mechanisms of complex diseases, discover novel biomarkers and drug targets, and promote the development of precision medicine. Cell signal transduction pathways and networks are strictly regulated to control various cell functions. Abnormal cell signal transduction causes cancers and a variety of other diseases. The research about the relation between signal transduction disorders and diseases will help clarify disease mechanisms and thereby contribute to diagnosis, treatment, and prevention of diseases.

(邵吉民)

思考题

1. 肿瘤细胞功能特征的分子机制有哪些?
2. 肿瘤信号通路主要有哪些? 它们与肿瘤发生发展的关系以及临床意义有哪些?

第四章
衰老与疾病

随着科学技术的进步和社会经济的发展,我国人均预期寿命不断增加,人口老龄化成为全社会关注的焦点之一。衰老速度在一定程度上受进化中保守的遗传途径和生化过程控制,其病理生理机制不仅涉及老龄化,还参与人类健康的整个生物学过程。因此,理解衰老的病理生理机制已成为基础医学和临床医学的重点学习内容。

第一节　概　　述

- 衰老的发生与发展涉及细胞、组织、器官、系统及机体等多个层面。

衰老(aging)是指随着年龄的增长,生物体的生理功能下降、代谢失调而导致机体多组织、多器官稳定能力与应激应对能力进行性下降,患病及死亡的风险逐渐增加的综合状态。

在衰老过程中常见的临床表现主要包括神经系统形态和功能改变,出现记忆力减退,动作迟缓,反应灵活性减弱等;毛发灰白和皮肤皱纹等皮肤及其附属器的衰老现象;视力和听力衰退;心血管系统会出现心排血量降低、动脉硬化和血压升高,以及心血管系统的自主调节能力降低等;呼吸系统功能、组织结构的增龄性变化;泌尿系统退行性变化包括肾功能减退和排尿功能障碍;生殖系统器官功能衰退和性激素分泌下降;肌肉骨骼运动系统衰退;机体对内外源性抗原的免疫应答能力下降,对新抗原的反应性缺失,对感染源的防御能力下降等免疫系统功能减退的表现。衰老的另一个特点是可同时出现若干种复杂的健康状况,这些状况通常被称为老年综合征。

衰老被认为是某些分子和细胞损伤随时间逐步积累的结果,细胞分子的改变是个体衰老的重要驱动因素。因此,衰老分子、细胞层面的变化机制是学习衰老病理生理学机制的基础。

第二节　衰老的发生机制

- 细胞衰老是机体衰老综合状态的最基本驱动因素。
- 衰老是多种遗传途径和生物过程交互作用的结果。

衰老的基本机制包括细胞衰老、线粒体功能障碍、蛋白质稳态失衡、代谢异常、表观遗传改变、端粒缩短、基因组不稳定、炎症反应及干细胞耗竭等几方面,这些细胞信号转导途径与生物过程的协同作用形成了衰老的调控网络。

一、细胞衰老

细胞衰老(cellular senescence)是指原来具有分裂能力的细胞逐渐失去分裂增殖能力,进入持续的、不可逆的分裂停滞状态。细胞衰老的特征主要表现为细胞增殖受阻,细胞凋亡耐受和复杂的衰老相关分泌表型(senescence-associated secretory phenotype,SASP),SASP是促炎因子、趋化因子和蛋白酶等一系列细胞因子的总称。衰老细胞表现出明显的形态学和分子水平变化。细胞形态变得扁平、体积增大；细胞核增大、核膜内陷、染色质固缩，细胞质膜黏度增加、流动性降低；细胞质内脂褐素堆积，空泡形成。

p16-Rb 途径和 p19-p53-p21 途径是细胞衰老最主要的两条信号途径，两条途径相互作用但又相互独立地参与了细胞衰老。已经发现细胞衰老时，*p16*（*INK4a*）和 *p21*（*WAF1/Cip1*）基因 mRNA 转录及蛋白表达水平升高，人类 p16 蛋白 N 端含有与细胞周期蛋白 cyclin D 同源结构，能与 cyclin D 竞争结合细胞周期蛋白依赖性激酶 4/6（cyclin-dependent kinase 4/6,CDK4/6），从而抑制 Rb 蛋白磷酸化及转录因子 E2F 的激活，阻止细胞周期通过 G1/S 检查点。p16 还可以促进磷酸化 Rb 蛋白的降解，抑制细胞周期进程。*p16*、*p21* 基因表达增强将使细胞寿命缩短，抑制 *p16* 基因的表达，细胞寿命延长。另外，还发现端粒损耗可以激活 p53-p21 途径；氧化或致癌应激引起的 DNA 损伤反应信号传导能够导致 p53 的慢性活化，从而诱导细胞衰老；p21 通过抑制 cyclin A/E-CDK 复合物活性，阻止 Rb 的磷酸化和细胞周期；并可以通过转录因子 SP1 激活 *p16* 的基因表达，协同抑制细胞周期进程。

衰老细胞还可以通过分泌可溶性细胞因子、生长因子和基质重塑酶等形成复杂的 SASP。SASP 改变细胞微环境，使细胞形成一种促炎症表型，导致衰老细胞 DNA 复制与转录异常，大部分 DNA 复制与转录受到抑制，而个别基因复制与转录活性明显增加；大多数酶分子活性中心被氧化、酶活性降低，而 β- 半乳糖苷酶等衰老相关酶活性显著增强；被氧化的不饱和脂肪酸引起膜脂之间或与脂蛋白之间交联、膜的流动性降低等。除了"促炎"微环境外，衰老细胞还可以通过神经激素信号、ROS、外泌体等通信"媒介"，通过细胞间沟通，调节邻近细胞衰老。因此，细胞间通信改变成为新的细胞衰老重要标志之一。

二、线粒体功能紊乱

线粒体不仅是真核细胞最主要的能量合成场所，也在调控细胞凋亡、代谢等多种途径中发挥重要作用。随着年龄增长，线粒体为应对营养波动、环境压力或细胞的老化，其分解代谢和合成代谢反应速率发生变化，从而导致如 ATP、烟酰胺腺嘌呤二核苷酸（nicotinamide adenine dinucleotide,NAD+）、α- 酮戊二酸（α-ketoglutaric acid,α-KG）等许多代谢产物异常。在老年细胞中，线粒体表现为生物生成能力下降，网络形态异常，氧化磷酸化（oxidative phosphorylation,OXPHOS）效率降低，线粒体 DNA（mitochondrial DNA,mtDNA）突变的积累，过氧化氢、超氧阴离子、羟自由基等多种活性氧（reactive oxygen species,ROS）过量产生等。而增龄条件下自由基清除系统能力不断衰退，导致体内自由基累积及氧化应激的发生，引起蛋白质、脂质、DNA 等大分子损伤。ROS 一方面可破坏 mtDNA 和线粒体膜稳定性，使受损线粒体产生更多 ROS，进一步加剧线粒体的功能障碍，引起细胞衰老；另一方面，ROS 还可对端粒造成损伤，导致端粒缩短，加速细胞的衰老。

生理状态下，线粒体质量控制是保证线粒体功能的重要因素，主要包括线粒体生物合成和受损线粒体的清除。衰老细胞的线粒体动力学及形态会发生异常改变，如线粒体脊断裂，线粒体肿胀、长度增加；线粒体融合、分裂比例失调，线粒体动力学失衡，从而导致线粒体稳态失衡及其功能障碍。衰老细胞中，线粒体生物合成途径相关分子表达及活性降低，线粒体合成受限，并伴随着线粒体自噬等受损线粒体清除能力下降，导致新生健康线粒体减少，功能受损的线粒体堆积，进一步诱导细胞衰老，表明线粒体生物合成和 / 或降解的异常均可引起细胞衰老。

三、蛋白质稳态失衡

蛋白质稳态（proteostasis）是维持蛋白质结构和功能的必要过程，该过程在衰老过程中逐渐下降。有研究结果显示随着年龄的增长，蛋白质组稳定性与裸鼹鼠等生物体的自然长寿有关。蛋白组学实验发现数百种蛋白质沉积在各种组织中。未折叠、错误折叠或聚集蛋白的慢性积累，蛋白质稳态调节机制发生改变等与阿尔茨海默病、帕金森病和白内障等增龄性疾病有关。

NOTES

与衰老相关的主要信号途径也参与了蛋白质稳态的调节。例如,胰岛素信号通路控制分子伴侣的表达;mTOR 信号通路调节包括从细胞中去除受损线粒体自噬等多种形式的自噬等。这些结果为解释年龄相关性蛋白失衡与阿尔茨海默病,帕金森病等蛋白质毒性疾病相关机制提供了分子理论基础。因此,蛋白质稳态失衡不仅是衰老的特征之一,也是延缓衰老及治疗衰老相关疾病的重要调节途径。

四、代谢异常

新陈代谢被认为随着年龄的增长而减慢,因此代谢异常(metabolic dysfunction)是衰老的关键标志。细胞随时感知外界营养水平,当营养充足时,细胞感知并获取营养物质来加速自身的生长和代谢;当营养缺乏时,细胞通过调节自身代谢水平,激活自噬等分解代谢途径,以达到营养物质的循环利用从而维持其存活。细胞通过感知能量底物水平,调节相关代谢途径,如胰岛素样生长因子(IGF-1),哺乳动物雷帕霉素靶蛋白(mechanistic target of rapamycin,mTOR)和腺苷酸激活蛋白激酶(AMP-activated protein kinase,AMPK)等途径,最终达到细胞代谢平衡。随着年龄的增加,机体细胞会出现对葡萄糖、脂肪、酮等能量底物的识别和反应能力下降的现象,该现象被称为营养感知失调(deregulated nutrient-sensing)。

insulin/IGF-1 信号途径是调控生物体发育和衰老的重要信号通路,并且存在于不同物种中,具有高度保守性。最初在线虫研究中发现,编码胰岛素样受体的 DAF-2 基因和编码胰岛素信号通路下游的 FOXO 家族转录因子的 DAF-16 下调,通过引起 IGF-1 通路活性下降,使线虫的寿命延长两倍。随后,在果蝇和小鼠表型分析中,均发现胰岛素信号通路的下调与寿命延长相关,在人类还可能通过调节下游底物 mTOR、FOXO 等其他抗衰老代谢途径,起到延长寿命并降低糖尿病、心脑血管病的发生。已证明热量限制等方式可以通过下调 IGF-1/PI3K/mTOR 途径,增加生物体寿命。

多项研究表明,热量限制可以延缓衰老下降。沉默信息调节因子 2 同源蛋白(silent mating type information regulator 2 homolog protein,Sirtuins)属于组蛋白去乙酰化酶家族,其活性依赖于烟酰胺腺嘌呤二核苷酸(nicotinamide adenine dinucleotide,NAD^+)的激活,它们可以通过赖氨酸去乙酰化改变蛋白质的活性和稳定性从而调节衰老进程。Sirtuins 参与调控热量限制(caloric restriction,CR)引起的抗衰老和寿命延长效应,在酵母、线虫及果蝇等模式生物中,通过调控其底物如 FOXO、SOD 等,从而发挥延缓衰老的作用,被认为是调控衰老和寿命的关键因子,Sirtuins 被称为"长寿基因";另外,还发现 Sirtuins 可以通过减轻端粒缩短、促进 DNA 修复以及上调 NF-κB 和 p53 的去乙酰化,抑制 NF-κB 和 p53 信号途径活化,减轻炎症反应、促进细胞周期进程等,来延缓细胞衰老。NAD^+ 是一种存在于所有活细胞中关键的氧化还原酶,参与电子传递并调节机体代谢平衡,并作为 Sirtuins 和多聚腺苷酸二磷酸核糖聚合酶(poly-adenosine diphosphate-ribosepolymerases,PARPs)等的辅因子。细胞内的 NAD^+ 的水平会随着机体衰老而下降,引起 Sirtuins 活性降低,促进衰老。目前,通过补充 NAD^+ 前体(NR、NMN 等),激活 Sirtuins 活性,上调抗衰老相关通路,可能成为延缓衰老的途径之一。

mTOR 信号通路感受并整合细胞内外各种复杂的能量、营养环境信号并在调节细胞的生长、分化、衰老等过程中发挥重要作用。雷帕霉素抑制 mTOR 活性是用于抗衰老治疗是衰老研究领域的重大突破。一方面抑制 mTOR 信号可以降低 mRNA 整体翻译,降低蛋白合成负担和细胞能量消耗以应对应激环境下的细胞能量危机;另一方面 mTOR 信号的下调可以增强随着衰老而不断降低的自噬能力,以清除细胞内受损蛋白质和细胞器,重建蛋白稳态。因此,靶向 mTOR 信号活性可作为潜在的抗衰老药物靶点。

五、表观遗传改变

在衰老过程中,由外部或环境因素引起 DNA 甲基化等表观遗传学改变,进而通过基因表达、组蛋白修饰、染色质重塑等引起染色质构象的改变。研究发现,随着年龄增长启动子区域 CpG 发生高甲基化修饰,启动子外部区域发生低甲基化修饰,异常的 DNA 甲基化水平可通过影响肿瘤抑制基因、细胞代谢及凋亡相关基因等相关基因的表达,从而影响细胞的自我调节和应激反应能力,导致细胞衰老。

组蛋白修饰除了甲基化外,还可以发生乙酰化、磷酸化、泛素化等。已经发现组蛋白乙酰化修饰在调控细胞衰老过程中发挥重要作用,组蛋白的乙酰化 / 去乙酰化主要依赖于组蛋白乙酰转移酶(histone acetyltransferases, HATs)和组蛋白去乙酰酶(histone deacetylases, HDACs)的催化。有研究表明,通过聚胺亚精胺抑制 HATs 的活性,降低染色质中组蛋白乙酰化水平,可以延长生物体寿命。同样,与组蛋白去乙酰化相关的如 Sirtuin 蛋白等其他分子在机体衰老中也发挥着重要的调控作用。

六、端粒缩短

端粒(telomere)是存在于真核细胞染色体末端的一小段 DNA- 蛋白质复合体,端粒的短重复序列与端粒结合蛋白一起构成了特殊的染色体末端"帽子"结构,作用是保持染色体的完整性和控制细胞分裂周期。1990 年, C. Harley 等人发现在体外培养的成纤维细胞中,端粒长度随分裂次数增加而逐渐缩短,在这些研究的基础上形成了细胞衰老的"有丝分裂钟"学说,或称"端粒钟(telomere clock)学说"。该学说认为,随着细胞的不断分裂,染色体末端的特殊结构"端粒"会逐渐缩短,当端粒缩短到一定程度时,细胞增殖停滞,细胞发生衰老。端粒长短和稳定性决定了细胞寿命,其缩短是细胞衰老的诱因和重要特征。

端粒酶(telomerase)是细胞中负责端粒延长的一种核蛋白逆转录酶,由 RNA 和蛋白质组成,可将端粒 DNA 加至真核细胞染色体末端,把 DNA 复制损失的端粒填补起来,修复延长端粒,从而使端粒不会因细胞分裂而有所损耗,使得细胞分裂的次数增加。端粒酶的发现给抗衰老治疗带来新的希望,然而端粒酶主要表达于生殖细胞和肿瘤细胞中,而正常的体细胞中则缺乏端粒酶或端粒酶活性很低。因此,通过研究端粒酶在衰老与肿瘤中的作用将会为抗衰老提供新的思路。

七、基因组不稳定

越来越多的证据表明,增龄会导致基因组稳定性的保障机制受损,而基因组稳定性的下降也会反过来加速衰老的进程,因此,基因组不稳定性(genomic instability)被认为与衰老密切相关。

基因组不稳定包括 DNA 损伤的发生与突变的积累、端粒损耗和复制应激等有多种表现。生命过程中, DNA 的完整性和稳定性不断受到外源性因素(物理、化学、生物等)和内源性因素(DNA 复制错误、自发水解反应、内源性 ROS 等)影响,引起点突变、移码突变、染色质增加或缺失等高度多样化的基因损伤。为减少基因损伤,生物体已经进化出复杂的 DNA 修复机制网络。但是在生物体增龄的过程中, DNA 修复能力逐渐衰退,导致核 DNA、mtDNA 复制中的错误不能及时纠正,损伤细胞功能进而诱导衰老。已有实验结果发现 DNA 损伤的积累可影响基因表达,导致细胞功能失调,衰老细胞增多,引起早衰性相关疾病、Werner 综合征及 Bloom 综合征等衰老相关疾病。

在生物体增龄过程中,由于 DNA 修复能力逐渐衰退,导致 DNA(包括 mtDNA)复制中的错误不能及时纠正,损伤细胞功能进而诱导衰老。衰老个体中,关键的 DNA 修复因子和修复相关的调控蛋白,如 ATM、XRCC4、LIG4、MRE11、RAD51 等表达降低, DNA 重组、切除等修复机制受到抑制,未修复的 DNA 损伤激活了 DNA 损伤反应(DDR)和 P53 信号,促使细胞周期停滞,导致细胞衰老。因此, DNA 损伤修复能力的下降、突变的积累被认为是个体衰老的重要驱动因素。

八、炎症反应

2000 年,意大利 Claudio Franceschi 教授首次提出炎性衰老的概念,即炎症是衰老的基本过程,开启了炎性衰老学说在衰老研究领域的新突破。炎性衰老是指机体在自然衰老过程中进行性增高的低级别、慢性系统性促炎反应状态。在机体发育和成熟期,炎症作为抵御有害物质入侵的防御机制,通过免疫细胞的激活消除病原体和促进组织修复来保护宿主免受侵害。但随着年龄不断增加，免疫系统功能在老龄时逐渐衰退，伴随反应强度低、持续时间长的慢性炎症，导致机体促炎和抗炎失衡，逐渐引起组织器官慢性损伤，促进器官功能、结构衰退和机体衰老的发生。

目前，越来越多的研究发现，促炎因子和某些应激原可通过激活炎症相关信号途径，如 NF-κB，使细胞分泌更多促炎因子（IL-1β、TNF-α 等），诱发炎症和氧化应激反应，同时导致机体产生大量的自由基和 ROS，引起连锁反应以加速炎性衰老。机体维持长期的慢性炎性状态，是心血管疾病、糖尿病、癌症和神经退行性疾病等年龄相关疾病的共同病理学基础，因此，炎性衰老成为大多数退行性疾病的发病率和死亡率高的重要原因。

九、干细胞耗竭

干细胞对于维持组织稳态和再生至关重要。在增龄过程中，干细胞在数量和功能上进行性下降，导致被称为干细胞衰竭（stem cell exhaustion）被认为是衰老的驱动因素之一。在衰老过程中，干细胞积累 DNA 损伤，经历表观遗传学变化，自噬与代谢失调等导致干细胞功能障碍和衰竭。因此，在细胞层面上，许多衰老的特征被认为与干细胞的损伤和减少有关。

组织再生潜能的下降是衰老的明显特征之一。以造血干细胞（hematopoietic stem cell，HSC）为例，大多数造血干细胞很少进行周期性自我更新或分化为子代的细胞。随着每一次细胞分裂，HSC 分化为血细胞的潜能下降，因而需要大量的造血祖细胞以弥补单个细胞功能的下调。HSC 自身的大量增殖会导致 HSC 的耗竭，而另外随机 DNA 损伤的积累，也会导致 HSC 衰老，进而引起造血系统功能下降，表现为先天性免疫系统和适应性免疫系统功能衰退，加速衰老及增加老年性疾病的发病风险。因此，干细胞的衰老会影响生物体衰老。

依据上述机制，细胞衰老、基因组不稳定性、端粒缩短、表观遗传改变、蛋白稳态失衡、营养感知失调、线粒体功能障碍、干细胞耗竭、细胞间通信改变等被认为是评价机体衰老的主要标志（图 4-1）。掌握这些标志有助于理解衰老的本质及其发生机制。

为了方便理解，对不同信号途径与生物过程在衰老中的作用进行了分别的介绍。实际上，在机体细胞分子网络中，这些衰老相关机制交互影响形成了一个复杂的调控网络，需要综合分析衰老的机制。

mTOR 是一种多功能蛋白质，作为一个主要枢纽，整合来自生长因子、营养可用性、能量状态和各种应激源的信号，这些信号调节 mRNA 翻译、自噬、转录和线粒体功能等输出，被认为介导了寿命的延长。mTOR 信号途径调节包括有线粒体自噬等多种形式的自噬。目前人们发现由 mTOR、AMPK 和 Sirtuins 等关键成分组成的营养感应机制、insulin/IGF-1 信号途径轴等激素信号网络以及内质网的未折叠蛋白反应（unfolded protein response，UPR）等应激反应途径之间的互动也与代谢平衡和寿命控制有关。雷帕霉素、白藜芦醇等通过抑制 mTOR、激活 sirt1 等信号通路，模拟热量限制模式，或激活自噬可能为抗衰老和治疗年龄相关性疾病带来希望。另外，年龄相关性蛋白平衡失败可能是与阿尔茨海默病，帕金森病和其他蛋白质毒性疾病相关的神经毒性肽的处理和折叠的原因，insulin/IGF-1 信号途径可能通过控制分子伴侣的表达，抑制蛋白质聚集，从而发挥抗衰老的作用。

在衰老过程中，老化的间充质干细胞也显示出 DNA 损伤增加，与碱基切除修复（base excision repair，BER）和核苷酸切除修复（nucleotide excision repair，NER）、错配修复（mismatch repair，MMR）和双链断裂修复（double-strand break repair，DSBR）等过程的相关基因与蛋白均随着时间的推移明显下调；干细胞 DNA 损伤还能够引起表观遗传学变化，导致自噬和代谢失调，出现衰老和衰老相关的分泌表型（SASP），所有这些变化又加重了干细胞功能障碍和衰竭。另外，干细胞衰老进一步导致线粒体的质量和活性下降，而线粒体功能障碍又可能诱发蛋白质聚集，导致蛋白稳态失衡等，引起干细胞耗竭。

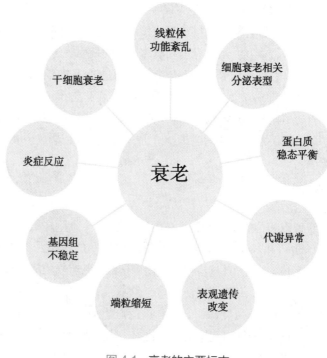

图 4-1　衰老的主要标志

第三节　衰老相关疾病

- 组织器官功能下降和稳态的改变与衰老相关疾病发生有关。
- 衰老相关疾病存在着共性与组织特异性的病理生理学变化。

衰老是机体不断退化,组织器官生理功能下降及紊乱的综合表现。组织器官功能退化既是增龄的结果,也是衰老的原因。在哺乳动物中,衰老在多个器官系统中异质地发生,导致进行性恶化,最终导致组织功能碍障。因此,增龄是心血管疾病、阿尔茨海默病、骨质疏松症、癌症、2 型糖尿病、特发性肺纤维化及青光眼等许多疾病的危险因素。

一、神经退行性疾病

神经退行性疾病是由神经元和 / 或髓鞘的丧失所致,随着时间的推移而恶化,出现功能障碍,其主要特征是记忆力减退、认知功能障碍和行为改变。在影像学上发现衰老大脑磁共振成像结果显示大脑体积减小、脑室扩大、灰质和白质减少。大脑萎缩与认知能力的退化相关的前额叶皮层、海马和纹状体等萎缩最明显。另外,在老年猕猴前额叶皮层的电生理记录结果表明,长时程增强(long term potentiation,LTP)不易被诱导,而长时程抑制(long-term depression,LTD)则容易被诱发,表明老年动物中突触的可塑性降低,导致学习和记忆能力下降原因。衰老生物体内,星形胶质细胞、小胶质细胞、少突胶质细胞及神经元均出现明显的衰老表型,表明细胞衰老可能在神经退行性疾病的发病中发挥了促进作用。衰老是阿尔茨海默病、帕金森病等神经系统退行性疾病的主要危险因素之一。

目前发现,氧化应激、线粒体功能障碍、自噬缺陷等加速细胞衰老的因素是诱发神经系统退行性疾病的重要诱因。大量研究表明,氧化应激、ROS 生成增多,通过对生物分子(特别是蛋白质)产生有害效应而在阿尔茨海默病发生中发挥重要作用。蛋白质氧化导致细胞外淀粉样蛋白斑块(Aβ)在细胞中积累,这种具有神经毒性的 Aβ 寡聚肽的积累,参与介导神经元变性,从而导致突触连接受损、神经递质失衡、神经元丢失等改变,诱发阿尔茨海默病发生。作为第二大常见的神经系统退行性疾病,发现帕金森病患者黑质致密部中多巴胺能神经元氧化脂质和蛋白质表达水平升高。由于脂质过氧化加剧，Fe^{2+} 的存在下进一步诱导芬顿反应，加剧黑质神经元中发生的细胞衰老，黑质损伤，患者出现运动功能障碍、姿势平衡障碍、静止震颤等帕金森病症状。

在衰老过程中，细胞自噬活性明显下降，淀粉样蛋白等病理性蛋白聚集体逐渐增多，诱导神经元受损。在小鼠中，特异性敲低自噬相关基因 *ATG7*，发现这些小鼠在自噬缺陷的神经元中表现出包涵体的积累，导致广泛的神经元丢失并大大缩短小鼠寿命。大量研究证实自噬对于神经细胞的存活至关重要，自噬缺陷与神经退行性疾病的发病机制紧密相关。因此，能够激活细胞自噬的药物，如 mTOR 抑制剂（雷帕霉素）等，被发现可能会通过激活细胞自噬，发挥抗衰老和延缓神经系统退行性疾病发生发展的作用。

二、感染性疾病

感染是导致老年人患病和死亡的主要原因。老年人患病毒性肺炎、尿路感染、软组织感染、腹腔感染等概率是年轻人的数倍至数十倍。衰老引起免疫系统功能下降，导致老年人群感染性疾病发病率更高。

衰老过程中，机体的先天性和适应性免疫系统功能下降，表现为持续的促炎状态，被称为"免疫衰老"。已经发现在衰老个体中，先天性免疫细胞中 Toll 样受体功能缺陷，早期阶段巨噬细胞识别病原体能力减弱，失去了抵抗病原体的第一道防线，使机体转为促炎状态；而随着促炎状态的持续，进一步损伤肺、心脏、肾脏等重要功能，增加死亡风险。另外，衰老对适应性免疫系统也产生巨大影响。胸腺萎缩是衰老的特征之一，因而衰老时 T 细胞数量显著减少、功能明显下降。最近研究发现，老年人机体中，病毒特异性记忆 $CD8^+T$ 细胞端粒缩短，导致细胞周期停滞、细胞衰老，而成为适应性免疫功能缺陷的主要原因。

此外，营养不良、运动不足等均可以进一步增加老年人患感染性疾病的风险。老年人营养不良可表现为整体热量缺乏、蛋白质缺乏和 / 或微量营养素（维生素和微量矿物质）缺乏。目前研究认为，老年人受到吸收受限、牙齿及咀嚼功能衰退等影响，维生素 D、维生素 A、维生素 C、维生素 B_6、维生素 B_{12}、叶酸及锌、铁、铜、硒等矿物质营养摄入不足或不均衡，导致机体正常免疫系统功能不能维持，感染性疾病发病风险攀升。而适当运动可以通过将免疫细胞重新分配到外周组织，使中枢神经系统的免疫细胞获得抗炎表型，增强抗氧化能力，减少氧化应激，增加能量产生效率，增强免疫功能，减少感染性疾病的发生。

三、代谢性疾病

衰老与代谢失调密不可分，增龄可以导致调控代谢的信号通路异常，而异常信号通路又引起细胞代谢方式改变，诱导衰老。代谢相关途径如 mTOR、AMPK 等与衰老进程密切相关，因此衰老易诱导代谢相关性疾病发生。

糖尿病（尤其是 2 型糖尿病）的患病率随着年龄的增长而增加，年龄是 2 型糖尿病发展的最大危险因素之一。糖尿病个体更容易发生虚弱、轻度认知障碍、阿尔茨海默病、心血管疾病、膀胱功能障碍、骨质疏松症、视力障碍及肾功能不全等与年龄相关的合并症，表明 2 型糖尿病本身可能代表一种促衰老的状态。

目前认为细胞衰老、表观遗传改变、蛋白稳态失衡、营养感知失调、线粒体功能障碍、干细胞耗竭等基本的衰老机制在 2 型糖尿病及其并发症的发生与发展过程中发挥了重要的作用。一些研究表明 β 细胞中的基因表达模式随着年龄的增长而变化，细胞衰老相关的基因增加，导致 β 细胞增殖能力下降；2 型糖尿病的全基因组关联研究发现了 INK4/ARF 位点的变异；衰老标志物和 IL-1β 在糖尿病小鼠的 β 细胞中升高等。另外，升高的葡萄糖和脂质水平本身，如炎症，可以诱导细胞衰老，1 型和 2 型糖尿病都与眼睛、神经和肾脏的葡萄糖相关微血管并发症等风险增加有关，认为糖尿病微环境也会促进细胞衰老。

四、肌少症

运动能力减退是机体衰老的重要体现。肌少症(sarcopenia,又称肌肉减少症或者少肌症),是一种与年龄相关的肌肉质量和功能丧失,成为老年人生理功能逐渐减退的重要表现之一,肌少症会导致老年人易跌倒、骨折,引发肢体损伤等严重不良后果。

衰老是肌少症发生的主要原因,诱导衰老的因素如运动减少、炎症、低蛋白摄入等均可诱导肌少症的发生。持续的炎症反应导致多种促炎细胞因子释放,激活骨骼肌的自噬和蛋白酶体降解途径,并抑制肌原纤维蛋白合成;研究发现,缺乏运动会增加炎症介导的肌肉分解代谢,而老年人有计划的运动训练对于保持肌肉质量十分有效。低蛋白摄入、伴随老年人合成代谢减少、分解代谢增加,是诱导肌少症的发生和发展的重要原因。此外,遗传因素、运动神经元退变等均参与肌少症的发病。

最新研究发现,线粒体功能异常是肌少症发病的重要机制。肌肉是能量需求较高的组织,骨骼肌线粒体需保持充足的能量合成,满足骨骼肌能量需求。研究发现,衰老导致骨骼肌线粒体含量明显下降,同时线粒体质量、细胞耗氧量、ATP 合成、三羧酸循环酶活性等均随年龄增加而降低,表明线粒体功能下降在骨骼肌衰老中具有关键作用。目前随着研究深入,发现衰老过程中,会出现线粒体生物合成降低、分裂融合不协调、线粒体自噬活性下降等线粒体质量控制途径受损,以及线粒体与其他细胞器交流异常等。衰老诱导了骨骼肌线粒体功能障碍,继而诱发骨骼肌衰老,诱导肌少症发生;肌少症又成为了阻碍老年人日常行动的常见疾病和机体衰老的重要体现。

Summary

Aging has become one of the major social problem, it also has a significant impact on socio-economic development and health care. Although aging is not a disease, it has been identified as a unique and natural biological process which increases the susceptibility to age-related disease in the elderly. Learning and mastering the mechanism of aging is to understand the pathophysiological basis of aging-related diseases, and to developing the thinking skills of medical students to grasp the pathogenesis of aging-related diseases and intervention measures from a complex, integrative thinking perspective.

In this chapter, it was introduced the definition, and the main characteristics of aging; the mechanisms of aging-related diseases and new developments from the molecular and cellular levels in detail; the manifestations of aging of tissues and organs; the cellular and molecular mechanisms which promoted the development of diseases, such as the degenerative diseases of the nervous system, infectious diseases, metabolic diseases and degenerative diseases of the locomotor system. This chapter also summarized the prevention and treatment measures of aging-related diseases according to the disease mechanism of aging. Through this chapter, we should not only grasp the definition, classification and characteristics of aging; the basic mechanisms of aging-related diseases at the molecular and cellular levels, but also fully understand the overall regulation of body homeostasis in the aging process, and consider the occurrence mechanism and treatment principles of aging-related diseases in an integrated and comprehensive manner.

(孙连坤)

思考题

1. 以 mTOR 信号途径为例简述引起衰老的过程与相关信号途径之间交互调控的机制。
2. 结合干细胞衰老机制,综合分析细胞衰老在个体衰老过程中的作用。

第五章

水、电解质代谢紊乱

水是人体组织细胞的主要组成成分,体内的水及溶解在其中的物质,如电解质,构成体液(body fluid)。在体液中解离形成带电粒子或离子的物质称为电解质(electrolytes)。细胞的新陈代谢在体液环境中进行,体液的容量、分布、pH、电解质含量和渗透压等的相对恒定是维持正常生命活动的基本条件。

成年男性平均体液总量约占体重的 60%,细胞膜将体液分隔成细胞内液(约占体重的 40%)和细胞外液(约占体重的 20%)。细胞外液包括组织间液(约占体重的 13%)、血浆(约占体重的 5%)和少部分分布在密闭腔隙(如脑脊髓腔、胸膜腔、腹膜腔、关节囊及消化道等)中的第三间隙液。第三间隙液借助血管内皮细胞与血浆分开,借助上皮细胞与组织间液分开,由上皮细胞分泌产生,因此又被称为跨细胞液(transcellular fluid),或分泌液(secreted fluid),约占体重的 2%。细胞外液包含了维持细胞正常功能的离子和营养物质等,19 世纪法国生理学家 Claude Bernard 将细胞外液称为机体的内环境(internal environment)。

体液的含量因年龄、性别和机体脂肪含量的不同而存在个体差异。正常情况下,体液量随年龄增长而逐渐减少,例如新生儿体液量约占体重的 80%,而老年人体液量仅占体重的 50%。脂肪组织的含水量为 10%~30%,明显少于肌肉组织(含水量为 75%~80%)。因此,成熟女性相对于男性有较多的脂肪组织和较少的体液总量。

体液中主要的电解质有 Na^+、K^+、Ca^{2+}、Mg^{2+}、Cl^-、HCO_3^-、HPO_4^{2-}、SO_4^{2-} 和蛋白质等。细胞外液中主要阳离子为 Na^+,主要阴离子为 Cl^-、HCO_3^-;细胞内液中主要阳离子是 K^+,其次是 Mg^{2+},但 Mg^{2+} 浓度远低于 K^+,主要阴离子是 HPO_4^{2-} 和蛋白质。细胞膜上 Na^+-K^+-ATP 酶维持细胞膜两侧 Na^+ 和 K^+ 浓度差与电荷梯度,Na^+-K^+-ATP 酶每分解 1 分子的 ATP 可将 2 个 K^+ 移入细胞,同时将 3 个 Na^+ 移出细胞。尽管细胞内、外液电解质含量不同,但细胞内、外液的渗透压相等。而且,无论是细胞内液还是细胞外液,阳离子所带正电荷总数与阴离子所带负电荷总数相等,体液呈电中性。

生理条件下,毛细血管壁对绝大多数物质,如水、电解质、O_2、CO_2 和葡萄糖等,具有通透性,这些物质在血浆和组织间液之间可以自由交换。因此,血浆与细胞外液中这些成分相同。但是,蛋白质不能自由通过毛细血管壁,绝大多数被限制在血管内。另外,O_2、CO_2 和水分子可以自由穿过细胞膜,各种带电荷离子的跨膜转运需要膜蛋白介导。

细胞膜是一种选择性半透膜,对水分子具有高度的通透性,而对其他绝大多数溶质不具有这种性质。水分子跨膜转运主要依靠细胞膜上水通道蛋白(aquaporins,AQPs)构成的水通道,仅少部分通过单纯扩散。在一个半透膜分隔的两种溶液体系中,水分子能通过半透膜到达溶质浓度较高的一侧,这种现象称为渗透(osmosis)。通过对溶质浓度较高的一侧施加与渗透方向相反的压力,可以抵抗水分子的渗透作用,这种能对抗渗透作用的压力称为渗透压(osmotic pressure)。在一定温度下,溶液渗透压的大小取决于溶液中溶质颗粒的数量,与单位体积溶液中溶质的粒子数成正比,而与溶质的性质无关。所以,体液的渗透压由其所含微粒的总数所决定,包括离子的个数和非电解质的分子个数。血浆蛋白质所产生的渗透压称为胶体渗透压,胶体渗透压在维持血管内、外体液交换和血容量方面起重要作用。血浆中晶体物质(主要是电解质)产生的渗透压称为晶体渗透压,占血浆渗透压的绝大部分,晶体渗透压在维持细胞内、外水的平衡中起决定性作用。血浆和组织间液的渗透压约 80% 由 Na^+ 和 Cl^- 决定,细胞内液的渗透压约 50% 取决于 K^+。由于水分子可以自由通过毛细血管壁和细胞膜,因此血浆、组织间液和细胞内液的渗透压相等,正常维持在 280~310mmol/L 之间。渗透压在此范围的溶液称为等渗溶液,如 0.9%NaCl 溶液或 5% 葡萄糖溶液。渗透压高于 310mmol/L 的溶液为高渗溶液,细胞在高渗溶液中,水分子会流出细胞,导致细胞容积减小和细胞皱缩;反之,渗透压低于 280mmol/L 的溶液为低渗溶液,细胞在低渗溶液中,水将沿着渗透压梯度从细胞外流入细胞,导致细胞肿胀。

显然,维持水和电解质代谢平衡对正常细胞功能非常重要。然而,大量的因素可干扰体内水、电解质代谢的调控机制,导致水、电解质代谢紊乱(disturbances of water and electrolyte metabolism)。

第一节　水、钠代谢紊乱

- 正常时进、出机体的水和钠处于动态平衡,这种平衡主要由神经内分泌系统调节。
- 细胞外液渗透压降低和容量变化是低钠血症影响机体的关键始动因素,不同类型的低钠血症对机体的影响及其治疗措施有较大差别。
- 细胞外液渗透压增高和容量变化是高钠血症影响机体的关键始动因素。
- 正常血钠性水代谢紊乱包括等渗性脱水和水肿。血管内外液体交换失平衡、机体钠水潴留是水肿发生的基本机制。

水、钠代谢紊乱是临床常见的病理过程。水、钠代谢关系密切,水代谢障碍常会影响钠的平衡,钠代谢障碍也会影响水的摄入、分布和排出,因此临床上水、钠代谢紊乱常同时或先后发生。

一、正常水、钠代谢

机体内水、钠具有重要的生理功能。正常时进、出机体的水和钠处于动态平衡。

(一)水、钠的主要生理功能

1. 水的主要生理功能　水参与水解、水化和加水脱氢等重要反应,并为体内一切生化反应提供场所;水是良好的溶剂,能使许多物质溶解,易流动,有利于营养物质和代谢产物的运输;水的比热大、蒸发热大,故对体温调节起重要作用;水具有润滑作用,例如泪液有助于眼球的转运等。此外,体内的水有相当一部分以结合水的形式存在,这部分水与多糖、磷脂和蛋白质等结合,对组织器官发挥正常功能具有重要作用,如结合水能够保证肌肉具有独特的机械功能。

2. 钠的主要生理功能　钠离子是细胞外液中主要的阳离子,对维持细胞外液渗透压和容量、机体生理功能具有重要作用。例如,在神经、肌肉组织中,Na^+ 顺浓度梯度进入细胞参与了动作电位的形成;在肾脏近曲小管,Na^+ 和 H^+ 通过 Na^+-H^+ 交换体进行转运,参与机体酸碱平衡的调节;Na^+ 通过 Na^+- 葡萄糖和 Na^+- 氨基酸同向转运体参与肾小管对葡萄糖和氨基酸的重吸收。

(二)机体水、钠的平衡

1. 水的平衡　机体水的来源有饮水、食物含水和代谢水。机体排出水分的途径有消化道、肾脏、皮肤和肺。水的排出量基本上等于水的摄入量(表 5-1)。正常成人每天最低尿量约 500ml,加上皮肤和肺部的不感蒸发和粪便排出量,每天最低排出的水量约 1 500ml。要维持水出入平衡,每天需给水 1 500~2 000ml,称日需要量。

表 5-1　正常成人每日(24h)水的摄入和排出量
单位:ml

水的来源	摄入量	水的排出途径	排出量
饮水	1 000~1 300	粪便	150
食物水	700~900	尿液	1 000~1 500
代谢水	300	呼吸蒸发	350
		皮肤蒸发	500
合计	2 000~2 500		2 000~2 500

当气温超过 28℃时,汗腺开始排汗,称为显性出汗。汗液为低渗溶液,其溶质主要是氯化钠,此外,还含有少量的钾离子。因此,在高温环境从事体力劳动时,应注意补充水和少量钠、钾。

2. 钠的平衡　正常成人体内含钠总量为 40~50mmol/kg 体重,其中约 40% 为非交换性钠,主要存在于骨晶体结构中,10% 分布在细胞内,约 50% 存在于细胞外液。正常细胞内液 Na^+ 浓度约 10mmol/L,而血清 Na^+ 浓度在 135~150mmol/L 之间。成人每天随饮食摄入钠约 100~200mmol,主要来自食盐,摄入的钠几乎全部经小肠吸收。机体摄入的钠主要经肾脏随尿排出,少部分随粪便和汗液排出,但腹泻和大汗时可排出较多的钠。正常情况下,机体排出和摄入的钠量几乎相等。

（三）机体水、钠平衡的调节

机体水和钠平衡主要由神经内分泌系统调节。

1. 渴感的调节作用　渴觉中枢位于下丘脑外侧区,血浆晶体渗透压升高是渴觉中枢兴奋的主要刺激因素。渴则思饮,饮水后血浆渗透压回降,渴感消失。此外,有效血容量严重减少和血管紧张素Ⅱ分泌增多也可以引起渴感。渴觉的主要抑制因素是血浆渗透压降低和细胞外容量增加。

2. 抗利尿激素的调节作用　抗利尿激素（antidiuretic hormone,ADH）,又称精氨酸血管升压素（arginine vasopressin,AVP）,由下丘脑视上核和室旁核的神经元分泌,贮存在神经垂体中。ADH 与集合管上皮细胞基底膜 ADH 受体（V_2）结合,激活腺苷酸环化酶,使 cAMP 增多,后者激活 cAMP 依赖的蛋白激酶 A（protein kinase A,PKA）,PKA 使集合管细胞胞浆囊泡中的水通道蛋白 AQP2 磷酸化,促使 AQP2 融合嵌入管腔膜,形成水通道,从而提高集合管对水的通透性,导致肾脏对水分的重吸收增加（图 5-1）。此外,ADH 长期作用可使 AQP2 的表达增加。

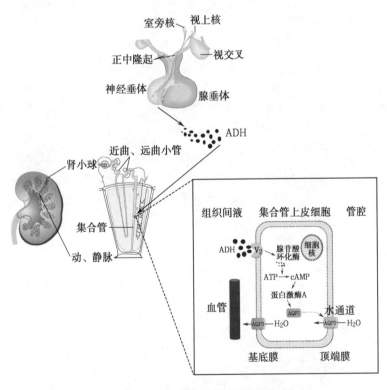

图 5-1　抗利尿激素的分泌与作用机制

ADH,抗利尿激素;cAMP,环磷酸腺苷;AQP,水通道蛋白。

刺激 ADH 释放的主要因素是血浆渗透压增高和有效血容量减少。血浆有效渗透压只要升高 1%~2%,就能刺激 ADH 分泌,当血浆有效渗透压超过 310mmol/L 时,ADH 分泌达顶点。然而,细胞外液渗透压升高本身并不能直接刺激渗透压感受器引起 ADH 分泌,只有在渗透压感受器神经元的容积减小时才能引起 ADH 分泌。例如,Na$^+$ 浓度增加升高细胞外液渗透压,导致细胞内液流向细胞外,引起渗透压感受器细胞皱缩,从而促进 ADH 分泌;如果细胞外液渗透压的升高由尿素引起,尿素可以快速进入渗透压感受器的神经细胞,使细胞内、外渗透压达到平衡,此时,神经细胞的容积没有显著改变,ADH 的分泌并不增加。另外,血容量减少、低血压、血管紧张素 Ⅱ、情绪紧张以及疼痛等都可刺激 ADH 分泌。血容量下降通过心房和肺动脉的容量感受器,动脉压下降通过颈动脉窦和主动脉弓的压力感受器,将信号传入下丘脑引起 ADH 释放。值得注意的是,即使是在细胞外液渗透压降低,血容量的严重减少仍然可以刺激 ADH 的释放,但是血容量降低引起 ADH 释放的敏感性低于渗透压升高。相反,血容量增多抑制 ADH 的释放。

3. 醛固酮的调节作用　醛固酮(aldosterone)是肾上腺皮质球状带分泌的盐皮质激素,在调节机体水、电解质代谢,高血压、心力衰竭乃至器官纤维化的发生过程中发挥重要作用。除肾上腺皮质外,肾脏、心脏、肝脏和脑等组织均可产生醛固酮。醛固酮的分泌主要受肾素 - 血管紧张素系统和血浆 Na$^+$、K$^+$ 浓度的调节。当机体有效循环血量减少,肾动脉压降低、交感神经兴奋以及流经致密斑的Na$^+$ 减少均可刺激肾脏入球动脉血管壁上的球旁细胞分泌肾素,肾素进入血液循环并作用于血管紧张素原,使其转变为血管紧张素 Ⅰ(angiotensin Ⅰ,Ang Ⅰ),Ang Ⅰ 在血管紧张素转换酶(angiotensin converting enzyme,ACE)的作用下转变为 Ang Ⅱ,Ang Ⅱ 在氨基肽酶的作用下生成 Ang Ⅲ。Ang Ⅱ 和Ang Ⅲ 刺激肾上腺皮质球状带分泌醛固酮。另外,血浆 K$^+$ 浓度升高或 Na$^+$ 浓度降低亦可直接刺激肾上腺皮质球状带分泌醛固酮(图 5-2)。除刺激醛固酮分泌外,Ang Ⅱ 具有强烈的缩血管活性。人体内还存在 ACE 的同源分子——血管紧张素转换酶 2(angiotensin converting enzyme 2,ACE2),ACE2 不仅能水解 Ang Ⅰ 生成 Ang1~7,而且是致病性冠状病毒的功能性受体。Ang1~7 具有舒张血管、利钠、利尿作用,被认为是对抗 Ang Ⅱ 的舒血管活性物质之一。

血液循环中的醛固酮主要作用于肾脏远曲小管和集合管,增加肾脏对 Na$^+$、水的重吸收,同时促进肾脏排 H$^+$、排 K$^+$(图 5-2)。

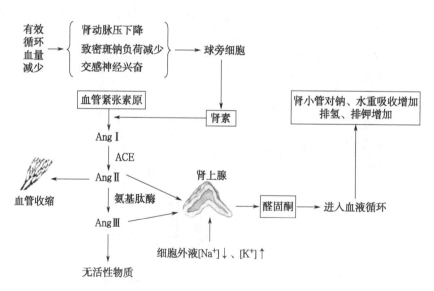

图 5-2　醛固酮的分泌调节与效应
ACE,血管紧张素转换酶;Ang,血管紧张素。

4. 心房钠尿肽的调节作用　心房钠尿肽(atrial natriuretic peptide,ANP)是 20 世纪 80 年代初发现的、由心房肌细胞产生的肽类激素,故又称为心房肽(atriopeptin),具有强烈而短暂的利尿、利钠及松弛血管平滑肌的作用。急性血容量增加可能通过增高心房压力,牵张心房肌而使 ANP 释放,从而促进肾脏排钠、排水。反之,限制钠、水摄入或减少静脉回心血量则减少 ANP 的释放。

ANP 刺激肾小球动脉扩张,导致肾小球毛细血管内压升高,肾小球滤过增加。ANP 对水、电解质代谢的调节作用主要包括:①强大的利钠、利尿作用;②拮抗肾素 - 血管紧张素 - 醛固酮系统的作用;③抑制 ADH 的分泌,拮抗 ADH 的作用。

5. 鸟苷素调节肽的调节作用　内源性鸟苷素调节肽家族包括鸟苷素(guanylin)、尿鸟苷素(uroguanylin)、淋巴鸟苷素(lymphoguanylin)和肾鸟苷素(renoguanylin),被认为是肠源性的钠尿肽(intestinal natriuretic peptides)。在肠道中,鸟苷素、尿鸟苷素激活肠上皮细胞鸟苷酸环化酶,增加细胞内 cGMP,抑制肠上皮细胞肠腔侧 Na^+-H^+ 交换体,减少肠上皮对钠的吸收,增加肠道上皮分泌 Cl^- 和 HCO_3^-。高盐饮食刺激肠道产生鸟苷素和尿鸟苷素,除作用于肠道外,鸟苷素和尿鸟苷素进入血液循环作用于肾脏,增加肾脏对 Na^+、Cl^-、K^+ 和水的排出,发挥强大的排钠、利尿作用。因此,鸟苷素调节肽家族作为一种肠道利钠激素,在摄入食盐后促进肾脏排钠、利尿,维持机体水、钠代谢的平衡。

二、水、钠代谢紊乱

根据血清 Na^+ 浓度的变化,水、钠代谢紊乱分为低钠血症、高钠血症和正常血钠性水代谢紊乱三种类型:①低钠血症,包括低容量性低钠血症、高容量性低钠血症和等容量性低钠血症;②高钠血症,包括低容量性高钠血症、高容量性高钠血症和等容量性高钠血症;③正常血钠性水代谢紊乱,包括等渗性脱水和水肿。

(一) 低钠血症

低钠血症(hyponatremia)指的是血清 Na^+ 浓度 <135mmol/L,伴有或不伴有细胞外液容量改变的一种基本病理过程。住院患者低钠血症的发病率为 10%~30%,其发生与患者预后不良密切相关。低钠血症根据严重程度可分为轻度(血清 Na^+ 浓度 130~134mmol/L)、中度(血清 Na^+ 浓度 125~129mmol/L)和重度(血清 Na^+ 浓度 <125mmol/l);根据发病时间可分为急性低钠血症(48h 以内)和慢性低钠血症(超过 48h)。

1. 低容量性低钠血症　低容量性低钠血症(hypovolemic hyponatremia)是指低钠血症伴有细胞外液容量减少,又称为低渗性脱水(hypotonic dehydration),以体液容量减少,失钠多于失水,血清钠浓度 <135mmol/L,血浆渗透压 <280mmol/L 为主要特征。

(1)病因和发病机制

1)丧失大量消化液只补充水分。如呕吐、腹泻、胃肠吸引术丢失体液后只补充水分。

2)大汗后只补充水分。大量出汗也可伴有明显的钠丢失,若只补充水分则可造成细胞外液低渗。

3)大面积烧伤,大量体液经创面丢失而只补充水时,可发生低渗性脱水。

4)肾脏失钠。可见于以下情况:①水肿患者长期连续使用排钠性利尿剂(如氯噻嗪类、呋塞米及依他尼酸等),由于肾小管对钠的重吸收被抑制,故钠从尿中丢失;②急性肾衰竭多尿期,肾小管液中尿素等溶质浓度增高,通过渗透性利尿作用使肾小管上皮细胞对钠、水重吸收减少;③"失盐性肾炎"患者,由于受损的肾小管上皮细胞对醛固酮的反应性降低,对钠重吸收障碍;④ Addison 病,由于醛固酮分泌不足,导致过多的 Na^+ 经肾脏丢失;⑤脑性耗盐综合征(cerebral salt-wasting syndrome),由颅内疾病(如蛛网膜下腔出血等)引起,以尿钠排出增多、低钠血症和血容量减少为特征,其尿钠排出增多的机制可能与钠尿肽分泌增加导致尿钠排出增多有关。

(2)对机体的影响

1)易发生休克:急性低渗性脱水时,如果细胞外液的低渗状态得不到及时纠正,水分可从细胞外液移向渗透压相对较高的细胞内液,使细胞外液进一步减少,血容量进一步下降。另外,细胞外液低渗状态,抑制口渴中枢,减少患者主动饮水,加重了血容量降低。因此,低渗性脱水患者临床上容易出现休克,表现为静脉塌陷,动脉血压降低和脉搏细速等。

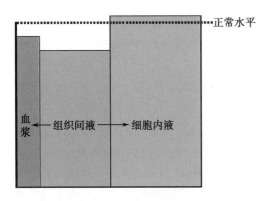

图 5-3   低渗性脱水时体液分布示意图

2）脱水体征明显：由于细胞外液减少，血浆容量也就减少，使血液浓缩，血浆胶体渗透压升高，使组织间液进入血管补充血容量。因此，在低渗性脱水时，组织间液减少最明显（图 5-3），患者出现皮肤弹性降低等明显的脱水体征。

3）水进入细胞引起细胞水肿：急性低钠血症时，水分从细胞外液移向渗透压相对较高的细胞内液导致细胞水肿。脑细胞水肿可使脑体积增大、颅内压升高，患者可出现恶心、呕吐、抽搐、谵妄、昏迷，严重者可引起脑疝、呼吸中枢麻痹、甚至死亡。如果低钠血症持续一定时间，脑细胞发生适应性改变，细胞内某些渗透性溶质（如谷氨酸等）浓度降低，从而降低细胞内渗透压、减少水分子向脑细胞内转移，此时低钠血症患者可不发生脑水肿。

4）尿量变化：细胞外液渗透压降低，抑制 ADH 分泌，故患者早期尿量一般不减少，有利于细胞外液渗透压的恢复。但严重低渗性脱水时，血容量明显减少可刺激 ADH 释放增多，增加肾小管对水的重吸收，导致少尿。

5）尿钠变化：如果低渗性脱水是由肾外原因引起，在病程早期或轻度时，血钠浓度和细胞外液容量降低引起醛固酮分泌增加，增加肾脏对钠的重吸收，同时低渗抑制 ADH 分泌，抑制肾脏对水的重吸收，故尿钠减少（<10mmol/L）；在病程晚期或重度低渗性脱水患者，严重的低血容量导致 ADH 分泌，结果使尿量减少，尿钠含量有所回升；但如果低渗性脱水原本由经肾失钠引起，则患者尿钠含量增多（>20mmol/L）。

2. 等容量性低钠血症   等容量性低钠血症（isovolemic hyponatremia），细胞外液量基本正常，血清 Na^+ 浓度 <135mmol/L，血浆渗透压 <280mmol/L。

（1）病因和发病机制：等容量性低钠血症可见于 ADH 异常分泌综合征（syndrome of inappropriate ADH secretion，SIADH）、糖皮质激素缺乏、甲状腺功能减退或重定渗透压调定点综合征（reset osmostat syndrome）。

1）SIADH 可见于某些恶性肿瘤（如淋巴瘤、肺燕麦细胞癌等），肺部疾病（如肺结核、慢性阻塞性肺疾病等），颅脑损伤以及某些药物（如氯磺丙尿、环磷酰胺、长春新碱、抗精神病药物等），导致 ADH 异位合成增多或释放增加。ADH 异常升高导致肾脏对水的重吸收增加、细胞外液量过度增加，从而引起血清 Na^+ 浓度下降。细胞外液量过度增加一方面使血容量增加、导致肾小球滤过率增加、降低近端小管对钠的重吸收，另一方面使醛固酮分泌释放减少、心房钠尿肽分泌增多，导致肾脏排钠、排水增加。上述因素综合作用最终导致低钠血症，但细胞外液量基本正常。此外，糖皮质激素缺乏患者血浆 ADH 水平升高，严重甲状腺功能减退也可刺激 ADH 分泌，这些患者也可并发等容量性低钠血症。

2）重定渗透压调定点综合征，见于慢性消耗性疾病、妊娠和某些精神病，患者肾上腺、甲状腺和肾功能正常，但 ADH 分泌阈值降低，即低于正常的渗透压可刺激 ADH 释放，导致等容量性低钠血症。

（2）对机体的影响：轻度的等容量性低钠血症患者可无明显的临床症状。ADH 导致机体水潴留，当水潴留导致体液量增加 10%，肾小球滤过率增加，引起肾小管对肌酐和尿酸的吸收减少，尿钠排出增多。此外，严重低钠血症时，可能发生中枢神经系统功能紊乱。

3. 高容量性低钠血症   高容量性低钠血症（hypervolemic hyponatremia）时，细胞外液容量增多，血清 Na^+ 浓度 <135mmol/L，血浆渗透压 <280mmol/L，又称为水中毒（water intoxication）。

NOTES

（1）病因和发病机制

1）水摄入过多超过肾脏排水能力，见于精神性饮水过量、用水灌肠或静脉输入过多低渗液体。

2）水排出减少，常见于充血性心力衰竭、肝硬化及肾病综合征。这些患者有效循环血量减少，肾脏排水、排钠障碍，导致细胞外液量增加、细胞外液 Na^+ 浓度降低。此时，ADH 分泌过多、肾素 - 血管紧张素 - 醛固酮系统激活在一定程度上促进高容量性低钠血症的发展。有研究证实，肝硬化、慢性充血性心力衰竭大鼠肾脏 AQP2 表达明显上调，有利于集合管对水分的重吸收。

（2）对机体的影响：高容量性低钠血症时，水顺渗透压梯度从细胞外向细胞内转移，造成细胞内水肿。脑组织水肿容易引起颅内压升高和相应的中枢神经系统症状。此外，细胞外液容量增多，导致患者血压升高、血液稀释、水肿和体重增加，重度患者则可发生凹陷性水肿。

4. 低钠血症防治的病理生理学基础　除了积极防治原发疾病，避免不适当的医疗措施以外，不同类型的低钠血症对机体的影响及其治疗措施有较大差别，治疗前必须对患者进行正确的鉴别诊断。具体的治疗原则见图 5-4。

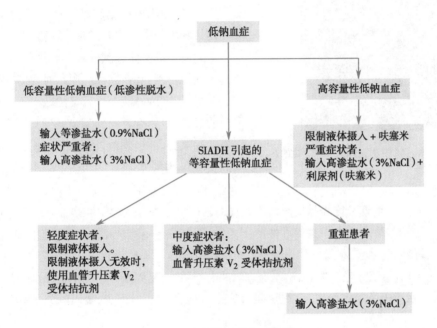

图 5-4　低钠血症的治疗原则
SIADH，ADH 异常分泌综合征。

（二）高钠血症

高钠血症（hypernatremia）是指血清 Na^+ 浓度高于 150mmol/L。危重病患者高钠血症的发生率可达 8.9%。根据发病时间，高钠血症可分为超急性高钠血症（发病时间在 12h 以内）、急性高钠血症（发病时间在 48h 以内）和慢性高钠血症（发病持续时间超过 2d）。

1. 低容量性高钠血症　低容量性高钠血症（hypovolemic hypernatremia）又称为高渗性脱水（hypertonic dehydration），指的是以体液容量减少、失水多于失钠、血清钠浓度 >150mmol/L、血浆渗透压 >310mmol/L 为主要特征的病理过程。

（1）病因和发病机制

1）饮水不足：①水源断绝，如沙漠迷路等；②不能饮水，如频繁呕吐、昏迷的患者等；③渴感障碍，如脑部病变损害渴觉中枢，导致渴感障碍。

2）失水过多：①经肺失水，任何原因引起的过度通气均可使呼吸道黏膜的不感蒸发加强导致大量失水；②经皮肤失水，发热或甲状腺功能亢进时，通过皮肤的不感蒸发失水每日可达数升，大汗时每小时可丢失水分约 800ml；③经肾失水，因 ADH 产生和释放不足，或因肾远端小管和集合管对 ADH 的反应缺乏导致尿崩症时，肾脏可排出大量水分。如抗惊厥和抗癫痫药苯妥英等抑制中枢 ADH 释放，导致中枢性尿崩症；导致低钾血症和高钙血症的某些药物可减少肾脏集合管 cAMP 的产生、抑制 AQP_2 的表达，引起获得性肾性尿崩症。反复静脉内输注甘露醇、高渗葡萄糖等，可引起渗透性利尿，排水多于排钠。④经胃肠道失液，如呕吐、腹泻。在上述情况中，经皮肤、呼吸道的不感蒸发和尿崩症时经肾的失水是单纯失水，而其他情况时机体既失水，又失钠，但失水多于失钠。

（2）对机体的影响

1）口渴感：因细胞外液渗透压增高，刺激渴觉中枢（渴感障碍者除外）产生渴感，促使患者饮水，从而减轻体液容量的减少。

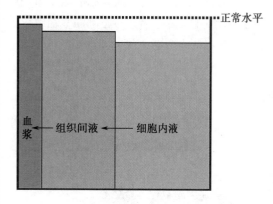

图 5-5　高渗性脱水时体液分布示意图

2）尿少：除尿崩症患者外，细胞外液渗透压增高刺激 ADH 释放增多，使肾脏重吸收水增多，导致尿量减少且比重增高。

3）细胞内液向细胞外转移：细胞外液渗透压增高使细胞内液中的水向细胞外转移（图 5-5）。

此三点都能使细胞外液得到水分补充、渗透压倾向于回降。因此，在高渗性脱水时，细胞内、外液都有所减少，但细胞外液和血容量的减少不如低渗性脱水时明显，发生休克者较少。

4）中枢神经系统功能紊乱：细胞外液渗透压增高使脑细胞脱水时，可引起一系列中枢神经系统症状，包括嗜睡、肌肉抽搐、昏迷，甚至死亡。脑细胞因脱水而使脑体积显著缩小时，颅骨与脑皮质之间的血管张力增大，严重者可致静脉破裂而出现局部脑内出血和蛛网膜下腔出血。但对于慢性高钠血症患者，由于脑细胞可以产生一些渗透性溶质，如谷氨酰胺、牛磺酸等，提高脑细胞内渗透压、减缓脑细胞皱缩，故慢性高钠血症患者神经系统症状可以相对较轻。

5）尿钠变化：早期或轻症患者，由于血容量减少不明显，醛固酮分泌不增多，故尿中仍有钠排出，其浓度还可因水重吸收增多而增高；在晚期和重症病例，因血容量减少，醛固酮分泌增多而致尿钠含量减少。

6）脱水热：脱水严重的婴幼儿患者，由于皮肤蒸发的水分减少，机体散热受到影响，加上体温调节功能不完善，可导致体温升高，称为脱水热（dehydration fever）。

2. 等容量性高钠血症　等容量性高钠血症（isovolemic hypernatremia），又称为原发性高钠血症，其特点是血 Na^+ 浓度轻微升高，但细胞外液量无明显改变。该患者渴觉中枢和渗透压感受器对渗透性刺激不敏感，在血浆渗透压高于正常水平时才能刺激渴觉中枢和 ADH 释放，但患者渴感和 ADH 释放的容量调节正常，因而患者血 Na^+ 浓度轻微升高，细胞外液容量基本正常。

3. 高容量性高钠血症　高容量性高钠血症（hypervolemic hypernatremia）是指细胞外液量和血钠浓度同时增加。其原因可能是钠、水摄入过多或原发性钠潴留。如治疗代谢性酸中毒，静脉输入大量浓缩的碳酸氢钠溶液；纠正低渗性脱水时输入大量的高渗盐溶液；原发性醛固酮增多症和库欣综合征患者，醛固酮和肾上腺皮质激素分泌过多，导致肾脏对钠、水的重吸收过多，血清 Na^+ 浓度升高和细胞外液量增加。高容量性高钠血症时，细胞外液高渗刺激渴觉中枢和 ADH 释放，引起渴感和尿液浓缩，严重时也可以引起脑细胞皱缩，导致中枢神经系统功能紊乱。

4. 高钠血症防治的病理生理学基础　高钠血症的防治原则包括防治原发疾病，去除病因和降低血清 Na^+ 浓度。对于症状严重的急性高钠血症，应快速纠正血清 Na^+ 浓度，建议血清 Na^+ 浓度降

低速率 <0.5mmol/L/h。对于严重高渗性脱水，首先给予 0.9% 的等渗盐水纠正血流动力学紊乱，随后给予 0.45% 的盐水；对于高容量或等容量性高钠血症，可用 5% 的葡萄糖溶液处理或联合应用呋塞米。纠正高钠血症的补水量（L）= 机体总水量 × ［血清钠浓度（mmol/L）/140−1］。必要时还应适当补充钾盐，因为细胞脱水可引起细胞内 K^+ 流出细胞，当细胞脱水被纠正时 K^+ 可返回细胞内，导致低钾血症；对于醛固酮释放增加引起的高钠血症患者，醛固酮导致尿钾排出增加，更容易导致低钾血症。

（三）等渗性脱水

水与钠按其在正常血浆中的浓度比例丢失而引起体液容量减少，此时血清钠浓度及血浆渗透压维持在正常范围，称为等渗性脱水（isotonic dehydration）。

1. 原因   任何等渗体液大量丢失所造成的脱水，在短期内均属等渗性脱水，见于：①麻痹性肠梗阻时，大量体液潴留于肠腔内；②大量抽放胸腔积液、腹腔积液，大面积烧伤，大量呕吐、腹泻或胃肠吸引等引起的等渗体液丢失；③新生儿消化道先天畸形，胎粪肠梗阻或胃肠瘘管等所引起的消化液丧失。

2. 对机体的影响   等渗性脱水时主要丢失细胞外液，血浆容量及组织间液量均减少，但细胞内液量变化不大。

细胞外液的大量丢失造成细胞外液容量减少，血液浓缩；同时，机体借助调节系统使 ADH 和醛固酮分泌增强，通过肾脏对钠和水的重吸收加强，可使细胞外液容量得到部分的补充。患者尿量减少，尿内 Na^+、Cl^- 减少。若细胞外液容量明显减少，则可发生血压下降、休克、甚至肾损伤等。

如不及时处理，则可通过不感蒸发继续丢失水分而转变为高渗性脱水；如只补水分而不补钠盐，又可转变为低渗性脱水。

3. 等渗性脱水防治的病理生理学基础   首先尽可能处理引起等渗性失水的原因，以减少水和钠的丧失。针对细胞外液量的减少，一般可输注平衡盐液或低渗的氯化钠溶液，尽快补充血容量。低渗的氯化钠溶液渗透压以等渗溶液渗透压的 1/2~2/3 为宜。

（四）水肿

水肿（edema）指的是过多的液体在组织间隙或体腔中积聚，此时血钠浓度在正常范围，故又称为正常血钠性组织间液容量增多。体腔内过多液体积聚又称为积水（hydrops），如心包积水、胸腔积水、腹腔积水、脑室积水等。

根据水肿波及的范围，水肿可分为全身性水肿（anasarca）和局部性水肿（local edema）。根据水肿的发生部位，水肿又可冠以器官或组织的名称来命名，如脑水肿、肺水肿、视神经乳头水肿、声门水肿、皮下水肿等。另外，水肿也常按其发病原因来命名，如肾性水肿、肝性水肿、心性水肿、营养不良性水肿、淋巴性水肿和炎性水肿等。

1. 水肿的发生机制   正常人体组织间液总量的相对恒定，有赖于体内、外液体交换的平衡和血管内、外液体交换的平衡。尽管每类水肿都有各自的具体发生机制，但均可以归类到下列两大因素的失衡。

（1）毛细血管内、外液体交换失衡——组织间液生成增多：毛细血管内、外液体交换受多种因素调控，在维持组织液生成与回流的平衡方面，有效滤过压和淋巴回流发挥重要作用。

驱使血管内液向外滤出的力量是平均有效流体静压。在毛细血管动脉端血压平均为 30mmHg，静脉端血压平均为 12mmHg，组织间隙的流体静压为 10mmHg，因此在毛细血管动脉端有效流体静压约为 20mmHg，而在静脉端约为 2mmHg。促使液体回流至毛细血管内的力量是有效胶体渗透压。正常人血浆胶体渗透压为 25mmHg，组织间液的胶体渗透压为 15mmHg，两者之差即为有效胶体渗透压，约为 10mmHg。有效流体静压减去有效胶体渗透压的差值，即有效滤过压，在毛细血管动脉端为 +10mmHg，驱动组织液生成，在静脉端为 −8mmHg，导致组织液回流进入血管。正常组织间液在毛细

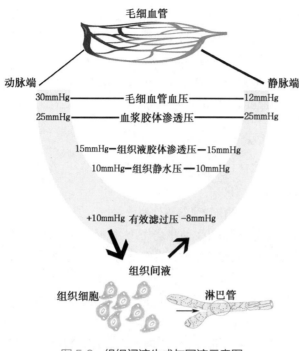

图 5-6　组织间液生成与回流示意图

箭头代表体液流动方向。

血管动脉端的生成略大于静脉端的回流,剩余的组织间液形成淋巴液(图5-6)。淋巴回流把不断生成的组织间液送回循环系统,使血管内、外液体交换处于动态平衡。

以上因素先后或同时失常,都可以导致组织间液过多而形成水肿。

1)毛细血管血压升高:毛细血管血压升高可导致有效流体静压增高,使有效滤过压增大,组织间液生成增多,当后者超过淋巴回流的代偿能力时,可引起水肿发生。心性水肿(cardiac edema)时全身或局部的静脉压升高,导致有效流体静压增高。

2)血浆胶体渗透压降低:血浆胶体渗透压主要取决于血浆蛋白,尤其是白蛋白的浓度。当血浆白蛋白含量减少,如肾病性水肿,血浆胶体渗透压下降,导致有效胶体渗透压下降,从而使有效滤过压增大,组织液的生成增加。

3)微血管通透性增加:正常毛细血管只容许微量血浆蛋白滤出,因而在毛细血管内、外可形成胶体渗透压梯度。当微血管通透性增高,血浆蛋白从毛细血管和微静脉壁滤出,于是毛细血管静脉端和微静脉内的胶体渗透压下降,而组织间液的胶体渗透压上升,最终导致有效胶体渗透压下降,促使水分滤出,此时水肿液中所含蛋白量较高,可达 30~60g/L。

4)淋巴回流受阻:正常的淋巴回流不仅能把组织液及其所含蛋白质回收到血液循环,而且在组织液生成增多时,还能代偿回流,因而具有重要的抗水肿作用。淋巴回流受阻时,含高蛋白的水肿液在组织间隙中积聚,从而形成淋巴性水肿。如恶性肿瘤细胞侵入并堵塞淋巴管导致相应部位水肿;丝虫病时主要的淋巴管道被成虫阻塞引起下肢和阴囊的慢性水肿。

(2)体内、外液体交换失平衡——钠、水潴留:正常人体水、钠的摄入量与排出量总是处于动态平衡,从而使体液量保持相对恒定,其中肾脏对钠、水的平衡起重要调节作用。正常情况下,肾小球的滤过功能与近球肾小管的重吸收功能保持平衡。当肾小球滤过率下降和 / 或肾小管重吸收钠、水增加时,导致钠、水潴留和细胞外液量增多。

1)肾小球滤过率下降:引起肾小球滤过率下降的原因有原发和继发两类:①原发性肾小球滤过率下降,见于广泛的肾小球病变,如急性肾小球肾炎,炎性渗出物和内皮细胞肿胀可导致肾小球滤过率明显下降;慢性肾小球肾炎时肾单位严重破坏,肾小球滤过面积明显减少,导致肾小球滤过率下降。②继发性肾小球滤过率下降,见于有效循环血量减少,如充血性心力衰竭和肾病综合征,由于血管内液滤出过多,引起有效循环血量下降,使肾血流量减少。

2)肾小管重吸收钠、水增多:①肾血流重分布。正常时约有 90% 的肾血流通过皮质肾单位,皮质肾单位约占肾单位总数的 85%,这些肾单位的髓袢短,不进入髓质高渗区,对钠、水重吸收功能相对较弱,其余15%的肾单位为近髓肾单位,由于其髓袢很长,深入髓质高渗区,对钠、水重吸收功能较强。肾皮质交感神经丰富,肾素、血管紧张素 Ⅱ 含量较高,当有效循环血量减少时,交感神经兴奋,可发生肾血流重分布,即通过皮质肾单位的血流明显减少,而较多的血流转入近髓肾单位,其直接的后果是钠、水重吸收增加,从而导致钠、水潴留。②肾小球滤过分数增加。肾小球滤过分数 = 肾小球滤过率 / 肾血浆流量。充血性心力衰竭或肾病综合征时,肾血流量随有效循环血量的减少而下降,由于出球小动脉收缩比入球小动脉收缩明显,肾小球滤过率相对增高,因此肾小球滤过分数增加。此时,由于无蛋白滤液相对增多,通过肾小球流入肾小管周围毛细血管的血液中,蛋白和血浆胶体渗透压也相应增高,同时血流量减少引起流体静压下降,于是,近曲小管重吸收 Na$^+$、水增加,导致钠、水潴留。③ ANP 分泌减少,促使肾小管对钠、水的重吸收。④醛固酮分泌增多。有效循环血量下降或其他原因使肾血流减少时,一方面肾血管灌注压下降,入球小动脉壁的牵张刺激减弱,另一方面,肾小球滤过率降低使流经致密斑的钠量减少,均可使近球细胞分泌肾素增加,激活肾素 - 血管紧张素 - 醛固酮系统。另外肝功能严重损害时,肝脏对醛固酮的灭活减少,也可引起血浆醛固酮浓度增加。⑤ ADH 分泌增加。如充血性心力衰竭时,由于有效循环血量减少,使得左心房壁和胸腔大血管的容量感受器所受刺激减弱,反射性地引起 ADH 分泌增加。

　　总之,对于临床常见的水肿,通常是多种因素先后或同时发挥作用,同一因素在不同类型水肿发病机制中所发挥的作用也不同。因此,在临床实践中必须具体问题具体分析,方能正确选择适宜的处理措施。

2. 水肿的表现特征及其对机体的影响

　　(1)水肿液的性状:根据水肿液蛋白含量的不同可将水肿液分为漏出液和渗出液。①漏出液(transudate):比重低于 1.015、蛋白含量低于 25g/L、细胞数少于 500 个 /100ml。②渗出液(exudate):比重高于 1.018、蛋白含量可达 30~50g/L、且可见大量细胞。

　　(2)全身性水肿的分布特点:最常见的全身性水肿是心性、肾性和肝性水肿,其水肿的分布各不相同。由右心衰竭导致的心性水肿,首先出现在下垂部位,站立时以下肢尤以足踝部最早出现,然后向上扩展。肾性水肿则先表现于眼睑或面部水肿,然后向下扩展。肝性水肿以腹腔积液最显著,而躯体其他部位则不明显。

　　(3)皮下水肿的特点:皮下水肿是全身性或局部水肿的重要体征。过多的液体积聚在皮下组织可引起皮肤肿胀、弹性降低和皱纹变浅,用手指按压时可能出现凹陷,称为凹陷性水肿(pitting edema),又称为显性水肿(frank edema)。事实上,全身性水肿患者出现凹陷性水肿之前,已有组织间液的增多(可达原体重的 10%),称为隐性水肿(recessive edema)。

　　(4)水肿对机体的影响:在特定条件下水肿对机体有一定的有益效应,但水肿对机体的不利影响亦十分明显,其影响的大小主要与水肿发生的部位、程度以及水肿发生的速度和持续时间有关。

3. 水肿防治的病理生理学基础　　根据水肿发生的病理生理机制,水肿的防治原则包括:①治疗原发病,如改善心脏、肝脏和肾脏功能;②减轻水、钠潴留;③改善血液循环,降低毛细血管血压;④提高血浆胶体渗透压;⑤降低微血管的通透性等。

第二节　钾代谢紊乱

- 机体钾稳态涉及细胞内、外钾平衡和体内、外钾平衡。
- 低钾血症可引起神经、骨骼肌和肠道平滑肌兴奋性降低,改变心肌生理特性、引发心肌功能和心电图改变,导致碱中毒。
- 高钾血症可严重影响心肌生理特性和功能,引发特征性心电图改变、心室纤颤或心脏停搏,导致酸中毒。

一、正常钾代谢

(一)钾的主要生理功能

1. 钾是维持细胞静息膜电位的物质基础　　静息膜电位主要取决于细胞膜对钾的通透性和膜内、外钾离子浓度差,膜电位是影响神经肌肉组织兴奋性的重要因素。而且,钾离子通过钾通道流出细胞参与了动作电位的复极化过程。

2. 钾参与机体新陈代谢过程　钾离子调节多种酶的功能,参与糖原和蛋白质的合成,如细胞内一些与糖代谢有关的酶,必须在钾存在的情况下才具有活性。

3. 钾离子是细胞内主要的阳离子　细胞内液钾离子浓度是细胞外液钾离子浓度的 30~40 倍,钾离子不仅是维持细胞内液渗透压的主要因素,而且参与细胞内、外液渗透压和酸碱平衡的调节。

（二）钾的正常代谢

一般成人每天饮食摄入钾约 100mmol,其中约 90% 在肠道被吸收、随后由肾脏排出,其余 10% 随粪便排出,极少部分的钾可随汗液排出。钾进入肠道可通过肠道钾感应前馈机制,快速启动肾脏排 K^+,这种排钾反应不依赖于血浆 K^+ 或醛固酮的浓度变化。同时,肾脏排钾存在昼夜节律,白天排钾增强,夜间和清晨降低,从而维持体内外钾平衡。尽管肾脏主要负责维持机体内外 K^+ 代谢的平衡,但肾脏启动排 K^+ 反应通常需要数小时。正常成人体内含钾总量为 50~55mmol/kg 体重,其中 98% 存在于细胞内液,主要分布在肌肉、肝脏、骨骼和红细胞,仅约 2% 的钾存在于细胞外液。几乎所有的细胞都含有 Na^+-K^+-ATP 酶,该酶激活将 Na^+ 泵出细胞、K^+ 泵入细胞,从而将细胞外液 K^+ 浓度维持在一个狭窄的正常范围(血清钾离子浓度为 3.5~5.5mmol/L)。因此,机体细胞外 K^+ 浓度的快速调节主要依靠 K^+ 的跨细胞转移,特别是骨骼肌细胞,机体钾稳态涉及钾跨细胞膜转移和体内、外钾平衡。

1. 钾跨细胞膜转移　针对变动的钾负荷,机体快速维持血清钾浓度的恒定,主要依靠细胞内、外钾离子转移来实现。

（1）细胞内 Na^+ 或细胞外 K^+ 浓度升高,通过直接结合方式增加 Na^+-K^+-ATP 酶的活性,促进 K^+ 进入细胞。

（2）胰岛素:胰岛素与受体结合引起胰岛素受体底物蛋白 1 磷酸化,激活非典型蛋白激酶 C 信号通路,增加 Na^+-K^+-ATP 酶的活性和酶的膜转位,促进 K^+ 进入细胞。胰岛素的这种效应与胰岛素对血糖的调节作用无关。

（3）儿茶酚胺:儿茶酚胺激活 β_2- 肾上腺素能受体,活化蛋白激酶 A 信号通路,增加 Na^+-K^+-ATP 酶的活性,促进 K^+ 进入细胞。

（4）甲状腺素和糖皮质激素:甲状腺素和糖皮质激素可促进 Na^+-K^+-ATP 酶的表达、并增强 Na^+-K^+-ATP 酶的活性,从而促进 K^+ 进入细胞。

（5）运动:运动促进骨骼肌细胞内 K^+ 释放,剧烈运动时骨骼肌细胞间液中 K^+ 可增加 10~12mmol。肌细胞外 K^+ 浓度升高可降低肌肉的兴奋性和收缩力,减轻疲劳,同时细胞间液中 K^+ 增加可引起快速的血管舒张,保证运动肌肉的血液供应。另外,运动兴奋交感神经释放儿茶酚胺,激活 β_2- 肾上腺素能受体,增加 Na^+-K^+-ATP 酶的活性,而且肌肉收缩本身可增加细胞膜 Na^+-K^+ ATP 酶的含量,最终促进 K^+ 进入细胞,从而限制细胞外液 K^+ 浓度的过度升高,避免高钾血症的发生。

（6）儿茶酚胺刺激 α- 肾上腺素受体可抑制细胞膜上的钾通道,减少 K^+ 移出细胞。

此外细胞外液渗透压增高,如高血糖,引起水分子从细胞内向细胞外流动,通过溶剂拖拽作用导致 K^+ 移出细胞,此时细胞内液减少导致细胞内 K^+ 浓度升高,为 K^+ 外流提供有利的浓度梯度。

2. 钾代谢的肾脏调节

（1）肾小管对 K^+ 的重吸收与排泄:K^+ 可以自由通过肾小球滤过膜,约 90% 的过滤 K^+ 被近曲小管和髓袢重新吸收,仅 10% 的过滤 K^+ 到达远曲小管和集合管。

在起始段近曲小管(proximal tubule,PT)中,上皮细胞间质侧细胞膜(基底膜)Na^+-K^+-ATP 酶介导 Na^+ 主动重吸收,管腔侧细胞膜(管腔膜)通过 Na^+- 葡萄糖、氨基酸、Cl^- 同向转运体以及 Na^+-H^+ 交换体重吸收管腔中 Na^+,从而引起净液体重吸收,随后通过水分子拖曳机制驱动细胞旁 K^+ 的被动重吸收。随着管腔阴离子(如 HCO_3^-、Cl^-)被重吸收以及管腔膜 K^+ 通道排钾,后段近曲小管管腔电位从负向正转变,通过正电荷驱动机制促进 K^+ 通过细胞旁途径被动重吸收。在髓袢升支粗段(thick ascending limb of the loop of Henle,TAL),肾小管上皮细胞基底膜 Na^+-K^+-ATP 酶介导 Na^+ 主动重吸收,降低细胞内 Na^+ 浓度,激活管腔膜上的 Na^+-K^+-2Cl^- 同向转运体,导致 Na^+、K^+ 和 Cl^- 的跨细胞重吸收。

TAL 上皮细胞管腔膜表达肾外髓钾通道(renal outer medullary K$^+$ channel,ROMK),K$^+$ 通过 ROMK 从细胞内进入管腔,为同向转运提供足够的管腔 K$^+$。同时,这种 K$^+$ 循环导致管腔正电荷增加,驱动 K$^+$、Ca^{2+}、Mg^{2+} 通过细胞旁途径被重吸收。在起始段远曲小管(the first portion of distal convoluted tubule,DCT1),肾小管上皮细胞管腔膜分布大量的噻嗪敏感的 Na$^+$-Cl$^-$ 同向转运体(Na$^+$-Cl$^-$ cotransporter,NCC),小管液中 Na$^+$ 浓度增加激活 NCC,启动电中性的 NaCl 重吸收,细胞基底膜 Na$^+$-K$^+$-ATP 酶激活,降低细胞内 Na$^+$ 浓度,为 Na$^+$ 通过 NCC 转运提供浓度梯度。同时,DCT1 表达大量的内向整流钾通道(Kir4.1/5.1),Kir4.1/5.1 既是血清 K$^+$ 的感受器,又可以将 Na$^+$-K$^+$-ATP 酶转运的 K$^+$ 转入细胞外,导致细胞膜超极化,增加细胞膜对 Cl$^-$ 的通透性促进 Cl$^-$ 重吸收。在后段远曲小管(the second portion of the distal convoluted tubule,DCT2),上皮细胞表达 DCT1 中表达的所有成分,但 NCC 表达逐渐减少。而且,DCT2 表达大量的阿米洛利(一种保钾利尿剂)敏感的上皮 Na$^+$ 通道(epithelial sodium channel,ENaC)、ROMK、盐皮质激素受体和降解糖皮质激素的 2 型 11β- 羟基类固醇脱氢酶,是醛固酮敏感型远端肾单位的起始部位。肾小管 Na$^+$ 浓度增加刺激 ENaC,导致 Na$^+$ 重吸收,引起管腔电位变负,从而驱动细胞内 K$^+$ 通过 ROMK 分泌至管腔,引起电压依赖性的 K$^+$ 分泌。在集合管(collecting duct,CD),肾小管上皮主细胞管腔膜除表达 ENaC 和 ROMK 外,还表达大电导 K$^+$ 通道(big K$^+$ channel,BK),BK 介导了原尿流速依赖性钾分泌。集合管原尿中 Na$^+$ 浓度增加刺激 ENaC 介导的 Na$^+$ 吸收,使管腔电位变负,增加 ROMK 依赖性 K$^+$ 分泌,同时原尿流速增加促进了 BK 依赖性 K$^+$ 分泌。此外,集合管还含有一种 α-闰细胞,该细胞管腔膜上分布 H$^+$-ATP 酶和 H$^+$-K$^+$-ATP 酶,H$^+$-K$^+$-ATP 酶将细胞内 H$^+$ 转运至小管腔,同时导致 K$^+$ 的重吸收(图 5-7)。

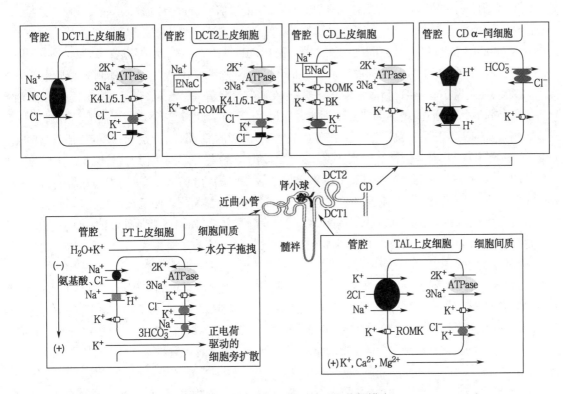

图 5-7　肾小管对钾离子的重吸收与排出

PT,起始段近曲小管;TAL,髓袢升支粗段;DCT1,起始段远曲小管;DCT2,后段远曲小管;CD,集合管;ROMK,外髓钾通道;NCC,Na$^+$-Cl$^-$ 同向转运体;ENaC,上皮 Na$^+$ 通道;BK,大电导 K$^+$ 通道。

显然,在生理状态下,尿液中排出的 K$^+$ 主要是由远曲小管与集合管分泌。因此,对不断变动的钾摄入量,机体主要依靠远曲小管和集合管对钾的分泌来调节机体内外钾平衡。

(2)远曲小管、集合管排钾的调节因素:远曲小管和集合管排 K$^+$ 能力和肾小管上皮细胞内与管腔内 K$^+$ 浓度梯度、跨管腔膜的电位差以及管腔膜对 K$^+$ 的通透性有关。增加肾小管细胞内 K$^+$ 浓度、降低管腔 K$^+$ 浓度、增加管腔内负电荷和管腔膜对 K$^+$ 的通透性均可促进 K$^+$ 的排泄。

1）Na$^+$ 与水向远端肾小管输送的速率：后段远曲小管和集合管管腔中 Na$^+$ 浓度增加可刺激上皮细胞 ENaC，加快肾小管对 Na$^+$ 的重吸收和管腔电位变负，从而促进 ROMK 介导的电压依赖性 K$^+$ 分泌。集合管中原尿流速增加激活 BK，增加流速介导的 K$^+$ 分泌。此外，原尿流速加快，促进小管液中 K$^+$ 排出，降低管腔中 K$^+$ 浓度，保持肾小管上皮细胞排钾的浓度梯度。

2）血钾浓度：血清钾离子浓度降低，激活 DCT1 钾离子感应器 Kir4.1/5.1 通道，导致细胞内 K$^+$ 外流和细胞膜超极化，促进氯离子流出细胞，从而降低细胞内 Cl$^-$ 浓度。细胞内 Cl$^-$ 的浓度下降增强了无赖氨酸激酶 4（with no lysine 4，WNK4）的自身磷酸化，进而增强 NCC 的活性，促进 NaCl 的重吸收、减少 Na$^+$ 与水向远端肾小管输送，降低了远曲小管和集合管 ENaC 介导的 Na$^+$ 重吸收和 ROMK 介导的 K$^+$ 分泌。同时，集合管的原尿流速减少，降低了 BK 介导的 K$^+$ 分泌。通过上述机制，肾小管减少对 K$^+$ 的排出，从而升高血清钾离子浓度，但同时增加了肾小管对水、钠的吸收。反之，高钾饮食或血钾浓度升高，可以抑制远曲小管 NCC 的活性，降低远曲小管对钠、水的重吸收，导致 DCT2 和集合管 Na$^+$ 浓度升高和原尿流速增加，从而增加 ROMK 和 BK 介导的 K$^+$ 分泌，促进肾脏排钾、降低血钾浓度。

3）血管紧张素 II（Ang II）：Ang II 除增强近曲小管对钠、水的重吸收外，还可以作用血管紧张素受体，通过 WNK4 依赖的方式激活远曲小管 NCC 和集合管 ENaC，增加肾小管对钠、水的重吸收。同时，Ang II 可以抑制 ROMK。钠、水向远端肾单位输送减少以及 ROMK 的抑制，引起肾小管排钾减少。

4）醛固酮：醛固酮通过下列机制促进肾脏对水、钠的重吸收，同时增加肾脏对 K$^+$ 和 H$^+$ 的排出：①醛固酮增加后段远曲小管与集合管上皮细胞 Na$^+$-K$^+$-ATP 酶的活性，导致细胞内 K$^+$ 浓度升高，保持肾小管 K$^+$ 分泌的浓度梯度；②醛固酮增加 ENaC 和 ROMK 的表达和活性，促进肾小管对 Na$^+$ 的重吸收，增加管腔的负电位和 K$^+$ 分泌；③醛固酮增加肾小管 α- 闰细胞 H$^+$-ATP 酶和外侧氯 - 碳酸氢盐交换体的活性，促进肾小管泌 H$^+$ 和尿液酸化。然而，在血容量降低的情况下，肾素 - 血管紧张素系统的激活导致醛固酮释放增加，增加的醛固酮促进肾脏钠、水潴留，有助于恢复血容量，但对肾脏排 K$^+$ 无明显影响。血钾浓度升高直接刺激肾上腺释放醛固酮，增加的醛固酮促进肾脏 K$^+$ 的排泄，以降低血清 K$^+$ 浓度，但此时不会伴随肾脏钠、水潴留。这种醛固酮在容量耗尽时刺激 Na$^+$、水潴留但不能促进 K$^+$ 的排出，在高钾血症时刺激肾脏排 K$^+$ 而不导致肾脏 Na$^+$、水潴留的现象称为醛固酮反常（aldosterone paradox），其机制可以通过原尿流速、Na$^+$ 向远端肾单位输送与醛固酮之间的相互作用来解释。血容量降低激活肾素 -Ang II - 醛固酮系统，循环 Ang II 和醛固酮共同作用促进肾脏对钠、水的重吸收，但此时 Ang II 抑制了 ROMK，ROMK 的抑制和钠、水向远端肾单位输送减少引起肾小管排钾减少。因此，此时醛固酮水平升高，但不能促进肾脏排 K$^+$；血钾浓度升高直接刺激肾上腺释放醛固酮，但血钾浓度升高可以直接抑制起始段远曲小管 NCC，降低远曲小管对钠、水的重吸收，导致钠、水向后段远曲小管和集合管输送增多、原尿流速加快，此时醛固酮增加后段远曲小管和集合管 ENaC 的活性和 ROMK 的表达，促进电压依赖性的 K$^+$ 分泌，同时原尿流速加快促进 BK 介导的 K$^+$ 分泌。因此，膳食 K$^+$ 摄入量增加或血钾浓度升高可增加醛固酮的水平、增加肾小管排 K$^+$，但不会引起机体钠、水潴留。

3. 结肠排钾　正常时约 10% 的摄入钾由肠道排出，结肠排 K$^+$ 量亦受醛固酮的调控。在肾小球滤过率明显下降的情况下，结肠排 K$^+$ 量平均可达到摄入钾量的三分之一，成为重要的排钾途径。

此外，在炎热环境、重体力活动情况下，通过汗液经皮肤也可丢失一定数量的钾。

二、低钾血症

血清钾浓度低于 3.5mmol/L 称为低钾血症（hypokalemia）。除体内钾分布异常外，血清钾浓度减少常伴有机体总钾量的减少(缺钾)。

(一)原因

1. 钾摄入减少 长期不能进食(如消化道梗阻、昏迷及手术后长期禁食)的患者钾摄入不足。

2. 钾经肾脏或肾外途径丢失过多

(1)经胃肠道失钾:大量消化液丧失是低钾血症最常见的原因,主要见于频繁呕吐、腹泻、胃肠减压、肠瘘以及滥用灌肠剂或缓泻剂。发生机制为:①消化液含钾量比血浆高,故消化液丧失必然丢失大量钾;②大量丧失胃酸导致碱中毒。一方面,急性代谢性碱中毒时近曲小管对 $NaHCO_3$ 和液体的重吸收受到抑制,导致 Na^+ 和 HCO_3^- 向远端肾单位输送增加,原尿流速加快,同时碱中毒导致肾小管细胞内 pH 升高、增加 ENaC、ROMK 和 BK 的活性,从而引起肾小管排钾增多;另一方面,碱中毒导致细胞外钾离子进入细胞。此外,集合管 α- 闰细胞 HCO_3^- 重吸收减少,导致 H^+-K^+ 交换减少,从而减少闰细胞对钾离子的重吸收。

(2)经肾脏失钾

1)使用某些利尿剂,如心力衰竭、肝硬化等患者使用髓袢或噻嗪类利尿剂:髓袢利尿剂抑制 Na^+-K^+-$2Cl^-$ 同向转运体、减少钠、氯、钾、水的重吸收;噻嗪类利尿剂抑制噻嗪敏感的 NCC,减少肾小管对钠、氯的重吸收,最终增加钠向远端肾单位输送和原尿流速,促进 K^+ 从 ROMK 和 BK 排出。

2)醛固酮分泌过多:见于原发性、继发性醛固酮增多症,导致肾小管和结肠排钾增多。

3)库欣综合征(Cushing syndrome)、异位性 ACTH 分泌增多或长期大量使用糖皮质激素:糖皮质激素和醛固酮均可以与盐皮质激素受体结合,但正常情况下后段远曲小管表达 2 型 11β- 羟基类固醇脱氢酶,可灭活糖皮质激素皮质醇。库欣综合征患者或者长期使用大剂量糖皮质激素时,2 型 11β- 羟基类固醇脱氢酶被皮质醇结合导致其活性相对不足,致使多余的皮质醇与盐皮质激素受体结合,发挥类似于醛固酮的作用,引起肾小管排钾增多。

4)各种肾疾病,尤其是肾间质性疾病如肾盂肾炎,由于钠和水重吸收障碍使远端肾小管原尿流速增加导致排钾过多。

5)镁缺失:近曲小管、髓袢升支粗段钾的重吸收依赖肾小管上皮细胞 Na^+-K^+-ATP 酶,此酶需要 Mg^{2+} 的激活。缺镁可使 Na^+-K^+-ATP 酶失活,导致钾的重吸收减少,引起钾丢失;低钾血症可以激活起始段远曲小管上皮细胞 NCC,增加远曲小管对 NaCl 的重吸收,镁缺失会抑制低钾血症对 NCC 的激活作用,导致持续的 NCC 抑制,减少起始段远曲小管对 NaCl 的重吸收,增强 Na^+ 向远端肾单位输送,促进 ROMK 介导的肾小管排钾,而且正常细胞内 Mg^{2+} 浓度对 ROMK 有抑制作用,镁缺失增强 ROMK 的活性,进一步促进肾小管排钾(见图 5-7)。

6)Ⅰ型肾小管酸中毒:即远端肾小管性酸中毒,由于远端肾单位 α- 闰细胞的 H^+ 分泌减少、尿液酸化受损以及 HCO_3^- 吸收障碍,患者通常会出现高氯血症、低钾血症和慢性代谢性酸中毒。由于 H^+-ATP 酶或 H^+-K^+-ATP 酶介导的 H^+ 分泌减少,导致 H^+-K^+ 交换减少,最终抑制 K^+ 的重吸收。特别是,H^+-ATP 酶或 H^+-K^+-ATP 酶缺陷引起慢性酸中毒,抑制所有肾小管的 Na^+-K^+-ATP 酶,减少近曲小管、髓袢对钠、水的重吸收,导致 Na^+ 向远端肾单位输送增加和原尿流速增快,同时酸中毒本身可直接刺激醛固酮分泌,这一过程不依赖于肾素的分泌。Na^+ 向远端肾单位输送增加、原尿流速增快和醛固酮分泌增多共同作用,导致远端肾单位和集合管排 K^+ 增多,最终超过急性酸中毒本身对肾小管细胞 K^+ 分泌的局部抑制作用,引起肾小管排钾增加、机体负钾平衡和低钾血症(见图 5-7)。

7)Ⅱ型肾小管性酸中毒:由近曲小管 Na^+/HCO_3^- 重吸收障碍引起,部分患者与 Fanconi 综合征(近曲小管磷酸盐、葡萄糖、氨基酸以及 HCO_3^- 等吸收障碍)相关,表现出慢性代谢性酸中毒、低磷血症和低钾血症。患者近曲小管对 HCO_3^- 的重吸收减少,导致血清 HCO_3^- 减少和酸中毒。同时近曲小管对钠、水的重吸收减少,Na^+ 向远端肾单位输送增加、原尿流速增快、酸中毒诱导醛固酮分泌增多,最终加快肾小管排钾,导致低钾血症。

8)远曲小管和集合管中难以重吸收的阴离子(如 SO_4^{2-}、HPO_4^{2-}、HCO_3^-、β- 羟丁酸、乙酰乙酸、青霉素以及羧苄西林等)增多,增加肾小管腔的负电荷,促进肾小管排钾增多。

9)Ⅱ型Bartter综合征:由ROMK功能缺失突变引起。ROMK突变降低了髓袢粗支升段对钠、水的重吸收,尽管在围生期,患儿因ROMK介导的钾分泌缺失而表现出短暂的高钾血症,但随病情的发展,原尿流速不断增加,促进BK介导的K$^+$分泌而出现低钾血症。

(3)经皮肤失钾:大量出汗亦可引起低钾血症。

3. 钾进入细胞内过多　细胞外钾向细胞内转移引起低钾血症时,机体总钾量未变,主要见于以下情况。

(1)使用大剂量胰岛素。

(2)急性碱中毒:碱中毒时,细胞外H$^+$浓度下降激活骨骼肌细胞膜上的Na$^+$-H$^+$交换体,细胞外HCO$_3^-$浓度升高激活细胞膜上的Na$^+$-2HCO$_3^-$同向转运体,导致细胞内Na$^+$浓度升高,进而激活细胞膜上的Na$^+$-K$^+$-ATP酶,增加细胞外K$^+$进入细胞;此外,细胞外HCO$_3^-$浓度升高抑制Cl$^-$-HCO$_3^-$交换体,减少细胞内Cl$^-$浓度,从而抑制细胞膜上的K$^+$-Cl$^-$同向转运体,减少细胞内K$^+$外流。因此,碱中毒导致细胞外液K$^+$急剧转入细胞内,引起低钾血症(图5-8)。研究表明,pH每上升0.1,血清钾浓度可下降10%~15%。

(3)β$_2$-肾上腺素能受体活性增强。

(4)钡中毒:如醋酸钡、碳酸钡、氯化钡和硫酸钡等钡中毒时,钡离子非特异性地阻断细胞膜上的内向整流钾通道,减少细胞内K$^+$外流;同时钡离子会增加Na$^+$-K$^+$-ATP酶活性,促进K$^+$进入细胞。

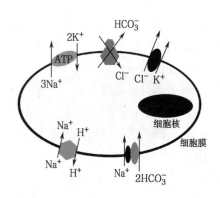

图5-8　酸碱平衡紊乱对骨骼肌细胞钾离子转运的影响

(5)低钾血症型周期性瘫痪:该病系常染色体显性遗传病,其临床表现为阵发性肌无力伴有低钾血症,该病发作时血钾浓度常低于1.8mmol/L。目前认为,其发病与编码骨骼肌Ca^{2+}通道、Na$^+$通道和K$^+$通道的基因突变有关,其中超过50%的病例由编码Ca^{2+}通道的基因突变所致,突变型L型钙通道的激活速率明显降低,钙内流受阻,肌肉兴奋-收缩偶联障碍,出现瘫痪,补钾有一定疗效,但发生低钾血症的机制尚不清楚。

(二)对机体的主要影响

低钾血症可引起多种功能代谢变化,这些变化的严重程度与血清钾降低程度和起病快慢密切相关,但个体差异很大。一般而言,血清钾浓度低于3.0mmol/L时才出现明显的临床症状。

1. 低钾血症对神经肌肉的影响

(1)神经肌肉组织兴奋性降低,肌肉松弛无力或弛缓性麻痹,以下肢肌肉最为常见,严重时可累及躯干、上肢肌肉,甚至发生呼吸肌麻痹。

神经肌肉细胞兴奋性主要是由静息电位与阈电位之间的距离决定。按照简化的Nernst方程,骨骼肌细胞静息膜电位接近钾的平衡电位$\approx -60\lg[K^+]_i/[K^+]_e$。急性低钾血症时,由于$[K^+]_e$急剧降低,而$[K^+]_i$变化不明显,故$[K^+]_i/[K^+]_e$浓度差增大,静息电位负值增大,静息电位与阈电位间的差距增大,神经肌肉处于超极化阻滞状态,兴奋性降低,从而引起肌肉无力,甚至发生肌肉弛缓性麻痹。慢性低钾血症时,因低钾血症发生缓慢,钾可从细胞内转移至细胞外而降低细胞内外钾浓度的梯度,$[K^+]_i$和$[K^+]_e$均减小,而$[K^+]_i/[K^+]_e$可比较正常,结果静息电位可正常,神经肌肉兴奋性无明显降低,临床症状不明显。

低钾血症时出现的肌肉松弛无力也受血浆Ca^{2+}浓度的影响。细胞外Ca^{2+}对骨骼肌细胞膜Na$^+$内流有竞争性抑制作用,因此,血浆Ca^{2+}浓度增高时,Na$^+$内流受抑制,触发Na$^+$快速内流而产生的0期除极化受影响,即阈电位上移,从而加大了静息膜电位与阈电位之间的距离,细胞兴奋性降低。相反,血浆Ca^{2+}浓度降低时,对细胞膜Na$^+$内流的抑制作用减弱,阈电位下降,细胞兴奋性增高(图5-9)。

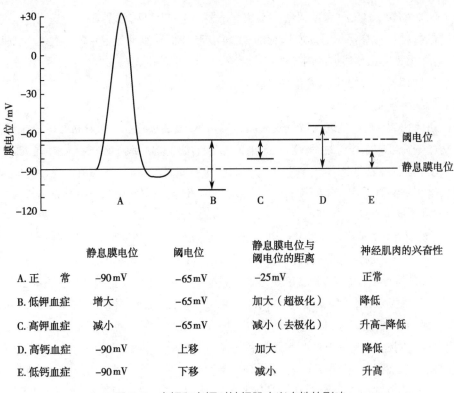

	静息膜电位	阈电位	静息膜电位与 阈电位的距离	神经肌肉的兴奋性
A.正　常	−90 mV	−65 mV	−25 mV	正常
B.低钾血症	增大	−65 mV	加大（超极化）	降低
C.高钾血症	减小	−65 mV	减小（去极化）	升高-降低
D.高钙血症	−90 mV	上移	加大	降低
E.低钙血症	−90 mV	下移	减小	升高

图 5-9　血钾和血钙对神经肌肉兴奋性的影响

（2）横纹肌溶解：严重缺钾或血清钾离子低于 2.5mmol/L 的患者,肌肉运动时不能从细胞释出足够的钾离子,以致局部血管收缩、并发缺血缺氧,从而引起肌痉挛、缺血性坏死和横纹肌溶解。此外,严重低钾血症时,发生横纹肌溶解还与肌肉代谢障碍有关。

2.低钾血症对心脏的影响

（1）对心肌兴奋性的影响:轻度急性低钾血症时,细胞内[K^+]与细胞外[K^+]差值变大,引起心肌细胞静息电位增大(超极化),其兴奋性下降。正常情况下,心肌细胞质中 Mg^{2+} 和多胺结合到内向整流 K^+ 通道的负电荷结构域并阻止 K^+ 外流,但生理浓度的细胞外 K^+ 从细胞外进入钾通道,可以解除 Mg^{2+} 和多胺对钾通道的封闭作用,促进 K^+ 外流。中度或重度急性低钾血症时,细胞外[K^+]降低,使细胞内 Mg^{2+} 和多胺对钾通道的封闭作用加强,从而降低心肌细胞膜对钾离子的通透性、减少细胞内 K^+ 外流。中度或重度急性低钾血症降低细胞外钾离子,可以抑制 Na^+-K^+-ATP 酶的转运速率,从而增加细胞内 Na^+ 浓度。细胞内 Na^+ 浓度升高抑制心肌细胞膜上的 Na^+-Ca^{2+} 交换体,又引起细胞内 Ca^{2+} 浓度升高。细胞内 K^+、Na^+、Ca^{2+} 浓度升高引起细胞膜电位去极化,从而降低静息膜电位与阈电位之间的距离、增加心肌细胞的兴奋性。

（2）对心肌传导性的影响:中度或重度急性低钾血症时因心肌细胞静息膜电位减小,故去极化时 Na^+ 内流速度减慢,0 期去极化的速度减慢,幅度变小,兴奋扩布的速度减慢。因而心肌传导性降低。此外,心肌细胞间的缝隙连接构成心肌细胞之间的低电阻通道,有利于兴奋的传导,低钾血症时心肌细胞内 Ca^{2+} 浓度升高、激活钙调蛋白激酶Ⅱ、降低缝隙连接蛋白43的表达,进一步降低心肌的传导性。

（3）对心肌自律性的影响:窦房结起搏细胞和浦肯野细胞等自律细胞在4期最大复极时,外向钾电流逐渐降低,Na^+ 内流介导的起搏电流进行性增强,使细胞膜自动去极化,从而产生自律性。低钾血症降低了细胞膜对钾离子的通透性,加快了外向钾电流的衰减,导致自律细胞4期自动除极化加速、自律性增高。

（4）对心肌收缩性的影响:如前所述,中度或重度急性低钾血症时,细胞内 K^+、Na^+、Ca^{2+} 浓度升高。细胞内 Ca^{2+} 浓度增加又激活钙调蛋白激酶 II 信号、进一步激活 L 型 Ca^{2+} 通道,促进细胞内 Ca^{2+} 浓度升高。同时,低钾血症降低心肌复极化时的外向钾电流,导致动作电位时程延长,心肌复极化 2 期(平台期)Ca^{2+} 通过 L-Ca^{2+} 通道的内流增加,最终进一步升高细胞内 Ca^{2+} 浓度、加强兴奋 - 收缩偶联过程、增加心肌收缩性。但慢性严重低钾血症可引起心肌细胞缺钾和代谢障碍,甚至心肌细胞变性、坏死,此时心肌细胞收缩性降低。

（5）对心电图的影响:心电图可以反映心肌的兴奋传导、去极化和复极化过程。心电图的 P 波反映左、右心房的心肌细胞去极化过程;QRS 波群反映左、右心室的心肌细胞去极化过程;T 波反映心室肌细胞复极化过程。一般情况下,心外膜下心室肌细胞首先复极,与 T 波峰值对应,中间层心室肌细胞最后复极,与 T 波终点对应;PR 间期表示窦房结的兴奋传到心室并引起心室兴奋所需要的时间,为房室传导时间;QT 间期代表心室开始去极化到完全复极化所需的时间。ST 段正常时与基线平齐,代表心室各部分肌细胞均处在复极化状态,相当于心室肌动作电位的平台期。低钾血症时心房肌细胞兴奋性增高可引起 P 波的振幅升高;心脏传导系统以及心肌的传导性降低,引起 PR 间期延长、QRS 综合波增宽。正常情况下,由于离子通道在心脏不同部位的细胞中表达的差异,使不同部分细胞的复极化时间不同,表现为复极离散。如心室心内膜下心肌细胞、中间层心肌细胞和心外膜下心肌细胞的复极化时间不同,其中中间层心肌细胞的动作电位持续时间最长。低钾血症导致外向钾电流减少,引起心脏细胞复极时间延长、动作电位时程延长和复极离散度增加,导致中间层心肌细胞区域两侧之间的电压梯度变化,从而形成复杂的 T 波形态,如双相和倒置的 T 波。浦肯野纤维和中间层心肌细胞复极化延迟,引起心电图出现 U 波。在心脏细胞复极化过程中,跟随动作电位并依赖于先前跨膜电活动表现的膜电位振荡称为后去极化,包括早后去极化（early afterdepolarizations,EADs）和迟后去极化（delayed afterdepolarizations,DADs）。当后去极化足以使细胞膜去极化至阈值电位时,则产生自发动作电位,称为触发反应。低钾血症抑制外向钾电流,使细胞内 K^+、Na^+、Ca^{2+} 浓度升高,可诱发后去极化,导致触发反应。不同区域不同步的触发反应可启动兴奋折返、导致心律失常,包括尖端扭转型室性心动过速、多态性室性心动过速和心室颤动(图 5-10)。

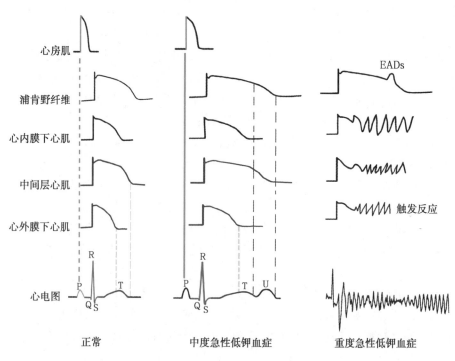

图 5-10　低钾血症对心电图的影响

3. 低钾血症对肾脏的影响

（1）功能变化

1）尿浓缩功能障碍：缺钾时集合管和远端小管上皮细胞受损，ADH 虽能与肾小管上皮细胞膜受体结合并激活腺苷酸环化酶，但 cAMP 生成不足，故发生水的重吸收障碍，出现多尿和低比重尿。

2）低钾血症时，肾小管上皮细胞 NH_3 生成增加，近端小管对 HCO_3^- 重吸收增强，这是低钾血症时引起碱中毒的原因之一。

（2）形态结构的变化：人类钾缺乏时，近端肾小管上皮细胞发生空泡变性，偶尔也见于远端肾小管上皮细胞。此外，还可见到间质纤维化和小管萎缩或扩张。

4. 低钾血症对消化系统的影响 低钾血症可引起平滑肌兴奋性降低、胃肠道运动减弱，患者常发生恶心、呕吐和厌食，严重钾缺乏可导致腹胀甚至麻痹性肠梗阻。

5. 低钾血症对糖代谢的影响 低钾血症可引起轻度血糖升高。低钾血症能引起胰岛素分泌减少或作用减弱；血清钾浓度降低可直接增高血糖。

6. 低钾血症对酸碱平衡的影响 低钾血症抑制骨骼肌细胞膜上的 Na^+-K^+-ATP 酶，减少细胞外 K^+ 进入细胞，增加细胞内 Na^+ 浓度，从而抑制 H^+-Na^+ 交换和 $Na^+-HCO_3^-$ 同向转运体，减少细胞内 H^+ 移出细胞和 HCO_3^- 进入细胞（见图 5-8），同时低钾血症促进肾小管重吸收 HCO_3^-，从而导致代谢性碱中毒，但此时集合管闰细胞增加 H^+-K^+ 交换，促进 K^+ 的重吸收和 H^+ 分泌，导致尿液呈酸性，故称为反常性酸性尿。

（三）低钾血症防治的病理生理学基础

1. 积极治疗原发病。

2. 及时补钾 严重低钾血症或出现明显的临床症状如心律失常或肌肉瘫痪等，应及时补钾。补钾最好口服，因恶心、呕吐等原因不能口服者或病情严重时，才考虑静脉内滴注补钾，绝对禁止静脉推注钾。静脉滴注补钾一般应注意以下事项：一般每日尿量大于 500ml 时，才可静脉补钾，每小时滴入量以 10~20mmol 为宜；每天滴入量不宜超过 120mmol；输入液钾浓度不得超过 40mmol/L。细胞内缺钾恢复较慢，有时需补钾 4~6d 后细胞内外钾才能达到平衡，严重病例需补 10~15d 以上。

3. 适时纠正其他电解质紊乱 引起低钾血症的原因中有不少可以同时引起水、钠、镁等的丢失，应同时纠正其他电解质紊乱。如果血钾浓度 <2.8mmol/L，应检查血镁水平，如果患者伴发低镁血症应先给予 $MgSO_4$ 治疗，然后再补钾。

三、高钾血症

血清钾浓度高于 5.5mmol/L 称为高钾血症（hyperkalemia）。国际上对高钾血症的定义并不一致，欧洲复苏委员会将轻度高钾血症定义为血浆［K^+］在 5.5~5.9mmol/L 之间，中度高钾血症血浆［K^+］在 6.0~6.5mmol/L 之间，重度高钾血症血浆［K^+］>6.5mmol/L。

（一）原因

1. 肾排钾减少

（1）肾小球滤过率减少：急性肾损伤患者出现少尿或无尿、慢性肾损伤末期、休克、严重腹腔积液、出血等均可因肾小球滤过率减少而导致血钾升高。

（2）盐皮质激素缺乏：醛固酮分泌减少或作用减弱时，经常发生高钾血症。临床上常见于肾上腺皮质功能减退（Addison 病），还可见于低醛固酮血症（hypoaldosteronism）和Ⅳ型肾小管酸中毒。产生低醛固酮症的原因很多，可以是低肾素性的、原发性合成障碍（先天性合成酶缺乏）、醛固酮抵抗。假性醛固酮减少症Ⅱ型（Gordon 综合征）是一种常染色体显性遗传病，高血压、高钾血症和代谢性酸中毒是该病的主要特征。Gordon 综合征由编码 NCC 调节蛋白的基因突变导致的 NCC 功能增强所致，因此噻嗪类利尿剂可有效减轻该患者的高血压和高钾血症。假性醛固酮减少症Ⅰ型是一种以盐皮质激素抵抗为特征的疾病，通常见于新生儿。临床表现为高钾血症、代谢性酸中毒和肾性盐耗导致的容量消耗。该病与肾小管上皮钠通道或盐皮质激素受体突变导致盐皮质激素抵抗有关。Ⅳ型肾小管性酸中毒通常由醛固酮缺乏或皮质集合管固有缺陷,导致醛固酮抵抗、远端肾小管排 H^+、排 K^+ 障碍,该疾病常见于糖尿病,特别是糖尿病肾病引起间质性纤维化患者中,其临床特征是患者出现高钾血症和高血氯性酸中毒。

（3）长期应用潴钾利尿剂:螺内酯可与醛固酮竞争远曲小管远端和集合管细胞质内的醛固酮受体,拮抗醛固酮的排钾保钠作用,促进 Na^+ 和水的排出;氨苯蝶啶作用于远曲小管远端和集合管,通过阻滞管腔膜上的钠通道,减少 Na^+ 的重吸收,同时抑制 K^+ 的分泌,从而产生排钠、留钾和利尿作用。

（4）急性酸中毒:急性酸中毒减少肾脏排钾。与远端肾单位 K^+ 分泌有关的几种途径直接受 pH 影响。细胞内 pH 下降会抑制肾小管上皮基底膜上的 Na^+-K^+-ATP 酶、降低管腔膜 ENaC、ROMK 和 BK 的活性,从而减少肾小管排钾。同时,急性酸中毒激活闰细胞中 H^+-ATP 酶刺激 H^+ 的分泌,减少管腔的负电荷,抑制肾小管排 K^+;急性酸中毒上调闰细胞 H^+-K^+-ATP 酶,增强 K^+ 重吸收。通过上述因素综合作用,最终引起高钾血症。

2. 细胞内钾转移到细胞外

（1）急性无机酸中毒（高血氯性酸中毒）:急性无机阴离子引起代谢性酸中毒时,细胞外 $[H^+]$ 升高,抑制了细胞膜上的 Na^+-H^+ 交换体,同时细胞外液 HCO_3^- 浓度降低抑制 Na^+-$2HCO_3^-$ 同向转运体,进而导致细胞内 Na^+ 浓度下降、Na^+-K^+-ATP 酶活性降低,减少 K^+ 内流进入细胞。此外,细胞外 HCO_3^- 浓度下降通过加强 Cl^--HCO_3^- 交换增加氯离子内流,进而增加细胞 K^+-Cl^- 同向转运体的活性,导致细胞内钾离子流出增多和高钾血症（图 5-8）。然而,在乳酸酸中毒,糖尿病酮症酸中毒等有机酸中毒引起的代谢性酸中毒中,有机阴离子（organic anion, OA^-）和 H^+ 通过单羧酸转运蛋白进入细胞,导致细胞内 pH 下降,从而激活 Na^+-H^+ 交换和 Na^+-$2HCO_3^-$ 同向转运体,刺激 Na^+ 转入细胞内。细胞内 Na^+ 的积累维持了 Na^+-K^+-ATP 酶的活性,使 K^+ 进入细胞,因此急性有机酸中毒一般不会通过细胞内钾流出引起高钾血症（图 5-11）。

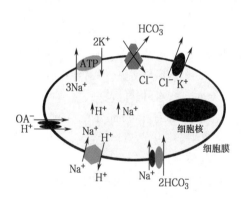

图 5-11　急性有机酸酸中毒对钾离子跨骨骼肌细胞膜转运的影响

（2）缺氧:缺氧时细胞内 ATP 生成减少,细胞膜 Na^+-K^+-ATP 酶运转发生障碍,故钠离子潴留于细胞内,细胞外液中钾离子不易进入细胞内,另外缺氧可引起细胞坏死,细胞内钾离子释放入血,加重高钾血症。

（3）组织分解:细胞内钾离子含量大约是细胞外液钾离子含量的 30 倍,因此,组织分解（如血管内溶血、挤压综合征等）时,细胞内钾离子大量释放可引起高钾血症。

（4）高血糖合并胰岛素不足、使用 β_2-肾上腺素能受体阻断剂,可增加细胞内钾离子流出细胞或减少细胞外钾离子进入细胞,导致高钾血症。

（5）高钾血症性周期性瘫痪:该病系常染色体显性遗传病,其发病机制是骨骼肌电压敏感型钠离子通道 α 亚单位基因突变。常见诱因是血清钾轻度升高,发作时血清钾浓度多在 5~6mmol/L 范围内。

3. 过多过快输入钾盐　在肾功能正常时,因钾摄入过多而引起高钾血症是罕见的。当然,静脉内过多过快输入钾盐可能引起高钾血症,尤其是肾损伤患者。

（二）高钾血症对机体的主要影响

1. 高钾血症对神经、肌肉组织的影响　高钾血症对神经、肌肉影响的严重程度与起病的快慢和血清钾升高的程度密切相关。

（1）急性高钾血症:轻度高钾血症时,患者可有手足感觉异常、疼痛、肌肉轻度震颤等症状。严重高钾血症则可导致四肢软弱无力、腱反射消失甚至弛缓性麻痹。这些症状的发生机制在于:轻度高钾血症时,$[K^+]_i/[K^+]_e$ 比值减小,静息膜电位变小(绝对值),与阈电位的距离缩短（图 5-9）,神经肌肉兴奋性增高,因而临床上可出现肌肉轻度震颤等症状。严重高钾血症时,静息电位显著变小以致接近阈电位水平,细胞膜处于去极化阻滞状态。静息电位过小时,钠通道失活,故动作电位的形成和传布都发生障碍。因此,严重高钾血症时神经肌肉的兴奋性降低,引起四肢软弱无力,甚至发生弛缓性麻痹。

(2)慢性高钾血症:当血清钾缓慢潴留时,细胞内也有一定程度的增多,故与急性高钾血症时相比,$[K^+]_i/[K^+]_e$比值变小的程度不甚明显,因而神经肌肉功能的变化也远不如急性高钾血症时明显。

2. 高钾血症对心脏的影响 高钾血症对心肌影响的严重程度与起病的快慢和血清钾升高的速度与程度等密切相关,其临床表现与血钾浓度没有明显的正相关,存在较大的个体差异。

(1)对心肌兴奋性的影响:与高钾血症对神经肌肉兴奋性的影响相似,在血清钾浓度迅速轻度升高时,心肌细胞静息电位也轻度减小,引起兴奋所需的阈刺激也较小,即心肌兴奋性增高。当血清钾浓度迅速显著升高时,由于静息电位过小,电压依赖性 Na^+ 通道处于备用状态的数量明显减少,甚至全部失活,心肌兴奋性降低、甚至消失。

(2)对心肌传导性的影响:高钾血症时,由于静息电位减小,故动作电位 0 期(除极化)的幅度变小,速度减慢,因而兴奋的扩布减慢,即传导性降低。

(3)对心肌自律性的影响:窦房结起搏细胞、浦肯野自律细胞等,高钾血症时细胞膜对钾的通透性增高,钾的外流增强而钠内流相对减慢,因而 4 期自动去极化减慢,自律性降低。

(4)对心电图的影响:高钾血症时心电图的主要改变包括以下几点。

1)P 波压低、增宽或消失;P-R 间期延长,QRS 综合波增宽;R 波降低,说明心房内、房室间或心室内发生传导延缓或阻滞。

2)T 波狭窄高耸,为高钾血症心电图变化的重要特点之一。高钾血症时,心肌细胞膜对钾离子的通透性增高,复极化外向钾电流加强,导致心肌复极化加速和动作电位时程缩短,从而引起 T 波狭窄高耸。

3)QT 间期缩短,这与动作电位时间缩短有关。在急性重度高钾血症时,由于传导性严重受阻,窦房结冲动不易下传到心室肌细胞;而潜在的起搏点(浦肯野细胞)自律性受抑制,心室肌细胞舒张期去极化时间延长,并与快速复极合并,心电图可出现 QT 缩短、S 波加深、ST 段抬高和 T 波高尖融合的正弦波,最终出现心室停搏(图 5-12)。

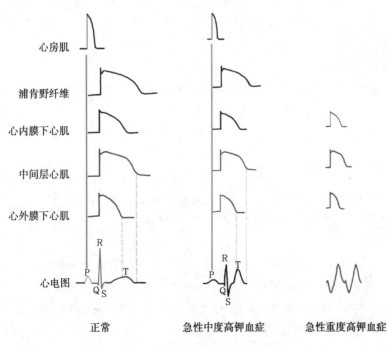

图 5-12 高钾血症对心电图的影响

（5）对心肌收缩性的影响：细胞外液 K^+ 浓度升高干扰 Ca^{2+} 内流，使 Ca^{2+} 内流延缓。另外，高钾血症时激活 Na^+-K^+-ATP 酶，使细胞外液的 Na^+ 浓度增高，后者促进跨膜 Na^+/Ca^{2+} 交换，使细胞内钙外运增多，从而降低细胞内 Ca^{2+} 浓度和心肌收缩性。

3. 高钾血症对酸碱平衡的影响 严重急性高钾血症导致急性代谢性酸中毒，但此时集合管闰细胞 H^+-K^+ 交换减少，K^+ 的重吸收和 H^+ 分泌减少，导致尿液呈碱性，称为反常性碱性尿。

（三）高钾血症防治的病理生理学基础

1. 防治引起高钾血症的原发疾病。

2. 减轻高钾血症对心脏的毒性 高钾血症患者出现异常心电图变化时，可采用静脉注射钙剂和钠盐以改善心肌电生理特性。在心电图监护下缓慢静滴 10% 的葡萄糖酸钙，Ca^{2+} 能提高心肌细胞的阈电位（绝对值减小），使静息电位与阈电位差接近正常，恢复心肌细胞的兴奋性，并增强心肌收缩性；亦可给钠盐提高血 Na^+，促进去极化时 Na^+ 内流，改善心肌细胞的兴奋性与传导性。

3. 降低血清钾

（1）葡萄糖和胰岛素同时静脉内注射使钾向细胞内转移；在酸中毒合并高钾血症时，应用碳酸氢钠不仅可以提高血液 pH 而促进 K^+ 进入细胞内，同时细胞外 Na^+ 浓度升高，还能拮抗 K^+ 对心肌的毒性作用。

（2）使钾排出体外：使用髓袢利尿剂增加尿钾排泄；使用阳离子交换树脂聚苯乙烯磺酸钠（sodium polystyrene sulfonate）口服或灌肠，在消化道内进行 Na^+、K^+ 交换而促进体内钾的排出。对于严重高钾血症患者，可用腹膜透析或血液透析（人工肾）移出体内过多的 K^+。

第三节 镁代谢紊乱

• 低镁血症引起神经 - 肌肉兴奋性增高，血管收缩，加重低钙血症和低钾血症。

• 高镁血症降低神经 - 肌肉兴奋性，抑制心肌的传导性。

一、正常镁代谢

机体镁（magnesium）含量仅次于钙、钠、钾，是排位第四的阳离子。镁离子（Mg^{2+}）是细胞内液中重要的阳离子，含量仅次于钾，它参与细胞内许多酶促反应，正常情况在消化道吸收和肾脏排泄调节下维持动态平衡。

（一）镁的主要生理功能

1. 维持酶的活性 镁是机体内 600 多种调节酶系统的辅助因子，包括 Na^+-K^+-ATP 酶、羧化酶、丙酮酸脱氢酶、己糖激酶、肌酸激酶、蛋白激酶等，参与体内许多重要代谢过程。

2. 抑制可兴奋细胞的兴奋性 Mg^{2+} 对中枢神经系统、神经 - 肌肉和心肌等兴奋性组织，均具有抑制作用。

3. 维持细胞的遗传稳定性 镁是 DNA 相关酶的主要辅助因子和细胞周期与凋亡的细胞内调节者。在细胞质中，镁维持膜的完整性，增强对氧化应激的耐受力，调节细胞增殖、分化和凋亡；在细胞核中维持 DNA 的结构、DNA 复制的保真度，激活 DNA 的修复过程。

（二）镁的代谢

镁主要存在于绿叶蔬菜、谷类、蛋、鱼等食物中。成人体内镁的总含量约 24g，其中约 60% 存在于骨骼中，约 38% 存在于骨骼肌和其他器官的软组织中，仅 1%~2% 的镁存在于细胞外液中。血清镁含量 0.75~1.25mmol/L，其中 20% 与蛋白结合，80% 呈游离状态。成人每天从饮食中摄入的镁，约 1/3 在小肠中被吸收，其余部分随粪便排出，体液中的镁主要经肾脏排出，机体每天镁的摄入量与排出量处于动态平衡。

（三）镁代谢的调节

饮食摄入的镁经消化道吸收。镁摄入量少，肠道吸收镁增加；镁摄入量多，则肠道吸收减少。肠道对镁的吸收与镁通道——瞬时受体电位阳离子通道6（transient receptor potential cation channel 6，TRPM6）的表达密切相关。肾小球滤过的镁，10%~25% 被近曲小管重吸收，50%~70% 被髓袢升支粗段重吸收，约 10% 被远曲小管重吸收，约 5% 的滤过镁随尿排出。影响肾小管镁重吸收的因素很多，其中血镁浓度影响最大。低镁血症时，刺激甲状旁腺分泌甲状旁腺激素（parathyroid hormone，PTH），使肾小管对镁的重吸收增加；高镁血症时，重吸收明显减低。此外，表皮生长因子和雌激素增加远曲小管对镁的重吸收。

二、低镁血症

血清镁含量低于 0.75mmol/L，称为低镁血症（hypomagnesemia）。

（一）原因

1. 镁排出过多

（1）经肠道排出过多：小肠切除、严重腹泻、持续胃肠吸引及脂肪痢，导致肠道对镁的吸收不良，镁随消化液丢失增多。

（2）经肾排出过多：在下列情况下，肾脏排镁增多。

1）大量使用利尿药：如呋塞米、依他尼酸等髓袢利尿药可抑制髓袢对镁的重吸收。甘露醇、尿素、葡萄糖所致的渗透性利尿亦可引起镁排出过多。

2）高钙血症：钙与镁在肾小管被重吸收时存在相互竞争，故高钙血症可引起肾小管重吸收镁减少。甲状旁腺功能亢进时，过多的甲状旁腺激素促进肾小管对镁的重吸收，但这种作用可被高钙血症抵消。

3）严重甲状旁腺功能减退使甲状旁腺激素减少，导致肾小管对镁的重吸收减少。

4）糖尿病酮症酸中毒：酸中毒能明显抑制肾小管对镁的重吸收，高血糖又引起渗透性利尿而使镁随尿排出增多。此外，用胰岛素治疗时，因糖原合成需要镁，使细胞外液的镁过多地转向细胞内，从而促进低镁血症的发生。

5）酒精中毒：急、慢性酒精中毒常伴有低镁血症，其机制主要是血中酒精浓度升高抑制肾小管对镁的重吸收，使尿镁排出增多。另外，慢性酒精中毒者往往伴有营养不良和腹泻，导致镁经肠道排出增多。

6）肾脏疾病：急性肾小管坏死多尿期、慢性肾盂肾炎、肾小管酸中毒、庆大霉素等肾损害性药物，可通过渗透性利尿和肾小管功能受损而导致镁随尿排出增多。

2. 镁摄入不足　一般饮食含镁丰富，只要正常进食，机体不会缺镁。然而，营养不良、长期禁食、厌食、长期经静脉营养未注意镁的补充均可导致镁摄入不足。

（二）低镁血症对机体的影响

1. 神经 - 肌肉兴奋性增高　Mg^{2+} 能竞争性进入轴突，对抗 Ca^{2+} 的作用。低镁血症时，进入轴突内的 Ca^{2+} 增多，故乙酰胆碱释放增多；Mg^{2+} 能抑制终板膜上乙酰胆碱受体对乙酰胆碱的敏感性，低镁血症时这种抑制作用减弱。因此，神经肌肉接头处兴奋传递加强。Mg^{2+} 还能抑制神经纤维和骨骼肌的应激性，低镁血症时神经 - 肌肉应激性增高，临床上表现小束肌纤维收缩、震颤、Chvostek 征（轻扣外耳道前面神经引起面肌非随意收缩）和 Trousseau 征（用止血带紧缚于前臂使血供减少促发腕痉挛）阳性及手足搐搦。低镁血症时 Mg^{2+} 对中枢神经系统的抑制作用减弱，可出现反射亢进，对声、光反应过强，焦虑，易激动等症状；低镁血症时 Mg^{2+} 对胃肠道平滑肌的抑制作用减弱，平滑肌的兴奋可导致呕吐或腹泻。

2. 心律失常　体外灌流实验证明，去除灌流液中的 Mg^{2+} 可使心肌细胞静息电位负值显著变小，说明缺镁可使心肌兴奋性增高。Mg^{2+} 对浦肯野细胞等快反应自律细胞的缓慢而恒定的 Na^+ 内流有阻断作用,低镁血症时,这种阻断作用减弱,Na^+ 内流相对加速,因而快反应自律细胞的自动去极化加速,自律性增高。此外,缺镁使 Na^+-K^+-ATP 酶功能降低,引起心肌细胞缺钾。故低镁血症患者易发生心律失常。

3. 心脑血管痉挛　Mg^{2+} 可直接或间接调节许多器官血管床的动脉张力。血浆 Mg^{2+} 迅速降低,可引起冠状动脉收缩痉挛。细胞内或血液 Mg^{2+} 浓度降低,外周和脑膜微循环中的微动脉和小静脉发生强烈的收缩。

4. 加重低钙血症和低钾血症　低镁血症患者甲状旁腺激素分泌障碍,甲状旁腺激素的靶器官 - 骨骼系统和肾小管上皮细胞对激素的反应亦减弱,因而骨钙的动员和钙在肾小管的重吸收发生障碍,血钙得不到补充。血钙低本应通过 Mg^{2+} 活化甲状旁腺腺体细胞膜上腺苷环化酶而刺激甲状旁腺激素分泌,但因 Mg^{2+} 浓度低,不能激活此酶。故甲状旁腺激素分泌减少,血钙可进一步降低。镁缺乏能增加尿中钾的排出而产生低钾血症,因此,低镁血症使低钾血症难以纠正。临床上对低钾或低钙血症患者,若经补钾、补钙后仍无效,应考虑机体缺镁。

（三）低镁血症防治的病理生理学基础

1. 积极治疗原发病,尽快排除发病因素。

2. 补镁　轻症低镁血症可通过肌内注射途径补镁(一般用硫酸镁)。严重低镁血症,特别是出现心律失常时应及时静脉补镁,但应缓慢、谨慎,经常测定血清镁浓度,特别是有肾功能受损者。小儿静脉内补镁应防止低血压的发生。补镁的剂量视缺镁的程度和症状的轻重而定。

三、高镁血症

血清镁浓度高于 1.25mmol/L 称为高镁血症(hypermagnesenmia)。

（一）原因

正常人肾脏有较强的排镁能力,即使摄入大量镁也不致引起高镁血症。引起高镁血症的常见原因如下。

1. 急性或慢性肾损伤　急性或慢性肾损伤伴有少尿或无尿时,由于肾小球滤过功能降低可使尿镁排出减少。肾小球滤过率在 10ml/min 时就可能产生轻度高镁血症,若 <5ml/min 则产生中度高镁血症。严重脱水伴有少尿时同样也可引起高镁血症。

2. 甲状腺素和醛固酮缺乏　甲状腺素和醛固酮能抑制肾小管对镁的重吸收、促进尿镁排出,故甲状腺功能减退的黏液性水肿患者和 Addison 病患者可发生高镁血症。

3. 静脉内补镁过多、过快。

（二）高镁血症对机体的影响

血清镁浓度升高到 3mmol/L 时,才会出现镁过多或镁中毒症状。

1. 神经 - 肌肉兴奋性降低导致肌无力甚至弛缓性麻痹　镁能抑制中枢神经系统的突触传递和功能活动。因而高镁血症可以引起腱反射减弱或消失,部分患者可发生嗜睡或昏迷。镁能抑制神经肌肉接头处的兴奋传递,高浓度镁具有箭毒样作用,故高镁血症患者可发生显著的肌无力甚至弛缓性麻痹,四肢、吞咽和呼吸肌均可能被波及,因而出现瘫痪,吞咽和说话困难,严重者可因呼吸肌麻痹而死亡。镁对平滑肌亦有抑制作用,高镁血症时,血管平滑肌扩张可导致外周血管阻力降低和动脉血压下降;内脏平滑肌受抑制可引起嗳气、呕吐、便秘、尿潴留等。

2. 抑制房室和心室内传导并降低心肌兴奋性　高浓度的镁可引起传导阻滞和心动过缓,心电图表现为 PR 间期和 QT 间期延长、QRS 综合波增宽。当血清镁达 7.5~10mmol/L 时,可发生心搏停止。

（三）高镁血症防治的病理生理学基础

1. 改善肾功能,防治原发病。

2. 静脉内注射葡萄糖酸钙拮抗镁的毒性作用。

3. 促进镁排出体外：如肾功能尚好，可以使用利尿剂使肾脏排镁增多，如肾功能不全，可以使用透析疗法促进镁排出体外。

4. 纠正水和其他电解质紊乱，特别注意处理可能伴随的高钾血症。

第四节　钙、磷代谢紊乱

- 钙、磷既是骨骼和牙齿的重要组成成分，又参与机体多种生理功能的调节。
- 机体钙、磷代谢主要由甲状旁腺激素、$1,25-(OH)_2D_3$ 和降钙素调节。
- 钙、磷代谢紊乱主要影响神经肌肉、心脏、肾脏和骨骼系统。

一、正常钙、磷代谢

正常成人，钙（calcium）总量为 700~1 400g，磷（phosphorus）总量为 400~800g。体内约 99% 钙和 86% 磷以羟磷灰石形式存在于骨骼和牙齿，其余呈溶解状态分布于体液和软组织中。血钙指血清中所含的总钙量，正常成人为 2.25~2.75mmol/L。血钙分为非扩散钙（nondiffusible calcium）和可扩散钙（diffusible calcium）。可扩散钙主要为游离 Ca^{2+} 及少量与柠檬酸、碳酸根等形成的可扩散结合钙。血液中的磷以有机磷和无机磷两种形式存在。血磷通常是指血浆中的无机磷，正常成人为 1.1~1.3mmol/L，血浆磷的浓度不如血浆钙稳定。体内钙、磷均由食物供给。钙在十二指肠的吸收率最高，通常为 30%；磷在空肠吸收最快，其吸收率可达 70%。人体钙约 80% 随粪便排出，20% 经肾排出。总磷的 70% 由肾排出，30% 由粪便排出。体内钙、磷代谢，主要由甲状旁腺激素（parathyroid hormone，PTH）、$1,25-(OH)_2D_3$ 和降钙素等调节。PTH 增强肠钙吸收和溶骨作用、增加肾脏排磷、降低成骨作用和肾脏排钙，最终升高血钙、降低血磷浓度；$1,25-(OH)_2D_3$ 增加肠钙吸收、溶骨与成骨作用，降低肾脏钙、磷的排出，最终升高血钙和血磷浓度；降钙素降低肠钙吸收和溶骨作用，增加成骨和肾脏排钙、排磷，导致血钙、血磷浓度降低。

二、低钙血症

当血清蛋白浓度正常时，血钙低于 2.2mmol/L，或血清 Ca^{2+} 低于 1mmol/L，称为低钙血症（hypocalcemia）。

（一）原因

1. 维生素 D 代谢障碍　维生素 D 代谢障碍见于下列情况。

（1）维生素 D 缺乏：食物中维生素 D 缺少或紫外线照射不足。

（2）肠道维生素 D 吸收障碍：见于梗阻性黄疸、慢性腹泻、脂肪泻等。

（3）维生素 D 羟化障碍：见于肝硬化、肾衰竭、遗传性 1α- 羟化酶缺乏症等。高活性的 $1,25-(OH)_2$ 维生素 D_3 [$1,25-(OH)_2D_3$] 减少，引起肠钙吸收减少和尿钙增多，导致血钙降低。

2. 甲状旁腺功能减退　甲状旁腺功能减退见于下列情况。

（1）PTH 缺乏：甲状旁腺切除、遗传因素或自身免疫导致甲状旁腺发育障碍或损伤导致 PTH 缺乏。

（2）PTH 抵抗：假性甲状旁腺功能低下患者，PTH 的靶器官受体异常。此时，破骨减少，成骨增加，肠道和肾小管对钙的吸收减少，造成低钙血症。

3. 慢性肾损伤　慢性肾损伤通过下列环节导致低钙血症。

（1）肾排磷减少，血磷升高，因血液钙磷乘积为一常数，故血钙降低。

（2）肾实质破坏，$1,25-(OH)_2D_3$ 生成不足，肠钙吸收减少。

（3）血磷升高，肠道分泌磷酸根增多，与食物钙结合形成难溶的磷酸钙随粪便排出。

（4）肾毒物损伤肠道，影响肠道钙、磷吸收。

（5）慢性肾损伤时，骨骼对 PTH 敏感性降低，骨钙动员减少。

4. 低镁血症　低镁血症使 PTH 分泌减少, PTH 靶器官对 PTH 反应性降低, 骨 Mg^{2+}-Ca^{2+} 交换障碍。

5. 急性胰腺炎　急性胰腺炎通过下列环节导致低钙血症。

（1）急性胰腺炎时, 机体对 PTH 的反应性降低。

（2）胰高血糖素和降钙素（CT）分泌亢进。

（3）胰腺炎症和坏死释放出的脂肪酸与钙结合形成钙皂, 影响肠道对钙的吸收。

（二）低钙血症对机体的影响

1. 对神经、肌肉的影响　低血钙时神经、肌肉兴奋性增加, 可出现肌肉痉挛、手足搐搦、喉鸣与惊厥。

2. 对骨骼的影响　维生素 D_3 缺乏引起的佝偻病可表现为囟门闭合迟晚、方头、念珠胸、鸡胸、手镯腕、O 形或 X 形腿等; 成人可表现为骨质软化、骨质疏松和纤维性骨炎等。

3. 对心肌的影响　Ca^{2+} 对心肌细胞 Na^+ 内流具有竞争抑制作用, 称为膜屏障作用。低血钙对 Na^+ 内流的膜屏障作用减小, 心肌兴奋性和传导性升高。但因膜内外 Ca^{2+} 的浓度差减小, Ca^{2+} 内流减慢, 致动作电位平台期延长, 不应期亦延长。心电图表现为 QT 间期和 ST 段延长, T 波低平或倒置。

4. 其他　婴幼儿缺钙时, 免疫力低下, 易发生感染。慢性缺钙, 可致皮肤干燥、脱屑、指甲易脆和毛发稀疏等。

（三）低钙血症防治的病理生理学基础

病因治疗, 补充钙剂和维生素 D_3 是治疗低钙血症的基本措施。

三、高钙血症

血钙大于 2.75mmol/L, 或血清 Ca^{2+} 大于 1.25mmol/L, 称为高钙血症（hypercalcemia）。

（一）原因

1. 甲状旁腺功能亢进　常见于甲状旁腺腺瘤、增生或腺癌, 这是高血钙的主要原因。PTH 过多, 促进溶骨、肾小管重吸收钙和维生素 D_3 活化, 引起高钙血症。

2. 恶性肿瘤　恶性肿瘤（白血病、多发性骨髓瘤等）和恶性肿瘤骨转移是引起血钙升高的最常见原因。这些肿瘤细胞可分泌破骨细胞激活因子, 激活破骨细胞。肾癌、胰腺癌、肺癌等即使未发生骨转移亦可引起高钙血症, 与前列腺素（尤其是前列腺素 E_2）的增多导致溶骨作用有关。

3. 维生素 D 中毒　治疗甲状旁腺功能低下或预防佝偻病而长期服用大量维生素 D 可造成维生素 D 中毒, 引起高钙、高磷血症。

4. 甲状腺功能亢进　甲状腺素具有溶骨作用, 约 20% 的中度甲亢患者伴发高钙血症。

5. 其他　肾上腺功能不全、维生素 A 摄入过量, 类肉瘤病、使用噻嗪类药物（促进肾小管对钙的重吸收）等, 也可引起高钙血症。

（二）高钙血症对机体的影响

1. 对神经、肌肉的影响　高钙血症可使神经、肌肉兴奋性降低, 表现为乏力、腱反射减弱, 表情淡漠、严重患者可出现精神障碍、木僵和昏迷。

2. 对心肌的影响　高血钙时对 Na^+ 内流的膜屏障作用增强, 心肌兴奋性和传导性降低。Ca^{2+} 内流加速, 致动作电位平台期缩短, 复极加速。心电图表现为 QT 间期缩短, 房室传导阻滞。

3. 肾损害　肾对高钙血症敏感, 主要损伤肾小管。病理改变为肾小管水肿、坏死、基底膜钙化, 晚期可见肾纤维化、肾钙化、肾结石。早期临床表现为浓缩功能障碍, 晚期发展为肾损伤。

4. 其他　高钙血症可导致多处异位钙化灶, 如血管壁、关节、肾、软骨、胰腺、鼓膜等, 引起相应组织器官的功能损害。血清钙高于 4.5mmol/L, 可发生高钙血症危象, 患者表现为严重脱水、高热、心律失常、意识不清等, 易死于心搏骤停、坏死性胰腺炎和肾损伤等。

（三）高钙血症防治的病理生理学基础

针对不同病因积极控制原发病；停用钙剂，大量输液以纠正水与其他电解质紊乱；降钙治疗包括使用利尿剂，降钙素，糖皮质激素及透析疗法等。

四、低磷血症

血清无机磷浓度小于 0.8mmol/L 称为低磷血症（hypophosphataemia）。

（一）原因

1. 磷吸收不足　长期营养不良或剧烈呕吐、腹泻，1,25-（OH）$_2$-D$_3$ 不足，吸收不良综合征，过量应用结合磷酸的抗酸剂（氢氧化铝、碳酸铝等）。

2. 尿磷排泄增加　急性酒精中毒、甲状旁腺功能亢进症、肾小管性酸中毒、代谢性酸中毒、糖尿病、糖皮质激素以及静脉注射用铁制剂、抗肿瘤药物和利尿剂等可以增加尿磷排出。

3. 磷向细胞内转移　呼吸性碱中毒，应用促进合成代谢的胰岛素、雄性激素和糖类（葡萄糖、果糖）物质等，常发生磷向细胞内转移而导致低磷血症，部分与高能磷酸化合物如 6-磷酸葡萄糖、1,3-二磷酸甘油酸以及 ATP 等的形成有关。

4. 基因突变　见于 X 连锁低磷血症（X-linked hypophosphatemia），即家族性低磷酸血症佝偻病，是一种罕见的遗传性进行性肌肉骨骼疾病，常会导致疼痛，身材矮小以及生活质量下降。患者磷酸盐调节内肽酶同源物 X 染色体连锁基因的功能缺失突变，导致磷酸盐调节激素成纤维细胞生长因子 23 水平过高，从而引起肾磷酸盐消耗、血清 1,25-（OH）$_2$-D$_3$ 减少和低磷血症。

（二）低磷血症对机体的影响

低磷血症降低机体能量代谢，导致 ATP 合成不足、多器官系统功能障碍，包括呼吸肌和心肌功能障碍。低磷血症还可降低红细胞 2,3-二磷酸甘油酸水平，使氧解离曲线左移，减少组织的氧供。轻度低磷血症一般无症状，严重患者可有血液系统功能障碍、胰岛素抵抗、肌无力、横纹肌溶解、鸭态步、骨痛、佝偻病、病理性骨折，易激惹、精神错乱、抽搐甚至昏迷。

（三）低磷血症防治的病理生理学基础

及时治疗原发病，适当补磷。

五、高磷血症

血清磷成人高于 1.6mmol/L，儿童高于 1.9mmol/L，称为高磷血症（hyperphosphatemia）。

（一）原因

1. 急、慢性肾损伤，肾小球滤过率低于 20~30ml/min 时，肾排磷减少，血磷上升，继发性 PTH 分泌增多，骨盐释放增加，加重高磷血症。

2. 甲状旁腺功能低下，尿排磷减少，导致血磷增高。

3. 维生素 D 中毒，促进小肠和肾脏对磷的重吸收。

4. 磷向细胞外移出　见于急性酸中毒，骨骼肌破坏，恶性肿瘤化疗，淋巴性白血病等。

5. 其他　甲状腺功能亢进，促进溶骨；肢端肥大症活动期生长激素增多，促进肠钙吸收和减少尿磷排泄；使用含磷缓泻剂及磷酸盐静脉注射等。

（二）高磷血症对机体的影响

高磷血症可抑制肾脏 1α-羟化酶导致 1,25-（OH）$_2$D$_3$ 生成不足，磷酸盐还可结合细胞外钙并沉淀形成磷酸钙晶体，最终导致低钙血症。慢性高磷血症通常无症状，但可导致软组织钙化，除了软组织钙化，尤其是慢性肾病患者，可能会导致血管钙化与左心室肥厚。

（三）高磷血症防治的病理生理学基础

治疗原发病，降低血磷是防治高磷血症的基本原则，必要时使用透析疗法。

第五节　氯代谢紊乱

- 氯离子具有十分重要的生理功能,包括稳定细胞膜电位,调节体液的渗透压、酸碱平衡、细胞增殖和细胞容积。
- 低氯血症引起代谢性碱中毒,高氯血症引起代谢性酸中毒。

一、正常氯代谢

氯离子是人体主要的阴离子,占阴离子总量的70%,主要分在细胞外液,正常血清氯离子浓度为96~105mmol/L。氯离子具有十分重要的生理功能,包括稳定细胞膜电位,调节体液的渗透压、酸碱平衡、细胞增殖和细胞容积等。几乎所有的真核细胞均表达氯离子通道,氯离子通道功能障碍参与了许多疾病的发生机制,包括肌强直性营养不良、囊性纤维化、慢性胰腺炎和Bartter综合征等。成年男性的氯摄入量为7.8~11.8g/d,成年女性为5.8~7.8g/d,人体内的氯大部分来自膳食中的食盐(NaCl),少部分来自含盐食物。机体氯代谢的平衡主要由胃肠道和肾脏调节。氯化物主要由肾脏排出,肾近曲小管负责大部分钠、氯和碳酸氢盐的重吸收。氯代谢紊乱,包括低氯血症和高氯血症,是临床常见的电解质紊乱。

二、低氯血症

血清氯离子浓度低于96mmol/L,称为低氯血症(hypochloremia)。

（一）原因

1. 经胃肠道丢失,如呕吐、腹泻、回肠造口术等。

2. 经肾丢失,大量使用利尿剂,Bartter综合征(降低了髓袢粗支升段对NaCl和液体的重吸收);Gitelman综合征(编码远端肾小管噻嗪敏感NaCl同向转运蛋白的基因失活突变,导致远曲小管对NaCl的吸收减少),慢性呼吸性酸中毒等,增加肾脏氯离子排出。

3. 稀释性低氯血症,如充血性心力衰竭患者也可表现为低氯血症,这是由于体内液体积聚过多,导致氯离子浓度被稀释;大量输入低渗性溶液可导致稀释性低氯血症。

（二）对机体的影响

当血清氯离子水平下降时,由于机体的调节,碳酸氢盐的重吸收往往按比例增加,从而引起代谢性碱中毒。低氯血症对机体的影响主要与代谢性碱中毒有关。在心力衰竭患者中,低氯血症与其预后不良密切相关,其机制包括:增加肾素释放;增强肾脏远曲小管氯化钠同向转运蛋白的活性;对心肌传导和收缩产生不利影响等。

（三）防治的病理生理学基础

治疗原发病,去除引起低氯血症的病因;补充氯化钠。

三、高氯血症

血清氯离子浓度高于110mmol/L,称为高氯血症(hyperchloremia)。

（一）原因

1. 对危重病患者进行液体复苏,大量使用富含氯化物的溶液,如0.9%盐水或白蛋白(血清氯化物通常低于110mmol/L,0.9%生理盐水中氯的浓度为154mmol/L,人白蛋白溶液中氯的浓度可达160mmol/L),可引起高氯血症。

2. 肾小管性酸中毒、肾损伤、使用乙酰唑胺等,增加肾小管对氯离子的重吸收。

3. 尿崩症、使用大量利尿剂、脱水等导致细胞外液容量减少,增加细胞外液氯离子浓度。

（二）对机体的影响

高氯血症对机体的影响与高氯血症引起高血氯性代谢性酸中毒有关。如脓毒症患者使用大量生理盐水进行液体复苏,这种盐水诱导的高血氯性酸中毒可能会被医生忽视。高血氯性酸中毒的发生与脓毒症患者心功能障碍、急性肾损伤、炎症反应失调以及患者预后不良密切相关,如高氯血症引起酸中毒,可导致心肌收缩力减低,增加脓毒症患者诱导型一氧化氮合酶的表达等。此外,高氯血症引起的酸中毒可加重危重症患者胃肠道功能障碍。

（三）防治的病理生理学基础

治疗原发病;限制氯化钠的摄入量;降低血氯浓度,必要时使用透析疗法。

Summary

Water and electrolyte homeostasis within a narrow range is a requirement for human life. Under normal circumstances, the fluid and electrolyte metabolisms of the human body are precisely regulated mainly by the neuroendocrine system, the uptake and excretion of water and electrolytes are in dynamic balance. However, a large number of endogenous and exogenous factors can disrupt the physiological regulating mechanism to cause the disorders of water and electrolyte metabolism. The disturbances of water and sodium metabolism often occur simultaneously or successively. According to changes in serum Na^+ concentration, they can be divided into hypernatremia, hyponatremia and imbalance of water metabolism with normal serum sodium concentration. Disturbances of potassium homeostasis can cause either hyperkalemia or hypokalemia and lead to serious consequences, primarily affecting the cardiac, neuromuscular, urinary and gastrointestinal systems. Abnormal intake, excretion and exchange of intracellular and extracellular potassium are the basic causes of potassium metabolic disorders. Acute hypokalemia has an obvious impact on neuromuscular excitability, and hyperkalemia has a more prominent impact on heart, both of which can cause decreased myocardial conductivity and arrhythmia. Magnesium, calcium and phosphate are multivalent cations that are important for the human body, the kidneys play a key role in the homeostasis of these ions, and gastrointestinal absorption is balanced by renal excretion. Imbalances of magnesium, calcium and phosphorus metabolisms, including hypomagnesemia, hypermagnesemia, hypocalcemia, hypercalcemia, hypophosphatemia and hyperphosphatemia, result in a number of serious clinical complications. Hypomagnesemia is associated with hypokalemia and hypocalcemia, clinical manifestations of which include muscle cramps, tetany, numbness, seizures, and arrhythmias and hypertension. Hypermagnesemia is associated with nausea, vomiting, neurologic impairment, hypotension, electrocardiography changes, complete heart block, respiratory paralysis, coma, and even shock. Disturbances of calcium and phosphorus metabolisms can cause a series of abnormal changes in neuromuscular excitability, heart, kidney and bone metabolism. In addition, chloride, a most important extracellular anion, serves many body functions, including the maintenance of osmotic pressure in the extracellular fluid and the regulation of acid-base balance, hypochloremia and hyperchloremia alone usually signify a more serious underlying metabolic disorders, such as metabolic alkalosis or acidosis.

（王华东）

思考题

1. 简述低钠血症和高钠血症对机体的主要危害及其治疗原则。

2. 何谓醛固酮反常? 其发生机制如何?

3. 低钾血症和高钾血症如何引起心电图改变?

4. 为何低镁血症加重低钾血症和低钙血症?

5. 高磷血症和低磷血症对机体有何影响? 其机制是什么?

第六章
酸碱平衡紊乱

机体内环境必须具有适宜的酸碱度才能维持机体正常的代谢和生理功能。保持体液酸碱度相对恒定对维持机体内环境稳定至关重要。正常情况下,尽管机体经常摄入一些酸性或碱性食物,在代谢过程中也不断生成酸性或碱性物质,但体液的酸碱度仍相对恒定,表现为动脉血 pH 维持在 7.35~7.45 这一狭窄的范围内,平均值为 7.40。这是依靠体液的缓冲系统以及肺和肾的调节功能实现的。机体自动维持体内酸碱相对稳定的过程称为酸碱平衡(acid-base balance)。

病理情况下,因酸碱超负荷、严重不足或 / 和调节机制障碍,导致体内酸碱稳态破坏,称为酸碱平衡紊乱(acid-base disturbance)或酸碱失衡(acid-base imbalance)。酸碱平衡紊乱是临床常见的病理过程,可在某些疾病发展过程中发生或继发于一些病理过程。其一旦发生,就会使病情复杂化,甚至危及患者生命。因此,能否及时判断和正确处理酸碱平衡紊乱是治疗成败的关键。

第一节　体液酸碱物质的来源与酸碱平衡的调节

- 体内酸主要由代谢产生,而碱主要来源于食物。
- 机体通过体液缓冲系统、肺和肾对酸碱平衡的调节维持酸碱稳态。

一、体液酸碱物质的来源

人体内的酸性和碱性物质可来自体内细胞的分解代谢,亦可从体外摄取。在普通膳食条件下,体内酸性物质的产生量远超过碱性物质。

（一）酸的来源

体内的酸性物质包括两类。

1. 挥发酸(volatile acid)　糖、脂肪和蛋白质在体内分解代谢的最终产物是 CO_2 和 H_2O,二者结合生成碳酸(H_2CO_3),H_2CO_3 可释放出 H^+,也可以 CO_2 形式自肺排出体外,所以称之为挥发酸。这是机体分解代谢产生最多的酸(成人每天可产生 15mol)。生成 H_2CO_3 的可逆反应虽是自发的,但主要是在碳酸酐酶(carbonic anhydrase,CA)作用下进行的。CA 主要存在于红细胞、肾小管上皮细胞、肺泡上皮细胞和胃黏膜上皮细胞等细胞中。

$$CO_2 + H_2O \xrightleftharpoons[\text{碳酸酐酶}]{\text{碳酸酐酶}} H_2CO_3 \xrightleftharpoons{} H^+ + HCO_3^-$$

任何使机体代谢率增加的因素(如运动、发热等)均可导致 CO_2 的生成增加,机体通过呼吸调节使 CO_2 呼出增加。通常将肺对 CO_2 呼出量的调节称为酸碱平衡的呼吸性调节。

2. 固定酸(fixed acid)　只能经肾脏由尿排出的酸性物质称为固定酸或非挥发酸(unvolatile acid)。主要包括蛋白质分解代谢产生的硫酸、磷酸和尿酸;糖酵解产生的甘油酸、丙酮酸和乳酸;脂肪分解代谢产生的乙酰乙酸和 β- 羟丁酸等。此外,机体有时会摄入一些酸性食物(如乙酸等)或服用酸性药物(如氯化铵、水杨酸等),这是固定酸的另一来源。一般情况下,蛋白质的分解代谢是固定酸的主要来源,因此,体内固定酸的生成量与食物中蛋白质的摄入量成正比。成人每天由固定酸所释放的

H^+ 仅 50~100mmol，与每天产生的挥发酸相比要少得多。肾对固定酸排出的调节称为酸碱平衡的肾性调节。

（二）碱的来源

体内碱性物质主要来自食物，特别是蔬菜、瓜果中所含的有机酸盐（如柠檬酸盐、苹果酸盐和草酸盐）在细胞内分别转化为柠檬酸、苹果酸和草酸，经三羧酸循环代谢为 CO_2 和 H_2O，而其所含的 Na^+ 或 K^+ 则可与 HCO_3^- 结合生成碳酸氢盐，成为体液中的碱性物质。体内代谢过程也可产生少量的碱性物质，如氨基酸脱氨基生成的 NH_3，可经肝脏代谢生成尿素，正常时对体液的酸碱度影响不大；但酸中毒时，肾小管细胞泌 NH_3 以中和原尿中的 H^+。正常情况下，人体碱的生成量与酸相比少得多（图 6-1）。

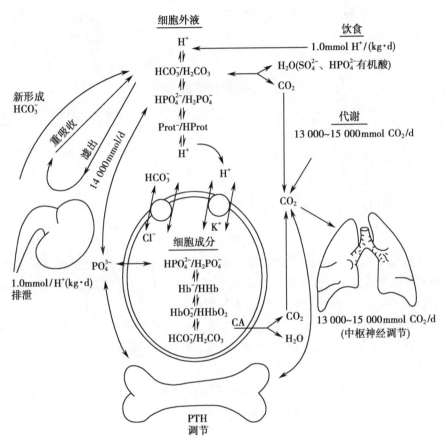

图 6-1　酸碱的生成、缓冲和调节

二、酸碱平衡的调节

尽管机体不断生成和摄取酸性或碱性物质，血液 pH 并不发生显著变化，这是由于体液中存在缓冲系统，可减轻酸碱负荷对 pH 的影响，与呼吸调节和肾调节共同维持酸碱稳态。

（一）血液的缓冲作用

血液缓冲系统由弱酸（缓冲酸）及其相对应的弱酸盐（缓冲碱）组成，主要有碳酸氢盐缓冲系统、磷酸盐缓冲系统、血浆蛋白缓冲系统、血红蛋白和氧合血红蛋白缓冲系统五种（表 6-1）。

血液缓冲系统是机体维持酸碱平衡的第一道防线。当 H^+ 过多时，表 6-1 中的反应向左移动，使 H^+ 的浓度不至于大幅度增高，同时使缓冲碱的浓度降低；当 H^+ 减少时，反应向右移动，使 H^+ 的浓度得到部分恢复，同时使缓冲碱的浓度增加。

表6-1 全血的五种缓冲系统

缓冲酸		缓冲碱
H_2CO_3	$\rightleftharpoons$	$H^+ + HCO_3^-$
$H_2PO_4^-$	$\rightleftharpoons$	$H^+ + HPO_4^{2-}$
HPr	$\rightleftharpoons$	$H^+ + Pr^-$
HHb	$\rightleftharpoons$	$H^+ + Hb^-$
$HHbO_2$	$\rightleftharpoons$	$H^+ + HbO_2^-$

　　血液缓冲系统可立即缓冲所有固定酸,其中以碳酸氢盐缓冲系统最为重要,这是因为该系统具有以下特点:①含量最高,总含量占血液缓冲总量的 1/2 以上(表6-2);②可以进行开放性调节:碳酸能转变为 CO_2,将血液缓冲系统调节与呼吸调节联系在一起;碳酸氢盐可经肾调控,由此与肾性调节联为一体。因此,碳酸氢盐缓冲系统的缓冲能力远超出其化学反应本身所能达到的程度;③仅能缓冲固定酸。

表6-2 全血中各缓冲体系的含量与分布   单位:%

缓冲体系	占全血缓冲系统
血浆 HCO_3^-	35
细胞内 HCO_3^-	18
Hb^- 及 HbO_2^-	35
HPO_4^{2-}	5
Pr^-	7

　　体内挥发酸的缓冲主要靠非碳酸氢盐缓冲系统,特别是红细胞中的血红蛋白、氧合血红蛋白缓冲系统。磷酸盐缓冲系统存在于细胞内外液中,主要在细胞内液中发挥作用;蛋白质缓冲系统存在于血浆及细胞内,只有当其他缓冲系统全部动用后,其作用才显现出来。

　　缓冲调节属于化学反应,其特点是即刻发挥作用,但总体能力有限,仅能减轻酸碱的波动幅度。这是因为:①缓冲对总量有限;②仅能将强酸(碱)变为弱酸(碱),不能彻底清除酸碱。

（二）组织细胞在酸碱平衡中的调节作用

　　细胞的缓冲作用通过细胞内外离子交换和细胞内液缓冲系统实现,肾小管上皮细胞和红细胞等细胞均能发挥这种作用。细胞膜可进行 H^+-K^+、H^+-Na^+、Na^+-K^+ 和 $Cl^--HCO_3^-$ 等双向离子交换,以维持电中性。当细胞外液 H^+ 增加时,H^+ 弥散入细胞,K^+ 自细胞内移出;反之,当细胞外液 H^+ 减少时,H^+ 由细胞内移出,细胞外 K^+ 则进入细胞内。所以,急性酸中毒往往伴有高血钾,而急性碱中毒常伴有低血钾。Cl^- 是可以自由交换的阴离子,当 HCO_3^- 浓度升高时,它的调节只能由 $Cl^--HCO_3^-$ 阴离子交换体(anion exchanger,AE)完成。红细胞膜上的 $Cl^--HCO_3^-$ 阴离子交换体在急性呼吸性酸碱平衡紊乱的调节中起重要作用。

（三）肺在酸碱平衡调节中的作用

　　肺通过改变肺泡通气量来控制 CO_2 的排出量,以维持血浆中 $[HCO_3^-]/[H_2CO_3]$ 比值接近正常,保持 pH 相对恒定。肺的这种调节受延髓呼吸中枢的控制。呼吸中枢接受来自中枢化学感受器和外周化学感受器的刺激。中枢化学感受器位于延髓腹外侧浅表部位,对脑脊液和局部细胞外液中 H^+ 的变化敏感。但血液中的 H^+ 几乎不能通过血脑屏障,故血液 pH 的变化对中枢化学感受器的作用较小,而血液中的 CO_2 能迅速通过血脑屏障,使化学感受器细胞外液中的 H^+ 浓度升高,刺激中枢化学感受器,使呼吸中枢兴奋,呼吸加深、加快,CO_2 的排出量增加。动脉血二氧化碳分压(partial pressure of carbon dioxide in arterial blood,$PaCO_2$)只需升高 2mmHg 就可刺激中枢化学感受器,使肺通气量增加,

从而降低血液 H_2CO_3 浓度和 $PaCO_2$，实现反馈调节。但如果 $PaCO_2$ 过度增加，达 80mmHg 以上，呼吸中枢反而会受抑制，这个作用被称为 CO_2 麻醉（carbon dioxide narcosis）。

呼吸中枢也接受外周化学感受器的刺激而兴奋，主动脉体和颈动脉体化学感受器能感受动脉血氧分压（partial pressure of oxygen in arterial blood，PaO_2）、pH 和 $PaCO_2$ 的变化。当 PaO_2 低于 60mmHg、pH 降低或 $PaCO_2$ 升高时，外周化学感受器受到刺激，反射性引起呼吸中枢兴奋，呼吸加深、加快，CO_2 排出增加，血浆 H_2CO_3 浓度降低。但 PaO_2 降低对呼吸中枢的直接作用是抑制效应。$PaCO_2$ 需升高 10mmHg 才能刺激外周化学感受器，不及中枢化学感受器敏感。故 $PaCO_2$ 升高时，主要是通过延髓中枢化学感受器发挥调节作用。

（四）肾在酸碱平衡调节中的作用

肾脏主要调节固定酸，通过排酸保碱来维持血浆 HCO_3^- 浓度，保持 pH 相对恒定。肾脏调节酸碱平衡主要通过以下方式进行。

1. 近端小管泌 H^+ 和重吸收 HCO_3^- 近端小管上皮细胞主要以 Na^+-H^+ 交换的方式分泌 H^+，回收小管液中的 Na^+，并以 CO_2 的形式重吸收肾小球滤过的 HCO_3^-（图 6-2）。近端小管上皮细胞内富含 CA，催化 CO_2 与 H_2O 生成 H_2CO_3，H_2CO_3 解离为 HCO_3^- 和 H^+，H^+ 由小管上皮细胞顶端膜的 Na^+-H^+ 交换体 3（Na^+-H^+ exchanger 3，NHE3）分泌进入小管液中，而小管液中的 Na^+ 进入细胞。这种 Na^+-H^+ 交换属于继发性主动转运，基侧膜上 Na^+-K^+-ATP 酶消耗 ATP 将细胞内的 Na^+ 泵出，使细胞内 Na^+ 浓度维持在低水平，有利于小管液中 Na^+ 进入细胞，同时细胞内 H^+ 分泌至小管液。进入细胞的 Na^+ 主要通过近端小管上皮细胞基侧膜的 Na^+-HCO_3^- 协同转运体 / 交换体 1（sodium-bicarbonate cotransporter/exchanger 1，NBCe1）与细胞内的 HCO_3^- 同向转运入组织间液，继而返回血液。

肾小球滤过的 $NaHCO_3$ 约 85% 被近端小管重吸收。近端小管上皮细胞管腔面刷状缘富含 CA，小管分泌的 H^+ 与小管液中 $NaHCO_3$ 解离后产生的 HCO_3^- 结合生成 H_2CO_3，H_2CO_3 在刷状缘 CA 的作用下转为 H_2O 和 CO_2，CO_2 迅速弥散进入上皮细胞，并在细胞内 CA 的催化下再与 H_2O 结合生成 H_2CO_3，开始下一轮泌 H^+ 和重吸收 HCO_3^- 循环。因此，在 CA 的作用下，近端小管上皮细胞每分泌 1 个 H^+，可使 1 个 Na^+ 和 1 个 HCO_3^- 重吸收回血液。酸中毒时 CA 活性增高，泌 H^+ 及保碱作用加强。

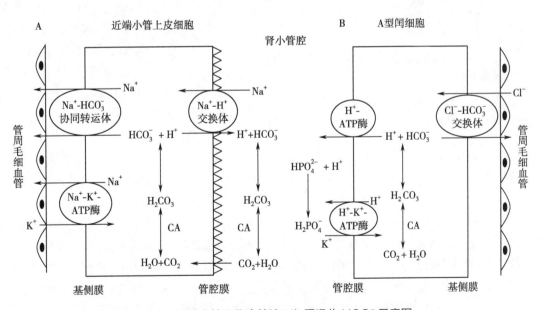

图 6-2　近端小管和集合管泌 H^+、重吸收 HCO_3^- 示意图
CA，碳酸酐酶。

2. 远端小管和集合管泌 H^+ 及吸收 HCO_3^- 远端小管及集合管通过原发性主动转运方式泌 H^+，同时将细胞内生成的 HCO_3^- 吸收入血（图 6-2B）。与近端肾小管相比，原尿在流经远端肾小管及集合

管后,尿液的 pH 显著下降,即尿液酸化,此过程主要由远端小管及集合管的 A 型闰细胞承担,此细胞又称泌 H^+ 细胞。A 型闰细胞内的 CA 催化 CO_2 与 H_2O 合成 H_2CO_3,H_2CO_3 解离出的 H^+ 主要通过顶端膜的 H^+-ATP 酶主动分泌到小管腔,也可通过 H^+-K^+-ATP 酶与 K^+ 交换分泌至管腔。同时,细胞内的 HCO_3^- 在基侧膜以 Cl^--HCO_3^- 交换的方式进入血液。泌出的 H^+ 与小管液中的 HPO_4^{2-} 结合形成可滴定酸 $H_2PO_4^-$,使尿液酸化。酸中毒时,顶端膜 H^+-ATP 酶活性增强,基侧膜 Cl^--HCO_3^- 交换体表达增多,肾脏泌 H^+ 及保碱作用增强。但磷酸盐酸化在促进 H^+ 排出过程中的作用有限。当尿液 pH 达 4.8 时,HPO_4^{2-} 与 $H_2PO_4^-$ 的比值由正常的 4:1 变为 1:99,即尿液中的磷酸盐几乎都已转变成了 $H_2PO_4^-$,不能进一步发挥缓冲作用。

　　远端小管上皮细胞与管腔之间还存在 Na^+-K^+ 交换机制,与 Na^+-H^+ 交换之间有竞争性抑制作用。当机体发生急性酸中毒时,小管分泌 H^+ 浓度增加,Na^+-H^+ 交换加强,Na^+-K^+ 交换被抑制,K^+ 排出减少,导致血中 K^+ 浓度增高,即高钾血症。

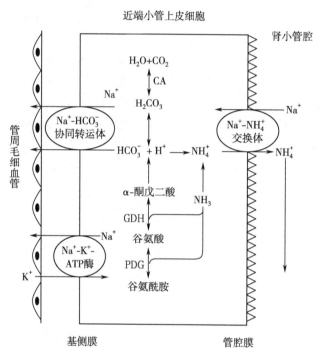

图 6-3　近端小管泌 NH_4^+ 和吸收 HCO_3^- 示意图
PDG,磷酸盐依赖的谷氨酰胺酶;GDH,谷氨酸脱氢酶。

　　3. 近端小管泌 NH_4^+ 和产生 HCO_3^- 近端小管是肾脏产氨的主要部位。氨有两种分子形式(NH_4^+ 与 NH_3),但在 pH 7.4 的环境下,NH_3 仅占 ~1.7%。近端小管上皮细胞主要以线粒体内磷酸盐依赖的谷氨酰胺酶(phosphate-dependent glutaminase,PDG)途径产氨。谷氨酰胺在 PDG 的作用下生成 NH_3 和谷氨酸,谷氨酸在谷氨酸脱氢酶(glutamate dehydrogenase,GDH)的作用下生成 NH_3 和 α-酮戊二酸,α-酮戊二酸进一步代谢生成 2 个 HCO_3^-。NH_3 与 H^+ 形成 NH_4^+,通过上皮细胞顶端膜的 Na^+-NH_4^+ 交换体分泌入小管液中,并将小管液中的 Na^+ 换回。进入近端小管上皮细胞内的 Na^+ 与细胞内的 HCO_3^- 通过基侧膜的 Na^+-HCO_3^- 协同转运体返回血液,即泌 NH_4^+ 同时保碱(图 6-3)。PDG 和 GDH 的活性均受 pH 影响,酸中毒时酶活性增高,增加 NH_4^+ 的产生,并生成较多的 HCO_3^-。

　　4. 集合管泌 NH_3 集合管泌氨涉及 NH_3 和 H^+ 的平行转运(图 6-4)。在髓袢升支粗段,由近端小管分泌到管腔中的 NH_4^+ 可代替 K^+ 经 Na^+-K^+-$2Cl^-$ 同向转运体重吸收入肾髓质组织间隙。间质的 NH_4^+ 与 NH_3·H^+ 处于平衡状态。NH_3 主要通过其特异性转运体 Rh C 糖蛋白(Rh C glycoprotein,Rhcg)和 Rh B 糖蛋白(Rh B glycoprotein,Rhbg)跨过集合管基侧膜,部分 NH_3 可能通过扩散方式进入细胞。在髓质内集合管,基侧膜的 Na^+-K^+-ATP 酶参与 NH_4^+ 的转运。细胞内的 NH_3 由顶端膜的 Rhcg 分泌到管腔,进而与小管液中的 H^+ 结合形成 NH_4^+,从尿中排出。细胞内 CA 催化 CO_2 与 H_2O 生成 H_2CO_3,解离的 H^+ 由顶端膜 H^+-ATP 酶和 H^+-K^+-ATP 酶分泌到管腔,HCO_3^- 通过基侧膜 Cl^--HCO_3^- 阴离子交换体吸收至间质,再与 NH_4^+ 释放的 H^+ 结合形成 H_2CO_3。H_2CO_3 以 CO_2 形式进入细胞,以补充细胞内产 H^+ 所消耗的 CO_2。上述循环的净结果是 NH_4^+ 从小管周围间质转运到小管液中。酸中毒严重时,当远端小管和集合管分泌的 H^+ 与磷酸盐缓冲后,使尿液 pH 下降到 4.8 左右,磷酸盐缓冲系统不能进一步发挥缓冲功能,可由远端肾单位泌 NH_3,中和尿液中的 H^+,生成 NH_4^+,最后以 NH_4Cl 的形式从尿中排泄。

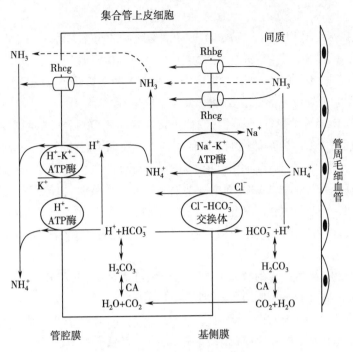

集合管上皮细胞

间质

图 6-4 集合管泌 NH_3 示意图

Rhcg/Rhbg, NH_3 转运体。

上述四方面的调节因素共同维持体内的酸碱平衡,但在作用时间和强度上存在差别。血液缓冲系统反应最迅速,但其缓冲作用不持久;肺的调节作用效能大,也很迅速,数分钟内开始发挥作用,30min 见明显效果,12~24h 达最高峰,但仅对挥发酸有调节作用;细胞内液的缓冲能力虽然较强,但需要大约 2~4h 才能显现作用;肾脏的调节作用起效更慢,常在数小时后方开始发挥作用,3~5d 才达到高峰,但其作用强大而持久,能有效地排出固定酸,保留 $NaHCO_3$。

第二节　反映酸碱平衡的指标及酸碱平衡紊乱的分类

- 反应酸碱平衡的指标主要有 pH、$PaCO_2$、AB、SB、BB、BE 和 AG。
- 酸碱平衡紊乱分为单纯型酸碱平衡紊乱和混合型酸碱平衡紊乱。

一、反映酸碱平衡的指标

(一) pH

血液 H^+ 浓度很低,因此通常使用 H^+ 浓度的负对数(pH)表示血液酸碱度。

1. 动脉血 pH 的计算　根据 Henderson-Hasselbalch 方程式,缓冲溶液的 pH 与溶液所含弱酸盐和弱酸的浓度比例有关,即: $pH=pKa+lg\,[A^-]/[HA]$

式中 HA 代表弱酸,A^- 代表弱酸盐,pKa 是弱酸解离常数的负对数。血液缓冲对以碳酸氢盐缓冲对为主,故血液 pH 计算公式为:

$$pH=pKa+lg\,[HCO_3^-]/[H_2CO_3]$$

H_2CO_3 浓度由 CO_2 溶解量(dCO_2)决定,而 $dCO_2=$ 溶解度(α)$\times PaCO_2$(Henry 定律),CO_2 的溶解度 $\alpha=0.03$,$PaCO_2$ 正常值为 40mmHg,$[HCO_3^-]$ 正常值为 24mmol/L,H_2CO_3 的 pKa 是 6.1,代入方程式,则动脉血 pH 正常值为:

$$pH=pKa+lg\,[HCO_3^-]/\alpha\times PaCO_2=6.1+lg24/0.03\times40=6.1+lg24/1.2=6.1+1.30=7.40$$

由于 pKa 和 α 均为常数,可将 Henderson-Hasselbalch 方程式简化为:

$$pH \propto [HCO_3^-]/PaCO_2$$

该简化公式反映了 pH、$[HCO_3^-]$ 和 $PaCO_2$ 三个参数之间的相互关系,由此,可以得出以下推论。

（1）pH 主要取决于 $[HCO_3^-]$ 与 $PaCO_2$ 的比值,pH 7.4 时其比值为 20:1。其中任何一项发生改变,使二者比值不能维持在 20:1,pH 将偏离 7.4。比值减小表明酸负荷增多或碱丢失,机体发生了酸中毒;比值增大则表明酸丢失或碱负荷增多,机体发生了碱中毒。

（2）方程式中 $[HCO_3^-]$ 是受肾调节的代谢性因素,$PaCO_2$ 是受肺调节的呼吸性因素,因此血液的 pH 受呼吸因素和代谢因素两方面的影响。由代谢因素改变而引起的酸碱平衡紊乱称为代谢性酸中毒或代谢性碱中毒;由呼吸因素改变而引起的酸碱平衡紊乱称为呼吸性酸中毒或呼吸性碱中毒。

（3）当病因引起 $[HCO_3^-]$ 和 $PaCO_2$ 其中一项发生原发性改变时,机体通过代偿机制必将使另一项发生继发性同方向变化,以维持 pH 稳定。经过代偿反应后,$[HCO_3^-]$ 与 $PaCO_2$ 的比值恢复正常,pH 回到正常范围内,称为代偿性酸碱平衡紊乱;经过代偿反应后,pH 不能回到正常范围内,称为失代偿性酸碱平衡紊乱。

2. 正常动脉血 pH 及其变化的意义　血气分析仪可直接用 pH 和 CO_2 电极测出 pH 或 $[H^+]$ 和 $PaCO_2$,并根据 Henderson-Hasselbalch 方程式计算出 $[HCO_3^-]$。正常人动脉血 pH 为 7.35~7.45,平均值为 7.40。凡 pH 低于 7.35 为酸血症,提示失代偿性酸中毒;凡 pH 高于 7.45 为碱血症,提示失代偿性碱中毒。pH 在正常范围内,可以表示无酸碱平衡紊乱,也可表示机体处于完全代偿性酸中毒或碱中毒(前者 pH 7.35~7.40,后者 pH 7.40~7.45),或同时存在严重程度相当的酸中毒和碱中毒,二者使 pH 变动相互抵消。

（二）$PaCO_2$

$PaCO_2$ 是指血浆中物理溶解的 CO_2 分子产生的张力。$PaCO_2$ 与肺泡通气量成反比,通气不足,$PaCO_2$ 升高;通气过度,$PaCO_2$ 降低。所以 $PaCO_2$ 是反映呼吸因素的指标,其正常值为 35~45mmHg,平均值为 40mmHg。由 $PaCO_2$ 原发性改变引起的酸碱平衡紊乱称为呼吸性酸碱平衡紊乱。$PaCO_2$>45mmHg,表示肺泡通气不足,CO_2 潴留,可见于呼吸性酸中毒或代偿后的代谢性碱中毒;$PaCO_2$<35mmHg,表示肺泡通气过度,CO_2 排出过多,可见于呼吸性碱中毒或代偿后的代谢性酸中毒。

（三）标准碳酸氢盐和实际碳酸氢盐

标准碳酸氢盐(standard bicarbonate,SB)指隔绝空气的全血标本在标准条件下(血液温度为 38℃,$PaCO_2$ 为 40mmHg,血红蛋白氧饱和度为 100%)测得的血浆中 HCO_3^- 的含量。由于标准化后 HCO_3^- 不受呼吸因素影响,故 SB 是仅反映酸碱平衡代谢性因素的指标。SB 的正常值为 22~27mmol/L,平均值为 24mmol/L。SB 在代谢性酸中毒时降低,代谢性碱中毒时升高。但在慢性呼吸性酸中毒或慢性呼吸性碱中毒时,由于肾脏的代偿作用,也可以继发性升高或降低。

实际碳酸氢盐(actual bicarbonate,AB)指隔绝空气的血液标本在实际 $PaCO_2$、体温和血氧饱和度的条件下测得的血浆 HCO_3^- 浓度。因而 AB 受呼吸和代谢两方面因素的影响。

正常人 $PaCO_2$ 为 40mmHg,故 AB 与 SB 相等,正常值为 22~27mmol/L,平均值为 24mmol/L。两者数值均降低表明有代谢性酸中毒或代偿后的呼吸性碱中毒;两者数值均增高表明有代谢性碱中毒或代偿后的呼吸性酸中毒。AB 与 SB 的差值反映了呼吸因素对酸碱平衡的影响。若 SB 正常,而 AB>SB,表明有 CO_2 潴留,见于急性呼吸性酸中毒;反之,AB<SB,表明 CO_2 排出过多,见于急性呼吸性碱中毒。

（四）缓冲碱（buffer base,BB）

指在标准条件下,血液中一切具有缓冲作用的负离子碱的总和。包括血浆和红细胞中的 HCO_3^-、Hb^-、HbO_2^-、Pr^- 和 HPO_4^{2-}。正常值为 45~52mmol/L,平均值为 48mmol/L。BB 是反映代谢因素的指标,代谢性酸中毒时 BB 减少,而代谢性碱中毒时 BB 升高。但在呼吸性酸或碱中毒经肾脏代偿后,BB 也可增加或减少。

(五) 碱剩余 (base excess, BE)

指在标准条件下,用酸或碱滴定全血标本至 pH 7.40 时所需的酸或碱的量 (mmol/L)。若用酸滴定,表明被测血液碱过剩,以正值表示;若需用碱滴定,则表明被测血液碱缺失,以负值表示。

全血 BE 正常范围为 –3~+3mmol/L,平均值为 0mmol/L。BE 是反映代谢因素的指标,代谢性酸中毒时 BE 负值增加,代谢性碱中毒时 BE 正值增加。但在呼吸性酸或碱中毒经肾脏代偿后,BE 也可呈正值或负值增加。

(六) 阴离子间隙 (anion gap, AG)

指血浆中未测定的阴离子 (undetermined anion, UA) 与未测定的阳离子 (undetermined cation, UC) 的差值,即 AG=UA−UC。正常机体血浆中阴阳离子的总当量数相等,均为 151mEq/L,从而保持电中性。Na^+ 占血浆中阳离子总量的 90%,称为可测定阳离子。HCO_3^- 和 Cl^- 占血浆中阴离子总量的 85%,称为可测定阴离子。血浆中 UA 包括 Pr^-、HPO_4^{2-}、SO_4^{2-} 和有机酸阴离子,UC 包括 K^+、Ca^{2+} 和 Mg^{2+}。由于血浆中阴、阳离子总当量数相等,可得 $Na^++UC=Cl^-+HCO_3^-+UA$,则 AG 可按下式计算:

$$AG=UA-UC=[Na^+]-[Cl^-]-[HCO_3^-]=140-104-24=12mEq/L$$

AG 的波动范围是 $12 \pm 2mEq/L$ (图 6-5)。

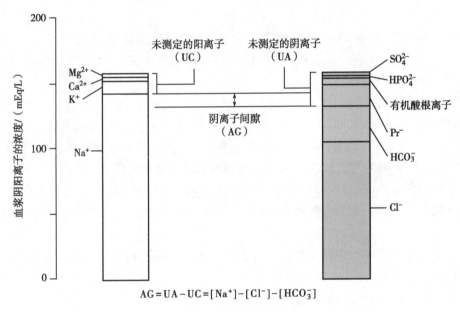

图 6-5　血浆阴离子间隙图解

AG 实际上反映血浆中固定酸含量的变化,主要包括 SO_4^{2-}、HPO_4^{2-} 及有机酸根,AG 也受 Pr^- 的影响。AG 在区分代谢性酸中毒的类型和诊断混合型酸碱平衡紊乱中具有重要作用。目前多以 AG>16mEq/L 作为判断 AG 增高型代谢性酸中毒的标准。AG 增高常见于磷酸盐和硫酸盐潴留、乳酸堆积、酮体过多、水杨酸中毒和甲醇中毒等,也可见于与代谢性酸中毒无关的情况,如严重脱水,使用大量含钠盐的药物和骨髓瘤患者释出本周蛋白过多等情况。

二、酸碱平衡紊乱的分类

病理情况下,由于酸碱超负荷、严重不足或 / 和调节机制障碍,使 [HCO_3^-] 或 / 和 $PaCO_2$ 发生改变,并超过了机体的代偿调节范围,必然伴有血液 pH 的改变。根据患者发生的是单一还是两种以上的酸碱失衡,酸碱平衡紊乱可分为单纯型酸碱平衡紊乱 (simple acid-base disturbance) 和混合型酸碱平衡紊乱 (mixed acid-base disturbance)。根据 pH 升降和原发改变是代谢因素还是呼吸因素,将单纯型酸碱平衡紊乱分为:①代谢性酸中毒;②呼吸性酸中毒;③代谢性碱中毒;④呼吸性碱中毒。混合型酸碱平衡紊乱包括二重酸碱平衡紊乱和三重酸碱平衡紊乱。

第三节 单纯型酸碱平衡紊乱

• 代谢性酸中毒由血浆固定酸增多或 HCO_3^- 减少所致;分为 AG 增高型和 AG 正常型;主要代偿方式为增大肺通气量和促进肾排酸保碱;可抑制患者心血管系统和中枢神经系统功能。

• 呼吸性酸中毒通常由通气障碍所致;急性主要通过 H^+ 和 CO_2 进入细胞代偿,慢性主要通过促进肾排酸保碱代偿;可引起心血管系统抑制、脑血管扩张甚至 CO_2 麻醉。

• 代谢性碱中毒由酸丢失或碱潴留所致;分为盐水反应性和盐水抵抗性碱中毒;主要代偿方式为减少肺通气和抑制肾排酸保碱;可出现中枢神经系统功能障碍和神经肌肉兴奋性增高。

• 呼吸性碱中毒主要由通气过度所致,急性主要通过 H^+ 出细胞和 HCO_3^- 入红细胞代偿,慢性主要通过抑制肾排酸保碱代偿;易出现代谢性碱中毒类似症状。

一、代谢性酸中毒

代谢性酸中毒(metabolic acidosis)是以血浆 $[HCO_3^-]$ 原发性减少导致 pH 降低为特征的酸碱平衡紊乱。它是临床上最常见的酸碱失衡类型。

(一)病因和机制

酸负荷增多消耗血浆 HCO_3^- 或血浆 HCO_3^- 直接减少均可引起代谢性酸中毒。

1. 酸负荷增多　主要见于缺氧和其他代谢性疾病时固定酸生成过多,或肾功能障碍时固定酸排出减少以及外源性固定酸摄入过多。

(1)固定酸生成过多

1)乳酸酸中毒(lactic acidosis):任何原因引起的缺氧(如休克、心衰、心搏骤停、低氧血症、严重贫血、肺水肿和一氧化碳中毒等)都可以引起细胞内无氧糖酵解增强,乳酸生成增加,导致乳酸酸中毒。此外,严重肝脏疾病所致乳酸转化利用障碍也可引起血浆乳酸过高。

2)酮症酸中毒(keto-acidosis):糖尿病、严重饥饿和酒精中毒等引起脂肪大量动员,生成过多酮体(其中 β- 羟丁酸、乙酰乙酸为酸性物质),超出外周组织的氧化能力及肾脏排出能力时可发生酮症酸中毒。

(2)肾排固定酸减少:严重肾衰竭时,由于肾小球滤过率显著降低,体内固定酸经尿排出减少而蓄积,消耗血浆中 HCO_3^-。

(3)外源性固定酸摄入过多

1)水杨酸中毒:大量摄入阿司匹林(乙酰水杨酸),经血液缓冲致使血浆 HCO_3^- 浓度下降及水杨酸根潴留,引起 AG 增高型代谢性酸中毒。

2)甲醇中毒:甲醇在体内迅速代谢为甲酸,急性中毒主要引起 AG 增高型代谢性酸中毒。

3)含氯的成酸性盐摄(输)入过多:氯化钠、氯化铵、盐酸精氨酸或盐酸赖氨酸等药物在体内代谢过程中可产生大量 HCl,消耗血浆 HCO_3^- 并使血氯增高,引起 AG 正常型代谢性酸中毒。

2. 血浆 HCO_3^- 直接减少

(1)HCO_3^- 丢失过多:肠液、胰液和胆汁中碳酸氢盐含量高于血浆,严重腹泻、肠道瘘管或引流等均可引起 HCO_3^- 从肠道大量丢失;大面积烧伤时,大量血浆渗出也伴有 HCO_3^- 丢失。

(2)肾小管性酸中毒(renal tubular acidosis,RTA):近端肾小管性酸中毒是由于 Na^+-HCO_3^- 协同转运体功能障碍,HCO_3^- 在近端肾小管重吸收减少;远端肾小管性酸中毒可由 A 型闰细胞 H^+-ATP 酶或 Cl^--HCO_3^- 交换体功能障碍引起,导致尿液不能酸化和 / 或细胞内生成的 HCO_3^- 不能入血,均可导致血浆 HCO_3^- 浓度降低。

(3)大量使用碳酸酐酶抑制剂:如乙酰唑胺可抑制肾小管上皮细胞内碳酸酐酶活性,使 H_2CO_3 生成减少,泌 H^+ 和 HCO_3^- 重吸收减少。

（4）HCO$_3^-$被稀释：快速输入大量无 HCO$_3^-$ 的液体,如葡萄糖或生理盐水,使血液中 HCO$_3^-$ 被稀释,造成稀释性代谢性酸中毒。

3. 高血钾 各种原因引起细胞外液 K$^+$ 浓度增加时,K$^+$ 与细胞内 H$^+$ 交换,引起细胞外 H$^+$ 增加,导致代谢性酸中毒。远端小管上皮细胞内 K$^+$ 增多刺激管腔侧 Na$^+$-K$^+$ 交换,抑制 Na$^+$-H$^+$ 交换,使上皮细胞泌 K$^+$ 增多、泌 H$^+$ 减少,促使血液中 H$^+$ 浓度升高,而尿液中 H$^+$ 浓度降低,尿液呈碱性,称为反常性碱性尿(paradoxical alkaline urine)。集合管 A 型闰细胞管腔侧 H$^+$-K$^+$ 交换减少,K$^+$ 的重吸收和 H$^+$ 分泌减少,也是导致碱性尿的原因。

（二）分类

根据 AG 值的变化,将代谢性酸中毒分为两类,即 AG 增高型代谢性酸中毒(metabolic acidosis with increased anion gap)和 AG 正常型代谢性酸中毒(metabolic acidosis with normal anion gap)。

1. AG 增高型代谢性酸中毒 AG 增高型代谢性酸中毒由血浆中不含氯的固定酸浓度增高所致,如乳酸酸中毒、酮症酸中毒、水杨酸中毒及磷酸和硫酸排泄障碍等。固定酸的 H$^+$ 被 HCO$_3^-$ 缓冲,其酸根(乳酸根、β- 羟丁酸根、乙酰乙酸根、磷酸根、硫酸根和水杨酸根)增多。这部分酸根均属未测定的阴离子,故 AG 值增大,而血 Cl$^-$ 值正常,又被称为正常血氯性代谢性酸中毒(图 6-6)。

2. AG 正常型代谢性酸中毒 当 HCO$_3^-$ 浓度降低,同时伴有 Cl$^-$ 浓度代偿性升高时,AG 正常,被称为 AG 正常型或高血氯性代谢性酸中毒(图 6-6)。常见于消化道直接丢失 HCO$_3^-$;轻度或中度肾功能障碍泌 H$^+$ 减少;肾小管性酸中毒 HCO$_3^-$ 重吸收减少;使用碳酸酐酶抑制剂;高钾血症及含氯的酸性盐摄入过多和稀释性酸中毒等。

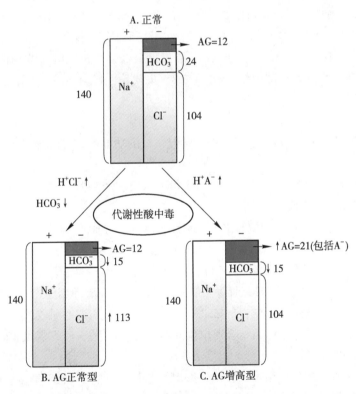

图 6-6 正常和代谢性酸中毒时血浆阴离子间隙示意图(单位:mEq/L)

（三）机体的代偿调节

1. 血液及组织细胞的缓冲调节 代谢性酸中毒时,血浆中增高的 H$^+$ 立即被血浆缓冲系统缓冲,HCO$_3^-$ 及其他缓冲碱不断被消耗,反映酸碱平衡的代谢指标 AB、SB、BB 均降低,BE 负值增大。2~4h 后,大约 1/2 的 H$^+$ 可通过 H$^+$-K$^+$ 交换的方式进入细胞内并被细胞内的缓冲系统缓冲,细胞内液的 K$^+$ 转移到细胞外液,引起高钾血症。

2. 肺的代偿调节　血液 H^+ 浓度增加,刺激颈动脉体和主动脉体化学感受器,反射性引起呼吸中枢兴奋,呼吸加深加快,肺泡通气量增加。当 pH 由 7.4 降到 7.0 时,肺泡通气量由正常的 4L/min 增加到 30L/min 以上。呼吸加深加快是代谢性酸中毒的主要临床表现,称为酸中毒 Kussmal 深大呼吸,其代偿意义是使血液中 H_2CO_3 浓度(或 $PaCO_2$)继发性降低,维持 $[HCO_3^-]/[H_2CO_3]$ 比值接近正常,使血液 pH 趋向正常。呼吸的代偿反应非常迅速,一般在酸中毒 10min 后就出现呼吸增强,30min 后即达代偿状态,12~24h 达代偿高峰,代偿最大极限时,$PaCO_2$ 可降到 10mmHg。

代谢性酸中毒越严重,呼吸的代偿也越强。原发性 HCO_3^- 降低与继发性 $PaCO_2$ 代偿性降低在单纯性代谢性酸中毒时呈一定比例,即 HCO_3^- 原发性降低 1mmol/L,$PaCO_2$ 继发性代偿降低 1.2mmHg。代偿预测公式如下。

代偿后 $PaCO_2$ 下降值:

$$\triangle PaCO_2(mmHg)=1.2 \times \triangle[HCO_3^-] \pm 2 \text{ 或 } PaCO_2(mmHg)=40+1.2 \times \triangle[HCO_3^-] \pm 2$$

代偿后 $PaCO_2$ 预计值:

$$PaCO_2(mmHg)=1.5 \times [HCO_3^-]+8 \pm 2$$

单纯型代谢性酸中毒时,实测的 $PaCO_2$ 下降值应在公式所预测的范围内。若实测的 $PaCO_2$ 值大于预测代偿后的最大值,说明体内有 CO_2 潴留,可能合并呼吸性酸中毒;若实测的 $PaCO_2$ 值小于预测代偿后的最低值,说明 CO_2 排出过多,可能合并呼吸性碱中毒。

3. 肾的代偿调节　除肾功能障碍外,其他原因引起的代谢性酸中毒肾脏均可发挥重要的代偿调节作用。酸中毒时,肾小管上皮细胞中的碳酸酐酶和谷氨酰胺酶等活性增强,肾脏泌 H^+、泌 $NH_3 \cdot NH_4^+$ 及回收 HCO_3^- 增强,使细胞外液的 HCO_3^- 浓度有所恢复。但肾脏的代偿作用较慢,通常 3~5d 才能达高峰。肾功能障碍引起的代谢性酸中毒,肾脏的纠酸作用几乎不能发挥。

代谢性酸中毒的血气参数如下:由于 HCO_3^- 原发性降低,AB、SB、BB 值均降低,BE 负值增大,pH 在 7.35~7.4 之间(代偿性代谢性酸中毒)或小于 7.35(失代偿性代谢性酸中毒);通过呼吸代偿,$PaCO_2$ 继发性下降,AB<SB。

(四)对机体的影响

代谢性酸中毒主要引起心血管系统和中枢神经系统的功能障碍,慢性代谢性酸中毒还可引起骨骼系统改变。

1. 影响心血管系统功能　严重代谢性酸中毒可引发致死性室性心律失常、心肌收缩力减弱以及血管对儿茶酚胺的反应性降低。

(1)室性心律失常:代谢性酸中毒时出现的室性心律失常与血钾升高密切相关。高血钾的发生除与细胞外 H^+ 与细胞内 K^+ 交换致 K^+ 逸出有关外,还与酸中毒肾小管上皮细胞泌 H^+ 增加致排 K^+ 减少有关。重度高血钾因严重的传导阻滞和心肌兴奋性消失可引起心室停搏。

(2)心肌收缩力减弱:pH 下降时心肌对儿茶酚胺的反应性降低,但由于肾上腺髓质分泌肾上腺素增多,心肌抑制和心排出量减少仅在 pH<7.2 时才出现。酸中毒引起心肌收缩力减弱的机制可能是:①H^+ 竞争性抑制 Ca^{2+} 与肌钙蛋白钙结合亚单位的结合,影响兴奋 - 收缩偶联;②H^+ 影响 Ca^{2+} 内流;③H^+ 影响肌质网 Ca^{2+} 释放。

(3)血管对儿茶酚胺的反应性降低:H^+ 增多可降低外周血管尤其是毛细血管前括约肌对儿茶酚胺的反应性,使血管容量不断扩大,回心血量减少,血压下降。所以治疗休克时,要先纠正酸中毒,才能改善血流动力学障碍。

2. 抑制中枢神经系统功能　代谢性酸中毒时,中枢神经系统功能障碍表现为疲乏,肌肉软弱无力,感觉迟钝,精神萎靡不振,甚至意识障碍、昏迷,最后可因呼吸中枢和心血管运动中枢麻痹而死亡。其发生机制可能是:①神经细胞能量代谢障碍:酸中毒时生物氧化酶类的活性受到抑制,氧化磷酸化过程减弱,致使 ATP 生成减少,脑组织能量供应不足;②抑制性神经递质 γ- 氨基丁酸(GABA)增多:

酸中毒时脑组织中谷氨酸脱羧酶活性增强,GABA 转氨酶活性下降,使 GABA 生成增多,转化障碍,GABA 在中枢神经系统大量蓄积,引起抑制效应。

3. 慢性酸中毒引起骨质脱钙　慢性肾衰竭伴代谢性酸中毒时,由于不断从骨骼释放钙盐缓冲 H^+,造成骨质脱钙,可影响小儿骨骼发育,延缓生长,甚至导致肾性佝偻病和纤维性骨炎;可使成人发生骨软化症,易骨折等。

4. 急性酸中毒常引起高钾血症　一般来说,急性酸中毒与高钾血症互为因果,即酸中毒引起高钾血症,高钾血症导致酸中毒。急性酸中毒时,细胞外液 H^+ 增加并向细胞内转移,为了维持电荷平衡,细胞内的 K^+ 以 H^+-K^+ 交换方式向细胞外转移,引起血钾增高;此外,酸中毒时肾泌 H^+ 增加,泌 K^+ 减少,导致钾在体内潴留,也促进高钾血症的发生。

（五）防治的病理生理学基础

1. 防治原发病　预防和治疗原发病,去除引起代谢性酸中毒的病因。

2. 应用碱性药物　纠正代谢性酸中毒首选的碱性药物是 $NaHCO_3$,可直接补充血浆 HCO_3^-,作用迅速。补碱的剂量和方法应根据酸中毒的严重程度区别对待。一般主张在血气监护下分次补碱,按 BE 负值每增加 1,每公斤体重补 $NaHCO_3$ 0.3mmol,剂量宜小不宜大。

3. 防治纠正酸中毒后的低血钾和低血钙　酸中毒不仅可使细胞内外钾分布异常引起高血钾,而且可使血中结合钙解离,游离钙增多。纠正酸中毒后,K^+ 返回细胞内,易发生低血钾,钙以结合钙的形式存在,游离钙明显减少,可引起手足抽搐。特别是严重腹泻引起的酸中毒,更应注意防治低血钾和低血钙。

$$Ca^{2+} + 血浆蛋白 \xrightleftharpoons[H^+]{OH^-} 结合钙$$

二、呼吸性酸中毒

呼吸性酸中毒（respiratory acidosis）是以血浆 H_2CO_3 浓度或 $PaCO_2$ 原发性增高导致 pH 降低为特征的酸碱平衡紊乱。它是临床上较为常见的酸碱失衡。

（一）病因和机制

CO_2 排出障碍或吸入过多均可引起呼吸性酸中毒。临床上多以肺通气功能障碍引起的 CO_2 排出受阻为主。

1. 通气障碍　临床常见的原因包括以下几种。

（1）呼吸中枢抑制:见于颅脑损伤、脑炎、脑血管意外、呼吸中枢抑制剂(吗啡、巴比妥类)、麻醉剂用量过大和酒精中毒等情况。

（2）呼吸肌麻痹:急性脊髓灰质炎、脊神经根炎、有机磷中毒、重症肌无力、家族性周期性瘫痪及重度低血钾时,由于呼吸运动失去动力,可造成 CO_2 排出障碍。

（3）胸廓病变:胸部创伤、严重气胸或胸膜腔积液、胸廓畸形等均可严重影响通气功能。

（4）呼吸道阻塞:喉头痉挛和水肿、溺水、异物堵塞气管等常导致急性呼吸性酸中毒,而慢性阻塞性肺疾病（chronic obstructive pulmonary disease,COPD）、支气管哮喘等则是慢性呼吸性酸中毒的常见原因。

（5）肺部疾病:急性心源性肺水肿、重度肺气肿、肺部广泛性炎症或肺组织广泛纤维化、急性呼吸窘迫综合征等均可因通气功能障碍而发生呼吸性酸中毒。

（6）呼吸机通气量过小。

2. 吸入气 CO_2 含量过高　见于通风不良的环境,空气中 CO_2 含量过高。

（二）分类

呼吸性酸中毒按病程分为两类,即急性呼吸性酸中毒和慢性呼吸性酸中毒。

1. 急性呼吸性酸中毒　指 $PaCO_2$ 急剧升高未超过 24h,常见于急性气道阻塞、急性心源性肺水肿、中枢或呼吸肌麻痹引起的呼吸骤停及急性呼吸窘迫综合征等。

2. 慢性呼吸性酸中毒　指 $PaCO_2$ 升高持续超过 24h 以上,见于气道及肺部慢性炎症引起的 COPD 及肺组织广泛纤维化或肺不张。

（三）机体的代偿调节

呼吸性酸中毒发生的最主要原因是通气功能障碍,所以肺往往不能发挥代偿作用,体内升高的 $PaCO_2$ 也不能靠碳酸氢盐缓冲系统缓冲,主要靠血液及细胞内非碳酸氢盐缓冲系统缓冲和肾脏代偿。

1. 急性呼吸性酸中毒的代偿调节　急性呼吸性酸中毒时,由于肾脏的代偿作用十分缓慢,难以发挥作用;血浆中 NaPr 或 Na_2HPO_4 含量较低,对 H_2CO_3 的缓冲效能不大。因此,细胞内外离子交换及细胞内缓冲作用是急性呼吸性酸中毒的主要代偿方式,主要包括以下几种。

（1）H^+-K^+ 交换:随着 $PaCO_2$ 升高,H_2CO_3 解离为 H^+ 和 HCO_3^-。H^+ 与细胞内 K^+ 进行交换,进入细胞内的 H^+ 被 K_2HPO_4、KPr 缓冲,同时外移的 K^+,可诱发高钾血症。血浆 HCO_3^- 浓度可有所增加,有利于维持 $[HCO_3^-]$ 与 $[H_2CO_3]$ 的比值。

（2）红细胞的缓冲作用:血浆中的 CO_2 可弥散入红细胞,在碳酸酐酶的催化下生成 H_2CO_3,进而解离为 H^+ 和 HCO_3^-。H^+ 主要被血红蛋白或氧合血红蛋白缓冲系统缓冲,HCO_3^- 则与 Cl^- 交换进入血浆,导致血浆中 HCO_3^- 浓度增加,而 Cl^- 浓度降低。

H^+-K^+ 交换和红细胞的缓冲作用十分有限,往往 $PaCO_2$ 每升高 10mmHg,血浆 HCO_3^- 仅代偿性增高 0.7~1mmol/L,不足以维持 $[HCO_3^-]/[H_2CO_3]$ 的正常比值,所以急性呼吸性酸中毒时 pH 往往低于正常值,呈失代偿状态。其预测公式是:

$$代偿后 [HCO_3^-] 升高值:\triangle[HCO_3^-]=0.1 \times \triangle PaCO_2 \pm 1.5$$

$$代偿后 [HCO_3^-] 预计值:[HCO_3^-]=24+0.1 \times \triangle PaCO_2 \pm 1.5$$

急性呼吸性酸中毒时血气参数如下:$PaCO_2$ 原发性增高,AB 继发性轻度增高,SB、BB 和 BE 维持正常,AB>SB,pH<7.35。

2. 慢性呼吸性酸中毒的代偿调节　由于肾脏发挥代偿作用,慢性呼吸性酸中毒可呈代偿性。因 $PaCO_2$ 和 H^+ 浓度升高持续 24h 以上,可刺激肾小管上皮细胞内碳酸酐酶和线粒体中谷氨酰胺酶的活性,促进肾小管上皮细胞泌 H^+、泌 $NH_3 \cdot NH_4^+$ 和重吸收 HCO_3^-,但这种作用常需 3~5d 才能充分发挥。慢性呼吸性酸中毒时,由于肾脏的保碱作用强大,随着 $PaCO_2$ 升高,HCO_3^- 也成比例增高,大致 $PaCO_2$ 每升高 10mmHg,血浆 HCO_3^- 浓度代偿性增加 3.5~4.0mmol/L,使 $[HCO_3^-]/[H_2CO_3]$ 比值接近 20∶1,因而轻度和中度慢性呼吸性酸中毒有可能代偿。慢性呼吸性酸中毒的代偿预测公式是:

$$代偿后 [HCO_3^-] 升高值:\triangle[HCO_3^-]=0.4 \times \triangle PaCO_2 \pm 3$$

$$代偿后 [HCO_3^-] 预计值:[HCO_3^-]=24+0.4 \times \triangle PaCO_2 \pm 3$$

单纯型慢性呼吸性酸中毒时,实测的 HCO_3^- 值应在代偿预测的预计值范围之内。如果实测的 HCO_3^- 值大于预测代偿的最大值,说明体内有过多 HCO_3^-,可能合并代谢性碱中毒;如果实测的 HCO_3^- 值小于预测代偿的最低值,说明 HCO_3^- 回收不够,可能合并有代谢性酸中毒。肾脏的最大代偿极限是使 $[HCO_3^-]$ 继发性升高到 45mmol/L。

慢性呼吸性酸中毒时血气参数如下:$PaCO_2$ 原发性增高,SB、AB 和 BB 均继发性明显增高,BE 正值增大,AB>SB,pH 常在 7.35~7.4 之间(代偿性慢性呼吸性酸中毒),严重时可小于 7.35(失代偿性慢性呼吸性酸中毒)。

（四）对机体的影响

呼吸性酸中毒对机体的影响与代谢性酸中毒类似,可引起心律失常、心肌收缩力减弱、外周血管扩张、血钾升高等。此外,$PaCO_2$ 升高可引起一系列血管运动中枢和神经精神方面的障碍。

1. CO_2 对血管的作用　CO_2 有直接扩张血管作用,高浓度又可刺激血管运动中枢,间接引起血管收缩,其强度大于对血管的直接扩张作用。但由于脑血管壁上无 α 受体,CO_2 潴留可引起脑血管扩张,脑血流量增加,常引起持续性头痛,尤以夜间和晨起最为严重。CO_2 也可引起眼底血管扩张扭曲,严重时出现视神经乳头水肿。

2. 精神神经系统功能异常 呼吸性酸中毒对中枢神经系统的影响更为显著。当$PaCO_2$大于80mmHg时,可出现CO_2麻醉,早期表现为头痛、焦虑不安,进一步发展可出现震颤、精神错乱和嗜睡,甚至昏迷。由呼吸衰竭引起的,以中枢神经系统功能紊乱为主的精神神经综合征称为肺性脑病(pulmonary encephalopathy),其发生机制详见第十六章。

（五）防治的病理生理学基础

1. 治疗原发病 解除呼吸道梗阻,使用呼吸中枢兴奋药或人工呼吸器,对COPD患者采用抗感染、解痉和祛痰等疗法。

2. 改善通气功能 有效通气使$PaCO_2$逐步下降对呼吸性酸中毒的治疗极为重要。对肾脏代偿后代谢因素指标也增高的患者,切忌过急地使用人工呼吸器使$PaCO_2$迅速下降到正常水平,否则,肾脏代偿功能来不及反应,又会导致代谢性碱中毒,使病情复杂化。更应避免过度人工通气,使$PaCO_2$降至正常水平以下,引起更危险的呼吸性碱中毒。

3. 谨慎补碱 呼吸性酸中毒时,由于肾脏保碱的代偿作用,HCO_3^-可以代偿性升高,应该慎用碱性药物。特别是通气尚未改善前,错误地使用碱性药物$NaHCO_3$,可引起代谢性碱中毒,使病情加重,死亡率增高。在通气改善后,可谨慎地补给一种不含钠的有机碱——三羟甲基氨基甲烷(THAM),该药可迅速降低血浆$PaCO_2$和$[H^+]$,但大量快速滴入此药,可抑制呼吸中枢,引起低血压,故输液速度不宜过快。

$$(CH_2OH)_3—C—NH_3 + H_2CO_3 \rightleftharpoons (CH_2OH)_3—C—NH_4^+ + HCO_3^-$$

三、代谢性碱中毒

代谢性碱中毒(metabolic alkalosis)是以血浆$[HCO_3^-]$原发性增高而导致pH上升为特征的酸碱平衡紊乱。

（一）病因和机制

凡使H^+大量丢失或HCO_3^-增多的因素均可引起代谢性碱中毒。

1. H^+丢失过多

（1）经胃丢失:常见于剧烈呕吐和胃液引流使富含HCl的胃液大量丢失。胃黏膜壁细胞和肠黏膜细胞均富含碳酸酐酶,能将CO_2和H_2O催化生成H_2CO_3,H_2CO_3解离为H^+和HCO_3^-。正常情况下,胃黏膜壁细胞内的H^+与来自血浆的Cl^-形成HCl,进食时分泌到胃腔中,而HCO_3^-在胃壁细胞基侧膜上与Cl^-交换返回血浆,使血浆HCO_3^-浓度一过性增高,称为"餐后碱潮"。当酸性食糜进入十二指肠后,在H^+刺激下,十二指肠上皮细胞与胰腺分泌HCO_3^-以中和胃酸,同时等量的H^+进入血液,餐后碱潮得以中和,血液pH保持相对恒定。病理情况下,胃液大量丢失引起代谢性碱中毒的机制包括:①胃液中H^+大量丢失,使来自肠液和胰腺的HCO_3^-得不到H^+中和而被吸收入血,造成血浆中HCO_3^-浓度升高;②胃液中的Cl^-丢失可引起低氯性碱中毒;③胃液中K^+丢失可引起低钾性碱中毒,且Cl^-和K^+缺乏可相互作用使代谢性碱中毒得以维持;④胃液大量丢失引起有效循环血量减少,可通过继发性醛固酮增多引起代谢性碱中毒。

（2）经肾丢失

1）长期应用利尿剂:应用袢利尿剂(呋塞米等)利尿时,抑制了髓袢升支粗段顶端膜上的Na^+-K^+-$2Cl^-$同向转运体,使到达远端小管的尿液流量增加,NaCl含量增高,促进远端小管泌H^+泌K^+增加,以加强对Na^+的重吸收,Cl^-以氯化铵的形式随尿排出。此外,由于肾小管远端尿液流速增加,其冲洗作用使小管内H^+浓度急剧降低,促进了H^+的排泌。H^+经肾大量丢失使HCO_3^-大量重吸收,又因丧失含Cl^-的细胞外液而形成低氯性碱中毒。

2）肾上腺皮质激素过多:盐皮质激素尤其是醛固酮过多,可增加远端小管和集合管(特别是皮质部集合管)上皮主细胞顶端膜上的 Na^+ 通道(epithelial Na^+ channel,ENaC)及基侧膜上 Na^+-K^+-ATP 酶的活性,二者均有利于小管液内 Na^+ 的重吸收,使小管腔内负电位增高,增加 K^+ 和 H^+ 分泌的驱动力,促进 K^+ 和 H^+ 的排泄,引起碱中毒。此外,糖皮质激素也有弱的盐皮质激素活性,长期增多(如库欣综合征)也可引起代谢性碱中毒。

2. HCO_3^- 负荷过量　外源性 HCO_3^- 负荷增加常为医源性,见于:①消化性溃疡患者服用过量的 $NaHCO_3$;②纠正代谢性酸中毒时滴注过多的 $NaHCO_3$;③大量输入含柠檬酸盐抗凝的库存血,柠檬酸盐在体内代谢后生成 HCO_3^-。血浆 HCO_3^- 原发增多,引起代谢性碱中毒。此外,脱水时只丢失 H_2O 和 NaCl 亦可造成 HCO_3^- 浓度升高,引起浓缩性碱中毒(contraction alkalosis)。但肾具有较强的排出 $NaHCO_3$ 的能力,正常人每天摄入 1 000mmol 的 $NaHCO_3$,两周后血浆内 HCO_3^- 浓度只是轻微上升,只有当肾功能受损后服用大量碱性药物时才会发生代谢性碱中毒。

3. 低钾血症　低钾血症时,细胞内的 K^+ 向细胞外转移,同时细胞外的 H^+ 向细胞内转移,造成细胞外液碱中毒。此外,由于肾小管上皮细胞内缺 K^+,K^+-Na^+ 交换减少,H^+-Na^+ 交换增多,肾泌 H^+ 增多,重吸收 HCO_3^- 增多,导致低钾性代谢性碱中毒。此时,尿液因 H^+ 排出增多呈酸性,称为反常性酸性尿(paradoxical acidic urine)。

(二) 分类

根据给予生理盐水后代谢性碱中毒能否被纠正而将其分为两类,即盐水反应性碱中毒(saline-responsive alkalosis)和盐水抵抗性碱中毒(saline-resistant alkalosis)。

1. 盐水反应性碱中毒　主要见于呕吐、胃液吸引及应用利尿剂时,因细胞外液减少、有效循环血量不足,且常伴低氯和低钾,影响肾排出 HCO_3^- 的能力,使碱中毒得以维持。此时,仅给予生理盐水就能促进过多的 HCO_3^- 经肾排出,碱中毒可得到纠正。

2. 盐水抵抗性碱中毒　常见于原发性醛固酮增多症、库欣综合征、血容量减少引起的继发性醛固酮增多症和严重低血钾等,维持因素是盐皮质激素的直接作用和低血钾,这种碱中毒患者单纯补充盐水没有治疗效果。

(三) 机体的代偿调节

1. 血液和组织细胞的缓冲调节　代谢性碱中毒时,细胞外液中过多的 HCO_3^- 可与 H^+ 反应,生成 H_2CO_3。但在大多数缓冲对的组成中,碱性成分远多于酸性成分,故血液对碱中毒的缓冲能力较弱。由于细胞外液中 H^+ 浓度降低,细胞内 H^+ 外移,细胞外 K^+ 进入细胞内,引起低钾血症。

2. 肺的代偿调节　代谢性碱中毒时,由于 H^+ 浓度降低,呼吸中枢抑制,呼吸变浅、变慢,肺通气量减少,$PaCO_2$ 继发性升高,以维持 $[HCO_3^-]/[H_2CO_3]$ 的比值接近正常,使升高的 pH 回落。呼吸的代偿反应比较快,但代偿能力有限,很少能达到完全代偿,因为呼吸抑制引起 $PaCO_2$ 升高的同时也会导致 PaO_2 降低,二者均能兴奋呼吸中枢,限制 $PaCO_2$ 过度升高。所以即使严重的代谢性碱中毒,$PaCO_2$ 也极少能超过 55mmHg(代偿极限)。肺的代偿公式是:

$$代偿后\ PaCO_2\ 升高值:\triangle PaCO_2=0.7\times\triangle[HCO_3^-]\pm5$$

$$代偿后\ PaCO_2\ 预计值:PaCO_2=40+0.7\times\triangle[HCO_3^-]\pm5$$

单纯型代谢性碱中毒时,实测 $PaCO_2$ 在 $PaCO_2$ 预测值范围内;如果实测值大于预测值的上限,说明体内有 CO_2 潴留,可能合并有呼吸性酸中毒;如果实测值小于预测值的下限,说明 CO_2 排出过多,可能合并有呼吸性碱中毒。

3. 肾的代偿调节　代谢性碱中毒时,血浆 H^+ 浓度下降和 pH 升高使肾小管上皮细胞内的碳酸酐酶和谷氨酰胺酶活性减弱,肾小管泌 H^+、泌 $NH_3\cdot NH_4^+$ 减少,HCO_3^- 重吸收也相应减少,导致血浆 HCO_3^- 浓度有所回落,以维持血中 $[HCO_3^-]/[H_2CO_3]$ 比值。此时,肾排出 HCO_3^- 增加,尿液呈碱性,但低钾性碱中毒,因肾小管上皮细胞内酸中毒导致泌 H^+ 增多,尿液反而呈酸性。由于肾达最大程度代偿需要 3~5d,所以急性代谢性碱中毒时肾代偿不起主要作用。

通过以上体液缓冲、肺和肾的代偿,代谢性碱中毒的血气参数变化规律如下:代谢性指标(SB、AB

和 BB）均原发性升高，BE 正值增大，$PaCO_2$ 继发性升高，AB>SB，pH 在 7.40~7.45 之间（代偿性代谢性碱中毒）或大于 7.45（失代偿性代谢性碱中毒）。

（四）对机体的影响

轻度代谢性碱中毒患者通常缺乏特有的症状和体征，临床表现常被原发疾病所掩盖。严重的代谢性碱中毒则出现中枢神经系统功能障碍和神经肌肉兴奋性增高等变化。

1. **中枢神经系统功能障碍**　严重代谢性碱中毒患者常出现烦躁不安、精神错乱、谵妄、意识障碍等中枢神经系统症状。其发生机制可能是：① GABA 含量减少：血浆 pH 升高时，GABA 转氨酶活性增高而谷氨酸脱羧酶活性降低，使 GABA 分解加强而生成减少，对中枢的抑制作用减弱。②缺氧：血浆 pH 升高使血红蛋白氧离曲线左移，血红蛋白与的 O_2 亲和力增高，结合的 O_2 不易释出，造成组织供氧不足，而脑组织对缺氧特别敏感，可出现精神神经症状。

2. **神经肌肉应激性增高**　碱中毒时，因 pH 升高使血浆游离钙减少，神经肌肉的应激性增高，表现为腱反射亢进，面部和肢体肌肉抽动、手足搐搦和惊厥等。碱中毒时发生的惊厥也可能与中枢 GABA 含量减少有关。若患者伴有明显的低钾血症，出现肌肉无力或麻痹时，可暂无抽搐，一旦低钾血症被纠正，抽搐即可发生。

3. **低钾血症**　代谢性碱中毒时常伴有低钾血症，与细胞内外 H^+-K^+ 交换增强及肾小管上皮细胞泌 H^+ 减少、排 K^+ 增多有关。低钾血症可引起肌肉软弱无力或麻痹，严重时还可引起心律失常。

（五）防治的病理生理学基础

纠正代谢性碱中毒的根本途径是促使血浆中过多的 HCO_3^- 由尿排出。但即使是肾功能正常的患者，也不易达到完全代偿。因此，代谢性碱中毒的治疗方针是在进行基础疾病治疗的同时去除代谢性碱中毒的维持因素。

1. **生理盐水**　盐水反应性碱中毒患者只要口服或静脉输注等张或半张的盐水即可恢复血浆 HCO_3^- 浓度。机制是：①扩充细胞外液容量，消除"浓缩性碱中毒"和低血容量所致继发性醛固酮增多；②有效循环血量得以恢复，增强肾小管重吸收 HCO_3^- 的因素不复存在，血浆中过多的 HCO_3^- 由尿排出；③远端肾小管液中 Cl^- 含量增加，使皮质集合管 B 型闰细胞分泌 HCO_3^- 增强。

2. **氯化钾**　虽然盐水可以恢复血浆 HCO_3^- 浓度，但并不能改善缺钾状态。因此伴有高度缺钾者，应补充 KCl。

3. **乙酰唑胺**　对全身性水肿患者，应尽量少用袢利尿药以防发生碱中毒。碳酸酐酶抑制剂乙酰唑胺可抑制肾小管上皮细胞内的碳酸酐酶活性，减少 H^+ 排泌和 HCO_3^- 重吸收，增加 Na^+ 和 HCO_3^- 的排出，既可达到治疗碱中毒的目的又可减轻水肿。肾上腺皮质激素过多引起的碱中毒，需用抗醛固酮药物和补钾去除代谢性碱中毒的维持因素。

4. **补酸**　严重代谢性碱中毒可给予少量的 NH_4Cl，必要时可用 0.1mol/L HCl 静脉缓注，HCl 在体内被缓冲后可生成 NaCl。

$$HCl+NaHCO_3 \rightarrow NaCl+H_2CO_3$$

四、呼吸性碱中毒

呼吸性碱中毒（respiratory alkalosis）是以血浆 H_2CO_3 浓度或 $PaCO_2$ 原发性减少而导致 pH 升高为特征的酸碱平衡紊乱。

（一）病因和机制

肺通气过度是各种原因引起呼吸性碱中毒的基本发生机制，原因如下。

1. **低氧血症和肺疾病**　吸入气氧分压过低（高空、高原、潜水等）及外呼吸功能障碍（如肺炎、肺梗死、间质性肺疾病和肺水肿等）均可使 PaO_2 降低而引起过度通气。

2. **呼吸中枢受到直接刺激**　中枢神经系统疾病（如脑血管意外、脑炎、脑外伤及脑肿瘤等）、某些药物（如水杨酸）、氨等可直接兴奋呼吸中枢致通气增强；癔症发作、小儿哭闹可引起精神性通气过度。

3. 代谢亢进 甲亢、高热等因机体代谢率过高使肺通气功能增强。

4. 人工呼吸机使用不当 常因通气量过大而引起呼吸性碱中毒。

（二）分类

根据病程呼吸性碱中毒分为急性呼吸性碱中毒和慢性呼吸性碱中毒。

1. 急性呼吸性碱中毒 指 $PaCO_2$ 在 24h 内急剧下降导致 pH 升高，常见于人工呼吸机过度通气、癔症、高热和低氧血症时。

2. 慢性呼吸性碱中毒 指 $PaCO_2$ 下降持续超过 24h 以上，常见于慢性颅脑疾病、肝脏疾病氨兴奋呼吸中枢时。

（三）机体的代偿调节

呼吸性碱中毒时，虽然 $PaCO_2$ 降低对呼吸中枢有抑制作用，但只要刺激肺通气过度的原因持续存在，肺的代偿调节作用就不明显。

1. 急性呼吸性碱中毒的代偿调节 细胞内外离子交换和细胞内液缓冲是急性呼吸性碱中毒的主要代偿方式，包括以下几种。

（1）H^+-K^+ 交换：急性呼吸性碱中毒时，由于血浆 H_2CO_3 浓度迅速降低，故 HCO_3^- 浓度相对增高。约 10min 内，细胞内的 H^+ 移出至细胞外并与 HCO_3^- 结合，使血浆 HCO_3^- 浓度下降，H_2CO_3 浓度有所回升，而细胞外 K^+ 进入细胞内以维持电平衡，导致血 K^+ 浓度降低。进入血浆的 H^+ 主要来自细胞内血红蛋白、氧合血红蛋白以及磷酸和蛋白质等非碳酸氢盐缓冲系统，也可来自糖酵解生成的乳酸。碱中毒影响血红蛋白释放氧，从而造成组织缺氧和糖酵解增强，乳酸生成增多。

（2）HCO_3^--Cl^- 交换：血浆中相对增高的 HCO_3^- 可进入红细胞，与胞内 H^+ 结合生成 H_2CO_3，再分解成 CO_2 和 H_2O，CO_2 自红细胞进入血浆形成 H_2CO_3，促使血浆 H_2CO_3 浓度回升。HCO_3^- 进入红细胞时，有等量 Cl^- 从红细胞进入血浆，引起血 Cl^- 浓度升高。

一般 $PaCO_2$ 每降低 10mmHg，血浆 HCO_3^- 浓度代偿性降低 2mmol/L。$PaCO_2$ 原发性下降与 HCO_3^- 浓度继发性下降的关系可遵循下列公式：

$$代偿后 [HCO_3^-] 下降值：\triangle [HCO_3^-]=0.2 \times \triangle PaCO_2 \pm 2.5$$

$$代偿后 [HCO_3^-] 预计值：[HCO_3^-]= 24+0.2 \times \triangle PaCO_2 \pm 2.5$$

需要指出的是，以上缓冲作用十分有限。由于肾来不及发挥代偿作用，急性呼吸性碱中毒往往呈失代偿状态，其血气参数变化如下：$PaCO_2$ 原发性降低，AB 继发性下降，而 SB、BB 和 BE 均正常，AB<SB，pH>7.45。

2. 慢性呼吸性碱中毒的代偿调节 肾的代偿调节是慢性呼吸性碱中毒的主要代偿方式，表现为肾小管上皮细胞泌 H^+、泌 $NH_3 \cdot NH_4^+$ 减少，重吸收 HCO_3^- 减少，尿液呈碱性。

在慢性阶段，由于肾的代偿调节和细胞内缓冲，平均 $PaCO_2$ 每降低 10mmHg，血浆 HCO_3^- 浓度代偿性下降 5mmol/L，其最大代偿极限是使血中 $[HCO_3^-]$ 继发性下降至 15mmol/L。代偿公式是：

$$代偿后 [HCO_3^-] 下降值：\triangle [HCO_3^-]=0.5 \times \triangle PaCO_2 \pm 2.5$$

$$代偿后 [HCO_3^-] 预计值：[HCO_3^-]=24+0.5 \times \triangle PaCO_2 \pm 2.5$$

单纯型慢性呼吸性碱中毒时，实测 $[HCO_3^-]$ 在预测的 $[HCO_3^-]$ 范围之内。如果实测值超出预测值的最大值，表明 HCO_3^- 过多，合并代谢性碱中毒；如果实测值小于预测值的最小值，表明 HCO_3^- 过少，合并代谢性酸中毒。

慢性呼吸性碱中毒的血气参数变化如下：$PaCO_2$ 原发性降低，AB 明显降低，SB、BB 降低，BE 负值增大，AB<SB，pH 在 7.40~7.45 之间（代偿性慢性呼吸性碱中毒）或大于 7.45（失代偿性慢性呼吸性碱中毒）。

（四）对机体的影响

呼吸性碱中毒对机体的影响与代谢性碱中毒相似（中枢神经系统功能障碍、神经肌肉应激性增高和低血钾），但更易出现眩晕、四肢及口周围感觉异常、意识障碍及抽搐等。抽搐与低血钙有关。神经系统功能障碍除与碱中毒对脑功能的损伤有关外,还与脑血流量减少有关,因为低碳酸血症可引起脑血管收缩。研究表明,$PaCO_2$ 下降到 20mmHg 时,脑血流量可减少 35%~40%。

（五）防治的病理生理学基础

1. 防治原发病　呼吸性碱中毒的治疗应首先去除引起通气过度的原因,如治疗感染与发热,适时调整呼吸机的潮气量和频率;对精神性过度通气患者进行心理治疗或酌情使用镇静剂。

2. 吸入含 CO_2 的气体　急性呼吸性碱中毒患者可吸入含 5%CO_2 的混合气体,或用纸袋罩住口鼻再吸入呼出的气体以维持血浆 H_2CO_3 浓度。

3. 纠正低血钙　对手足搐搦者可静脉注射葡萄糖酸钙进行治疗。

第四节　混合型酸碱平衡紊乱

- 二重酸碱平衡紊乱有五种不同组合形式,病因和血气参数变化不同。
- 三重酸碱平衡紊乱仅有两种类型。

两种以上不同类型的单纯型酸碱平衡紊乱同时发生,称为混合型酸碱平衡紊乱。混合型酸碱平衡紊乱包括二重酸碱平衡紊乱（double acid-base disturbance）和三重酸碱平衡紊乱（triple acid-base disturbance）。

一、二重酸碱平衡紊乱

二重酸碱平衡紊乱可以有不同的组合形式,两种酸中毒或两种碱中毒合并存在,可使 pH 向同一方向移动,称为酸碱一致型或酸碱相加型酸碱平衡紊乱;一种酸中毒与一种碱中毒合并存在,可使 pH 向相反方向移动,称为酸碱混合型或酸碱相消型酸碱平衡紊乱。

（一）酸碱一致型二重酸碱平衡紊乱

1. 呼吸性酸中毒合并代谢性酸中毒　这是临床常见的一种混合型酸碱平衡紊乱。主要原因为严重通气障碍（CO_2 潴留）伴固定酸产生增多,常见于:①心跳和呼吸骤停;②慢性阻塞性肺疾病合并心力衰竭或休克;③糖尿病酮症酸中毒并发肺部感染引起呼吸衰竭;④严重低血钾累及心肌及呼吸肌等。

由于呼吸性因素和代谢性因素均向酸性方向变化,HCO_3^- 浓度减少时呼吸不能代偿,$PaCO_2$ 增多时肾脏也不能代偿,呈严重失代偿状态,形成恶性循环。血气特征是:AB、SB 和 BB 均降低,BE 负值增大,AB>SB,$PaCO_2$ 升高,pH 明显降低,血浆 K^+ 浓度升高,AG 增大。

2. 呼吸性碱中毒合并代谢性碱中毒　主要原因是通气过度伴碱潴留,见于肝衰竭、败血症或严重创伤的患者,因高血氨、高热或剧烈疼痛刺激呼吸中枢而发生通气过度,使 CO_2 排出过多,加上使用排钾利尿剂、剧烈呕吐或大量输入库存血等使体内碱增多。

因呼吸性和代谢性因素均向碱性方向变化,$PaCO_2$ 降低,血浆 HCO_3^- 浓度升高,两者不能相互代偿,呈严重失代偿状态,预后极差。血气特征是:AB、SB 和 BB 均升高,BE 正值增大,AB<SB,$PaCO_2$ 降低,pH 明显升高,血浆 K^+ 浓度降低。

（二）酸碱混合型二重酸碱平衡紊乱

1. 呼吸性酸中毒合并代谢性碱中毒　这也是临床常见的一种混合型酸碱平衡紊乱,常见于慢性阻塞性肺疾病患者伴呕吐或应用排钾利尿剂。$PaCO_2$ 和 HCO_3^- 浓度均升高且已超出彼此正常代偿范围,血气特征是:AB、SB 和 BB 均升高,BE 正值增大,$PaCO_2$ 升高,AB>SB,pH 可正常、略低或略高。

2. 代谢性酸中毒合并呼吸性碱中毒　可见于:①糖尿病、肾衰竭、感染性休克及心肺疾病等危重患者伴高热或机械通气过度;②慢性肝病高血氨并发肾衰竭;③水杨酸中毒,水杨酸盐刺激呼吸中枢可发生典型的代谢性酸中毒合并呼吸性碱中毒。

此种混合型酸碱平衡紊乱,HCO₃⁻浓度和PaCO₂均降低且小于正常代偿范围,血气特征是:AB、SB和BB均降低,BE负值增大,PaCO₂降低,AB<SB,pH可正常或轻度变化。

3. 代谢性酸中毒合并代谢性碱中毒　常见于剧烈呕吐合并腹泻并伴有低钾血症和脱水,尿毒症或糖尿病患者合并剧烈呕吐。由于导致血浆HCO₃⁻浓度升高和降低的原因同时存在,彼此相互抵消,常使血浆pH、[HCO₃⁻]和PaCO₂均在正常范围。测量AG值对诊断AG增高型代谢性酸中毒合并代谢性碱中毒有重要意义。因为单纯型AG增高型代谢性酸中毒时,AG增大部分应与HCO₃⁻减少部分相等;合并代谢性碱中毒时,实测的HCO₃⁻因AG增大代偿消耗而不明显升高,甚至正常。

二、三重酸碱平衡紊乱

由于同一患者不可能同时存在呼吸性酸中毒和呼吸性碱中毒,因此,三重酸碱平衡紊乱只存在两种类型。

1. 呼吸性酸中毒合并AG增高型代谢性酸中毒和代谢性碱中毒　见于Ⅱ型呼吸衰竭患者合并呕吐或长期应用利尿剂。血气特征是PaCO₂明显升高,AG>16mEq/L,[HCO₃⁻]一般也升高,血Cl⁻明显降低。

2. 呼吸性碱中毒合并AG增高型代谢性酸中毒和代谢性碱中毒　见于肾衰竭患者合并呕吐和发热。血气特征是PaCO₂降低,AG>16mEq/L,[HCO₃⁻]可高可低,血Cl⁻一般低于正常。

第五节　酸碱平衡紊乱诊断的病理生理学基础

- 血气指标结合病史是诊断酸碱平衡紊乱类型的主要依据。
- 计算AG值和代偿的最大范围可区分单纯型和混合型酸碱平衡紊乱。

临床所见酸碱平衡紊乱极其复杂,在诊断时,患者的病史和临床表现可为判断提供重要线索;血气分析结果是判断酸碱平衡紊乱类型的决定性依据;血清电解质检查也可作为有价值的参考;计算AG值有助于区别单纯型代谢性酸中毒的类型及诊断混合型酸碱平衡紊乱;经代偿公式计算代偿的最大范围可判定是单纯型还是混合型酸碱平衡紊乱。以下分析步骤供学习和实践参考。

一、根据pH判断酸碱平衡紊乱的性质

pH<7.35为失代偿性酸中毒;pH>7.45为失代偿性碱中毒;pH在7.35~7.45范围内,不能判定无酸碱平衡紊乱,尚需观察PaCO₂和[HCO₃⁻]是否在正常范围。若三个参数都处于正常范围,则无酸碱平衡紊乱;若pH正常而另外两个参数之一或两项都超出正常范围,则一定存在酸碱平衡紊乱。

二、根据病史和原发性改变判断呼吸性或代谢性酸碱平衡紊乱

从pH的变化不能判定引起酸碱平衡紊乱的原发病因,亦不能断定酸碱平衡紊乱的类型。因此,密切结合病史,找出引起酸碱平衡紊乱的原发性改变,是判断酸碱平衡紊乱类型的重要依据。主要由通气功能改变而导致的酸碱平衡紊乱,PaCO₂为原发性改变,PaCO₂原发性升高引起pH下降,为呼吸性酸中毒;PaCO₂原发性降低引起pH升高,为呼吸性碱中毒。主要由肾脏疾病或休克等而导致的酸碱平衡紊乱,HCO₃⁻浓度为原发性改变,HCO₃⁻浓度原发性降低引起pH下降,为代谢性酸中毒;HCO₃⁻浓度原发性升高引起pH升高,为代谢性碱中毒。

三、根据代偿情况判断单纯型或混合型酸碱平衡紊乱

酸碱平衡紊乱时,机体代偿的规律是代谢性酸碱平衡紊乱主要靠肺代偿,而慢性呼吸性酸碱平衡紊乱主要靠肾代偿;代偿调节引起与原发性改变方向一致的继发性改变,但有一定的限度。表6-3是

在临床实践中归纳总结出的单纯型酸碱平衡紊乱的预计代偿公式,应用代偿公式可简便有效地区别单纯型与混合型酸碱失衡。

单纯型酸碱平衡紊乱时,$[HCO_3^-]/PaCO_2$ 变化的方向总是一致的,代偿引起的继发性改变一定不超出代偿范围(代偿预计值)和代偿极限。

表 6-3 常用单纯型酸碱平衡紊乱的预计代偿公式

原发失衡	原发性改变	继发性改变	预计代偿公式	代偿时限	代偿极限
代谢性酸中毒	$[HCO_3^-]\downarrow\downarrow$	$PaCO_2\downarrow$	$PaCO_2=1.5\times[HCO_3^-]+8\pm2$ $\triangle PaCO_2=1.2\times\triangle[HCO_3^-]\pm2$	12~24h	10mmHg
代谢性碱中毒	$[HCO_3^-]\uparrow\uparrow$	$PaCO_2\uparrow$	$\triangle PaCO_2=0.7\times\triangle[HCO_3^-]\pm5$	12~24h	55mmHg
呼吸性酸中毒	$PaCO_2\uparrow\uparrow$	$[HCO_3^-]\uparrow$	急性: $\triangle[HCO_3^-]=0.1\times\triangle PaCO_2\pm1.5$ 慢性: $\triangle[HCO_3^-]=0.4\times\triangle PaCO_2\pm3$	几分钟 3~5d	30mmol/L 45mmol/L
呼吸性碱中毒	$PaCO_2\downarrow\downarrow$	$[HCO_3^-]\downarrow$	急性: $\triangle[HCO_3^-]=0.2\times\triangle PaCO_2\pm2.5$ 慢性: $\triangle[HCO_3^-]=0.5\times\triangle PaCO_2\pm2.5$	几分钟 3~5d	18mmol/L 15mmol/L

注:①有"$\triangle$"者为变化值,无"$\triangle$"者表示绝对值;②代偿时限指体内达到最大代偿反应所需的时间;③代偿极限指单纯型酸碱失衡代偿所能达到的最小值或最大值。

四、根据 AG 值判断代谢性酸中毒的类型及混合型酸碱平衡紊乱

AG 值是区分代谢性酸中毒类型的标志,也是判断是否有三重混合型酸碱平衡紊乱不可缺少的指标。如果 AG 值正常,则不会有三重酸碱平衡紊乱;相反,如果 AG>16mEq/L,则表明有 AG 增高型代谢性酸中毒,同时提示有三重混合型酸碱平衡紊乱的可能。值得注意的是,如果 AG 升高,那么在判断酸碱失衡时,一定要对 $[HCO_3^-]$ 进行补偿。因为导致 AG 升高的酸性物质中和了血中的 HCO_3^-。碱补偿值为增高的 AG 值($\triangle$AG),即:$\triangle AG=AG-12=\triangle[HCO_3^-]$。未被固定酸中和前实际的 $[HCO_3^-]=$ 实测 $[HCO_3^-]+\triangle[HCO_3^-]$。

需要指出的是,无论是单纯型还是混合型酸碱平衡紊乱,都不是一成不变的,随着疾病的发展,治疗措施的影响,原有的酸碱失衡可能被纠正,也可能转变或合并其他类型的酸碱平衡紊乱。因此,在诊断和治疗酸碱平衡紊乱时,一定要密切结合患者的病史,观测血 pH、$PaCO_2$ 及 $[HCO_3^-]$ 的动态变化,综合分析病情,及时做出正确的诊断和治疗。

Summary

Under normal conditions, arterial pH ranges from 7.35 to 7.45 with a mean value of 7.4. The maintenance of pH value depends on three mechanisms, the buffer systems in extracellular and intracellular fluid, respiratory elimination of carbon dioxide through the lungs, the control of rate in acid excretion and bicarbonate reservation by the kidneys. Parameters of acid-base balance include pH, $PaCO_2$, AB, SB, BB, BE and AG.

In disease, acid-base homeostasis can be destroyed, which is called acid-base disturbance or acid-base imbalance. A decrease of pH (<7.35) is called acidemia, indicating uncompensated acidosis, while an increase of pH（>7.45）is called alkalemia, signifying uncompensated alkalosis. Acid-base disturbance is divided into simple acid-base disturbance and mixed acid-base disturbance.

There are four types of simple acid-base disturbance. The primarily lower or raise of HCO_3^- concentration is referred to as metabolic acidosis or metabolic alkalosis, respectively, while the primarily raise or lower of $PaCO_2$ is called respiratory acidosis and respiratory alkalosis. Metabolic acidosis can be induced by HCO_3^- loss or by the buffering of a fixed acid. The major compensatory responses are increase in ventilation, renal excretion of the excess acid and reabsorption of HCO_3^-. Metablic alkalosis can be produced by administration of HCO_3^- or, more commonly, by loss of H^+. The major compensatory responses are hypoventilation and renal excretion of the excess HCO_3^-. Respiratory acidosis results from the decrease in effective alveolar ventilation. Since the kidney response takes 3 to 5 days to reach the maximal compensation, respiratory acidosis shows two different types, acute respiratory acidosis, in which there may be a dramatic fall in pH, and the chronic respiratory acidosis, in which the pH is relatively well maintained as the result of the increase in renal H^+ excretion. Respiratory alkalosis is induced by hyperventilation, resulting in a fall in the $PaCO_2$. The renal compensation for respiratory alkalosis is a decrease in H^+ secretion, resulting in HCO_3^- loss in the urine. Just as respiratory acidosis, both acute and chronic respiratory alkalosis can occur.

Mixed acid-base disorders refer to more than one primary acid-base disorders to be present in one patient, which include double acid-base disturbances and triple acid-base disturbances.

In general, the case history and clinical manifestations provide important clues and the results from blood gas measurements are determinant evidences for the diagnosis of acid-base disturbances, and the calculation of AG value is helpful in differentiating the classes of simple metabolic acidosis and in the diagnosis of mixed acid-base disturbances.

（邓秀玲）

思考题

1. 休克时常发生哪种酸中毒？机制如何？酸中毒对休克进程有何影响？
2. 试分析比较急性与慢性呼吸性酸中毒时机体代偿调节方式与血气指标变化的异同。
3. 何谓代谢性碱中毒的维持因素？试述低氯、低钾血症如何维持代谢性碱中毒。
4. 醛固酮增多如何导致代谢性碱中毒？
5. H^+ 的变动为何会影响神经肌肉细胞兴奋性？
6. 在分析 AG 升高型代谢性酸中毒时，怎么理解潜在碳酸氢根的含义？

第七章
糖脂代谢紊乱

糖脂代谢稳态是生命个体维持正常生理活动的重要基础。糖(碳水化合物)和脂质不仅是机体的主要能量来源,也是各种细胞结构的必需组分。各种原因引起的糖脂代谢紊乱可影响机体各个器官系统的生理功能;糖代谢紊乱和脂代谢紊乱之间往往相互影响,甚至形成恶性循环。慢性糖脂代谢紊乱相关的肥胖、脂肪肝和糖尿病等代谢性疾病是心脑血管疾病的危险因素,也与肿瘤和阿尔茨海默病等慢性疾病密切相关。

第一节　糖代谢紊乱

- 高糖血症的发生机制包括胰岛素质或量的缺陷、胰岛素抵抗和升血糖激素分泌过多等。
- 胰岛素抵抗时靶器官对胰岛素的敏感性降低,血胰岛素水平正常甚至升高。
- 高糖血症可导致糖、脂、蛋白质以及水电解质等物质的急性代谢紊乱。
- 长期高糖血症可引发全身性心血管和神经系统的慢性病变,造成多器官的渐进性功能障碍。

正常人体的糖代谢受到多种内分泌激素的精细调控,从而使血糖水平维持相对稳定,即使在一次性大量摄入碳水化合物或者饥饿的情况下也不会出现大的波动。葡萄糖是血糖的主要成分。空腹状态下,血中葡萄糖的正常范围为 3.9~6.1mmol/L。胰岛 β 细胞分泌的胰岛素(insulin)是体内唯一的降血糖激素,它能增强靶细胞对葡萄糖的摄取利用,促进糖原、脂肪和蛋白质的合成,同时抑制糖原分解、脂肪动员和糖异生。胰高血糖素(glucagon)是饥饿状态下升高血糖的主要激素,剧烈运动或应激状态下分泌的肾上腺素、糖皮质激素也具有升高血糖的作用。当机体因各种原因发生糖代谢紊乱时,可出现高糖血症或低糖血症。

一、高糖血症

高糖血症(hyperglycemia)是指患者血中葡萄糖水平持续超出正常范围,以空腹血糖 ≥ 7mmol/L 或餐后 2h 血糖 ≥ 11.1mmol/L 为诊断标准。

（一）高糖血症的病因与发病机制

高糖血症最常见于糖尿病(diabetes mellitus,DM),也可见于胰腺炎、胰岛素拮抗激素(糖皮质激素、生长激素、肾上腺素和甲状腺素等)异常增多的内分泌疾病,如库欣综合征、肢端肥大症、嗜铬细胞瘤、甲状腺功能亢进等。在外科手术、严重感染、大面积创伤、烧伤、大出血和休克等强烈应激状态下,由于儿茶酚胺、糖皮质激素和胰高血糖素分泌增加,可出现高糖血症。此外,部分免疫抑制剂、抗精神病药物或抗肿瘤药物也可引起高糖血症。

高糖血症的发病主要与遗传因素、环境因素和免疫因素等有关。各种因素影响到胰岛素的活性、胰岛 β 细胞的数目和 / 或其分泌功能、外周组织的胰岛素敏感性、升血糖激素的分泌水平等环节,均可导致血糖异常升高。

1. 胰岛素质或量的缺陷　胰岛素通过结合靶细胞表面的胰岛素受体(insulin receptor,IR),激活其下游信号转导通路来实现降血糖作用。胰岛素受体属于受体酪氨酸激酶,与胰岛素结合

125

后可发生自身磷酸化,继而使胰岛素受体底物(insulin receptor substrate,IRS)发生酪氨酸磷酸化;后者与效应蛋白磷酸肌醇 3- 激酶(phosphoinositol 3-kinase,PI3K)结合,使磷脂酰肌醇 -4,5- 二磷酸(phosphatidylinositol-4,5-biphosphate,PIP2)发生磷酸化,生成磷脂酰肌醇 -3,4,5- 三磷酸(phosphatidylinositol-3,4,5-triphosphate,PIP3);PIP3 作为第二信使,募集下游的信号分子磷酸肌醇依赖性激酶 1(Phosphoinositide-dependent kinase 1,PDK1)和蛋白激酶 B(protein kinase B,PKB,又称 AKT),从而发挥降血糖效应。

胰岛素降血糖的机制包括:①刺激胞内的葡萄糖转运体 4(glucose transporter 4,GLUT4)转位至细胞膜,从而促进细胞对葡萄糖的摄取;②磷酸化失活糖原合成酶激酶 3(glycogen synthase kinase-3,GSK-3),解除其对糖原合成酶(glycogen synthase,GS)的抑制作用,从而促进糖原合成;③通过 PDK1 或其下游的 AKT,分别磷酸化失活转录因子 cAMP 反应元件结合蛋白(cAMP response element-binding protein,CREB)和叉头盒 O(fork head box O,FoxO),抑制糖异生通路关键基因的表达,从而抑制糖异生;④以哺乳动物雷帕霉素靶点复合物 1(mammalian target of rapamycin complex 1,mTORC1)依赖性方式激活转录因子固醇调控元件结合蛋白 1c(sterol regulatory element binding protein-1c,SREBP-1c),调控脂质合成相关靶基因表达,从而促进葡萄糖转变为脂肪(图 7-1)。

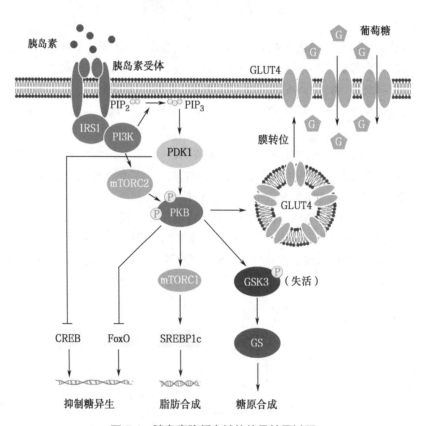

图 7-1　胰岛素降低血糖的信号转导过程

胰岛 β 细胞所分泌的胰岛素质和量的正常是维持血糖稳态的基本条件。各种致病因素引起胰岛素结构异常使其活性降低、β 细胞数量减少或分泌功能障碍使血胰岛素水平降低,都可以导致胰岛素功能缺陷的发生。

(1)胰岛素结构异常致活性降低:人类胰岛 β 细胞首先在粗面内质网合成由 102 个氨基酸组成的前胰岛素原,在切除信号肽后成为含 86 个氨基酸的胰岛素原;胰岛素原继续在蛋白水解酶的作用下,最终剪切成 α 链(21 个氨基酸)、β 链(30 个氨基酸)以及成熟的 C 肽(31 个氨基酸)。其中,α 链和 β 链组成的二聚体即为活性胰岛素。α 链和 β 链通过 α7(Cys)-β7(Cys)、α20(Cys)-β19(Cys)四个半胱氨酸的疏基形成两个肽链间的二硫键;此外,α链内部的 6(Cys)-11(Cys)之间也形成一个二硫键,共同参与维持胰岛素的空间构象。β细胞分泌胰岛素的同时,会分泌等摩尔浓度的 C 肽和少量的胰岛素原。C 肽无胰岛素的降糖活性,也无胰岛素的免疫原性,因此不受血清中胰岛素抗体和外源性胰岛素的影响。在临床,可利用 C 肽释放试验来评估胰岛 β 细胞合成和分泌胰岛素的功能。

胰岛素基因突变或者胰岛素剪切加工异常,使得所生成的胰岛素二聚体结构发生改变,导致其活性低下。胰岛素基因突变引起 C 肽裂解点的氨基酸异常,影响胰岛素原剪切,从而生成变异胰岛素。已经发现的人变异胰岛素包括 Tokyo 胰岛素原(Arg 65 His)、Chicago 胰岛素(Phe β25 Leu)、Los Angeles 胰岛素(Phe β24 Ser)、Wakayma 胰岛素(Val α3 Leu)以及 Providence 胰岛素(His β10 Asp)等。变异胰岛素与受体结合能力降低或生物活性降低,从而导致其不能有效发挥降血糖作用,出现高糖血症。

(2)胰岛 β 细胞数量减少:遗传易感基因叠加病毒感染或化学损伤等环境因素,引发胰岛的自身免疫反应或淀粉样变等病理性改变,导致胰岛 β 细胞的损伤、凋亡,从而造成 β 细胞数量减少。此外,各种原因导致 β 细胞的发育障碍或去分化也是导致成熟 β 细胞数量减少的重要原因。β 细胞数量减少是胰岛素合成分泌进行性减少的关键因素。

1)β 细胞发育障碍:由于单基因突变,参与 β 细胞发育或胰岛素基因转录激活的某些关键功能蛋白失活,导致 β 细胞功能缺陷、胰岛素合成障碍。包括肝细胞核因子 1α(hepatocyte nuclear factor 1α,HNF1α)、HNF4α、胰腺和十二指肠同源框 1(pancreatic and duodenal homeobox 1,PDX1)、神经源分化因子 1(neuronal differentiation 1,NEUROD1)等。这些基因的突变是导致单基因糖尿病中最常见的临床类型——青少年的成人起病型糖尿病(maturity-onset diabetes of the young,MODY)的致病原因。

2)自身免疫损伤:胰岛 β 细胞的自身免疫性损伤主要由细胞免疫介导。T 淋巴细胞、B 淋巴细胞、巨噬细胞、粒细胞和 NK 细胞均参与了这个过程,其中 CD8+ 杀伤性 T 淋巴细胞作用尤为重要。激活的免疫细胞释放多种细胞因子引起 β 细胞炎症损伤。在出现临床症状之前,β 细胞破坏可进展数月或数年,直到 β 细胞数量减少到分泌的胰岛素不足以有效控制血糖,导致高糖血症的发生。90% 新诊断的 1 型糖尿病患者存在针对 β 细胞的自身抗体,包括谷氨酸脱羧酶抗体、胰岛素抗体、胰岛细胞抗体、酪氨酸磷酸酶样蛋白抗体、胰岛素瘤相关蛋白抗体和锌转运体 8 抗体等。这些抗体并不是导致 β 细胞破坏的主要原因,但对 1 型糖尿病的诊断具有重要价值。这种自身免疫反应引起的细胞损伤通常不会波及胰岛 α 细胞。正常情况下,胰岛素能抑制 α 细胞分泌胰高血糖素。自身免疫反应损伤破坏 β 细胞使胰岛素分泌减少,导致胰高血糖素释放增加,后者促进肝脏糖原分解和糖异生,进一步升高血糖。此时,β 细胞和 α 细胞均存在功能异常,胰岛素缺乏和胰高血糖素分泌过多共同促进高糖血症的发生。

某些遗传易感基因可促发或加重 β 细胞的自身免疫性损伤。人类白细胞抗原(human leukocyte antigen,HLA)基因在 1 型糖尿病的发生中起重要作用。50% 以上的 1 型糖尿病患者存在遗传易感的单体型 HLA-DR3 和 HLA-DR4。此外,细胞毒性 T 淋巴细胞相关性抗原 4(cytotoxic T lymphocyte-associated antigen-4,CTLA-4)基因也是 1 型糖尿病的易感基因,该基因编码的 CTLA-4 参与多种 T 细胞介导的自身免疫反应,其多态性与 β 细胞的自身免疫损伤相关。

环境因素可单独或叠加遗传易感基因的作用诱发胰岛的自身免疫性损伤。1 型糖尿病相关的环境因素主要是病毒感染,包括腮腺炎病毒、风疹病毒、巨细胞病毒、柯萨奇病毒、脑心肌炎病毒等。病毒感染一方面直接破坏 β 细胞,导致 β 细胞数量减少;另一方面打破 β 细胞的免疫耐受,通过暴露自身抗原或模拟自身抗原、激活自身反应性淋巴细胞,引起 β 细胞发生免疫性损伤。此外,某些化学物质(如链脲佐菌素、四氧嘧啶)除了可以直接造成胰岛 β 细胞急性损伤外,也会诱导胰岛 β 细胞产生免疫反应性损伤。某些饮食因素(如过早接触牛奶或谷类蛋白)也可能诱导免疫反应损伤 β 细胞。

3)胰岛淀粉样变性:胰岛淀粉样多肽(islet amyloid polypeptide,IAPP),又称胰岛淀粉素(amylin)是一种含有 37 个氨基酸的多肽激素,与胰岛素共同存在于 β 细胞的同一分泌颗粒中,在葡萄糖和其他促分泌因子的作用下伴随胰岛素以脉冲式的方式分泌。IAPP 具有抑制胰岛素和胰高血糖素的分泌、延缓胃排空和促进中枢产生饱腹感的作用。胰岛淀粉样变性是指 β 细胞分泌的 IAPP 形成不溶性纤维，沉积于 β 细胞内和细胞外间质。胰岛淀粉样变性导致胰岛 β 细胞损伤，使胰岛素分泌减少，从而促进高糖血症的发生。胰岛淀粉样变性是 2 型糖尿病的特征性病理改变，大约 40%~90% 的 2 型糖尿病患者发生胰岛淀粉样变性，其程度与糖尿病的严重程度相关。

4）β 细胞去分化：胰岛 β 细胞的分化成熟受控于 3 种必需的转录因子，即 FoxO1、NK6 同源框 1（NK6 homeobox 1，NKX6-1）和肌腱膜纤维肉瘤癌基因同源物 A（v-maf musculoaponeurotic fibrosarcoma oncogene homologue A，MAFA）。长期高糖环境可引起多种应激反应包括氧化应激、内质网应激和炎症反应，使得上述 β 细胞分化的关键性转录因子发生磷酸化或乙酰化等修饰异常，与 DNA 结合能力降低，并转位至胞质，从而转录调节活性降低，导致 β 细胞发生去分化。β 细胞的去分化是引起胰岛 β 细胞功能衰竭的重要原因之一。2 型糖尿病患者 β 细胞去分化明显增加，且去分化程度越高胰岛素分泌功能下降越明显。去分化的 β 细胞转化为具有多种分化潜能的内分泌前体细胞或转分化成其他类型的内分泌细胞如 α、δ 或 pp 细胞，从而失去其特异的细胞表型和内分泌能力，最终导致 β 细胞合成胰岛素减少，或伴有胰高血糖素合成增多。通常认为 β 细胞去分化是可逆的，经胰岛素治疗后可得到逆转。

（3）β 细胞分泌功能障碍：β 细胞以囊泡的形式分泌胰岛素。胰岛素分泌是一个与葡萄糖感应相偶联的过程，涉及 β 细胞对葡萄糖的摄取和利用、细胞膜钾通道关闭、钙通道开放、胰岛素囊泡分泌等多个环节。导致 β 细胞分泌胰岛素功能障碍的常见因素包括以下几种。

1）调控胰岛素分泌的相关蛋白结构异常：由于基因突变，参与 β 细胞的葡萄糖感知、代谢、胰岛素加工或分泌等环节的相关蛋白结构与功能异常，均可导致其胰岛素分泌功能障碍。比如葡萄糖激酶（glucokinase）的单基因突变可造成 β 细胞的葡萄糖代谢及其偶联的胰岛素分泌功能障碍，导致遗传性高糖血症。

2）糖脂毒性导致 β 细胞分泌功能受损：糖氧化过程中产生大量氧自由基损伤 β 细胞线粒体，导致 ATP 生成障碍，因而抑制胰岛素释放。长期过高的不饱和脂肪酸会使 β 细胞钾通道开放而抑制胰岛素分泌。

3）促进胰岛素分泌的肠源性激素不足：肠道内分泌细胞分泌的肠源性激素，如肠抑胃肽（gastric inhibitory polypeptide，GIP）及胰高血糖素样肽 1（glucagon-like peptide1，GLP-1），可刺激 β 细胞分泌胰岛素；2 型糖尿病患者这两种激素的分泌减少。胃促生长素（ghrelin）是由胃和胰岛分泌的多肽，参与调节食欲、能量平衡和垂体生长激素的分泌。血中胃促生长素水平降低与胰岛素抵抗和空腹血糖升高密切相关。

2. 胰岛素抵抗　胰岛素抵抗（insulin resistance）是指在血胰岛素水平正常、甚至升高的情况下，肝脏、肌肉和脂肪等靶器官的胰岛素反应性降低，导致糖脂代谢异常。胰岛素抵抗时，β 细胞代偿性分泌胰岛素增加，可导致高胰岛素血症。此时，不同靶器官有各自特征性的表现。例如，肝脏的餐后肝糖原合成减少，饥饿时葡萄糖异生功能增强、葡萄糖输出增加，导致空腹血糖升高；肌肉组织对葡萄糖的摄取、氧化和肌糖原合成减少；脂肪组织的脂解作用增强。

胰岛素抵抗与遗传或环境因素有关，年龄、性别、种族、体力活动、饮食、吸烟、肥胖和脂肪分布都能影响代谢器官的胰岛素敏感性。因此，胰岛素抵抗的发生机制错综复杂，涉及多因素的相互作用、相互影响。胰岛素抗体或胰岛素受体抗体形成、介导胰岛素信号的关键蛋白出现基因突变等引起胰岛素信号转导障碍是产生胰岛素抵抗的主要机制。此外，胰岛素拮抗激素过多、代谢紊乱所致的脂毒性和高胰岛素血症也参与了胰岛素抵抗的发生。

（1）胰岛素抗体或胰岛素受体抗体形成：胰岛素抗体或胰岛素受体的抗体均可竞争性抑制胰岛素与其受体的结合，导致信号转导发生障碍；此外，胰岛素受体的抗体还可结合细胞膜上的胰岛素受体并导致其内吞，从而使细胞表面的胰岛素受体数量减少。

（2）胰岛素受体后信号通路异常：胰岛素信号通路中多个蛋白可因基因突变而致功能异常，引起胰岛素抵抗。如编码胰岛素受体 α 和 β 亚基的多种基因突变可导致其胰岛素结合能力下降；*IRS* 基因突变则在受体后水平影响胰岛素信号转导；*GLUT4* 基因突变可使 GLUT4 表达减少、膜转位受阻、其运输囊泡与细胞膜融合障碍，影响肌肉和脂肪组织的葡萄糖摄取能力而致胰岛素抵抗。

（3）胰岛素拮抗激素过多：胰岛素拮抗激素（糖皮质激素、甲状腺素、生长激素和肾上腺素等）异常增多，见于内分泌疾病（如肢端肥大症、库欣综合征、甲状腺功能亢进症、嗜铬细胞瘤等）和应激状态（如感染、创伤、手术、酮症酸中毒等）。胰岛素拮抗激素除了抑制 β 细胞分泌外，还可以抑制胰岛素介导的肌细胞摄取葡萄糖，并促进糖异生。

（4）脂毒性：肥胖引发的脂质代谢紊乱可诱发或加重胰岛素抵抗。游离脂肪酸水平升高、甘油三酯在脂肪组织以外的胰岛素靶器官（如肝脏和骨骼肌等）中异位沉积、脂肪酸氧化形成的脂质过氧化物可抑制 GLUT4 转位至胞膜等，这些都可影响胰岛素的信号转导，从而导致胰岛素抵抗。肥胖时腹部脂肪细胞、脂肪相关的单核细胞和活化的巨噬细胞释放促炎细胞因子（如 TNF-α、IL-6）增多，通过干扰胞内的胰岛素信号传递而引起胰岛素抵抗。

（5）高胰岛素血症：在高脂高糖饮食和缺少运动等生活方式下，机体需要长期依赖胰岛素的过度分泌以维持正常血糖水平，从而出现高胰岛素血症。长时间胰岛素水平过高会使外周组织细胞的胰岛素受体数量下调和活性降低，导致胰岛素抵抗。分泌增多的胰岛素不能有效代偿胰岛素抵抗的效应，高糖血症就会发生。随着疾病的进展，胰岛素合成分泌降低，进一步加剧高糖血症。

3. 胰高血糖素分泌增多　胰高血糖素升高所致的肝脏葡萄糖生成过多（糖原分解和糖异生）是高血糖发病机制的重要环节。胰高血糖素升高的主要机制是：①胰岛素是抑制胰高血糖素分泌的主要因素，胰岛素缺乏导致该抑制作用减弱。②胰岛 α 细胞对胰岛素产生抵抗，胰岛素不能有效抑制胰高血糖素的分泌，导致高胰岛素血症与高胰高血糖素血症并存。α 细胞胰岛素抵抗是由胰岛素受体后的信号转导通路受损所致，其产生原因与血中游离脂肪酸水平升高、细胞氧化应激反应激活有关。③胰岛素抵抗使蛋白分解加强，导致血中氨基酸（尤其是谷氨酰胺）水平升高，从而刺激胰高血糖素分泌。④持续高血糖也可降低 α 细胞对血糖的敏感性，导致葡萄糖对胰高血糖素分泌的反馈抑制作用下降或丧失。

4. 继发于其他因素

（1）肝源性高糖血症：肝硬化、急慢性肝炎、脂肪肝等肝脏疾病，可引起糖耐量降低，血糖升高。其主要机制是：①继发的胰岛功能不全；②胰岛素抵抗；③肝病治疗中使用过多的高糖饮食、大量糖皮质激素和利尿剂等。

（2）应激性高糖血症：可见于外科手术、严重感染、大面积创伤、烧伤、大出血、休克等，主要与体内儿茶酚胺、糖皮质激素及胰高血糖素分泌增高有关。

（3）妊娠性高糖血症：胎盘可产生雌激素、孕酮、催乳素和胎盘生长激素等多种拮抗胰岛素的激素，还能分泌胰岛素酶，加速胰岛素的分解。

（4）药源性高糖血症：长期大剂量使用一些药物比如生长激素、抗精神病药物、免疫抑制剂他克莫司等可通过不同的作用机制导致血糖升高。比如，他克莫司可抑制钙调神经磷酸酶（calcineurin）的活性及驱动蛋白（kinesin）的去磷酸化，进而抑制葡萄糖刺激的胰岛素分泌。

综上所述，遗传因素和环境因素共同作用导致高糖血症的主要发病机制汇总见图 7-2。

（二）高糖血症对机体的影响

严重的高糖血症或合并应激时可引起急性代谢紊乱，引起酮症酸中毒、高渗高血糖综合征。长期的高糖血症则可损伤血管和神经，造成多器官系统损害，导致眼、肾、心脏等组织器官的慢性进行性病变，最终引起器官功能减退甚至衰竭。长期的高糖血症也可引起感染反复发作、罹患肿瘤和情感认知障碍（图 7-3）。

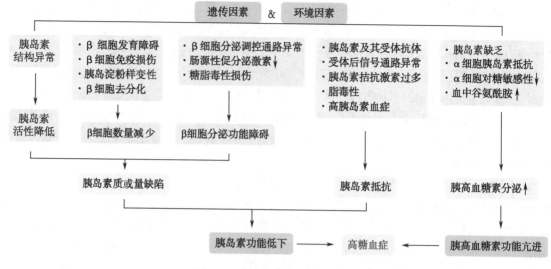

图 7-2　高糖血症的主要发病机制

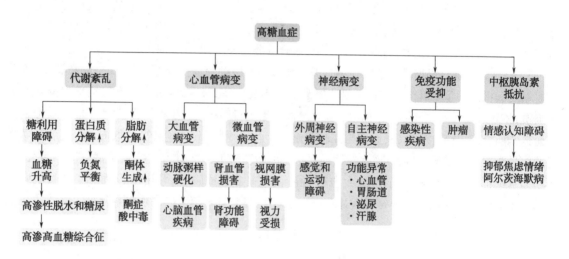

图 7-3　高糖血症对机体功能的影响

1. 对物质代谢的影响

（1）糖利用障碍：由于胰岛素分泌绝对或相对不足，肌肉、肝和脂肪组织对葡萄糖的摄取与利用减少，糖原合成减少，肝脏糖异生增加。血糖增高产生渗透性利尿使有效循环血量减少，从而导致肾小球滤过率降低，肾脏对糖的排泄减少，可进一步加重高血糖。

（2）脂肪分解代谢增强：胰岛素不足使脂肪组织合成代谢减弱、脂肪动员增强，血浆中游离脂肪酸和甘油三酯水平升高。肝脏中增多的游离脂肪酸可经氧化分解代谢生成酮体（由乙酰乙酸、丙酮和β-羟丁酸组成），当超出肝外组织对酮体的利用能力时，机体出现酮症酸中毒（ketoacidosis）。

（3）负氮平衡：胰岛素不足使蛋白质合成减少，分解加速，机体出现负氮平衡，导致患者渐渐消瘦，疲乏无力，体重减轻。如发生在儿童时期，可引起生长发育迟缓。

（4）水电解质代谢紊乱：高血糖导致血浆渗透压升高，刺激下丘脑的渗透压感受器和口渴中枢，机体出现口渴思饮表现。高血糖引起渗透性利尿，致使水电解质丢失，出现多尿、脱水的临床症状。血糖浓度高于肾糖阈时，可出现糖尿。部分高糖血症患者在诱因（如急性感染、外伤、利尿剂使用不当或摄入大量含糖饮料等）作用下，可出现严重的低血容量高渗性脱水，伴有不同程度的意识障碍，以致造成高渗高血糖综合征（hyperosmolar hyperglycemic syndrome）。胰岛素不足妨碍 K^+ 进入细胞；蛋白质分解代谢、高血糖造成的血浆渗透压增高以及酮体增多所致的代谢性酸中毒,使胞内 K^+ 向细胞外转移,造成高钾血症和胞内失钾;转移至胞外的 K^+ 可因渗透性利尿而进一步丢失,致使总钾不足。酮血症时肾脏排泄酮体增加,酮体排泄伴有 Na^+ 的分泌,因而钠丢失增多;加上渗透性利尿丢失的钠,造成总钠不足。虽然糖尿病患者体内钠和钾的总量不足,但因脱水血液浓缩,血钠和血钾水平可能并不低,随着胰岛素应用和补液治疗会表现低血钾和低血钠,应特别注意予以纠正。

2. 心血管系统病变 在生理情况下,蛋白质、脂质和 DNA 中的氨基基团可与还原糖通过非酶促糖基化反应生成糖基化终末产物(advanced glycation end-products,AGEs)。长期高血糖环境则使细胞内外 AGEs 生成显著增多,AGEs 生成之后便持续存在,并不会随着高糖环境的解除而溶解消失。AGEs 与表达于内皮细胞、巨噬细胞、成纤维细胞、组织细胞(如心肌细胞、肾小球系膜细胞等)表面的受体(receptor for advanced glycation end products,RAGE)结合后激起氧化应激反应和炎症反应,使自由基、炎症因子等生成增加,从而造成相应细胞的损伤。内皮细胞吞噬 AGEs 后还造成细胞通透性增加、内皮依赖性的凝血活性增强,继而导致血液流变学改变加重血管损伤。

高糖血症对血管的损伤作用可分为微血管病变和大血管病变。微血管病变的主要病理改变为毛细血管基底膜增厚和微循环障碍,其分布非常广泛,尤以心肌、神经组织、眼底、肾小球等的微血管为主,引起心肌病变、神经病变、眼底病变及肾脏病变,成为决定患者预后的主要因素。高糖血症的大血管病变主要表现为动脉粥样硬化,其发生与继发于胰岛素抵抗的脂质代谢异常有关。动脉粥样硬化可累及主动脉、冠状动脉、脑动脉、肾动脉和肢体动脉等,增加心肌梗死、脑血管意外、肾病和肢端坏疽等的发生率。2 型糖尿病常伴发肥胖、高血压和高脂血症等,这些都是动脉粥样硬化的易感因素,因此大血管病变的进展往往较快。

3. 神经病变 神经病变是高糖血症慢性并发症中发病率最高的一种,症状出现早。在已诊断的糖尿病患者中约 40%~80% 有不同程度的神经损害。一般认为,其发生机制主要是由于高血糖促进山梨醇旁路代谢,导致山梨醇产生增加,引起神经变性。此外,糖尿病微血管病变造成局部组织缺血缺氧,也可导致神经细胞和神经纤维破坏。

高血糖引起的神经病变可累及中枢神经、外周神经和自主神经。中枢神经病变可表现为情绪和认知改变、脑老化加速和阿尔茨海默病。外周神经病变的早期以感觉障碍为主,表现为肢端感觉异常或感觉过敏,常呈对称性,下肢较严重;晚期可累及运动神经,出现肌张力降低,肌力下降甚至肌肉萎缩和瘫痪。自主神经病变出现较早,并较为常见,可累及心血管、泌尿生殖系统、胃肠、瞳孔和汗腺的功能。主要表现为直立性低血压、心动过速、尿失禁、尿潴留、阳痿、胃排空延迟、腹泻、便秘、瞳孔改变、排汗异常等。

4. 感染性疾病 高糖血症易并发各种感染,如皮肤念珠菌感染、呼吸系统和泌尿系统的细菌和病毒感染以及术后感染。感染常反复发生,久治不愈。主要原因是 T 细胞免疫应答受抑、中性粒细胞功能低下和体液免疫功能紊乱;此外,高血糖有利于各类细菌、病毒等病原微生物的繁殖。感染引起的炎症反应又可加重机体的糖脂代谢紊乱,形成恶性循环。

5. 肿瘤 在一些发达国家和地区,随着糖尿病心血管并发症的降低,肿瘤逐渐成为糖尿病死亡的主要原因之一。糖尿病是多种肿瘤的独立危险因素。与糖尿病相关的常见肿瘤是消化道肿瘤,包括原发性肝癌、胰腺癌、直肠癌等;此外,还包括女性的子宫内膜癌、乳腺癌、卵巢癌以及男性的前列腺癌。糖尿病促进肿瘤发生的相关机制包括高胰岛素血症、高血糖、炎症、免疫功能紊乱以及细胞代谢调节分子(如 mTOR、AMP 激酶和 AKT 等)的功能失调。

6. 情感和认知障碍 糖尿病与抑郁、焦虑等情感障碍相关联,同时也增加阿尔茨海默病即老年性痴呆(dementia)的风险。导致认知障碍的发生机制与血脑屏障功能受损以及大脑的胰岛素抵抗和胰岛素样生长因子 1 表达下调有关。

(三)高糖血症防治的病理生理基础

高糖血症的防治原则是去除病因,控制血糖,防止或延缓高糖血症急慢性并发症的发生,提高患者的生存质量,降低死亡率。

1. 合理的饮食和运动　主要措施是提高民众的健康意识,宣传健康的生活方式,包括合理的生活和饮食习惯、适当的体育锻炼和控制体重。

合理饮食有利于控制血糖和体重,有助于减轻胰岛 β 细胞的负荷使其得到适当恢复。运动可上调肌肉等组织的胰岛素受体表达水平,提高其胰岛素敏感性和葡萄糖利用能力;同时可增强肌肉组织中的脂蛋白脂肪酶活性,促进脂肪酸的氧化利用,从而改善糖脂代谢,预防或延缓高糖血症的发生发展。循证医学研究证实,生活方式干预 3 年左右,2 型糖尿病发病的风险可降低 58%。

2. 药物疗法　在饮食和运动不能使血糖控制达标时应使用降糖药物治疗。使用降糖药物尤其是胰岛素时,应密切监控血糖水平,防止因剂量过大而导致低血糖反应。

(1)降糖药物:降糖药物通过不同的作用机制达到控制血糖的目的。①增强外周组织对胰岛素敏感性,如二甲双胍以及噻唑烷二酮类;②刺激胰岛素分泌,如磺酰脲类和格列奈类;③增强肠促胰岛素的作用,如胰高血糖素样多肽 1(glucagon-like peptide-1,GLP-1)受体激动剂可增强 GLP-1 效应,二肽基肽酶 4(dipeptidyl peptidase 4,DPP4)抑制剂可减少 GLP-1 失活;④抑制肠道对糖的消化吸收,如 α- 葡萄糖苷酶抑制剂;⑤抑制肾脏对葡萄糖的重吸收,如 SGLT2 抑制剂等。根据病情不同可以单用或联合应用几种不同的降糖药物,以达到最佳的控糖效果。

(2)胰岛素治疗:外源性胰岛素在快速有效地降低血糖水平的同时也可减轻 β 细胞损伤。1 型糖尿病患者需要依赖胰岛素维持生命,2 型糖尿病患者在口服降糖药失效或者存在使用禁忌症时,需要使用胰岛素控制高血糖。

3. 其他疗法　胃肠手术可明显改善伴有肥胖的 2 型糖尿病患者的血糖,但应严格把握手术适应证和做好术后管理。胰腺移植和胰岛干细胞移植替代损伤的胰岛细胞分泌胰岛素,也取得较好的疗效。

二、低糖血症

低糖血症(hypoglycemia)是由多种病因引起的以血浆葡萄糖浓度过低、交感神经过度兴奋和中枢神经系统功能失常为主要表现的一组临床综合征。《中国 2 型糖尿病防治指南(2020 年版)》将低血糖分为 3 级:血糖 <3.9mmol/L 且 ≥ 3.0mmol/L 为 Ⅰ 级低血糖;血糖 <3.0mmol/L 为 Ⅱ 级低血糖;Ⅲ 级低血糖没有特定血糖界限,伴有意识和 / 或躯体改变的严重事件,需要他人帮助。

(一)低糖血症的病因及发病机制

低糖血症的病因复杂,其发病中心环节是血糖的来源减少、去路增多,即机体对葡萄糖摄入减少,肝糖原分解受抑,糖异生减少,而组织消耗和利用葡萄糖增多。

1. 血糖来源减少

(1)糖摄入不足:多见于年老体弱、重症慢性疾病、消化道肿瘤、吞咽困难、精神病和精神性厌食等患者,由于食物摄入不足而诱发低糖血症。

(2)肝源性低血糖:常见于重症肝炎、肝硬化、肝癌晚期患者,其机制包括:①肝细胞广泛损害致肝糖原合成和储备严重不足,糖原分解减少、糖异生障碍;②肝脏对胰岛素和雌激素的灭活减弱,肝癌细胞产生胰岛素样物质,使得这些激素在体内的水平升高,拮抗生长激素及胰高血糖素的作用;③糖原分解或糖异生的酶缺陷导致肝糖原分解或糖异生障碍,见于遗传性代谢性肝病,如糖原累积病和半乳糖血症等。

(3)肾源性低血糖:正常情况下,肾脏的糖异生能力只有肝脏的 1/10,长期饥饿时肾脏糖异生则可大幅增加。慢性肾衰竭可导致低糖血症,其机制主要包括:①血液中丙氨酸水平降低,肾脏糖异生底物不足;②肾脏的胰岛素清除率下降,致使血胰岛素水平升高;③肾性糖尿患者由尿路失糖过多。

(4)胰岛素拮抗激素缺乏性低血糖:常见于胰高血糖素分泌障碍、胰高血糖素受体降解或敏感性下降,可导致特发性反应性低血糖,其机制包括:①糖原合成酶活性升高,而介导糖原分解的磷酸酶活性降低,导致肝糖原的分解减少;②对磷酸果糖激酶-2的抑制作用减弱,造成肝细胞内果糖-2,6-二磷酸的合成增加,使糖酵解增强,糖异生减少;③磷酸烯醇式丙酮酸羧激酶的合成受抑,激活L型丙酮酸激酶,抑制糖异生;④脂肪组织的激素敏感性脂肪酶受抑,脂动员产生的糖异生原料减少。此外,其他拮抗激素如糖皮质激素、肾上腺素、儿茶酚胺等的缺乏或不足均能导致低糖血症的发生。

2. 血糖去路加快

(1)肿瘤:胰岛β细胞瘤(又称胰岛素瘤),是器质性低糖血症的最常见原因;此外,许多胰外肿瘤也可引起低血糖症,临床上以反复发作的空腹期低糖血症为主要特征。其机制包括:①胰岛素瘤分泌胰岛素过多,或者胰外肿瘤细胞分泌胰岛素样物质(如胰岛素样生长因子2),抑制胰高血糖素和生长激素的分泌,使糖原分解减少、糖异生减弱;②肿瘤组织代谢旺盛,葡萄糖消耗增多;③患者进食减少,肝糖原贮备不足,糖异生原料减少。

(2)自身免疫性低血糖:自身免疫性疾病所致的低糖血症与抗胰岛素抗体或抗胰岛素受体抗体的产生有关。其作用机制为:①抗胰岛素抗体与胰岛素结合后,一方面抑制胰岛素与其受体的结合,从而影响胰岛素发挥降糖作用,造成高血糖;另一方面,抗胰岛素抗体与胰岛素的解离使胰岛素迅速发挥作用又可导致低血糖。由于胰岛素与自身抗体的结合、解离均不受血糖水平的调控,导致反复发作的高血糖和低血糖并存。②激活型抗胰岛素受体抗体可具有很强的胰岛素活性,其活性比胰岛素强10倍,抗胰岛素受体抗体与胰岛素受体结合所产生的类胰岛素作用也可引起低血糖。

(3)反应性低血糖:于进食后发作,主要是由于胰岛素分泌过多,或胰岛素分泌高峰晚于血糖高峰。多见于:①自主神经功能紊乱,迷走神经兴奋性增高,使得胃排空加速,葡萄糖迅速吸收入血,从而刺激胰岛素大量分泌;②胃大部切除术患者,进食后胃排空过快,胰岛素分泌过多,多于进食后2h左右出现继发性急性低血糖反应;③2型糖尿病早期患者,由于胰岛β细胞的胰岛素快速分泌相出现障碍,胰岛素释放延迟,在葡萄糖耐量试验的早期表现为高血糖,继之出现迟发性低血糖反应。

(4)药源性低血糖:糖尿病患者在口服降糖药或胰岛素治疗过程中会出现低血糖,尤其是老年人或肝肾功能不全患者对于降糖药物的清除能力减弱,更容易出现低血糖。此外,β-肾上腺素能受体拮抗剂、血管紧张素转化酶抑制剂、奎尼丁、水杨酸类、磺胺甲噁唑、环丙沙星、加替沙星等也可引起低血糖。

(5)脓毒血症性低血糖:脓毒血症患者常发生低血糖,而且低血糖常与预后相关。其原因包括:①体内广泛的炎症反应导致葡萄糖消耗增加,主要表现为富含巨噬细胞的组织(如肝、脾、肺等)利用葡萄糖增加;②溶血释放的大量血红素激发氧化应激反应,抑制肝脏的糖异生功能。

(6)葡萄糖消耗过多:常见于哺乳期妇女、剧烈运动或长时间重体力劳动后,尤其是自主神经功能不稳定或糖原储备不足者。临床还常见于重度腹泻、高热和重症甲状腺功能亢进者。

(二)低糖血症对机体的影响

低血糖主要影响神经系统和心血管系统。

1. 交感神经兴奋　低血糖导致交感神经兴奋,儿茶酚胺释放增多,刺激胰高血糖素分泌,从而反应性升高血糖;同时又可作用于β肾上腺素受体而影响心血管系统。常表现为烦躁不安、面色苍白、大汗淋漓、心动过速和血压升高等症状,这些症状在血糖恢复正常后很快消失。冠心病者常因低血糖发作而诱发心绞痛,甚至心肌梗死。

2. 中枢神经系统功能障碍　葡萄糖是脑细胞活动的主要能量来源,但脑细胞的糖储备量有限。持续低血糖可引起中枢神经系统功能障碍,表现为头昏、眩晕、烦躁、视力障碍、语言障碍、精神错乱等,最终陷入昏迷、抽搐。这些症状可在血糖恢复正常后数小时内逐渐消失;较重低血糖时,需要数天或更长时间才能恢复。低血糖反复发作常导致不可逆性脑损伤,甚至死亡。

(三)低糖血症防治的病理生理学基础

鉴于持续低血糖发作可导致不可逆性脑损伤甚至死亡,及早识别和防治低糖血症尤为重要。

1. 病因学防治

（1）明确病因，采取相应的防治措施：对确诊的胰岛素瘤或胰外肿瘤，可行肿瘤切除术；营养不良、肝肾疾病等所致的低血糖，应积极治疗原发病；因降糖药物引起的低血糖，应及时停药或调整用药品种和剂量。

（2）规律进食，补充足够的碳水化合物：进餐应"定时、定量"，保证每餐摄入足量的碳水化合物，防止血糖出现剧烈波动。外出时，应随身携带糖果、饼干等即食点心。

（3）适量运动，避免过度疲劳与剧烈运动：当机体能量消耗明显增加时，要及时加餐，补充营养；同时应适当减少降血糖药物的用量。

2. 对症处理原则   低糖血症发作时的处理原则是迅速补充葡萄糖，恢复血糖水平，以保护重要器官的功能。轻者可自行摄入适量的含糖饮料或食物。对于重者或疑似低血糖昏迷患者，应及时测定血糖，立即静脉注射 50% 葡萄糖液以迅速升高血糖，必要时可加用氢化可的松或胰高血糖素。

第二节　脂代谢紊乱

- 高脂血症的常见病因包括营养过剩、继发于糖尿病和甲亢等全身性疾病以及脂蛋白代谢相关基因的突变。
- 高脂血症的发生机制包括外源性脂质摄入过多、内源性脂质合成过多和脂质转运异常。
- 高脂血症常可导致动脉粥样硬化、肥胖和非酒精性脂肪性肝病，是心脑血管疾病的危险因素。

脂质（lipid）是由脂肪酸与醇化合而成的各种酯及其衍生物的总称。脂质不仅是机体的重要能量物质，同时也是细胞结构的必要组分以及体内诸多生理活性物质的重要来源。血浆中的脂类物质统称为血脂，包括甘油三酯（triglycerides，TG）、胆固醇（cholesterol）、胆固醇酯（cholesterol ester）、磷脂（phosphatides）和游离脂肪酸（free fatty acid，FFA）等。无论是肠道吸收的外源性脂质、肝脏合成的内源性脂质，还是脂肪组织所贮存或动员释放的脂质都需经血液运输，因此血脂代谢是全身脂代谢的核心环节。脂质不溶于水，脂蛋白（lipoprotein）是血脂存在、转运和代谢的主要形式；此外，游离脂肪酸可与白蛋白等血浆蛋白结合。脂蛋白以肝脏为中心进行代谢，包括外源性代谢途径、内源性代谢途径和胆固醇逆转运三个途径。

脂代谢紊乱是指各种原因引起的血液和组织器官中脂质及其代谢产物的含量异常，包括肥胖症、非酒精性脂肪肝和血脂代谢紊乱等。鉴于血脂代谢可以在很大程度上反映全身的脂代谢，狭义上的脂代谢紊乱主要指血脂代谢紊乱，包括高脂血症和低脂血症。

一、高脂血症

高脂血症（hyperlipoproteinemia，又称高脂蛋白血症），是指由于脂类代谢或运转异常，使血浆中一种或几种脂质高于正常水平的病理情况。成人空腹血浆总胆固醇和甘油三酯的正常范围分别为2.9~5.2mmol/L 和 0.56~1.7mmol/L。在我国，一般以成人空腹血浆总胆固醇 ≥ 6.22mmol/L 和 / 或甘油三酯 ≥ 2.26mmol/L 为高脂血症的诊断标准。

（一）高脂血症的分类

1. 病因分类法   按是否继发于全身性疾病，分为原发性和继发性高脂血症。

（1）原发性高脂血症：小部分是由于脂蛋白代谢相关基因缺陷所致，如低密度脂蛋白受体（low density lipoprotein receptor，LDLR）基因缺陷引起家族性高胆固醇血症（familial hypercholesterolemia，FH）；大部分是由于脂蛋白代谢相关基因突变与环境因素相互作用而引起。

（2）继发性高脂血症：某些原发病可引起脂蛋白代谢紊乱而导致高脂血症，包括糖尿病、甲状腺功能减退症、肾病综合征、肾衰竭、肝胆系统疾病、系统性红斑狼疮、糖原累积症、骨髓瘤、脂肪萎缩症、多囊卵巢综合征等。此外,长期较大剂量使用某些药物,如利尿药、降压药、性激素、口服避孕药、糖皮质激素、免疫抑制剂,也可能引起继发性高脂血症。

2. **WHO 分类法**　1967 年 Fredrickson 等首先提出高脂血症的 5 型分类法。1970 年世界卫生组织(WHO)进行部分修改,将其中的 Ⅱ 型分为 Ⅱa 和 Ⅱb 两型,从而将高脂血症分为 Ⅰ、Ⅱa、Ⅱb、Ⅲ、Ⅳ、Ⅴ共 6 型,各型特点见表 7-1。

表 7-1　高脂血症的分型及其特点

WHO 分型	脂质变化	脂蛋白变化	相当于简易分类	易患疾病
Ⅰ	TG↑↑↑,TC↑或正常	CM↑↑	高甘油三酯血症	胰腺炎
Ⅱa	TC↑↑	LDL↑↑	高胆固醇血症	冠心病
Ⅱb	TC↑↑,TG↑↑	VLDL↑,LDL↑	混合型高脂血症	冠心病
Ⅲ	TC↑↑,TG↑↑	β-VLDL↑	混合型高脂血症	冠心病
Ⅳ	TG↑↑	VLDL↑↑	高甘油三酯血症	冠心病
Ⅴ	TG↑↑↑,TC↑	CM↑↑,VLDL↑	混合型高脂血症	胰腺炎

注:TG(triglycerides),甘油三酯;TC(total cholesterol),总胆固醇;CM(chylomicron),乳糜微粒;LDL(low density lipoprotein),低密度脂蛋白;VLDL(very low density lipoprotein),极低密度脂蛋白。

3. **简易分类法**　是临床常用的分类方法,将高脂血症分为 3 类:①单纯型高胆固醇血症:空腹时血浆总胆固醇浓度升高,甘油三酯正常或略偏高(相当于 WHO 分类的 Ⅱa 型);②单纯型高甘油三酯血症:空腹时血浆甘油三酯浓度升高,总胆固醇含量正常或略偏高(相当于 WHO 分类的 Ⅰ、Ⅳ 型);③混合型高脂血症:空腹时血浆总胆固醇、甘油三酯浓度均升高(相当于 WHO 分类的 Ⅱb、Ⅲ、Ⅴ 型)。

(二) 高脂血症的病因及影响因素

高脂血症主要由遗传(基因突变及基因多态性)、代谢性疾病、营养和特殊药物作用而引起。此外,不健康的生活方式如缺乏运动、酗酒、暴饮暴食等也可影响高脂血症的发生发展。

1. **遗传因素**　遗传因素是导致脂代谢紊乱最重要的内在因素。脂蛋白脂肪酶(lipoprotein lipase,LPL)及其相关分子糖基磷脂酰肌醇锚定高密度脂蛋白结合蛋白 1(glycosylphosphatidylinositol anchored high density lipoprotein binding protein 1,GPIHBP1)、载脂蛋白(如 apoB100、apoCⅡ、apoAⅠ、apoAⅤ、apoCⅢ和 apoE)以及脂蛋白受体(如 LDLR)等的遗传性缺陷可影响脂蛋白代谢,引起高脂血症。但临床上高脂血症很少一部分是单纯由于脂蛋白代谢相关基因的突变(表 7-2)引起,多数是遗传因素与环境因素相互作用所致。

表 7-2　引起严重高胆固醇血症的单基因突变

疾病	突变基因	主要发生机制
常染色体显性遗传		
家族性高胆固醇血症	*LDLR*	LDL 清除减少伴产生增加
家族性载脂蛋白 B100 缺陷症	*apoB*	LDL 清除减少
家族性高胆固醇血症 3	*PCSK9*	LDL 清除减少
常染色体隐性遗传		
常染色体隐性高胆固醇血症	*LDLRAP1*	LDL 清除减少
谷固醇血症	*ABCG5* 或 *ABCG8*	LDL 排泄减少伴清除减少

注:PCSK9(proprotein convertase subtilisin/Kexin type 9),枯草溶菌素转化酶 9;LDLRAP1(low density lipoprotein receptor adaptor protein 1),低密度脂蛋白受体接头蛋白 1;ABCG5(ATP-binding cassette transporter G5),三磷酸腺苷结合盒转运子 G5;ABCG8(ATP-binding cassette transporter G8),三磷酸腺苷结合盒转运子 G8。

NOTES

2. 营养因素　营养过剩是导致血脂升高的最重要环境因素。长期的高胆固醇饮食、高饱和脂肪酸饮食均可引起血浆胆固醇水平升高;高糖饮食刺激胰岛素分泌,促进肝脏脂质合成,导致甘油三酯和 VLDL 生成增多,可引起血浆甘油三酯水平升高;高糖饮食还可上调 apoC Ⅲ 基因的表达,而 apoC Ⅲ 是 LPL 的抑制因子,使 LPL 的活性降低,从而影响 CM 和 VLDL 中甘油三酯的水解,引起高甘油三酯血症。

3. 继发性因素

（1）糖尿病:糖尿病患者常伴有脂代谢紊乱。胰岛素的重要作用之一是促进脂肪酸合成和脂肪贮存,通过抑制脂肪细胞的激素敏感脂酶（hormone-sensitive lipase,HSL）而减少脂肪分解;另一方面它可激活血浆 LPL 的活性从而水解 CM 和 VLDL 中的甘油三酯。因此,1 型糖尿病由于胰岛素缺乏,LPL 活性受到抑制,使 CM 和 VLDL 分解减弱而导致高脂血症（Ⅰ 型和 Ⅴ 型为主,少数也可为 Ⅱ b 和 Ⅲ 型）。2 型糖尿病由于胰岛素抵抗,脂肪细胞对胰岛素不敏感,因而脂肪分解加速,造成血浆游离脂肪酸增多,进入肝脏转化为甘油三酯增多;胰岛素抵抗还可通过直接和间接作用,引起低密度脂蛋白 - 胆固醇（LDL-cholesterol,LDL-C）的增高和高密度脂蛋白 - 胆固醇（HDL-cholesterol,HDL-C）的降低。一般认为,2 型糖尿病患者易发生 Ⅳ 型高脂血症。

（2）甲状腺功能减退:甲状腺激素参与调节脂质代谢过程中多种关键蛋白的表达和活性。甲状腺激素可增强脂肪组织的脂解作用,促进肝脏的脂质从头合成、脂肪酸 β 氧化、胆固醇合成和转化为胆汁酸,总的效应是减少体内脂肪的贮存,降低血浆总胆固醇水平。所以,甲状腺功能减退是继发性脂质代谢紊乱的常见原因,表现为高胆固醇血症和高甘油三酯血症。其机制包括:①羟甲基戊二酰辅酶 A 还原酶（hydroxy methylglutaryl coenzyme A reductase,HMGCR）和法尼基焦磷酸合成酶（farnesyl pyrophosphate synthase,FPPS）转录表达减少,胆固醇合成降低;但胆固醇 7α- 羟化酶表达亦减少,使胆固醇转化为胆汁酸减少,并且肝细胞胆管膜侧 ABCG5 和 ABCG8 表达降低进一步使胆固醇随胆汁酸排出降低,结果使肝脏中胆固醇增多而从血中摄取胆固醇减少,故血中总胆固醇水平增加。②肝脏的 LDLR 表达和活性下调,LDL 清除率下降,使血浆 LDL 和 apoB 水平升高。③胆固醇酯转运蛋白（cholesteryl ester transfer protein,CETP）表达下降,HDL 的胆固醇酯与 VLDL 及 LDL 的甘油三酯间交换转运减少,使得 HDL3 向 HDL2 成熟障碍,影响胆固醇逆转运,血浆总胆固醇水平增高。④ apoA1 和 B 类 1 型清道夫受体（scavenger receptor class B member 1,SR-B1）表达减少,胆固醇的逆向转运受阻,导致血浆胆固醇水平升高。⑤ LPL 和肝脂肪酶（hepatic lipase,HL）活性降低,脂蛋白中的甘油三酯水解减少,表现为高甘油三酯血症。此外,甲状腺功能减退时,LDL 的氧化也增加,患者发生动脉粥样硬化与冠心病的比例较正常人群高。

（3）肾病:肾病综合征患者由于排出大量蛋白尿,引起血浆蛋白降低;低蛋白血症可促使蛋白质尤其脂蛋白如 VLDL 的合成加速,进而转化为 LDL 增多,这可能是肾病综合征患者发生高脂血症的原因。在肾衰竭和肾移植术后的患者也常常出现血浆甘油三酯的升高和 HDL 的降低。

4. 其他因素

（1）年龄的影响:随着年龄增加,LPL 活性降低使甘油三酯水解减少、肝细胞表面的 LDLR 的活性和数量降低使 LDL 分解减慢,进此血脂升高。

（2）雌激素的变化:雌激素可增强 LDLR 的活性。女性绝经后血胆固醇水平常会升高,其原因可能是由于体内雌激素减少所致。口服避孕药后血脂也会升高,停药后可恢复。

（3）酒精中毒:酗酒是引起血脂异常的危险因素。酒精可增加体内脂质的合成,降低 LPL 的活性,使甘油三酯分解代谢减慢而致血浆甘油三酯升高。酗酒可引起 LDL 和 apoB 升高、HDL 和 apoA1 显著降低,导致胆固醇代谢紊乱;酗酒还会引起脂蛋白过氧化,使循环血中氧化型低密度脂蛋白（oxidized low density lipoprotein,oxLDL）的浓度升高,增加动脉粥样硬化的发生风险。

（4）缺乏运动:体育锻炼可增强脂蛋白脂肪酶与肝脂肪酶的活性,提高血浆甘油三酯的清除效率。缺乏体育锻炼可促进血浆甘油三酯水平的升高。

（三）高脂血症的发生机制

机体脂代谢过程复杂,涉及外源脂质的摄取、内源脂质的合成、以及脂蛋白的运输和分解代谢。正常情况下,血脂的分解利用和吸收合成保持动态平衡,使血脂含量在一定范围内波动。当脂代谢过程中的任一环节出现障碍时,都可能导致高脂血症。

1. 膳食脂质摄入增加

（1）膳食脂质含量偏高:膳食中的脂质成分主要包括甘油三酯、胆固醇和磷脂。生理状态下所需的胆固醇大约 1/3 从膳食摄入。长期高脂饮食可导致血脂升高,机制包括:①小肠上皮细胞摄取大量甘油三酯,经外源性途径合成 CM 增加;②饮食胆固醇摄入增加,肝细胞内游离胆固醇增多,进而抑制 LDLR 的转录表达,造成血浆 LDL 清除不足。

（2）膳食饱和脂肪酸的摄入偏高:摄入饱和脂肪酸可引起血中 LDL 水平升高,其机制可能与细胞表面 LDLR 活性降低、含 apoB 脂蛋白产生增加有关。

（3）肠道脂质吸收增加:正常情况下,肠道上皮细胞肠腔面的转运蛋白 ABCG5 和 ABCG8 能把肠道摄入的植物固醇重新外排至肠腔,以减少谷固醇等植物固醇的吸收。ABCG5 和 ABCG8 基因突变可造成肠道植物固醇的外排减少,从而导致血中谷固醇水平升高,同时伴有血 LDL 水平升高。

2. 内源性脂质合成增加　体内大部分的脂质和载脂蛋白（如 apoB100、apoC 和 apoE 等）是在肝脏合成。肝脏中内源性脂蛋白合成增加的原因和机制主要见于:①高糖、高饱和脂肪酸膳食摄入导致肝细胞胆固醇合成限速酶 -HMGCR 的活性增强,胆固醇合成增加;②血中胰岛素及甲状腺素水平升高,诱导肝细胞 HMGCR 表达增加,胆固醇合成增加;③血液中胰高血糖素及皮质醇减少时,其对 HMGCR 的抑制作用减弱,胆固醇合成增加;④肥胖、胰岛素抵抗等因素导致脂肪动员时,大量游离脂肪酸进入血液循环,肝脏以其为底物合成 VLDL 增加。

3. 脂质转运或分解代谢异常　参与脂质转运或分解代谢过程的主要因子有载脂蛋白、脂蛋白受体和脂酶等。在脂代谢过程中,CM 和 VLDL 主要参与甘油三酯的转运和代谢,LDL 主要参与胆固醇的转运和代谢,HDL 主要介导胆固醇的逆向转运。遗传因素和环境因素影响这些蛋白的表达水平或活性,可导致脂质的转运和代谢异常。

（1）CM 和 VLDL 转运与分解代谢异常:CM 和 VLDL 属于富含甘油三酯和 apoE 的脂蛋白,分别在肠道和肝脏中合成,在转运与分解代谢方面有共性之处。LPL 是催化血中甘油三酯水解的限速酶,主要表达于脂肪、心脏和骨骼肌等实质细胞,在血管内皮细胞表达的 GPIHBP1 的协助下,跨细胞转运至毛细血管的管腔面发挥水解甘油三酯的作用。① LPL 表达或活性异常:GPIHBP1 缺陷可导致 LPL 蛋白的定位异常和稳定性丧失;胰岛素和甲状腺激素可以增强 LPL 活性,当胰岛素抵抗或胰岛素缺乏、甲状腺功能减低时,LPL 活性降低;apoC Ⅱ 是 LPL 发挥活性所必需的辅助因子,当 apoC Ⅱ 缺陷可使 LPL 活性减弱或消失。LPL 表达或活性降低则使 CM 和 VLDL 脂解减少,血浆甘油三酯水平升高,表现为 Ⅰ 型或 Ⅴ 型高脂血症。② apoE 基因多态性:apoE 在 CM 残粒和中密度脂蛋白（intermediate density lipoprotein,IDL）的清除过程中起关键作用。apoE 有三个不同的等位基因 E2、E3 和 E4,其编码蛋白与 apoE 受体和 LDLR 的亲和力存在显著差异。其中,apoE2 与 apoE 受体和 LDLR 亲和力低下,使富含 apoE2 的 CM 残粒和 IDL 从血浆中清除速度减慢而引起血甘油三酯升高;IDL 清除减慢可引起 LDLR 上调,使 LDL 清除加快导致 LDL-C 水平下降和低胆固醇血症。

（2）LDL 转运与分解代谢异常:LDLR 和 apoB100 在介导血浆 LDL 的分解和清除中发挥重要作用。LDLR 能识别并结合含 apoB100 和 apoE 的脂蛋白,包括 CM 残粒、IDL 及 LDL,进而摄取胆固醇进入细胞内代谢。① LDLR 基因突变:该基因突变有不同类型,分别通过影响 LDLR 的表达、膜转位、结合、内吞、循环再利用等不同环节,造成 LDL 代谢障碍而出现血 LDL-C 升高。例如家族性高胆固醇血症患者 LDLR 基因突变,表现为 Ⅱ a 型高脂血症,多发性黄色瘤和早发的动脉粥样硬化。② LDLR 表达减少或活性降低:高胆固醇和高饱和脂肪酸饮食、肥胖、老年及绝经妇女等人群常常出现 LDLR 表达减少或活性降低,影响 LDL 的分解代谢。③ apoB 基因突变:apoB 基因的某些突变可使 apoB 蛋

NOTES

白识别结合 LDLR 能力降低。例如,家族性载脂蛋白 B100 缺乏症就是 apoB 基因突变使 apoB100 蛋白 3500 位的精氨酸被谷氨酸所置换,导致其与 LDLR 的结合能力明显减弱,LDL 经 LDLR 途径降解减少而表现为血 LDL-C 升高。

（3）HDL 介导胆固醇逆转运异常:参与胆固醇逆向转运的主要蛋白有三磷酸腺苷结合盒转运体 A1（ATP-binding cassette transporter A1,ABCA1）、卵磷脂胆固醇酰基转移酶（lecithin-cholesterol acyltransferase,LCAT）、CETP 和清道夫受体 SR-B1 等,编码这些蛋白的基因突变常常导致胆固醇逆转运障碍。例如:家族性 CETP 缺陷症,由于基因突变导致 CETP 缺乏,HDL 中胆固醇酯转运到 VLDL、LDL 等其他脂蛋白发生障碍,造成 HDL 中胆固醇酯积聚,表现为 HDL 水平明显升高而 LDL 水平偏低,总胆固醇水平增加。

综上所述,高脂血症的发生机制汇总于图 7-4。

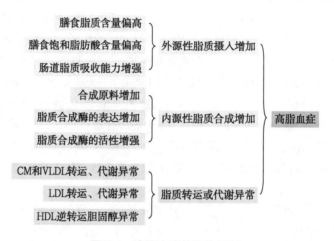

图 7-4　高脂血症的发生机制

（四）高脂血症对机体的影响

高脂血症在引起机体功能与代谢紊乱的同时,还直接和间接参与一些疾病的发生发展,包括动脉粥样硬化性心脑血管疾病、肥胖症、脂肪肝等。

1. 动脉粥样硬化　动脉粥样硬化（atherosclerosis）是指在多种因素作用下,以胆固醇为主的血脂异常沉积于动脉血管内膜下,伴有局部炎性细胞浸润、泡沫细胞形成、中膜平滑肌细胞增殖和细胞外基质合成增多而形成斑块的慢性病理过程。动脉粥样硬化斑块可造成局部血管痉挛、直接堵塞血管腔、继发形成血栓而加重管腔堵塞,往往引起急性冠脉综合征和脑卒中等临床事件的发生。高脂血症是动脉粥样硬化发生的最基本和最重要的危险因素之一,属于可控危险因素。

动脉粥样硬化斑块形成是由内皮受损、炎症反应和氧化损伤等共同参与的一个病理过程。该过程包括:各种危险因素作用引起血管内皮细胞结构破坏和 / 或功能障碍,血管壁通透性增加,血液中脂质向内膜下转运并发生氧化修饰。同时血液中的单核细胞向内膜下浸润、分化为巨噬细胞并吞噬脂质,从而形成泡沫细胞。血管壁中膜的平滑肌细胞在氧化修饰脂质的诱导下穿过内弹力板向内膜下迁移增殖,并分泌大量细胞外基质,成为斑块纤维帽的主要组成成分。随着沉积脂质作用的持续存在,动脉粥样硬化病变发展为成熟斑块。

氧化修饰的脂质在动脉粥样硬化发生过程中发挥重要作用,其可能机制有:①浸润的巨噬细胞吞噬氧化修饰的 LDL 衍变成泡沫细胞,促进脂质进一步沉积;HDL 经氧化修饰后失去了抗动脉粥样硬化作用。②氧化修饰的脂质成为抗原,通过 Toll 样受体激活机体免疫反应,使病变局部出现单核巨噬细胞、T 淋巴细胞、肥大细胞等炎症细胞浸润,大量分泌肿瘤坏死因子 -α、白细胞介素和 C- 反应蛋白等炎症因子。这一炎症反应促进动脉粥样硬化发生发展,也是斑块破裂引发急性临床事件的重要机制。③氧化修饰脂质诱导血管壁中膜的平滑肌细胞向内膜下迁移、增殖和分泌大量细胞外基质。④氧化修饰脂质诱导动脉粥样硬化病变组织中的细胞凋亡。其中,内皮细胞的凋亡导致血管壁通透性进一步增加;巨噬细胞的凋亡导致血管壁脂质沉积由细胞内转向细胞外;平滑肌细胞的凋亡导致细胞外基质合成减少,斑块纤维帽变薄而易于破裂。

LDL-C 水平升高、HDL-C 水平降低、高甘油三酯血症和高脂蛋白(a)血症均可导致动脉粥样硬化。其中:①LDL-C 沉积于受损的血管内皮下并氧化修饰形成 ox-LDL 是动脉粥样硬化斑块形成的主要始发因素。②HDL 具有抗 LDL 氧化、促进损伤内皮细胞修复和稳定前列环素活性等作用,HDL-C 水平降低促进粥样硬化斑块的进展。③高甘油三酯血症可使 LDL-C 转化成小而密的亚型(sLDL),后者经 LDLR 途径分解代谢慢且更易于氧化,具有更强的致动脉粥样硬化的作用;高甘油三酯血症还可引起血液凝固性增高及纤维蛋白溶解功能异常,促进动脉血栓形成。④脂蛋白(a)[lipoprotein(a),Lp(a)]可刺激血管内皮细胞表达多种黏附分子,促进血管炎症反应;Lp(a)的结构与纤溶酶原高度同源,可竞争性抑制纤维蛋白溶解,有利于血栓形成。

2. 肥胖症 肥胖症(obesity)是指由于能量摄入过多或机体代谢异常而导致体内脂质沉积过多的一种病理状态,其主要特征是体重过度增长。肥胖症往往伴有多种代谢异常,是代谢综合征、糖尿病、心血管疾病、癌症、关节炎、胆囊疾病、急性胰腺炎、非酒精性脂肪肝病、抑郁等多种疾病的危险因素。肥胖分为单纯性肥胖和继发性肥胖。单纯性肥胖主要与遗传因素和饮食营养过剩有关,除有脂质沉积之外,还有脂肪细胞的增生与肥大。继发性肥胖主要由神经内分泌疾病所致,通常认为只有脂肪细胞的肥大而没有增生,但在重度肥胖时,脂肪细胞因不能进一步肥大也可出现明显增生。高脂血症时,脂质摄入或合成增加,使得脂肪组织中脂质贮存也相应增加;同时脂肪组织中脂质动员降低,促进脂质在脂肪组织中沉积,引起肥胖的发生。有研究显示,与体型正常者比较,腹型肥胖者进食高脂负荷饮食后,血浆甘油三酯水平明显增高,而 HDL-C 显著降低。

3. 非酒精性脂肪性肝病 非酒精性脂肪性肝病(non-alcoholic fatty liver disease,NAFLD)是指排除酒精和其他肝损伤因素外发生的以肝细胞内脂质过度沉积(主要是甘油三酯)为主要特征的临床综合征。根据其病理特征和进展情况,NAFLD 可分为非酒精性脂肪肝、非酒精性脂肪性肝炎、非酒精性脂肪性肝硬化。脂肪肝的严重程度往往与高脂血症呈正相关,绝大多数的中度以上脂肪肝患者伴有高脂血症。脂代谢紊乱是 NAFLD 的主要危险因素之一,而 NAFLD 进一步促进脂代谢紊乱的发生发展。NAFLD 发生机制的"二次打击"学说认为:各种致病因素引起肝脏脂代谢紊乱,甘油三酯在肝细胞中过度沉积导致肝细胞脂肪变性,从而对肝脏造成"第一次打击",使肝细胞对内、外源性损伤因子的敏感性增强;由于氧化应激导致脂质过氧化,对肝脏造成"第二次打击",引起脂肪变性的肝细胞发生炎症、坏死甚至纤维化。二十余年来的研究表明,NAFLD 发病机制复杂程度远远超过"二次打击"学说。因此,"多重打击"学说被逐步提出。多重打击学说认为个体遗传易感性、表观遗传改变、肝细胞内脂质代谢异常、肝细胞与肝内其他类型细胞以及肝外脂肪细胞的交互对话失调导致的炎症反应和胰岛素抵抗均参与了 NAFLD 的发生发展。

4. 对机体其他器官的影响

(1)对大脑的影响:大量的流行病学资料显示,高脂血症是神经退行性疾病如阿尔茨海默病的一个重要危险因素,降脂治疗可以有效降低神经退行性疾病发生的危险性。高脂血症对脑组织脂质代谢影响的可能机制是:①血脑屏障受损,通透性增加,使本来不能通过血脑屏障的血脂成分进入并沉积于脑组织;②血液中一些能够通过血脑屏障且是合成脂质的必需成分(如不饱和脂肪酸)进入脑组织增多,使脑组织中脂质合成增加。

(2)对肾脏的影响:高脂血症可引起肾动脉粥样硬化病变和肾小球损伤,血浆 Lp(a)、LDL-C 及 ox-LDL 增高程度与肾脏损害程度相一致。高脂血症导致肾小球损伤的机制主要包括:①脂质以脂滴的形式存在于肾小球细胞内,或沉积于系膜基质中,并发生氧化修饰,导致肾小球上皮细胞损害和基底膜通透性增加,后者引发蛋白尿;②脂质还可引起系膜细胞弥漫性增生,系膜基质合成增加使系膜增宽,趋化成纤维细胞、巨噬细胞等炎症细胞,引发一系列炎症反应,最终造成小管间质纤维化和肾小球硬化。③脂质增高还可通过影响肾血流动力学促进肾病的发生发展。

（3）其他:高脂血症时,脂质在真皮内沉积形成黄色瘤和在角膜周缘沉积形成角膜弓,这往往成为初步诊断高脂血症的体表特征。

（五）高脂血症防治的病理生理基础

1. 病因学处理

（1）防治原发病:对于继发性高脂血症,合理应用药物控制原发病,可大大降低脂代谢紊乱的发生风险。

（2）生活方式干预:生活方式干预是首要的基本治疗措施。①提倡合理饮食,适当减少脂质的摄入,控制糖和蛋白质的摄入以促进体内的脂肪动员,避免超重或肥胖的发生;②适度参加体力劳动和体育活动,避免长时间久坐不动;③戒除吸烟、酗酒等不良生活习惯。

2. 纠正血脂异常

（1）药物降脂:应用降脂药物是临床上防治脂代谢紊乱性疾病的主要策略之一。常用的降脂药物如他汀类药物可抑制 HMGCR 活性,减少胆固醇的合成;NPC1L1 抑制剂依折麦布（ezetimibe）可减少肠道胆固醇吸收;胆酸螯合剂可促进胆酸随粪便排出,减少胆固醇经胆酸的肠肝循环而重吸收;苯氧芳酸类（贝特类）药物可增强 LPL 活性促进甘油三酯的分解;烟酸类药物可抑制脂肪组织脂解和肝脏合成分泌 VLDL 而降低甘油三酯水平。使用降脂药物治疗时应针对患者血脂异常的分型、降脂药物作用的机制等综合考虑选择单独或联合使用药物。

（2）基因治疗:单基因突变是导致遗传性脂代谢紊乱的内在病因,探索通过基因治疗矫正突变基因的异常表达,从而恢复正常的脂质代谢是治疗基因缺陷所致的原发性脂代谢紊乱的重要方向。

（3）防止靶器官损伤:保护靶器官,防止动脉粥样硬化斑块引发的缺血性心脑血管疾病发生是临床治疗高脂血症的一个重要目标。比如采用抗氧化剂保护组织免受氧化修饰脂质的损伤作用。

二、低脂血症

低脂血症的定义目前尚无统一标准,临床上比较少见。原发性低脂血症由基因突变所致,多为常染色体隐性遗传病,纯合子临床症状明显,杂合子一般很少发病。继发性低脂血症多继发于长期营养不良、慢性严重肝胆和肠道疾病导致的消化吸收功能障碍以及肿瘤、甲状腺功能亢进、感染和慢性炎症等消耗性疾病。低脂血症可对神经、消化和血液等多个系统产生不利影响。

（一）低脂血症的病因及发病机制

各种原因引起脂类摄入、消化、吸收、合成和代谢等环节的障碍,均可导致低脂血症的发生。主要病因和机制包括以下几种。

1. 脂质摄入不足和消化吸收障碍　前者常见于食物短缺或长期素食;后者见于各种原因引起的脂质消化与吸收不良。

（1）消化功能障碍:消化功能障碍常引起吸收不良。在患有慢性胰腺炎、胰腺癌、胰腺纤维囊肿等疾病时,胰酶缺乏或活力降低,对食物中脂肪、蛋白等的消化功能减弱;肝硬化、肝内外胆道梗阻等疾病造成消化道中胆盐不足,影响脂肪的乳化和吸收。

（2）小肠黏膜病变:小肠是吸收营养物质的主要场所,小肠黏膜的病变可引起营养物质的吸收不良。比如乳糜泻,又称麸质过敏性肠病,由于小肠绒毛炎症和萎缩,吸收表面积减少,多种消化酶活性降低,使得营养物质的消化吸收功能严重障碍,表现为原发性吸收不良综合征。克罗恩病（Crohn disease）患者由于小肠黏膜的慢性炎症损伤,吸收功能低下,患者还可出现腹泻、贫血、低蛋白血症等临床表现。

（3）小肠吸收面积不足:短肠综合征、胃结肠瘘、小肠部分切除术等均可导致肠道吸收能力受损。

（4）小肠淋巴循环障碍:淋巴发育不良、淋巴管梗阻等可影响肠壁组织淋巴的回流,造成脂肪及脂溶性维生素的吸收不良。

2. 脂质合成减少 各种原因引起的严重肝脏疾病,使载脂蛋白合成减少,导致血浆脂蛋白水平降低;各种原因引起的脂质合成原料不足,如严重创伤或烧伤时,可引起胆固醇合成的前体物质羊毛胆固醇和 7- 胆甾烯醇不足,导致胆固醇合成减少。长期或者大量使用影响脂质合成的药物(如他汀、雌激素、甲状腺素等),也可引起血浆胆固醇水平降低。

3. 脂质利用和分解代谢增强

(1)脂质利用增加:常见于贫血引起的低脂血症。其机制是贫血引起骨髓红细胞系统代偿性增生可使得作为细胞膜主要组成成分的胆固醇利用增加,由此引起血胆固醇水平降低。血脂降低使得红细胞膜变形能力下降而易破碎,进一步加重贫血,形成恶性循环。

(2)脂质分解代谢增强:常见于甲状腺功能亢进、恶性肿瘤等引起的低脂血症。甲状腺功能亢进时,血中甲状腺激素水平升高,其降低血脂的机制包括:①上调肝细胞 LDLR 的表达水平,并增强其活性,促进肝脏摄取、清除 LDL;②上调胆固醇 7α- 羟化酶表达,促进胆固醇向胆汁酸的生物转化;上调肝细胞胆管膜侧 ABCG5 和 ABCG8 的表达,使胆固醇随胆汁排出增多;③增强脂蛋白脂肪酶和肝脂肪酶的活性,提高血浆中甘油三酯的清除效率。恶性肿瘤引起低脂血症的机制包括:①肿瘤细胞表面 LDLR 活性增加;②厌食导致营养不良加重了低脂血症。

4. 脂蛋白相关基因缺陷 脂蛋白相关基因缺陷是低脂血症发生的重要遗传学机制。已知的遗传性低脂血症有低 α- 脂蛋白血症如家族性 α- 脂蛋白缺乏症和卵磷脂胆固醇酰基转移酶缺乏症,和低 β- 脂蛋白血症如 β- 脂蛋白缺乏症和家族性低 β- 脂蛋白血症。

(1)家族性 α- 脂蛋白缺乏症(familial alpha-lipoprotein deficiency):又称丹吉尔病(Tangier disease),属于常染色体隐性遗传病,由 ABCA1 基因突变所导致。ABCA1 是介导细胞内胆固醇外排至 apoA1 生成新生 HDL,从而参与胆固醇逆向转运的关键分子。ABCA1 基因突变的特征性生化改变是富含 apoA1 的脂蛋白(即 HDL-C)缺乏或降低,同时伴有甘油三酯水平升高、LDL-C 水平降低。因 HDL 形成和胆固醇逆向转运障碍,造成胆固醇蓄积在单核 - 吞噬细胞系统。纯合子患者的典型临床表现为扁桃体呈橙黄色增生、肝脾大、角膜混浊、皮肤呈非特异性丘疹或黄瘤样、外周神经系统病变等,易发心血管疾病。

(2)卵磷脂胆固醇酰基转移酶缺乏症(LCAT deficiency):为常染色体隐性遗传病,由 LCAT 基因突变所致。LCAT 是将血浆中新生 HDL 表面的游离胆固醇酯化成胆固醇酯的关键分子,其缺乏可造成 HDL 成熟障碍;而血浆中的新生 HDL 和 apoA1 则因酯化不足而经肾脏清除加快。LCAT 基因突变患者表现为 HDL-C 和 apoA1 降低,同时伴有血甘油三酯水平升高、LDL-C 水平降低;红细胞的游离胆固醇含量增加,容易破损而出现溶血性贫血;此外还有角膜混浊、肾功能不全等临床症状。

(3)β- 脂蛋白缺乏症(beta-lipoprotein deficiency):也称为棘(状)红细胞增多症,为常染色体隐性遗传病,系由微粒体甘油三酯转运蛋白(microsomal triglyceride transfer protein,MTTP)基因突变所致。MTTP 是催化甘油三酯、胆固醇酯和磷脂酰胆碱在磷脂表面转运的蛋白,在含有 apoB 的脂蛋白 VLDL 和 CM 的组装和分泌中发挥重要作用。MTTP 基因突变的特征性生化改变是 apoB 和富含 apoB 的脂蛋白(如 CM、VLDL 和 LDL)缺乏,伴有脂类及脂溶性维生素吸收障碍。患者表现为血甘油三酯和总胆固醇显著降低,维生素 E 水平降低;出现脂肪泻,血液中可检出棘红细胞。棘红细胞的产生原因是细胞膜脂质减少、磷脂酰胆碱和鞘磷脂比例发生改变,使红细胞变形为棘状,因脆性增加而容易发生溶血。患者往往有生长迟缓、视网膜变性和共济失调等异常表现。

(4)家族性低 β- 脂蛋白血症(familial hypobetalipoproteinemia):系常染色体显性遗传病,因 apoB 基因突变所致,是原发性低胆固醇血症的最常见原因。apoB 突变蛋白的分泌速度减慢,导致 VLDL 和 LDL 合成受阻;另外,apoB 突变蛋白与 LDLR 的结合力较野生型 apoB 蛋白更强,使血浆 LDL 清除增多。家族性低 β- 脂蛋白血症纯合子患者的临床特征与 β- 脂蛋白缺乏症相似,杂合子患者以总胆固醇和 LDL 降低为主要特征,其他临床表现不明显。

（二）低脂血症对机体的影响

1. 对消化系统的影响   原发性低脂血症的患者在出生后可出现脂肪泻、脂质吸收不良，小肠肠壁细胞充满脂滴，偶尔可出现肝大和转氨酶升高。

2. 对血液系统的影响   除了棘红细胞增多外，低胆固醇血症还可引起血管内皮细胞结构和功能的损伤，引发微动脉瘤，加之血小板活力下降和凝血机制异常，易于发生脑出血。

3. 对神经系统的影响   原发性低脂血症的患者在出生后早期即出现精神、运动发育迟缓，出现伸张反射和腱反射减弱、定位感觉丧失、步态不稳和语言障碍等。随着中枢和周围神经系统发生慢性退行性脱髓鞘，多数个体出现智力障碍、小脑性震颤、共济失调、肌肉软弱无力、视力减退、视野缩小、夜盲甚至全盲。

4. 对免疫系统的影响   有研究显示，低胆固醇血症患者免疫功能有改变，容易发生感染。

5. 肿瘤   流行病学资料表明，低脂血症与结肠癌、子宫内膜癌和肝癌等肿瘤发生呈明显相关性。这也解释了他汀类药物因降脂而具有潜在致癌性的原因，但现有证据尚不能表明低脂血症与肿瘤发生具有因果关系。

低脂血症在临床上比较少见，主要防治原则是消除病因学因素、补充脂溶性维生素和保护靶器官。

Summary

Glucose and lipid homeostasis is a basis of normal life activity for a healthy subject. Glucose and lipid not only provide most of the energy for life activity, but also serve as essential components of cellular structure. Glucose and lipid metabolic disorder can be life-threatening in an acute severe form, however, in most cases, emerges in chronic metabolic diseases which are the risk factors of cardiovascular diseases and may also be involved in the pathogenesis of Alzheimer disease and cancer. Hyperglycemia is one of the most common manifestations of metabolic disorder, and the key sign of diabetes. The etiological mechanisms of hyperglycemia involve insulin insufficiency, insulin resistance and dysregulated secretion of glucagon and other glycemia-boosting hormones. Hyperlipidemia is also a common manifestation of metabolic disorder, and usually caused by the interaction of genetic factors and environmental factors, which includes the overconsumption of high-fat diet, increased synthesis of endogenous lipids, and abnormality in the transport and metabolism of various lipoproteins. Both life-style modification and pharmacological therapy are the key components of the principles of prevention and treatment of hyperglycemia and hyperlipidemia.

（章卫平）

思考题

1. 高糖血症的发生机制是什么？
2. 高糖血症会对机体产生哪些影响？
3. 简述高脂血症的发生机制和对机体的危害。

第八章

应　激

应激（stress）一词本为物理学术语，即应力，指作用于物体引起物体变形的单位面积的力。20世纪20年代，以美国生理学家 Walter B. Cannon 为代表的学者提出高等生物在有害因素（如心理压力、意外事件等）的刺激下依靠交感 - 肾上腺髓质系统的兴奋来维持机体内环境的稳定。20世纪30年代，加拿大内分泌学家 Hans Selye 等提出了应激的非特异性反应学说，并将这种由不同有害刺激引起，以神经内分泌变化为主要特征，具有一定适应代偿意义并导致机体多方面紊乱与损害的反应称为一般适应综合征或全身适应综合征（general adaptation syndrome，GAS）。20世纪70年代美国心理学家 John Mason 推动了应激研究的重点从生理、病理学向心理学的转移。随后，应激的研究逐渐深入至细胞分子水平，尤其是各种转基因动物及基因敲除动物为应激机制的阐明提供了新的有用工具，推动了应激研究的进一步深入。

第一节　概　　述

- 应激是一种全身性非特异性适应反应，既抗损伤又能致病。
- 应激根据对机体影响的性质及程度以及应激原的性质进行分类。
- 应激原包括内外环境因素及社会、心理因素。

生物机体处于不断变化的内外环境之中，需要不断做出反应和调节。对环境变化做出反应是生物的基本特征和维持生存的必要条件。应激反应是一种十分原始的反应。

一、应激的概念和分类

目前认为，应激是生物机体在受到内外环境因素及社会、心理因素刺激时所出现的全身性非特异性适应反应，又称为应激反应（stress response）。而这些刺激因素称为应激原（stressor）。

原核或真核单细胞生物（如细菌及酵母）遭遇各种明显的环境变化时，能产生一系列基因表达及代谢的改变，以对抗环境变化所导致的细胞损伤。当单细胞生物进化至多细胞生物及哺乳动物后，各器官系统展示出精细的功能分化，并由神经 - 内分泌系统协调机体对环境的反应。但单细胞生物所具备的某些最原始的抗损伤机制却一直保留下来，成为高等动物应激反应的组成部分之一。在人类，高级精神、神经活动在生命活动中占据重要地位。除了各种躯体因素之外，许多心理、社会因素亦可对机体产生重要影响。同时，躯体的应激反应亦可导致精神、神经活动的明显改变。因此，人类的应激反应可以表现在基因、细胞、器官、全身乃至精神活动等多个水平，而应激研究也必然涉及细胞及分子生物学、病理生理学、神经内分泌学、心理学及精神病学等诸多学科。

根据对机体影响的性质及程度，应激可分为生理性应激和病理性应激。生理性应激指应激原不十分强烈，且作用时间较短的应激（如体育竞赛、饥饿、考试等），是机体适应轻度的内外环境变化及社会心理刺激的一种重要防御适应反应，它有利于调动机体潜能又不会对机体产生严重影响。而病理性应激是指应激原强烈且作用较久的应激（如休克、大面积烧伤、剧烈的精神打击等），它仍有一定防御代偿意义,但是将会引起机体的非特异性损伤,甚至导致应激性疾病(stress disease)。根据应激原的性质不同,应激可分为躯体应激(physical stress)及心理应激(psychological stress)。前者为理化、生物因素所致,而后者为心理、社会因素所致。心理应激又有良性应激(eustress)和劣性应激(distress)之分,前者可由中奖、晋升等因素引起,而后者可由失败、受挫等因素引起。在日常的生活环境中,心理应激比躯体应激更为多见。

应激属于双刃剑,既抗损伤又能致病。它有助于机体抵抗各种突发的有害事件,有利于机体在紧急状态下的格斗或逃避(fight or flight)。另一方面,应激反应也对机体带来不利影响,可诱发或加重某些躯体及精神疾患。例如,休克及严重创伤患者常发生消化道溃疡;经历过残酷而恐怖的战争之后,军人可出现心理及精神的障碍等。如应激原过于强烈,机体的各种适应、代偿反应不足以克服应激原的影响时,机体将迅速出现衰竭、甚至死亡。

二、应激原

任何刺激都可能成为应激原,只要其强度足够引起应激反应。根据其来源不同,应激原可大致分为三类。

1. 外环境因素　如高热、寒冷、射线、噪声、强光、低氧、病原微生物及化学毒物等。

2. 内环境因素　如贫血、休克、器官功能衰竭及酸碱平衡紊乱等。

3. 心理、社会因素　如紧张的工作、不良的人际关系、离婚、丧偶等打击,愤怒、焦虑及恐惧等情绪反应等。

由于在遗传因素、个性特点、神经类型及既往经验方面存在千差万别,不同个体对同样的应激原存在不同的敏感性及耐受性,因而强度相同的应激原可在不同个体引起程度不同的应激反应。对于心理应激,认知评价(cognitive appraisal)(即个体对遇到的生活事件的性质、程度和可能危害作出的估计)对应激过程具有重要影响,与某些心理疾病、心身疾病甚至躯体疾病的发生、发展和康复具有密切的关系。

第二节　应激的发生机制

- 应激的神经内分泌反应主要包括交感 - 肾上腺髓质系统和下丘脑 - 垂体 - 肾上腺皮质轴的兴奋。
- 急性期反应主要涉及血浆蛋白质(即急性期蛋白)水平的变化。
- 细胞应激是指细胞在受到理化、生物应激因素作用时表现出的一种非特异性反应,包括热休克反应、冷休克反应以及机械、渗透应激等。

应激的机制十分复杂,涉及神经内分泌反应、急性期反应以及细胞水平的反应。其中神经内分泌反应可由躯体应激和心理应激引起,而急性期反应、细胞水平的反应主要见于躯体应激。

一、神经内分泌反应

如前所述,高等生物的应激反应已不局限于细胞水平,而是通过神经 - 内分泌系统的协调作用对应激原作出整体反应。因此,神经 - 内分泌反应一直是应激研究的中心内容。目前已知,当机体受到强烈刺激时,神经 - 内分泌系统的主要变化为蓝斑 - 交感 - 肾上腺髓质系统及下丘脑 - 垂体 - 肾上腺皮质轴的强烈兴奋,与此同时,副交感神经也被激活,并伴有其他多种内分泌激素的改变(图 8-1)。

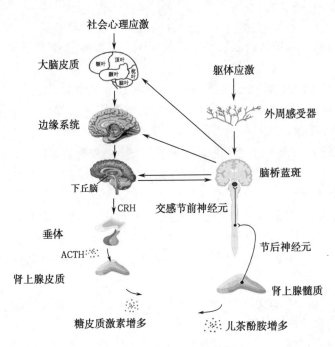

图 8-1　应激的神经内分泌反应

(一) 蓝斑 - 交感 - 肾上腺髓质系统兴奋

1. 结构基础　蓝斑 - 交感 - 肾上腺髓质系统的中枢整合部位主要位于脑桥蓝斑。蓝斑位于第四脑室底,脑桥前背部,是脑中合成去甲肾上腺素的主要部位。蓝斑是中枢神经系统对应激最敏感的部位,其中的去甲肾上腺素能神经元具有广泛的上、下行纤维联系。其上行纤维主要投射至杏仁复合体、海马、边缘皮质及新皮质,是应激时情绪变化、学习记忆及行为改变的结构基础。蓝斑中去甲肾上腺素能神经元的下行纤维主要分布于脊髓侧角,调节交感神经张力及肾上腺髓质中儿茶酚胺的分泌。

2. 中枢效应　蓝斑 - 交感 - 肾上腺髓质系统的中枢效应主要是引起兴奋、警觉及紧张、焦虑等情绪反应。这些情绪反应与上述脑区中去甲肾上腺素的释放有关。采用利血平耗竭脑内儿茶酚胺可引起抑郁症状,而丙米嗪等三环化合物治疗抑郁症与其阻断脑内儿茶酚胺的重摄取,使受体部位儿茶酚胺浓度升高有关。

3. 外周效应　蓝斑 - 交感 - 肾上髓质系统的外周效应主要表现为血浆中儿茶酚胺浓度的迅速升高。应激时交感神经与肾上腺髓质系统反应具有应激原选择性,如在直立、中等量失血、运动、盐摄入变化等应激原作用时,交感神经兴奋,去甲肾上腺素释放增多,参与机体血容量的重新分配和血压的稳态调节过程;而在低血糖、窒息、情绪变化等应激原作用时,则以肾上腺髓质系统兴奋为主,肾上腺素释放增加。据报道,低温、缺氧可使血浆去甲肾上腺素升高 10~20 倍,肾上腺素升高 4~5 倍;失血性休克时血浆肾上腺素浓度可升高 50 倍,去甲肾上腺素可升高 10 倍。随应激原的性质、强度、作用时间的不同及个体的差异,上述变化的幅度可有差异,其恢复至正常水平的时间亦不一致。如运动员比赛结束后一个多小时,血浆中儿茶酚胺可恢复正常。大面积烧伤患者在烧伤半个月后,尿中儿茶酚胺排出量仍高达正常人的 7~8 倍。应激时,儿茶酚胺不单是释放增加,其生物合成速度也明显增加。这是应激时肾上腺髓质中酪氨酸羟化酶、多巴胺 β- 羟化酶及苯乙醇胺 N- 甲基转移酶等儿茶酚胺生物合成酶基因表达增加的结果。

4. 代偿意义　应激时血浆中儿茶酚胺浓度的迅速升高具有下述防御代偿意义。

(1) 对心血管的兴奋作用:交感兴奋及肾上腺髓质释放的儿茶酚胺可使心率加快、心肌收缩力增强、心排出量增加。由于外周血管中 α 受体分布密度的差异,儿茶酚胺除使血压上升外,还导致血液重新分配,使心、脑等重要器官的血液灌流得到保证。在与格斗及逃避有关的应激反应中,骨骼肌的血液灌流亦明显增加。

（2）对呼吸的影响：儿茶酚胺引起支气管扩张,有利于增加肺泡通气量,以满足应激时机体对氧的需求。

（3）对代谢的影响：儿茶酚胺通过兴奋 α 受体使胰岛素分泌减少,通过兴奋 β 受体使胰高血糖素分泌增加,从而导致糖原分解增加,血糖升高,并促进脂肪动员,使血浆中游离脂肪酸增加,从而满足应激时机体增加的能量需求。

（4）对其他激素分泌的影响：儿茶酚胺还可促进促肾上腺皮质激素（adrenocorticotropic hormone,ACTH）、生长激素、肾素、促红细胞生成素及甲状腺素等的分泌,有利于更广泛地动员机体各方面的机制来适应应激时的各种变化。

5. 不利影响　强烈及持续的交感 - 肾上腺髓质系统兴奋会导致下列不利影响。

（1）腹腔内脏血管的持续收缩导致腹腔内脏器官缺血,引起胃肠黏膜的糜烂、溃疡、出血。

（2）外周小血管的长期收缩可使血压升高。这可能是精神、心理应激诱发高血压的重要机制之一。

（3）儿茶酚胺可使血小板数目增多及黏附聚集性增强,也可使白细胞数及纤维蛋白原浓度升高,从而增加血液黏滞度,促进血栓形成。

（4）儿茶酚胺使心率增快,心肌耗氧量增加,导致心肌缺血。

（二）下丘脑 - 垂体 - 肾上腺皮质轴兴奋

1. 结构基础　下丘脑 - 垂体 - 肾上腺皮质轴（hypothalamic-pituitary-adrenal cortex axis,HPA）主要由下丘脑的室旁核（PVN）、腺垂体及肾上腺皮质组成。室旁核是该神经内分泌轴的中枢部位,其上行神经纤维与边缘系统的杏仁复合体、海马及边缘皮层具有广泛的往返联系,下行神经纤维则通过促肾上腺皮质激素释放激素（corticotropin releasing hormone,CRH）控制腺垂体 ACTH 的释放,从而调控肾上腺糖皮质激素（glucocorticoid,GC）的合成和分泌。同时,下丘脑室旁核分泌促肾上腺皮质激素释放激素（CRH）的神经元与脑干蓝斑中去甲肾上腺素能神经元具有密切的双向联系。蓝斑的去甲肾上腺素能神经元释放去甲肾上腺素后,刺激室旁核神经元上的 α- 肾上腺素能受体而使 CRH 释放增多,从而刺激下丘脑 - 垂体 - 肾上腺皮质轴的活化。选择性损伤蓝斑去甲肾上腺素能神经元的上行通路、抑制去甲肾上腺素的合成或采用 α- 肾上腺素受体阻断剂可阻止某些应激原对下丘脑 - 垂体 -肾上腺皮质轴的兴奋作用,使下丘脑 CRH、垂体 ACTH 及肾上腺皮质类固醇生成及释放减少。

2. 中枢效应　应激时 HPA 轴兴奋的主要中枢效应包括抑郁、焦虑及厌食等情绪行为改变和学习与记忆能力的下降。这些效应主要由 CRH 分泌增多引起。CRH 在应激时的情绪行为反应中发挥主要作用。实验表明,脑室内注入 CRH 可引起剂量依赖性的情绪反应。而脑室内注入 CRH 拮抗剂 α-螺旋 CRH 则可抑制应激所诱发的上述情绪行为反应。过度表达 CRH 的转基因小鼠展现以"格斗或逃避"为特征的表型。采用反义（antisense）技术或基因敲除（gene knock out）技术灭活脑内 CRH 或 CRH 受体,或采用 CRH 结合蛋白转基因小鼠以结合 CRH,则动物表现为代偿性的抗焦虑样特征。上述研究表明,CRH 在应激所致的心理、精神障碍中发挥重要作用。应激时 CRH 介导的情绪行为反应可能与其作用于杏仁复合体有关。杏仁复合体是应激时情绪反应的关键脑区。PVA 的 CRH 神经元与杏仁复合体的中心核团有致密的神经纤维联系。动物实验表明：杏仁复合体的破坏可阻滞脑室内注射 CRH 所诱导的情绪反应,而杏仁复合体内直接注射 CRH 可引起明显情绪反应,且其引起反应的剂量只需脑室内注射剂量的 1%。此外,CRH 还可促进内啡肽的释放,并促进蓝斑中去甲肾上腺素能神经元的活性,使 HPA 轴与蓝斑 - 交感 - 肾上腺髓质轴发生交互作用。

3. 外周效应　HPA 轴兴奋的外周效应主要由糖皮质激素（GC）引起。GC 分泌增多具有重要的防御代偿意义,但其持续增高亦对机体产生诸多不利影响。正常人 GC 分泌量为 25~37mg/d,应激时 GC 分泌量迅速增加。如外科手术后,GC 分泌量可增加 3~5 倍,达到或超过 100mg/d。若应激原已排除（如手术完成且无并发症）,血浆 GC 可于 24h 内恢复至正常水平。如应激原持续存在,则 GC 浓度可持续升高。如大面积烧伤患者,血浆 GC 浓度增高可维持 2~3 个月。临床上可通过测定血浆皮质醇浓度及尿中 17- 羟类固醇排出量来判断应激的强度或术后并发症的存在。

4. 代偿意义　动物实验表明,摘除双侧肾上腺的动物只能在没有应激的状态下生存,轻微的有害刺激即可导致其死亡。当去除肾上腺髓质而保留肾上腺皮质,则动物的生存能力增强。给摘除肾上腺的动物注射 GC,可使动物恢复抗损伤的能力。应激时 GC 分泌增多具有下述多方面的防御代偿意义。

（1）促进蛋白质分解及糖原异生,补充肝糖原储备。同时,GC 通过降低肌肉组织对胰岛素的敏感性而抑制外周组织对葡萄糖的利用,提高血糖水平,保证重要器官的葡萄糖供应。

（2）保证儿茶酚胺及胰高血糖素的脂肪动员作用。

（3）维持循环系统对儿茶酚胺的反应性:GC 本身并不导致心肌及血管平滑肌收缩,但必须有其存在,儿茶酚胺才能发挥其对心血管活性的调节作用。

（4）稳定细胞膜及溶酶体膜:GC 能诱导产生分子量为 40~45kD 的巨皮质素（macrocortin）,又称脂调蛋白（lipomodulin）。巨皮质素能抑制磷脂酶 A_2 的活性,从而减少膜磷脂的降解以及花生四烯酸、前列腺素及白三烯的生成,对细胞发挥保护作用。

（5）具有强大的抗炎作用:GC 的抗炎作用早被公认,其抗炎机制主要是抑制多种促炎介质的产生,并诱导多种抗炎介质的生成。GC 通过与糖皮质激素受体（glucocorticoid receptor,GR）结合从而调控促炎及抗炎介质基因的表达。GR 广泛存在于多种组织细胞之中,由 777 个氨基酸残基组成,属核受体家族成员之一,具有转录因子的结构特点。当未与 GC 结合时,GR 主要存在于胞质,与分子量为 90kD 的热休克蛋白（HSP90）结合,不能进入核内。当 GC 与 GR 结合后,GR 发生构象变化,与 HSP90 解离,再经过进一步的磷酸化及二聚化后转入细胞核中,与某些基因 5' 调控区的糖皮质激素反应元件（glucocorticoid response element,GRE）直接结合或通过与某些转录中介因子（transcriptional intermediary factors）之间的蛋白质 - 蛋白质相互作用而实现其对促炎及抗炎介质基因表达的调控。目前已知有数十种炎症相关基因受到 GC 的调控（表 8-1）。

表 8-1　受 GC 调控的炎症介质

分类	受 GC 抑制的炎症介质	受 GC 诱导的炎症介质
细胞因子	IL-1,IL-2,IL-3,IL-4,IL-5,IL-11,IL-12,IL-13,TNF-α,GM-CSF,干细胞因子	IL-10,IL-1 受体拮抗剂,IL-1 受体 2（诱饵受体）
趋化因子	IL-8,MIP-1α,MCP-1,MCP-3,MCP-4	
蛋白酶	iNOS,PLA₂,胶原酶,COX-2,溶基质素	
细胞黏附分子	ICAM-1,E- 选择素	
其他	缓激肽,5- 羟色胺,纤溶酶原激活物,前列腺素,白三烯,血栓素 A₂	巨皮质素,IκBα

注:IL,白细胞介素;MIP,巨噬细胞炎性蛋白;MCP,巨噬细胞趋化蛋白;COX,环氧合酶。

5. 不利影响　应激时 GC 的持续增高亦对机体产生诸多不利影响。

（1）免疫反应受抑:动物实验表明,在各种严重应激时,动物的胸腺萎缩,淋巴结缩小,免疫细胞发生凋亡。在临床患者及动物实验均观察到,慢性应激导致免疫力下降,易并发感染。

（2）生长发育迟缓:慢性应激时由于 CRH 的作用使生长激素分泌减少,同时由于 GC 增高而使靶细胞对胰岛素样生长因子（insulin like growth factor-1,IGF-1）产生抵抗,从而导致生长发育迟缓、伤口愈合不良等。

（3）性腺轴受抑:GC 可抑制促性腺素释放激素（gonadotropin-releasing hormone,GnRH）及黄体生成素（luteinizing hormone,LH）的分泌,并使性腺细胞对上述激素产生抵抗,因而导致性功能减退、月经不调或停经、哺乳期妇女泌乳减少等。

（4）甲状腺功能受抑：GC 可抑制促甲状腺激素释放激素（thyrotropin releasing hormone，TRH）及促甲状腺激素（thyroid stimulating hormone，TSH）的分泌，并阻碍 T_4 在外周转化为活性更强的 T_3。

（5）行为改变：可引起抑郁症、异食癖及自杀倾向等。

（三）其他神经 - 内分泌变化

除了上述变化外，应激还会导致其他多方面的神经内分泌变化。其中水平升高的有 β- 内啡肽、抗利尿激素（ADH）、醛固酮、胰高血糖素、催乳素等；水平降低的有胰岛素、TRH、TSH、T_4、T_3、GnRH、LH 等；而生长激素则在急性应激时分泌增多，在慢性应激时分泌减少。

1. β- 内啡肽分泌增多 β- 内啡肽（β-endorphin）主要在腺垂体合成，亦在全身其他组织表达，其主要作用是抑制应激时交感 - 肾上腺髓质系统和 HPA 的过度兴奋并发挥镇痛作用。多种应激原（如创伤、休克、严重感染等）均能引起血浆 β- 内啡肽明显升高，达正常的 5~10 倍。β- 内啡肽的升高程度与 ACTH 平行，因为二者均为其共同前体前阿黑皮质素原的衍生物，都在下丘脑 CRH 的刺激下释放，亦受到血浆 GC 水平的反馈调节，输注 β- 内啡肽可使血浆中 ACTH 及 GC 水平降低，而输注阿片受体拮抗剂纳洛酮（naloxone）则使 ACTH 及 GC 水平升高。β- 内啡肽在应激反应的调控中发挥重要作用。一方面，它抑制 ACTH 与 GC 的分泌，可避免应激时 HPA 的过度兴奋；另一方面，它亦能抑制交感 - 肾上腺髓质系统的活性，使血压降低、心排出量减少及心率减慢。这在某些程度上减轻了交感 - 肾上腺髓质系统的过度兴奋，但其对心血管系统的过度抑制作用也可导致休克发生。同时，β- 内啡肽具有很强的镇痛作用，可诱导患者产生兴奋及愉快的感觉，这可减轻创伤患者的疼痛，缓解因疼痛诱发的其他不良应激反应。

2. 胰高血糖素分泌增加与胰岛素分泌减少 应激时交感 - 肾上腺髓质系统兴奋，儿茶酚胺作用于胰岛 α 细胞上的 β 受体而使胰高血糖素分泌增加，通过作用于胰岛 β 细胞上的 α 受体而抑制胰岛素的分泌。上述两方面的综合结果使得血糖水平明显升高，有利于满足机体在应激时增加的能量需求。

3. 抗利尿激素与醛固酮分泌增多 情绪紧张、运动、手术、创伤、感染及休克等应激原均可引起抗利尿激素（ADH）的分泌增多，应激时的交感 - 肾上腺髓质系统兴奋可使肾血管收缩而激活肾素 -血管紧张素 - 醛固酮系统，使血浆醛固酮水平升高。上述变化均可导致肾小管对钠、水重吸收增多，尿量减少，有利于维持应激时的血容量。

4. 副交感神经的激活 应激时，除了交感神经的激活外，也存在副交感神经的激活。如应激时摄食的控制与交感和副交感神经的激活都有关；紧张恐惧时一方面通过激活交感神经引起心率和血压的增加，同时也通过激活副交感神经引起腹泻、排尿等肠道和膀胱的排空反应。应激时可因副交感神经兴奋而使机体处于静止退缩状态，出现心率减慢，血压下降，胃肠蠕动增加，大汗淋漓、晕厥等现象。

（四）基因工程动物模型在应激神经 – 内分泌反应研究中的应用

在基因工程动物问世之前，应激反应中 HPA 轴及自主神经系统的正、负反馈调节的作用均通过内分泌腺的摘除、脑神经核团的破坏或神经的切断等外科干预来确立。随后，在激素合成及受体作用的研究中，相继采用了分离灌注的器官以及下丘脑、垂体、肾上腺皮质和髓质细胞的培养等。

迄今为止，虽然应激时神经内分泌反应的基本原理及主要的细胞分子事件已经被认识，但这些认识仍不够深入和完整。近年来快速发展的转基因及基因敲除技术成为进一步深入探讨应激时神经内分泌机制的有用的工具。

CRH 及 ACTH 基因的敲除导致小鼠肾上腺萎缩、糖皮质激素水平降低及应激反应受损，而 CRH 过表达的转基因小鼠则出现生长延缓、脂肪堆积、肌肉萎缩、皮肤变薄等类似人类库欣综合征（Cushing syndrome）的表现及焦虑、活动增加等精神、行为改变。上述结果进一步证实了 CRH 及 ACTH 作为 HPA 轴的上游调节分子的生理功能。

基因工程动物也进一步揭示了应激时 HPA 轴与自主神经系统之间的相互关系。HPA 轴中某些组分的基因敲除影响了自主神经系统的功能。如 CRH 受体基因敲除小鼠除了应激反应受损、焦虑减轻及肾上腺皮质功能障碍外,还出现肾上腺髓质的萎缩。因为儿茶酚胺甲基转移酶的活性依赖于糖皮质激素的存在,糖皮质激素受体基因敲除导致肾上腺素的生物合成发生障碍。肾上腺皮质中 21- 羟化酶基因敲除也导致了肾上腺素合成的明显减少。而苯乙醇胺 -N- 甲基转移酶(phenylethanolamine-N-methyltransferase,PNMT)过表达的转基因小鼠除了肾上腺素产生增多之外,亦出现肾上腺皮质功能的改变。

　　基因工程动物也为 HPA 轴 / 交感神经系统与免疫系统之间的密切关系提供了证据。如 IL-6 及白血病抑制因子(leukemia inhibiting factor,LIF)过表达的转基因小鼠明显改变了 HPA 轴及自主神经功能。LIF 的垂体特异性过表达引起库欣综合征。IL-6 过表达的转基因小鼠出现肾上腺皮质及髓质的增生及血浆皮质酮水平增加,但 ACTH 水平下降,表明促炎细胞因子 IL-6 直接调节肾上腺的功能。

二、急性期反应

　　1930 年,Tillet 与 Francis 发现急性感染患者血清中出现一种能与肺炎双球菌的荚膜成分 C- 多糖起反应的蛋白质,即 C- 反应蛋白(C-reactive protein,CRP)。后来进一步发现,除感染之外,各种炎症、烧伤、手术、创伤等应激原都可迅速诱发机体产生以防御为主的非特异反应,如体温升高,血糖升高,分解代谢增强,负氮平衡及血浆中的某些蛋白质浓度迅速升高。这种反应被称为急性期反应(acute phase response,APR),这些蛋白质被称为急性期蛋白(acute phase protein,APP)。实际上,APR 与 GAS 一样,所描述的都是应激反应的一部分。GAS 描述的重点是应激时的神经 - 内分泌反应,而 APR 则强调应激时血浆蛋白成分的变化。

　　正常血浆中 APP 浓度较低。在多种应激原作用下,有些 APP 浓度可升高 1 000 倍以上,如 CRP 及血清淀粉样蛋白 A 等;有些 APP 只升高数倍,如 α_1- 抗胰蛋白酶、α_1- 酸性糖蛋白、α_1- 抗糜蛋白酶、纤维蛋白原等;有些 APP 只升高 50% 左右,如铜蓝蛋白,补体 C_3 等;少数蛋白质在 APR 时反而减少,如白蛋白、前白蛋白、运铁蛋白等,称为负性急性期蛋白(表 8-2)。

表 8-2　重要的急性期反应蛋白

名称	反应时间 /h	分子量	成人正常参考值 /(mg/ml)	可能功能
第 I 组:应激时增加 <1 倍				
血浆铜蓝蛋白	48~72	132 000	0.20~0.60	减少自由基产生
补体成分 C_3	48~72	180 000	0.75~1.65	趋化作用,肥大细胞脱颗粒
第 II 组:应激时增加 2~4 倍				
α_1- 酸性糖蛋白	24	41 000	0.6~1.2	为淋巴细胞与单核细胞的膜蛋白,促进成纤维细胞生长
α_1- 抗胰蛋白酶	10	54 000	1.1~2.0	抑制丝氨酸蛋白酶(特别是弹性蛋白酶)活性
α_1- 抗糜蛋白酶	10	68 000	0.3~0.6	抑制组织蛋白酶 G
结合珠蛋白	24	86 000	0.5~2.0	抑制组织蛋白酶 B、H、L
纤维蛋白原	24	340 000	2.0~4.0	促血液凝固及组织修复时纤维蛋白基质的形成
第 III 组:应激时增加达 1 000 倍				
C- 反应蛋白	6~10	110 000	0.068~8.0	激活补体,调理作用,结合磷脂酰胆碱
血清淀粉样蛋白 A	6~10	180 000	<10	清除胆固醇

NOTES

APP 主要由肝细胞产生,单核 - 巨噬细胞、血管内皮细胞、成纤维细胞及多形核白细胞亦可产生少量。关于应激时 APP 产生的机制,目前认为主要与单核 - 巨噬细胞所释放的细胞因子有关。在炎症、感染等应激状态下,单核巨噬细胞中的核因子 κB(NF-κB)被激活后进入核内,与许多炎症介质基因 5' 端调控区的 κB 序列结合而启动这些基因的转录,使其血清水平明显升高。目前已发现 100 多种刺激因素可诱导 NF-κB 的激活,也有 100 多种细胞因子及炎症介质靶基因受到 NF-κB 的调控。细胞因子产生增多后,通过激活细胞内信号转导途径,刺激肝细胞与其他细胞产生及释放 APP。如白细胞介素 -1(IL-1)及肿瘤坏死因子(TNF)可刺激 CRP、血清淀粉样蛋白及补体 C_3 的产生,而白细胞介素 -6(IL-6)可刺激纤维蛋白原、α_1- 抗胰蛋白酶及铜蓝蛋白等的产生。

APP 的生物学功能十分广泛,包括以下几个方面。

1. 抑制蛋白酶活化　在炎症、创伤、感染等应激状态下,体内蛋白水解酶增多,可导致组织细胞损伤。APP 中的多种蛋白酶抑制剂(如 α_1- 抗胰蛋白酶、α_1- 抗糜蛋白酶及 α_2- 巨球蛋白等)可抑制这些蛋白酶活性,从而减轻组织损伤。

2. 清除异物和坏死组织　在炎症,感染,创伤等应激状态下,血浆中 CRP 常迅速增高。它可与细菌的细胞壁结合,起抗体样调理作用。它能激活补体经典途径,促进吞噬细胞功能,抑制血小板磷脂酶,减少其炎症介质的释放等。动物实验表明,CRP 转基因小鼠能明显抵抗肺炎双球菌的感染,表现为菌血症发生率降低,死亡率降低,生存时间延长。因 CRP 的血浆水平与炎症的活动性有关,临床上常测定 CRP 以判断炎症及疾病的活动性。

3. 抑制自由基产生　APP 中的铜蓝蛋白能减少羟自由基的产生。

4. 其他作用　血清淀粉样蛋白 A 能促进损伤细胞的修复。纤维连接蛋白(fibronectin)能促进单核巨噬细胞及成纤维细胞的趋化性,促进单核细胞膜上 FC 受体及 C3b 受体的表达,并激活补体旁路,从而促进单核细胞的吞噬功能。

然而,正像神经内分泌反应一样,急性期反应及急性期蛋白对机体亦具有某些不利影响,如引起代谢紊乱、贫血、生长迟缓及恶病质等。在某些慢性应激患者,血清淀粉样蛋白 A 浓度升高可能导致某些组织发生继发性淀粉样变。

三、细胞应激

当暴露于各种理化及生物性刺激因素时,任何生物细胞(从单细胞生物到高等哺乳动物细胞)都将出现一系列适应代偿反应。这些反应包括与损伤因素的性质有关的特异性反应及与损伤因素的性质无关的非特异性反应,统称细胞应激(cell stress)。如当生物细胞受到氧自由基威胁时,其抗氧化酶(如超氧化物歧化酶,过氧化氢酶等)的表达可能增加;当暴露于低氧环境时,细胞中的低氧诱导因子 -1(hypoxia-inducible factor-1,HIF-1)及其所调控的靶基因的表达可能增加;当遭遇重金属毒害时,细胞中金属硫蛋白(metallothionein)可表达增多。与此同时,生物细胞亦可出现与损伤因素的性质无关的非特异反应。因特异性反应涉及诸多因素,应在相应疾病或病理过程中加以讨论,本章仅就细胞的非特异反应进行阐述。

(一)热休克反应

生物机体在高温环境下(热应激)所表现的以基因表达变化为特征的防御适应反应称为热休克反应(heat shock response,HSR)。而在热应激(或其他应激)时新合成或合成增多的一组蛋白质称为热休克蛋白(heat shock protein,HSP)。1962 年,Ritossa 首先发现当果蝇暴露于热环境后,其唾液腺多丝染色体上某些部位出现膨突(puff),提示这些区域中某些基因的转录被激活。1974 年,Tissieres 采用聚丙烯酰胺凝胶电泳从遭受热休克的果蝇唾液腺中分离出 6 种新的蛋白质。后来的许多研究表明,除热刺激外,许多其他的物理、化学、生物应激原及机体内环境变化(如放射线、重金属、能量代谢抑制剂、氨基酸类似物、乙醇、自由基、细胞因子、缺血、缺氧、寒冷、感染、炎症、饥饿及创伤等)都可诱导 HSP 的产生。因此,HSP 又称为应激蛋白(stress protein,SP)。很显然,热休克反应也具有应激反应的基本特征。

HSP 具有下述显著生物学特点：①应激原的多样性：许多不同性质的应激原都可诱导 HSP 基因的表达；②存在的广泛性：HSP 广泛存在于从单细胞生物（如细菌、酵母）至哺乳动物的整个生物界（亦包括植物细胞）；③结构的保守性：HSP 在进化过程中存在明显的结构保守性。如人类 HSP90（即分子量为 90kD 的 HSP）的氨基酸顺序与酵母 HSP90 有 60% 的同源性，与果蝇 HSP90 相比具 78% 的同源性，真核生物的 HSP70 与大肠埃希氏菌 HSP70 类似物 dnaK 相比具 50% 的同源性。上述特点表明，HSP 是在长期生物进化过程中所保留下来的，具有普遍生物学意义的一类蛋白质。

目前已知，HSP 是一个具有多个成员的大家族。根据其分子量的大小可将其分为 HSP110、HSP90、HSP70、HSP60、小分子 HSP、HSP10、泛素等多个亚家族，每个亚家族可含有 1 个或多个成员（表 8-3）。

表 8-3　热休克蛋白的分类与功能

主要 HSP 家族成员	分子量	细胞内定位	可能的生物学功能
HSP110 亚家族	0~110 000		
HSP110		核仁, 胞质	热耐受, 交叉耐受
HSP105		胞质	蛋白质折叠
HSP90 亚家族	0~90 000		
HSP90α（HSP86）		胞质	与类固醇激素受体结合, 热耐受
HSP90β（HSP84）		胞质	与类固醇激素受体结合, 热耐受
Grp94		内质网	分泌蛋白质的折叠
HSP70 亚家族	0~70 000		
HSC70（组成型）		胞质	蛋白质折叠及移位
HSP70（诱导型）		胞质, 核	蛋白质折叠, 细胞保护作用
GRP78（Bip）		内质网	新生蛋白质折叠
HSP60 亚家族	0~60 000		
HSP60		线粒体	蛋白质的折叠
TriC		胞质	蛋白质的折叠
HSP40 亚家族	0~40 000		
HSP47		内质网	胶原合成的质量控制
HSP40/DnaJA		胞质	蛋白质折叠
HSP40/DnaJB		胞质	蛋白质折叠
小分子 HSP 亚家族	200~30 000		
HSP32（HO-1）		胞质	抗氧化
HSP27		胞质, 核	肌动蛋白的动力学变化
αB- 晶状体蛋白		胞质	细胞骨架的稳定
HSP10	0~10 000	线粒体	为 HSP60 的辅因子
泛素	0~8 000	胞质, 核	蛋白质的非溶酶体降解

注：Bip（immunoglobulin heavy chains binding protein），免疫球蛋白重链结合蛋白；GRP（glucose regulation protein），葡萄糖调节蛋白（在低糖时表达增多）；HSC70（heat shock cognate），热休克同族蛋白；TriC（tailless complex polypeptide 1 ring complex），TCP-1 环形复合物。

HSP 的主要生物学功能是帮助蛋白质的折叠（folding）、移位（translocation）、复性（renaturation）及降解（degradation）。由于其本身不是蛋白质代谢的底物或产物，但始终伴随着蛋白质代谢的许多重要步骤，因此被形象地称为"分子伴侣"（molecular chaperone）。在正常状态下，从核糖体上新合成的蛋白质多肽链尚未经过正确的折叠而形成具有一定空间构型的功能蛋白质,其疏水基团常暴露在外。如果没有 HSP 分子伴侣的存在,这些蛋白质可通过其疏水基团互相结合、聚集而失去活性。HSP 通过其 C 末端的疏水区与这些新合成的多肽链结合,从而防止其聚集,并帮助其在折叠酶的作用下逐步完成正确折叠。在蛋白质折叠完成后,HSP 分子伴侣即脱离蛋白质底物。折叠成具有一定空间构型的蛋白质可通过囊泡转运至高尔基体,或经 HSP 的帮助转运至线粒体或其他细胞器发挥作用。在应激状态下,各种应激原导致蛋白质变性(denaturation),使之成为未折叠的(unfolded)或错误折叠的(misfolded)多肽链,其疏水区域可重新暴露在外,因而形成蛋白质聚集物,对细胞造成严重损伤。基础表达及诱导表达的 HSP 充分发挥分子伴侣功能,防止这些蛋白质的变性、聚集,并促进已经聚集蛋白质的解聚及复性。如蛋白质损伤过于严重,无法再解聚及复性时,HSP 家族成员泛素(ubiquitin)将会与其共价结合,再经过蛋白酶体(proteasome)将其降解,以恢复细胞的正常功能。

在正常状态下,某些 HSP 在细胞中存在一定量的基础表达或组成型表达(constitutive expression),如 HSP90β、HSC70、GRP78、HSP60、HSP27 及 αB- 晶状体蛋白等,在应激状态下,上述 HSP 的诱导表达(inducible expression)可进一步增多。有些 HSP 在正常状态下表达量很少,在应激状态下,其诱导表达急剧增加,如 HSP70。目前认为,HSP 的基础表达受 HSP 基因 5' 端的普通启动子(如 TATA 盒,CCAAT 盒,GC 盒等)的调控,但对其详细机制目前尚不明了。而 HSP 的诱导表达则是细胞中的热休克因子 1(heat shock factor,HSF1)与 HSP 基因 5' 端启动子区上的热休克元件(heat shock element,HSE)相结合的结果。目前已知,在几乎所有 HSP 基因 5' 端的启动子区,都含有 HSE(其核心序列为 nGAAnnTTCn)。在正常状态下,HSF1 以无活性的单体形式存在于细胞质中,并与某些 HSP 结合在一起。在各种应激原作用下,胞质中的变性蛋白质增多。这些变性蛋白的折叠发生改变,暴露出分子内部的疏水区域,从而导致 HSP 与其结合。HSP 与受损伤蛋白质结合后释放出 HSF1 单体,HSF1 单体再聚合成具有转录活性的三聚体。经过磷酸化修饰,HSF1 三聚体向核内转移并结合至 HSP 基因启动子区的 HSE,激活 HSP 基因的转录,使 HSP 产生增多(图 8-2)。增多的 HSP 一方面可增强细胞的抗损伤能力,同时又可与 HSF1 结合,抑制其继续活化,对细胞的应激反应进行负反馈调控。

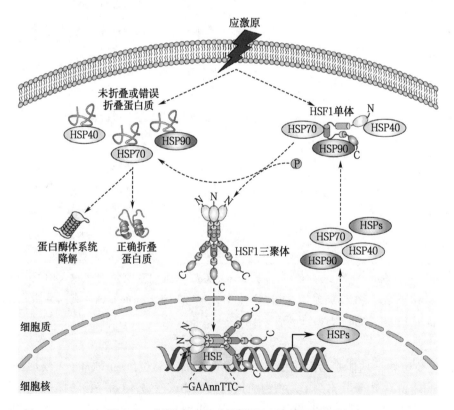

图 8-2　应激时 HSP 基因诱导表达的调控机制

热休克蛋白的发现、生物学功能与表达调控机制的研究深化了人们对应激反应的认识,使应激反应的研究从整体水平深入至细胞、分子水平。

（二）冷休克反应

冷刺激引起的细胞应激反应,称为冷休克反应(cold shock response)或冷应激(cold stress)。冷刺激能降低机体酶促反应的效率、减少细胞内外物质的扩散和膜转运。此外,冷休克还能够诱导细胞产生许多与热休克相似的非特异性反应,如:①增加蛋白质变性和降解;②减慢细胞生长周期(以G1期最为明显);③抑制基因的转录和翻译,导致蛋白合成减少;④破坏细胞骨架单位;⑤使细胞膜通透性增加、细胞质中Na^+和H^+增加和细胞内K^+减少;⑥从低温状态恢复到生理温度后导致细胞中热休克蛋白的表达上调;⑦低温状态下细胞中丝裂原活化蛋白激酶p38会出现磷酸化;⑧诱导细胞的凋亡或坏死。冷应激诱导的细胞凋亡取决于寒冷刺激的温度和作用时间。严重的冷应激则通过冰晶的形成引起细胞膜和细胞器的破坏而导致细胞坏死。

冷应激对基因表达的影响分为两个阶段。

1. 冷刺激阶段　在中度寒冷刺激(体温为25~33℃)时仅有少数基因能够诱导表达。当体温低于5℃时,除了凋亡相关基因外,没有其他基因上调。目前认为,在冷刺激阶段促使哺乳动物细胞基因表达发生上述变化的机制包括下列四个方面:①低温所引起的基因转录和翻译的抑制;②冷休克蛋白mRNA降解的抑制;③寒冷诱导的RNA结合蛋白(cold inducible RNA-binding protein,CIRP)基因转录的增加。CIRP基因的启动子区含有一个冷反应元件,可在冷应激时介导其表达;④某些基因,如RNA结合基序3(RNA binding motif protein 3,RBM3)的mRNA 5' 端序列中含有一个称为内部核糖体进入位点(internal ribosome entry sites,IRESs)的特殊区域。该区域能在低温状态下增强基因的翻译,从而使其蛋白合成增加。

2. 温度恢复阶段　与热休克反应相似,冷应激诱导的许多基因(包括热休克蛋白基因)的表达不是发生在冷刺激阶段,而是发生在温度恢复阶段。目前认为,从冷刺激恢复到正常温度后细胞中基因表达变化的机制有:①冷刺激后的温度恢复导致蛋白变性或丝裂原活化蛋白激酶(MAPK)的磷酸化;②冷刺激后的温度恢复导致自由基和其他有毒代谢产物堆积。这些物质能够导致细胞应激反应的发生。

冷休克蛋白(cold shock proteins,CSPs)是指机体细胞在中度冷应激过程中(通常指体温为25~33℃)所诱导表达的一类蛋白质。目前研究较多的冷休克蛋白包括CIRP和RBM3。

（1）CIRP:CIRP蛋白全长包含172个氨基酸,含有RNA结合结构域。CIRP基因存在于小鼠、大鼠和人的细胞中,且其序列高度保守。CIRP基因的mRNA在正常组织中均有低水平的组成型表达,冷应激时表达明显上调。在BALB/3T3小鼠成纤维细胞中,当机体温度降低至32℃并持续3h后CIRP表达上调,持续6~24h到高峰。除了冷应激外,CIRP的表达还能够被多种其他应激原诱导,例如紫外线辐射和缺氧,但不被热应激所诱导。CIRP是一种RNA结合蛋白,其主要生物学功能是在应激时保护某些mRNA的正常结构和功能,抑制其降解并增加其蛋白质翻译。该功能称为RNA伴侣(RNA chaperone)功能。采用免疫荧光的方法发现CIRP在紫外线照射下能够从细胞核移位到细胞浆,并且特异性地与某些靶mRNA相结合,这些mRNA包括一些应激诱导的分子伴侣的mRNA。CIRP能够特异性地结合在这些mRNA的3' 端非翻译区,从而增加其稳定性和促进其翻译。通过转染CIRP反义质粒来降低CIRP蛋白的表达,则降低细胞在紫外线照射下的存活率,表明该分子在应激反应中具有重要功能。在冷应激诱导的细胞周期停滞中CIRP也发挥了作用。过表达CIRP的细胞在37℃表现为生长速率下降和G1期延长,而在32℃培养的BALB/3T3细胞中抑制CIRP的诱导表达则能逆转该细胞的生长抑制。

（2）RBM3:RBM3分子的结构与CIRP相似,当体温降低至32℃时,其mRNA表达增加。但是,与CIRP不同的是,RBM3不参与冷应激所导致的生长抑制。RBM3的组织分布比CIRP局限,如在心脏和甲状腺检测不到RBM3的mRNA分子。由于在RBM3 mRNA的5' 端序列中含有内部核糖体进入位点（IRES），使之在33℃即可启动mRNA的翻译。而在这个温度下其他蛋白质的翻译则受到抑制。

随着实验技术的不断更新，越来越多的冷休克蛋白基因被发现。采用基因芯片和蛋白质组学技术，许多在冷应激时表达增加的基因被鉴定出来。深入探讨冷应激和温度恢复过程中的细胞反应及其机制有利于更好地进行低温治疗，如心脏外科手术中的低温灌流、移植器官的低温贮藏和脑外伤的低温治疗等。

第三节 应激时机体的代谢和功能变化

- 应激导致机体血糖、游离脂肪酸和氨基酸水平均升高。
- 应激导致多个器官系统的功能发生变化，甚至造成器官功能障碍。

一、代谢变化

研究发现，大面积烧伤患者每日能量需求高达5 000千卡（而正常人安静状态下每日能量需求约2 000千卡，1千卡=4 185.85J），相当于重体力劳动时的代谢率。应激时此种高代谢率由儿茶酚胺、糖皮质激素、胰高血糖素及某些炎症介质（如肿瘤坏死因子、白介素-1）大量释放及胰岛素的分泌减少或胰岛素抵抗等所引起。采用反义技术抑制小鼠的糖皮质激素受体基因表达，发现该小鼠在正常及应激状态下的能量摄取及消耗明显低于对照组，其脂蛋白脂酶活性及去甲肾上腺素浓度亦低于对照组，表明HPA轴在能量代谢平衡中具有重要作用。在糖代谢方面，应激时糖原的分解及糖异生明显增强，使血糖明显升高，甚至可超过肾糖阈而出现糖尿，称为应激性高血糖及应激性糖尿。在严重创伤及大面积烧伤时，这些变化可持续数周，称为创伤性糖尿病。应激时，机体脂肪分解增加，使血液中游离脂肪酸及酮体有不同程度的增加，同时机体对脂肪酸的利用亦增加。严重创伤后，机体所消耗的能量有75%~95%来自脂肪的氧化。应激时蛋白质分解代谢增强，血浆中氨基酸水平升高，尿素氮排出增多，出现负氮平衡（图8-3）。

应激时血糖水平、血液中游离脂肪酸水平等的升高为机体应对紧急情况提供了足够的能源。应激时血浆中氨基酸水平的升高为机体合成APP及HSP提供了原料。但持续的应激状态可使机体能源物质大量消耗，导致消瘦，贫血，抵抗力下降，创面愈合迟缓。如患者已患糖尿病，则其病情可恶化。

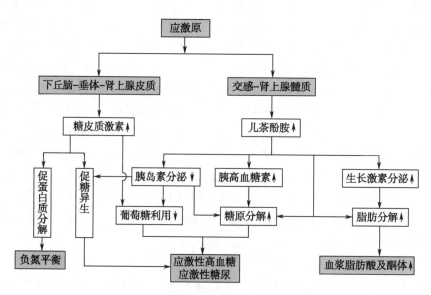

图8-3 应激时糖、脂肪及蛋白质代谢的变化

二、功能变化

1. 中枢神经系统（CNS）的变化 动物实验及临床观察表明，丧失意识的动物在遭受躯体创伤时，神经-内分泌反应较轻；动物经全身麻醉后对某些应激原的敏感性降低；昏迷患者对某些应激原的反应性亦减轻。这表明大脑皮质的认知功能在应激反应中具有一定意义。边缘系统主要由大脑半球内侧的扣带皮质、海马、杏仁复合体等结构组成，与情感活动关系密切，并与下丘脑及脑桥蓝斑之间具有广泛的纤维联系，在应激时出现活跃的神经传导。应激时脑桥蓝斑的去甲肾上腺素（NE）神经元激活，使其上行纤维投射区（下丘脑、海马、杏仁复合体、扣带皮质及新皮质等）的 NE 水平升高，使机体出现兴奋、紧张、焦虑、恐惧及愤怒等情绪反应。同时，其下行纤维则分布于脊髓侧角，使交感-肾上腺髓质系统兴奋。下丘脑的室旁核与边缘系统亦有广泛联系，应激时从下丘脑室旁核分泌的 CRH 可通过边缘系统而导致情绪行为变化，通过垂体门脉系统进入腺垂体而激活 HPA 轴，同时 CRH 又通过与脑桥蓝斑的联系而促进蓝斑-交感-肾上腺髓质系统的活性。

2. 心血管系统的变化 应激时，由于交感-肾上腺髓质系统兴奋，儿茶酚胺分泌增多，心血管系统的主要变化为心率增快，心肌收缩力增强，心排出量增加，动脉血压升高，总外周阻力增加和血液重新分配。但交感-肾上腺髓质系统的兴奋亦可对心血管系统产生不利影响，如引起冠脉痉挛、血小板聚集、血液黏滞度升高，从而导致心肌缺血及心肌梗死。强烈的精神应激可引起心律失常及猝死。

3. 消化系统的变化 应激时，消化系统的典型变化为食欲减退。于大鼠脑室内注射 CRH 拮抗剂可部分逆转应激所致的进食减少，表明应激时的食欲减退与 CRH 分泌增多有关。应激时，部分病例可出现进食增加，甚至诱发肥胖症，其机制可能与下丘脑中内啡肽及单胺类介质（如 NE、多巴胺及 5-羟色胺）水平升高有关。由于交感-肾上腺髓质系统的强烈兴奋，胃肠血管收缩，血流量减少，可导致胃肠黏膜受损，出现应激性溃疡。

4. 免疫系统的变化 急性应激时，机体非特异性免疫反应常有增强，如外周血中性粒细胞数目增多，吞噬活性增强，补体系统激活，CRP 增多，细胞因子、趋化因子及淋巴因子等释放增多等。但持续强烈的应激将导致机体免疫功能的抑制。

上述免疫系统的变化受到神经内分泌系统的调节。许多神经内分泌激素通过作用于免疫细胞膜上的受体而调节免疫反应（表 8-4）。由于应激时神经-内分泌系统最明显的变化为 GC 与儿茶酚胺的大量释放，二者对免疫系统具有强烈抑制作用，因而持续强烈的应激表现为免疫功能的抑制。动物实验表明：CRH 转基因小鼠的免疫细胞数目减少及免疫反应性明显减弱，当切除其肾上腺后，小鼠恢复了免疫反应，这表明 CRH 通过 GC 而抑制了免疫反应。

表 8-4 神经内分泌激素对免疫功能的影响

激素	对免疫功能的影响
糖皮质激素	抑制抗体、细胞因子的生成及 NK 细胞活性
儿茶酚胺	抑制淋巴细胞增殖
β-内啡肽	增强/抑制抗体生成、巨噬细胞、T 细胞的活性
精氨酸加压素	增强 T 细胞增殖
ACTH	增强/抑制抗体、细胞因子的生成、NK、巨噬细胞的活性
GH	增强抗体生成、巨噬细胞激活
雄激素	抑制淋巴细胞转化
雌激素	增强淋巴细胞转化
CRH	增强细胞因子生成

另外,免疫系统对神经内分泌系统亦具有调节作用。免疫细胞可释放多种神经 - 内分泌激素(表 8-5),这些激素可在局部或全身发挥作用,参与应激反应的调控。

表 8-5　免疫细胞产生的神经 - 内分泌激素

免疫细胞	生成的激素
T 细胞	ACTH、内啡肽、TSH、GH、催乳素、IGF-1
B 细胞	ACTH、内啡肽、GH、IGF-1.
巨噬细胞	ACTH、内啡肽、GH、IGF-1、P 物质
脾细胞	LH、FSH、CRH
胸腺细胞	CRH、LHRH、AVP、催产素

注:IGF-1,胰岛素样生长因子 -1;AVP,精氨酸加压素;LH,黄体生成素;FSH,卵泡刺激素;LHRH,黄体生成素释放激素。

5. 血液系统的变化　急性应激时,血液凝固性升高,表现为血小板数目增多,黏附与聚集性加强,纤维蛋白原、凝血因子 V、凝血因子Ⅷ浓度升高,凝血时间缩短。应激时血液纤溶活性亦可增强,表现为血浆纤溶酶原、纤溶酶原激活物增多。同时,还可见多形核白细胞数目增多,核左移,骨髓检查可见髓系及巨核细胞系的增生。此外,应激导致血液黏滞性增加,红细胞沉降率加快等。上述改变具有抗感染及防止出血的作用,但也具促进血栓形成、诱发 DIC 等不利影响。慢性应激时,患者常出现贫血。其特点为低色素性,血清铁降低,类似于缺铁性贫血。但与缺铁性贫血不同的是其骨髓中铁含量正常甚至增加,用补铁治疗无效。其机制可能与单核 - 吞噬细胞系统对红细胞的破坏加速有关。

6. 泌尿生殖系统的变化　应激时泌尿系统的主要变化是尿少,尿比重升高及尿钠浓度降低。引起这些变化的机制是:①交感 - 肾上腺髓质的兴奋及肾素 - 血管紧张素系统的激活导致入球小动脉收缩,使肾小球滤过率下降;②醛固酮及抗利尿激素分泌增加,导致肾小管对钠、水的重吸收增多。这些变化类似于休克早期所出现的功能性急性肾衰,如应激得到缓解,肾脏血液灌流恢复,上述泌尿功能变化可完全恢复。如应激原强烈且持续存在,则可导致肾小管坏死。

应激对下丘脑促性腺激素释放激素(GnRH)及垂体的黄体生成素(LH)的分泌具有抑制作用,从而引起性功能减退,月经紊乱或闭经,使哺乳期妇女乳汁分泌减少。

第四节　应激与疾病

- 强烈而持久的应激原可导致应激性溃疡。
- 社会心理应激可导致应激相关心理、精神障碍等。

许多疾病或病理过程都伴有应激反应。习惯上,常将由应激所直接引起的疾病称为应激性疾病(stress disease),如应激性溃疡(stress ulcer),而将那些以应激作为条件或诱因,在应激状态下加重或加速发生发展的疾病称为应激相关疾病。

一、应激性溃疡

应激性溃疡是指在大面积烧伤、严重创伤、休克、脓毒症、脑血管意外和严重心理应激(如精神创伤、过度紧张)等应激状态下所出现的胃、十二指肠黏膜的急性损伤,其主要表现为胃及十二指肠黏膜的糜烂、溃疡、出血。其病变常较表浅,少数溃疡可较深甚至穿孔。当溃疡侵犯大血管时,可导致消化道大出血。应激性溃疡可在严重应激原作用数小时内出现,其发病率可达 80% 以上。如应激原逐步解除,溃疡可在数日内愈合,而且不留疤痕。如严重创伤、休克及败血症等患者并发应激性溃疡大出血,则其死亡率可明显升高。

应激性溃疡的发生机制与黏膜缺血、糖皮质激素增多等因素有关(图 8-4)。

1. 黏膜缺血　应激时由于交感 - 肾上腺髓质系统兴奋,血液发生重分布而使胃和十二指肠黏膜小血管强烈收缩,血液灌流显著减少。黏膜缺血使黏膜上皮能量代谢障碍,碳酸氢盐及黏液产生减少,使黏膜细胞之间的紧密连接及覆盖于黏膜表面的碳酸氢盐 - 黏液层所组成的黏膜屏障受到破坏。与此同时,胃腔中的 H^+ 将顺浓度差弥散进入黏膜组织中。在胃黏膜缺血的情况下,这些弥散入黏膜内的 H^+ 不能被血液中的 HCO_3^- 中和或随血流运走,从而使黏膜组织的 pH 明显降低,导致黏膜损伤。

2. 糖皮质激素的作用　应激时明显增多的糖皮质激素一方面抑制胃黏液的合成和分泌,另一方面可使胃肠黏膜细胞的蛋白质合成减少,分解增加,从而使黏膜细胞更新减慢,再生能力降低而削弱黏膜屏障功能。

3. 其他因素　应激时发生的酸中毒可使胃肠黏膜细胞中的 HCO_3^- 减少,从而降低黏膜对 H^+ 的缓冲能力。同时,十二指肠液中的胆汁酸(来自胆汁)、溶血磷脂酰胆碱及胰酶(来自胰液)反流入胃,在应激时胃黏膜保护因素被削弱的情况下,亦可导致胃黏膜损伤。此外,胃肠黏膜富含黄嘌呤氧化酶,在缺血 - 再灌注时,生成大量氧自由基,可引起黏膜损伤。

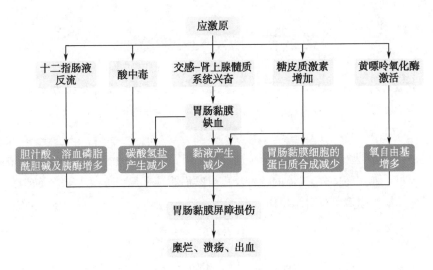

图 8-4　应激性溃疡的发生机制

二、应激相关心理、精神障碍

1. 认知障碍与情绪行为变化　研究表明,社会心理应激对认知功能产生明显影响。良性应激可使机体保持一定的唤起状态,对环境变化保持积极反应,因而增强认知功能。但持续的劣性应激可损害认知功能。如噪声环境的持续刺激可使儿童学习能力下降。

同时,社会心理应激对情绪及行为亦具有明显影响。动物实验证明:慢性精神、心理应激可引起中枢兴奋性氨基酸的大量释放,导致海马区锥体细胞的萎缩和死亡,从而导致记忆的改变及焦虑、抑郁、愤怒等情绪反应。愤怒的情绪易导致攻击性行为反应,焦虑使人变得冷漠,抑郁可导致自杀等消极行为反应。

2. 应激相关精神障碍　社会心理应激能直接导致一组功能性精神疾患的发生。这些功能性精神障碍与边缘系统(如扣带皮质、海马、杏仁复合体)及下丘脑等部位关系密切。根据其临床表现及有关长短,应激相关精神障碍可分为以下几类。

（1）急性心因性反应：急性心因性反应（acute psychogenic reaction）是指由于急剧而强烈的心理社会应激原作用后，在数分钟至数小时内所引起的功能性精神障碍。患者可表现为伴有情感迟钝的精神运动性抑制，如不言不语，对周围事物漠不关心，呆若木鸡。也可表现为伴有恐惧的精神运动性兴奋，如兴奋，恐惧，紧张或叫喊，无目的地外跑，甚至痉挛发作。上述状态持续时间较短，一般在数天或一周内缓解。

（2）延迟性心因性反应：延迟性心因性反应（delayed psychogenic reaction）又称创伤后应激障碍（post-traumatic stress disorder，PTSD），是指受到严重而强烈的精神打击（如残酷战争，经历恐怖场面、凶杀场面，恶性交通事件或被强暴等），引起延迟出现（遭受打击后数周至数月）的或长期持续存在的精神障碍。临床上 PTSD 的主要表现为"创伤三联征"：①病理性再体现（reexperience）：反复重演创伤性体验，是 PTSD 最常见也是最具特征性的症状；②病理性警觉性增高（hypervigilance）：一种自发性持续高度警觉状态。表现为过度警觉，惊跳反应增强，可伴有注意力不集中，焦虑情绪等；③病理性回避（avoidance）与麻木：表现为长期或持续有意或无意回避与创伤经历有关的事件或情境。TSD 的发生发展与精神创伤性事件的强度、个体的易感性有关。目前研究表明 PTSD 的发生发展机制主要涉及以下两个方面：①前额叶 - 杏仁核 - 海马环路的调节障碍和结构异常；②神经内分泌异常。HPA 轴和肾素 - 血管紧张素系统异常是导致 PTSD 患者高度警觉状态和创伤性记忆的主要原因之一。

第五节　应激的处理原则

• 病理性应激的处理原则包括及时解除应激、控制应激原、提高全身抵抗力、加强心理护理以及必要的心理和药物治疗。

如前所述，应激本质上是一种防御适应反应。应激可调动机体的潜能，帮助机体完成某些艰巨的任务。如应激原过于强烈和持久，机体的各种反应虽然仍然具有某些防御适应意义，但其主要作用则转变为导致机体功能代谢障碍及组织损伤。

一、消除应激原

当应激原的性质（如理化或生物性应激）十分明确时，应尽量予以消除，如控制感染、修复创伤等。当应激原为社会心理因素时，应及早采用以下方法来控制应激原，以释放应激：①躯体反应：如体育锻炼或重体力劳动；②语言释放：即通过谈话、哭喊、呻吟或其他方式表达内心的痛苦、失意或挫折感；③应激转移或替换：即通过某种具体的、切合实际的环境来达到应激解除的目的；④松弛训练：通过特定的训练方法达到心身放松的目的。

二、糖皮质激素的应用

在严重创伤，感染，休克等应激状态下，糖皮质激素的释放是一种重要的防御保护机制。在机体应激反应低下的患者（如肾上腺皮质功能减退症、年老体弱、严重营养不良等），适当补充糖皮质激素可能帮助机体度过危险期。

三、补充营养

应激时的高代谢率及脂肪、糖原和蛋白质的大量分解，对机体造成巨大消耗。可经胃肠道或静脉补充氨基酸、葡萄糖 - 胰岛素 - 钾（GIK）极化液或白蛋白等，以促进机体合成代谢。

四、应激性溃疡的防治原则

依据《应激性溃疡防治专家建议（2018 版）》推荐以下原则。

1. 应积极处理基础疾病和危险因素，消除应激原　抗感染、抗休克，纠正低蛋白血症、电解质和酸碱平衡紊乱，防治颅内高压，保护心、脑、肾等重要脏器功能。

2. 加强胃肠道监护　可插入胃管，定期定时监测胃液 pH，并定期监测血红蛋白水平及粪便隐血试验。

3. 尽早采用肠内营养　持续的食物刺激有助于维持胃肠黏膜完整性、增强黏膜屏障功能。

4. 选择预防药物　临床上常用的预防应激性溃疡的药物包括质子泵抑制剂、组胺 -2 受体拮抗剂抗酸药、胃黏膜保护剂等。

五、PTSD 的防治原则

1. 治疗前评估确定个体化治疗方案　对确诊为 PTSD 的患者治疗前需对患者的年龄、性别、生态 - 社会 - 文化 - 种族因素、创伤史、共病情况、有无自杀倾向等进行仔细评估和分析，制定个体化治疗方案。同时应考虑患者的社会支持系统的建立和维持。

2. 环境治疗　尽可能让患者离开或更换环境，消除创伤体验。

3. 建立和维持良好的医患关系

4. 药物治疗与心理治疗相结合　PTSD 确诊患者的首选治疗药物为五羟色胺再摄取抑制剂或去甲肾上腺素再摄取抑制剂。心理治疗是 PTSD 治疗的有效手段，在确诊 PTSD 后应尽早进行支持性心理治疗。认知和行为治疗是对急性和慢性 PTSD 核心症状的有效疗法。

5. 一般疗法　除药物治疗和心理治疗外，保证充足的睡眠和休息、合理科学的饮食、适当的文体活动等对 PTSD 的治疗有重要辅助作用。

Summary

Stress refers to a general non-specific adaptive response when stimulated by various internal and external environmental factors, social and psychological factors. Various factors that are strong enough to cause stress response are called stressors. Stress widely exists in daily life and various disease states, which can be divided into physiological and pathological stress. The general nonspecific response to stress includes neuroendocrine response and acute phase response. Neuroendocrine response mainly involves the excitation of sympathetic adrenal medullary system and hypothalamic pituitary adrenocortical axis, while acute phase response mainly involves the changes of plasma protein. Cell stress refers to a non-specific response of cells under the action of physical, chemical and biological stress factors, including heat shock response, cold shock response, mechanical and osmotic stress. A group of proteins newly synthesized or increased in heat shock response is called heat shock proteins. Heat shock protein has the function of "molecular chaperone", which can help protein folding, translocation, renaturation and degradation. Stress can lead to metabolic changes and functional changes of multiple organ systems. The persistence of stressors can lead to stress-related diseases, such as stress ulcer, psychosomatic diseases, or stress-related psychological and mental disorders. The treatment principles of pathological stress include relieving stress in time, controlling stressors, improving resistance, strengthening psychological nursing and necessary psychological and drug treatment.

（张华莉）

思考题

1. 试述应激时下丘脑 - 垂体 - 肾上腺皮质轴的代偿意义和不利影响。
2. 试述应激时蓝斑 - 交感 - 肾上腺髓质系统兴奋的代偿意义和不利影响。
3. 应激时下丘脑 - 垂体 - 肾上腺皮质轴与蓝斑 - 交感 - 肾上腺髓质系统之间有何联系?
4. 为什么长期紧张的工作会导致高血压?

第九章

发　热

人及其他哺乳类动物形成完善的体温调节机制,具有相对稳定的体温,以适应正常生命活动的需要。正常成人体温呈周期性波动,昼夜波动不超过 1℃,维持在 37℃左右,通常清晨最低,下午较高。体温调节的高级中枢位于视前区下丘脑前部(preoptic anterior hypothalamus,POAH),而边缘系统、延髓和脊髓等部位参与体温信息的整合,被认为是体温调节的次级中枢。体温的中枢调节主要通过"调定点"(set point,SP)学说来解释。

体温升高包括生理性体温升高和病理性体温升高。某些生理情况出现的体温升高,如剧烈运动、月经前期及部分应激状态等,属于生理性反应,称为生理性体温升高。病理性体温升高主要包括发热(fever)和过热(hyperthermia)。

发热是指在致热原的作用下,体温调节中枢调定点上移而引起的调节性体温升高,并超过正常值0.5℃。发热时体温调节功能正常,其本质特征是体温调定点上移,使体温在较高水平上波动。发热不是独立的疾病,而是多种疾病的重要病理过程和临床表现,也是疾病发生的重要信号。

过热是各种原因导致体温调节障碍而引起的被动性体温升高,并超过调定点水平。过热属于非调节性体温升高,体温调定点水平并未发生变化,而是由于体温调控障碍(如体温调节中枢损伤),或散热障碍(皮肤鱼鳞病和环境高温所致的中暑等)及产热器官功能异常(甲状腺功能亢进)等所致的体温与调定点不相适应的过程。

第一节　发热的原因与机制

• 发热时,发热激活物作用于产内生致热原细胞,使其产生和释放内生致热原,后者作用于下丘脑体温调节中枢,在中枢发热介质的介导下调定点上移。

一、发热激活物

发热激活物(pyrogenic activators)是指激活体内产内生致热原细胞产生和释放内生致热原,进而引起体温升高的物质。发热激活物主要包括病原微生物及其产物、外源的非微生物类发热激活物和某些体内产物。

(一) 体外发热激活物

1. 细菌

(1)革兰氏阳性细菌:主要有葡萄球菌、链球菌、肺炎双球菌、白喉杆菌和枯草杆菌等。这类细菌的致热成分包括全菌体、菌体碎片及释放的外毒素(exotoxins)等,如金黄色葡萄球菌细胞壁成分肽聚糖(peptidoglycan)、脂磷壁酸(lipoteichoic acid)可激活单核/巨噬细胞,产生并释放细胞因子引起发热。而细胞外毒素如葡萄球菌肠毒素(staphylococcal enterotoxin,SE)和中毒休克综合征毒素 -1(toxic shock syndrome toxin-1,TSST-1)主要以超抗原(superantigen,SAg)形式激活 T 淋巴细胞,引起发热。

(2)革兰氏阴性细菌:典型菌群有大肠埃希氏菌、淋球菌、脑膜炎球菌、伤寒杆菌、志贺氏菌等。这类菌群中的致热物质除全菌体和菌壁中所含的肽聚糖外,其胞壁中的脂多糖(lipopolysaccharide,LPS)致热性尤为突出。LPS 又称为内毒素(endotoxin,ET),位于革兰氏阴性细菌外膜,主要由 O- 特异性多糖、核心多糖和脂质 A(lipid A)三部分组成,LPS 的致热性主要取决于脂质 A。LPS 能引起剂量依赖性发热反应,低剂量 LPS 静脉注射引起单相热,而大剂量 LPS 则引起双相热。LPS 耐热性高,干热 160℃ 2h 才能灭活。临床上输液或输血过程中产生的发热反应,多数是由于内毒素污染所致。

（3）分枝杆菌:典型菌群为结核分枝杆菌。其全菌体及细胞壁中所含的肽聚糖、多糖和蛋白质都具有致热作用。

2. 病毒　常见的有流感病毒、麻疹病毒、柯萨奇病毒、冠状病毒等。病毒是以其全病毒体和所含的血细胞凝集素致热。流感病毒包膜上镶嵌有两种刺突,即血凝素(hemagglutinin,HA)和神经氨酸酶(neuraminidase,NA),其中血凝素与细胞表面受体结合,产生细胞因子。发热是病毒感染的主要症状之一。

3. 真菌　真菌的全菌体及菌体内所含的荚膜多糖和蛋白质可致发热。如白色念珠菌感染所致的鹅口疮、肺炎、脑膜炎;组织胞浆菌、球孢子菌和副球孢子菌引起的深部感染;新型隐球菌所致的慢性脑膜炎等。

4. 螺旋体　常见的有钩端螺旋体、回归热螺旋体和梅毒螺旋体。钩端螺旋体引起钩体病,主要表现是发热、头痛、乏力。钩体内含有溶血素和细胞毒因子等。回归热螺旋体感染导致回归热,表现为周期性高热、全身疼痛和肝脾大,螺旋体的代谢产物入血后引起高热。梅毒螺旋体感染后可伴有较低的发热,可能是螺旋体内所含的外毒素所致。

5. 疟原虫　疟原虫感染人体后,其潜隐子进入红细胞并发育成裂殖子,当红细胞破裂时,大量裂殖子和代谢产物(疟色素等)释放入血,引起高热。

6. 非微生物类发热激活物　某些外源非微生物类物质也可成为发热激活物,如佐剂胞壁酰二肽(muramyl dipeptide,MDP)、松节油、植物血凝素、多核苷酸及某些药物如两性霉素 B 和博来霉素等亦可引起发热。

（二）体内发热激活物

1. 抗原抗体复合物　抗原抗体复合物对内生致热原细胞有激活作用。许多自身免疫性疾病常伴有发热,如系统性红斑狼疮、风湿病、皮肌炎等,循环中持续存在的抗原-抗体复合物是主要的激活物。

2. 类固醇　体内某些类固醇(steroid)产物有致热作用,如睾酮的中间代谢产物本胆烷醇酮(etiocholanolone)是其典型代表。此外,胆汁中类固醇代谢产物特别是石胆酸(lithocholic acids)也具有致热作用。某些周期性发热的患者,血浆中的本胆烷醇酮的浓度增高,因此,类固醇代谢障碍可能与这类发热有关。

3. 其他　某些肿瘤细胞,如肾癌、白血病和淋巴瘤细胞可分泌细胞因子,组织坏死崩解产物等可引起发热。尿酸盐结晶沉积亦可激活机体细胞释放内生致热原。补体系统可被抗原抗体复合物及凝集素等活化,参与发热过程。

二、内生致热原

内生致热原是指各种发热激活物作用下,机体细胞产生和释放的具有致热活性的蛋白质。内生致热原是一组内源性、不耐热的小分子蛋白质。根据体温调定点重置(set point resetting)理论,发热的核心问题是内生致热原导致体温中枢调定点上移,引起调节性体温升高。自 1948 年 Beeson 发现白细胞致热原(leukocyte pyrogen,LP)以来,随后发现白细胞介素-1(interleukin-1,IL-1)以及作用相似的内源性致热物质被统称为内生致热原。目前公认的内生致热原均为细胞因子如 IL-1、肿瘤坏死因子(tumor necrosis factor,TNF)、白细胞介素-6(interleukin-6,IL-6)及其他具有致热活性细胞因子,因此多数学者倾向于把内生致热原称为致热性细胞因子(pyrogenic cytokines)。

（一）内生致热原种类

目前比较公认的内生致热原主要有以下几种。

1. IL-1   在发热激活物作用下,IL-1 主要由单核细胞、巨噬细胞、内皮细胞、星形胶质细胞、小胶质细胞及肿瘤细胞等合成和分泌。IL-1 为最早发现的内生致热原。IL-1 家族包括 IL-1α、IL-1β、IL-1γ/IL-18 和 IL-1 受体拮抗剂(IL-1 receptor antagonist,IL-1Ra)。IL-1 不耐热,70℃ 30min 即丧失活性。目前认为 IL-1Ra 不具有致热性。IL-1α 和 IL-1β 前体分子均为 31kD,虽氨基酸序列仅有 26% 相同,但可作用于相同的受体,并有相同的生物学活性。IL-1α 是酸性蛋白质,成熟型分子量为 17kD;IL-1β 是中性蛋白质,成熟型分子量为 17.5kD。IL-1 受体广泛分布于脑内,靠近体温调节中枢的下丘脑外侧区受体密度最高。

IL-1 影响体温中枢的活动,用微电泳法将 IL-1 导入大鼠的 POAH,能引起热敏神经元的放电频率下降、冷敏神经元放电频率增加,这些反应可被水杨酸钠(解热药)阻断。IL-1α 和 IL-1β 可在多种细胞刺激 IL-6 表达增高,而 IL-1γ/IL-18 则可刺激 NK 细胞和 T 淋巴细胞分泌干扰素,说明 IL-1 亦通过调控 IL-6 和干扰素参与发热过程。

2. TNF   TNF 是重要的内生致热原之一。多种发热激活物如葡萄球菌、链球菌、内毒素等都可诱导巨噬细胞、淋巴细胞等产生和释放 TNF。TNF 包括 TNF-α 和 TNF-β 两种亚型。TNF-α 由 157 个氨基酸组成,分子量为 17kD,主要由激活的单核 / 巨噬细胞分泌;TNF-β 由 171 个氨基酸组成,分子量为 25kD,主要由激活的 T 淋巴细胞产生。TNF-α 和 TNF-β 氨基酸序列同源性为 28%,可结合相同的受体,并具有某些相似的致热活性。

TNF 具有许多与 IL-1 相类似的致热活性,二者引起发热的热型也非常相似。家兔、大鼠等动物静脉内注射 TNF 可引起明显的发热反应,并可被环加氧酶(cyclo-oxygenase,COX)抑制剂布洛芬阻断。

3. IL-6   IL-6 是由 184 个氨基酸组成的糖蛋白质,分子量为 21~26kD。LPS、病毒、IL-1、TNF、血小板生长因子等均可诱导单核细胞、巨噬细胞、内皮细胞、成纤维细胞、淋巴细胞和平滑肌细胞等分泌 IL-6。IL-6 受体在中枢神经系统神经元、胶质细胞均有表达。

IL-6 是一种具有多种生物功能的细胞因子,能够引起各种动物的发热反应,但其致热作用弱于 IL-1 和 TNF。

4. 干扰素(interferon,IFN)   干扰素是一种具有抗病毒、抗肿瘤作用的糖蛋白,主要由单核细胞和淋巴细胞产生。INF 有 3 种亚型即 IFN-α、β 和 γ。IFN-α 与 IFN-β 在氨基酸序列上有较大的同源性,并可结合于相同受体,IFN-γ 与 IFN-α 只有大约 17% 的同源性。三种亚型的 IFN 均具有致热性,但作用方式可能不同。IFN-β 对人体的致热性低于 IFN-α,二者可通过引起脑内前列腺素 E_2(prostaglandin E_2,PGE_2)含量升高发挥致热作用,并且发热反应具有剂量依赖性。IFN-γ 并不能直接刺激下丘脑合成 PGE_2。

白细胞介素 -2(interleukin-2,IL-2)也可以诱导发热,但发热反应出现比较晚。此外,巨噬细胞炎症蛋白 -1(macrophage inflammatory protein-1,MIP-1)、睫状神经营养因子(ciliary neurotrophic factor,CNTF)、白细胞介素 -8(interleukin-8,IL-8)以及内皮素(endothelin,ET)等也被认为与发热有一定的关系。

(二)内生致热原的产生与释放

在发热激活物的作用下,机体多种细胞可被激活,合成并释放致热性细胞因子,因而这些细胞被称为产内生致热原细胞。它们主要包括单核细胞、巨噬细胞、内皮细胞、淋巴细胞、星形胶质细胞、小胶质细胞以及肿瘤细胞等。如流感病毒或冠状病毒激活巨噬细胞、T 细胞、内皮细胞释放 IL-1、TNF、IFN 引起发热。

目前的研究认为,LPS 激活产内生致热原细胞有三种方式:在上皮细胞和内皮细胞中,LPS 与血清中 LPS 结合蛋白(lipopolysaccharide binding protein,LBP)结合,形成复合物,然后 LBP 将 LPS 转移给可溶性 LPS 受体(sCD14),形成 LPS-sCD14 复合物再作用于细胞上受体,使细胞活化。而在单核巨噬细胞中,LPS 与 LBP 形成复合物后,与细胞表面 CD14 结合,形成三重复合物,从而启动细胞内激活。较大剂量的 LPS 可不通过 CD14 途径直接激活单核巨噬细胞产生内生致热原。

LPS 信号也可与跨膜蛋白 Toll 样受体(Toll-like receptor,TLR)参与。TLR 将信号通过类似 IL-1

受体活化的信号转导途径,激活核因子(nuclear factor κB,NF-κB),启动 IL-1、TNF、IL-6 等细胞因子的基因表达、合成内生致热原。

LPS 也可以与跨膜蛋白 TLR 结合,促进核苷酸结合寡聚化结构域样受体蛋白 3(nucleotide-binding oligomerization domain-like receptor protein 3,NLRP3)募集凋亡相关斑点样蛋白(apoptosis-associated speck-like protein containing a caspase recruitment domain,ASC)和 caspase-1 前体形成炎症小体复合物。caspase-1 前体自我剪切最终形成被激活的 caspase-1p10/p20 四聚体。活化的 caspase-1 切割 IL-1 前体促使其成熟,IL-1 成熟后被释放至细胞外引起发热。

三、发热时体温调节机制

体温调节的过程首先是致热信号传入体温调节中枢,体温调节中枢调控各种中枢介质含量,进而重置体温调定点。

(一)致热信号传入中枢途径

内生致热原作为一些小分子蛋白质,不易透过血脑屏障,外周致热信号到达体温调节中枢并引起发热,可能存在以下几种途径。

1. 终板血管器 终板血管器(organum vasculosum laminae terminalis,OVLT)位于视上隐窝上方,紧靠 POAH。该区具有丰富的有孔毛细血管,对大分子蛋白有较高的通透性,内生致热原由此入脑。但也有学者认为,内生致热原并不直接进入脑内,而是被分布在此处的小胶质细胞(脑内巨噬细胞)、神经胶质细胞等膜受体识别结合,将致热原信息传入 POAH。

2. 血脑屏障 这是致热信号通过完整血脑屏障的一种方式。内生致热原结合于血脑屏障中血管内皮细胞或小胶质细胞膜上的受体,诱导其产生并释放中枢介质如 PGE_2,被星形胶质细胞或投射于此的 POAH 神经元末梢识别,重置体温调定点,使体温升高。

(二)中枢调节介质

内生致热原入脑后,仍然不是引起调定点上升的最终物质。致热信号到达下丘脑体温调节中枢,引起中枢致热介质的释放,从而使体温调定点重置,引起发热,同时亦启动中枢解热介质的释放,以避免体温过度升高。中杏仁核(medial amygdaloid nucleus,MAN)、腹中隔(ventral septal area,VSA)和弓状核(arcuate nucleus,ARC)可释放中枢解热介质。中枢致热介质和解热介质分别称为正调节介质和负调节介质。

1. 正调节介质

(1)前列腺素 E_2(prostaglandin E_2,PGE_2):PGE_2 在体温调定点重置过程中起重要作用,其作为中枢致热介质可以使体温调定点上移致发热。①将 PGE_2 直接注入 POAH 立即引起核心体温增高。②脑脊液和 POAH 组织间液中 PGE_2 含量变化与发热时相有关。③内生致热原体内体外呈剂量依赖性诱导 PGE_2 合成。④抑制 PGE_2 合成酶 COX_2 和微粒体前列腺素合成酶 -1(microsomal prostaglandin E synthase-1,mPGES-1)可抑制体温升高。阿司匹林、布洛芬等抑制 PGE_2 合成具有解热作用。因此 PGE_2 作为中枢致热介质已被广泛接受。

(2)促肾上腺皮质激素释放激素(corticotropin releasing hormone,CRH):CRH 是一种 41 肽的神经激素,CRH 神经元主要分布于室旁核和杏仁核。应激时,在下丘脑 - 垂体 - 肾上腺皮质轴中发挥重要作用,调控垂体合成和释放 ACTH(adrenocorticotropic hormone,ACTH)、β- 内啡肽及黑素细胞刺激素等。中枢 CRH 具有垂体外生理功能,是一种中枢致热介质。主要证据如下:① IL-1β、IL-6 等均能刺激离体和在体下丘脑释放 CRH。②用抗 CRH 抗体中和 CRH 或用 CRH 受体拮抗剂,明显抑制 IL-1β、IL-6 等细胞因子的致热性。③静脉注射 CRH 受体拮抗剂可使大剂量 LPS 诱导双相热的第一热相消失,第二热相降低,提示 CRH 参与 LPS 双相热的形成。④脑室内注射 CRH 可引起大鼠核心温度明显升高,下丘脑环磷酸腺苷(cyclic adenosine monophosphate,cAMP)水平升高。脑室内预先注射腺苷酸环化酶抑制剂或 cAMP 依赖性蛋白激酶抑制剂降低 cAMP 的作用水平可阻断 CRH 的致热作用,说明 CRH 可能通过 cAMP 调控发热反应。

（3）cAMP：目前研究证实 cAMP 作为重要的发热介质。①将具有生物活性的 cAMP 衍生物——二丁酰 cAMP（Db-cAMP）注入猫、兔等动物脑室内，动物体温迅速上升。将 Db-cAMP 注入大鼠的 POAH 部分则能诱导更明显的升温反应。②静脉注射内生致热原时引起实验动物发热时，脑脊液中 cAMP 浓度明显升高，而处于热环境体温被动升高的动物脑脊液中 cAMP 浓度并未增高。③静脉注射 LPS 引起双相热时，家兔下丘脑和脑脊液中 cAMP 含量变化与体温呈正相关。④ cAMP 介导 CRH 的中枢致热作用，进一步证明 cAMP 为发热时的中枢致热介质。

随着研究的深入，发现新的中枢致热介质参与体温调定点的重置，如一氧化氮（Nitric oxide，NO）、去甲肾上腺素（norepinephrine，NE）、中枢 Ca^{2+} 浓度降低（或 Na^+/Ca^{2+} 比值升高）等参与了发热时体温的中枢调节过程。比如，NO 作用于 POAH、OVLT 等部位，可介导发热时的体温上升过程，并抑制发热时中枢解热介质的合成与释放。研究表明，Na^+/Ca^{2+} 比值改变在发热机制中可能起中介作用，内生致热原引起体温中枢内 Na^+/Ca^{2+} 比值的升高，随后诱导 cAMP 含量明显升高，促使调定点上移。POAH 区的脑干去甲肾上腺素能神经元参与中枢体温调控，因而去甲肾上腺素也参与中枢致热过程。

2. 负调节介质　临床和实验研究均表明，发热时体温升高极少超过 41℃。发热时体温上升的幅度被限制在特定范围内的现象称为热限（febrile ceiling）。中枢解热介质即负调节介质限制体温上升的幅度，主要包括精氨酸加压素（arginine vasopressin，AVP）、α- 黑素细胞刺激素（α-melanocyte stimulating hormone，α-MSH）等。

（1）AVP：AVP 是由下丘脑神经元合成的神经垂体肽类激素，也是具有多种中枢神经系统功能的神经递质，对其解热作用主要有以下几方面的研究：① VSA 区释放 AVP 含量与发热幅度呈负相关。② VSA 区缺失内源性 AVP 大鼠发热增强。VSA 区内的血管升压素神经元释放 AVP，在该区域微注射 AVP 拮抗剂或其受体（V1）阻断剂加强致热原的发热效应。③脑内 VSA 区微量注射或灌注 AVP 可缓解 LPS、内生致热原及 PGE_2 等诱导的发热反应。④在不同的环境温度中，AVP 的解热作用对体温调节的效应器产生不同的影响：在 25℃时，AVP 的解热效应主要表现在加强散热，而在 4℃时，则主要表现在减少产热。这说明 AVP 是通过中枢机制来影响体温的。

（2）α-MSH：α-MSH 是由腺垂体分泌的多肽激素，由 13 个氨基酸组成。α-MSH 和 γ-MSH 以及 ACTH 的共同前体分子阿黑皮素原（proopiomelanocortin，POMC）来源于下丘脑弓状核。大量研究证明 α-MSH 有解热或降温作用：① α-MSH 脑室内或静脉内注射均有解热作用，并且在不影响正常体温的剂量下就表现出明显的解热效应。②细胞因子诱导的发热期间，脑室隔区 α-MSH 含量升高，而且将 α-MSH 注射于此区可使发热减弱，说明其作用位点可能在隔区。③ α-MSH 的解热作用与增强散热有关：应用 α-MSH 解热时，兔耳皮肤温度增高，说明散热加强（兔主要依靠调整耳壳皮肤血流量来控制散热）。④内源性 α-MSH 能够限制发热的幅度和持续时间：将 α-MSH 抗血清预先给家兔注射（以阻断内源性 α-MSH 的作用），再给 IL-1 致热，其发热高度明显增加，持续时间显著延长。

（3）膜联蛋白 A1（annexin A1）：又称脂皮质蛋白 -1（lipocortin-1），是一种钙依赖性磷脂结合蛋白，可能是一种中枢解热介质，主要存在于脑、肺等器官之中。大鼠中枢内注射膜联蛋白 A1，可明显抑制 IL-1β、IL-6、CRH 诱导的发热反应。糖皮质激素发挥解热作用则依赖于脑内膜联蛋白 A1 的释放。

第二节　疾病状态下发热的时相变化及机制

• 发热在临床上通常经历体温上升期、高温持续期和体温下降期三个时相，患病机体出现相应的热代谢改变。

发热的过程包括以下基本环节：第一，内生致热原的生成，如细菌或病毒感染，发热激活物作用于机体细胞，产生和释放致热性细胞因子；第二，致热信息的传递，外周致热信息经神经或体液通路传入体温调节中枢;第三,中枢介质的产生,中枢致热介质的合成及释放;第四,重置体温调定点,各种中枢介质作用下,体温调定点上移;第五,信息比较,来源于中枢及外周的体温信息与调定点进行比较,通过传出神经系统控制产热和散热平衡,进入发热时相变化,此时机体伴急性期反应(图9-1)。

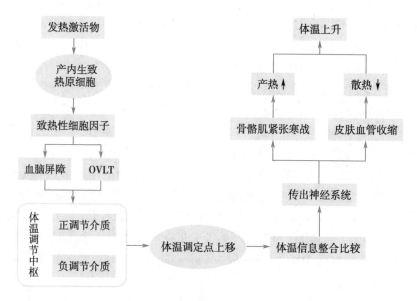

图 9-1　发热的发病学示意图

多数发热,特别是急性传染病或急性炎症,发热过程大致可分为三个时相。

一、体温上升期

体温上升期(fervescence period)是指调定点上移后,传出神经系统控制产热增加、散热减少,体温升至新调定点水平的一段时间。

(一)热代谢特点

产热增多,散热减少,产热大于散热,体温因而升高。

(二)临床表现

畏寒、皮肤苍白,重者寒战,因竖毛肌收缩,皮肤可出现"鸡皮疙瘩"。

(三)体温升高的机制

1. 产热增加

(1)代谢率增高:由于交感神经兴奋及急性期反应蛋白的作用,各种物质代谢加快,利用加强。特别是棕色脂肪细胞内脂质分解和氧化增强。

(2)寒战:寒战是骨骼肌不随意的节律性收缩,由于屈肌和伸肌同时收缩,所以不表现外功,肢体不发生伸屈运动,但产热率较高。寒战是由寒战中枢的兴奋引起的,此中枢位于下丘脑后部,靠近第三脑室壁,正常时它由 POAH 的热敏神经元的神经冲动所抑制;当 POAH 受冷刺激时,这种抑制被解除,随即发生寒战。皮肤温度的下降也可刺激冷感受器通过传入途径兴奋寒战中枢。中枢发出的冲动沿两侧传导通路到达红核,再由此经脑干下降至脊髓侧索,经此侧索内的红核脊髓束和网状脊髓束传导到脊髓前角运动神经元,由此发出冲动到达运动终板,引起肌肉节律性收缩。

2. 散热减少　由于调定点上移,原来的正常体温变成了"冷刺激",经中枢整合后,发出指令经交感神经到达散热器官,引起皮肤血管收缩和血流减少,导致皮肤温度降低,散热减少。

二、高温持续期

高温持续期(persistent febrile period)又称高峰期或稽留期(fastigium):当体温升高到调定点的新

水平时,便不再继续上升,而是在这个与新调定点相适应的高水平上波动。

（一）热代谢特点

核心温度已上升到新调定点水平,产热和散热在较高水平上保持相对平衡。

（二）临床表现

患者自觉酷热,皮肤颜色发红、干燥。

（三）体温在较高水平时产热和散热平衡形成高温持续期

此期体温已与调定点相适应,所以寒战停止,出现散热反应。此时体温调节中枢在一个较高的水平上进行产热和散热的调节。皮肤血管扩张、血液量增加,皮肤温度上升,患者不再感到寒冷,反而由于皮温高于正常而有酷热的感觉,皮肤的"鸡皮"也消失。此外,皮肤温度的升高加强了皮肤水分的蒸发,因而皮肤和口唇比较干燥。

此期持续时间因病因不同而异,从几小时(如疟疾)、几天(如大叶性肺炎)到1周以上(如伤寒)。

三、体温下降期

体温下降期(defervescence peroid)又称为退热期,由于发热激活物、内生致热原及中枢发热介质的消除,体温调节中枢的调定点返回到正常水平,机体出现明显的散热反应。

（一）热代谢特点

散热增强,产热减少,体温下降,恢复到与正常调定点相适应的水平。

（二）临床表现

体温下降,皮肤潮红、出汗或大汗,严重者出现脱水、休克。

（三）散热增加、产热减少导致体温下降

1. 散热增加　此时,由于血温高于调定点,POAH的热敏神经元发放频率增加,通过调节作用使交感神经的紧张性活动降低,皮肤血管进一步扩张,促进散热。

2. 产热减少　冷敏神经元受抑,减少产热。

退热期持续几小时或一昼夜(骤退),甚至几天(渐退)。

第三节　发热时机体功能与代谢变化

• 一定程度的发热有利于机体抗感染,清除有害的致病因素,但体温过高,持续时间较长,可引起机体一系列功能与代谢的改变。

除了各原发病所引起的改变以外,发热时体温升高、内生致热原以及体温调节效应也引起一系列代谢和功能变化。

一、物质代谢改变

体温升高时物质代谢加快。一般认为,体温每升高1℃,基础代谢率提高13%,所以发热患者的物质消耗明显增多。如果持续发热,营养物质没有得到相应的补充,患者就会消耗自身的物质,导致消瘦和体重下降。

（一）糖代谢增强

发热时由于产热的需要,能量消耗增加,对糖的需求增多,糖分解代谢加强,糖原贮备减少。尤其在寒战期糖的消耗更大,乳酸的产量增加。生理情况下,肌肉主要依靠糖和脂肪的有氧氧化供给能量。寒战时肌肉活动加强,对氧的需求大幅度增加,超过机体的供氧能力,以致产生氧债(oxygen debt),此时肌肉活动所需的能量大部分依赖无氧代谢供给。据粗略计算,肌肉剧烈活动时,有氧氧化供能仅占糖酵解的1/5,产生大量乳酸。当寒战停止后,氧债的偿还,乳酸被逐渐消除。

（二）脂肪代谢增强

发热时因能量消耗的需要,脂肪分解也明显加强。由于糖原贮备不足,发热患者食欲较差,营养摄入不足,机体动员脂肪贮备。另外,交感 - 肾上腺髓质系统兴奋性增高,脂解激素分泌增加,促进脂肪加速分解。

棕色脂肪组织（brown adipose tissue,BAT）参与非寒战性产热。多数哺乳类动物含有 BAT,其含量一般小于体重的 2%,但血管丰富,受交感神经支配和去甲肾上腺素调控,后者作用于肾上腺素受体而引起 BAT 产热。人体也含有 BAT,尤其是在婴儿期,但随年龄增长其功能逐渐减退。有资料表明,恶性疾病或死于严重烧伤伴有高代谢率和发热的儿童,其肾周围的 BAT 代谢比对照者高 100%~300%。

（三）蛋白质代谢增强

正常成人每日约需摄入 30~45g 蛋白质才能维持总氮平衡。发热时由于高温和细胞因子的作用,患者体内蛋白质分解加强,尿氮比正常人增加约 2~3 倍。如果未能及时补充足够的蛋白质,将产生负氮平衡,蛋白质分解加强可为肝脏提供大量游离氨基酸,用于急性期反应蛋白的合成和组织修复。

（四）水、盐及维生素代谢异常

在发热的体温上升期,由于肾血流量的减少,尿量也明显减少,Na^+ 和 Cl^- 的排泄也减少。退热期因尿量的恢复和大量出汗,Na^+、Cl^- 排出增加。高温持续期的皮肤和呼吸道水分蒸发的增加及退热期的大量出汗可导致水分的大量丢失,严重者可引起脱水。因此,高热患者退热期应及时补充水分和适量的电解质。

发热尤其是长期发热患者,由于糖、脂肪和蛋白质分解代谢加强,各种维生素的消耗也增多,应注意及时补充。

二、器官系统功能改变

（一）中枢神经系统功能改变

发热使神经系统兴奋性增高,特别是高热（40~41℃）时,患者可能出现头痛、烦躁、谵妄、幻觉。在小儿,高热比较容易引起抽搐（热惊厥）,这可能与小儿中枢神经系统尚未发育成熟有关。有些高热患者神经系统可处于抑制状态,出现淡漠、嗜睡等,可能与 IL-1 的作用有关。已有实验证明,注射 IL-1 能够诱导睡眠。

（二）循环系统功能改变

发热时心率加快,体温每上升 1℃,心率约增加 18 次 /min（每上升 1℉,增加 10 次 /min）,儿童可增加得更快。心率加快主要是由于热血对窦房结的刺激所致。另外,代谢加强,耗 O_2 量和 CO_2 生成量增加也是影响因素之一。在一定限度内（150 次 /min）心率增快可增加心排出量,但如果超过此限度,心排出量反而下降。因此,发热患者应当安静休息,尽量减少体力活动和情绪激动,避免心率过快。心率过快和心肌收缩力加强（交感神经和肾上腺素的作用）还会增加心脏负担,心肌劳损或心脏有潜在病灶的患者容易诱发心力衰竭。在寒战期间,心率加快和外周血管的收缩,可使血压轻度升高;高温持续期和退热期因外周血管舒张,血压可轻度下降。少数患者可因大汗而致脱水,甚至循环衰竭,应及时预防。

（三）呼吸功能改变

发热时血温升高可刺激呼吸中枢并提高呼吸中枢对 CO_2 的敏感性,再加上代谢加强、CO_2 生成增多,共同促使呼吸加快、加深,从而有更多的热量从呼吸道散发。

（四）消化功能改变

发热时消化液分泌减少,各种消化酶活性降低,因而产生食欲减退、口腔黏膜干燥、腹胀、便秘等临床征象。这些可能与交感神经兴奋、副交感神经抑制以及水分蒸发较多有关。实验证明,IL-1 和 TNF 引起食欲减退。

三、机体防御功能改变

发热对机体防御功能的影响是利弊并存。适度发热能够增强机体防御功能;但高热就有可能产生不利的影响。例如多核白细胞和巨噬细胞在40℃条件下其趋化性、吞噬功能及耗氧量都增加,但在42℃或43℃时反而降低。因此,发热对防御功能的影响不能一概而论,应全面分析,具体对待。

(一) 抗感染能力改变

某些致病微生物对热比较敏感,一定高温可将其灭活,如淋球菌和梅毒螺旋体等。一定高温也可抑制肺炎球菌。许多微生物生长繁殖需要铁,细胞因子可使循环内铁的水平降低,因而使微生物的生长繁殖受到抑制。研究者证明,天然病原感染的蜥蜴放置于不同的环境温度(35~42℃)中,结果在40℃或42℃环境中的动物都存活,而在较低的环境温度中的动物大部分都死亡,说明发热能提高动物的抗感染能力。

发热时,某些免疫细胞功能加强。发热还可促进白细胞向感染局部游走和包裹病灶。也有报道提示,40℃时,巨噬细胞的氧化代谢明显增加,促进其吞噬功能。

此外,发热可降低免疫功能,如发热抑制自然杀伤细胞(NK细胞)的活性,降低感染了沙门氏菌的大鼠的生存率,提高内毒素中毒动物的死亡率等。

(二) 发热可抑制肿瘤细胞生长

发热时产内生致热原细胞所产生的大量细胞因子(IL-1、TNF、IFN 等)除了引起发热以外,大多具有一定程度的抑制或杀灭肿瘤细胞的作用。另外,肿瘤细胞长期处于相对缺氧状态,比正常细胞对高温敏感,当体温升高到41℃左右时,正常细胞尚可耐受,肿瘤细胞则难以耐受,生长受到抑制,部分细胞甚至死亡。因此,目前发热疗法已被用于肿瘤的综合治疗,尤其是那些对放疗或化疗产生抵抗的肿瘤,发热疗法仍能发挥一定的作用。

(三) 急性期反应

发热属于急性期反应(acute phase response),即机体在细菌感染和组织损伤时所出现的一系列急性时相反应。主要包括急性期蛋白的合成增多、血浆微量元素浓度的改变及白细胞计数的改变。实验证明,家兔静脉注射 IL-1 和 TNF 后,在体温升高的同时,伴有血浆铁和锌含量的下降,血浆铜浓度和循环白细胞计数的增高。

第四节 发热的处理原则

• 治疗时应针对发热的病因和病情权衡利弊,针对发热的基本环节,采取适当的解热措施。

发热不是孤立的症状,多由原发病引起。因此,一旦出现发热,应积极治疗原发病,从源头阻止发热的发生与发展。

(一) 针对原发病进行治疗

发热的病因分为感染性和非感染性。治疗感染性发热的关键,在于控制感染灶和清除病原体。对于非感染性发热,针对不同的病因,采取对因治疗。

(二) 发热时的常规处理原则

对于不过高的发热(体温 <40℃)又不伴有其他严重疾病者,可不急于解热。这除了前文所述的能增强机体的某些防御功能以外,发热还是疾病的信号,体温变化可以反映病情和转归。特别是某些有潜在病灶的病例,除了发热以外,其他临床征象不明显(如结核病早期),若过早予以解热,便会掩盖病情,延误原发病的诊断和治疗。因此,对于一般发热的病例,主要应针对物质代谢的加强和大汗脱水等情况,予以补充足够的营养物质、维生素和水。

（三）必须及时解热的病例

对于发热能够加重病情或促进疾病的发生发展、或威胁生命的那些病例,应不失时机地及时解热。

1. 高热(>40℃)病例　高热病例,尤其是达到41℃以上者,中枢神经细胞和心脏可能受到较大的影响。已有实验证明,正常动物在极度高热的情况下,可导致心力衰竭。高热引起昏迷、谵妄等中枢神经系统症状也是常见的。因而,对于高热病例,无论有无明显的原发病,都应尽早解热。尤其是小儿高热,容易诱发惊厥,更应及早预防为佳。

2. 心脏病患者　前已述及,发热时心跳加速,循环加快,增加心脏负担,容易诱发心力衰竭。因而,对心脏病患者及有潜在的心肌损害者也须及早解热。

3. 妊娠期妇女　妊娠期妇女如有发热也应及时解热,理由如下:①已有临床研究报道,妊娠早期的妇女如发热或人工过热(洗桑拿浴)有致畸胎的危险。②妊娠中、晚期循环血量增多,心脏负担加重,发热会进一步增加心脏负担,有诱发心力衰竭的可能性。

4. 解热措施

（1）药物解热

1）化学药物:水杨酸盐类。其解热机制可能是:①作用于POAH附近使中枢神经元的机能复原;②阻断PGE_2合成;③可能还以其他方式发挥作用。

2）类固醇解热药:以糖皮质激素为代表,主要原理可能是:①抑制细胞因子的合成和释放。②抑制免疫反应和炎症反应。③中枢效应。

3）中草药:清热解毒中草药也有很好的解热作用,可适当选用。

（2）物理降温:在高热或病情危急时,可采用物理方法降温。如用冰帽或冰带冷敷头部。也可将患者置于较低的环境温度中,加强空气流通,以增加对流散热。

Summary

Fever is an elevation in body temperature induced by a pyrogen, which is a common occurrence with infections and is seen in people of all ages. Pyrogens can be exogenous or endogenous . Exogenous pyrogens include bacterial toxins and cell wall components, and endogenous pyrogens include many of the cytokines produced during an inflammatory response. Endogenous pyrogens circulate in the blood to the circumventricular organs, areas where absence of blood-brain barrier permits access of pyrogens to receptors in the hypothalamus. Receptors binding them reset the hypothalamic thermostat to an abnormally high set point.The whole process of fever can be divided into 3 stages, namely onset (fervescence), persistent (fastigium) and subsiding (defervescence) stages. Elevation in body temperature accelerates the rate of body metabolism. High fevers may trigger febrile seizures especially in young children.

（张伟华）

思考题

1. 试述体外激活物引起的发热的基本机制?
2. 发热与过热的基本区别是什么?
3. 发热患者的处理原则是什么?

第十章

炎　症

炎症是临床上常见的一种病理过程,是机体对于损伤因子的自我防御反应。炎症过程包括局部组织变质、血管内液体成分和细胞成分渗出以及局部组织细胞的增生,其中涉及多种细胞及细胞因子的参与。虽然炎症过程非常复杂,但基本可以分为急性炎症和慢性炎症两种类型。急性炎症是保护机体免受致炎因子伤害的必不可少的防御机制;而慢性炎症则与多种慢性疾病的形成和发展有关。因此,了解炎症与疾病的关系对于多种疾病尤其是慢性疾病的预防和治疗至关重要。

第一节　概　述

- 炎症是机体以血管反应为中心环节的一种复杂的以防御为主的反应。
- 各种外源性和内源性损伤因子都可以引起炎症,根据炎症的病因、病程时间及特点等因素可分为不同类型。
- 机体炎症的主要表现包括局部表现和全身反应。

当各种外源性和内源性损伤因子作用于机体,造成器官、组织和细胞损伤时,机体局部和全身会发生一系列复杂反应,以局限和消灭损伤因子,清除和吸收坏死组织和细胞,并修复损伤,机体这种复杂的以防御为主的反应称为炎症(inflammation)。近年来炎症越来越引起人们的关注,这不仅是因为其在维护健康过程中所起的无可取代的作用,同时,炎症与多种疾病关系的研究也为疾病的预防及治疗提供了新的方向。

一、炎症的概念

炎症是机体十分常见而又重要的基本病理过程。并非所有活体动物都能发生炎症反应,单细胞和多细胞生物对局部损伤发生的反应,例如吞噬损伤因子、通过细胞或细胞器肥大以应对有害刺激等,这些均不能称为炎症反应。只有当生物进化到具有血管时,才能发生以血管反应为中心环节,同时又保留上述吞噬和清除功能的复杂而又完善的炎症反应。在炎症过程中,一方面,损伤因子可直接或间接损伤机体的组织和细胞;另一方面,机体通过一系列血管反应、白细胞渗出及活化、液体渗出等,稀释、中和、杀伤和包围损伤因子;同时,通过细胞再生使受损伤的组织得以修复和愈合。可以说炎症是损伤、抗损伤和修复的统一过程。机体许多成分参与炎症反应过程,包括中性粒细胞、巨噬细胞、内皮细胞、成纤维细胞、血浆蛋白、细胞外基质和炎症介质等。

如今人们对于炎症的认识已经较为深入且全面,并且将研究转向其应用方面,但却经历了漫长的岁月,也集中了很多人的智慧。

公元1世纪罗马的赛尔苏斯(Celsius)医生,他将炎症描述为红、肿、热、痛,认为炎症仅仅是多种症状的一个集合体,不能自成一种现象。公元2世纪,伽林(Galen)认为炎症是机体受伤后的反应,功能障碍作为炎症的另一表现首次被提出。20世纪中叶,罗伯斯汀(Lobstein)等人从宏观及微观方面给了炎症一个较为全面的描述,自此开启了从病理生理学层面研究炎症的大门。罗伯斯汀认为炎症是一种依赖充血反应的现象,又因参与炎症反应的组织特性不同而存在差异,并且强调了组织局部微环境的重要性。炎症的具体反应机制则在朱利叶斯·孔海姆(Julius Cohnheim)研究精子的过程中取得了巨大飞跃,孔海姆就赛尔苏斯描述的症状提出了一种可能的机制,证明了炎症的产生原因来源于机体血管内部,并且将炎症明确地定义为一种病理学事件。但孔海姆将炎症单纯地理解为一种病理学事件而脱离了其生理学机制,就在此时,俄罗斯胚胎学家梅奇尼科夫(Metchnikoff)将巨噬细胞与炎症联系起来。这一历史性的联系使得对于炎症反应的认识从一种单纯的人类病理学现象转变成了机体的自我防御机制。1962年,科学家们研制出了一种非常有效的水肿模型,这一模型的建立以及消炎药物的陆续出现又将炎症的表面症状与其复杂的内在机制分离开来,炎症再次作为一种疾病的表现形式回归到了2 000年前罗马时代,但对于其机制的研究却不断得以深化。

在认识炎症这个漫长的过程中,人们逐渐了解了其复杂的产生过程、多种表现形式以及有效的防治措施,为人类的健康和生存做出了巨大的贡献。

二、炎症的原因

任何可以导致机体组织损伤的因素都可能引发炎症,导致炎症发生的因素称为致炎因子(inflammatory factors)。根据其性质可归纳为以下几类。

(一) 生物性

细菌、病毒、立克次体、原虫、真菌、螺旋体和寄生虫等,是炎症最常见的原因。由生物病原体引起的炎症又称感染(infection)。细菌产生的外毒素和内毒素可以直接损伤组织细胞;病毒在被感染的细胞内复制导致细胞坏死;某些具有抗原性的病原体感染后通过诱发的免疫反应而损伤组织,如寄生虫感染和结核。

(二) 物理和化学性

物理性因子有高温、低温、放射性物质及紫外线等机械损伤和创伤。化学性因子包括外源性化学物质如强酸、强碱、强氧化剂等;内源性毒性物质如坏死组织的分解产物及在某些病理条件下堆积于体内的代谢产物如尿素、尿酸等。

(三) 免疫反应

当机体免疫反应状态异常时,可引起不适当或过度的免疫反应,造成组织和细胞损伤而导致炎症。最常见于各种类型的超敏反应;另外,还有许多自身免疫性疾病如淋巴细胞性甲状腺炎、溃疡性结肠炎等。

(四) 其他

通过各种途径进入人体的异物,如各种金属、木材碎屑、尘埃颗粒及手术缝线等,由于其抗原性不同,可引起不同程度的炎症反应。缺血或缺氧等原因可引起组织坏死,坏死组织可释放致炎因子。

三、炎症的分类

(一) 根据持续时间长短分类

急性炎症(acute inflammation)起病急骤,持续时间短,常常仅几天到一个月。急性炎症主要表现为红、肿、痛,以血管反应为主,渗出病变为其特征,炎症细胞浸润以粒细胞为主。急性炎症是机体对致炎因子的快速反应,目的是把白细胞和血浆蛋白运送到感染或损伤的部位。大多数急性炎症能够痊愈,少数可迁延为慢性炎症,甚至可蔓延扩散到全身。

慢性炎症(chronic inflammation)的病程较长,可持续数周或数月甚至数年,可由急性炎症迁延而来,或由于致炎因子的刺激较轻并持续时间较长,一开始即呈慢性经过,如结核病或自身免疫性疾病等。慢性炎症时,局部病变多以增生改变为主,变质和渗出较轻;炎症细胞浸润多以淋巴细胞、巨噬细胞和浆细胞为主,根据形态学特点,慢性炎症可分为非特异性慢性炎症和肉芽肿性炎症两大类。

(二) 根据病因分类

根据病因分为感染性炎症和非感染性炎症。感染性炎症的致炎因子主要是病毒、细菌等生物性

NOTES

因子,与病原体的侵袭力及宿主的免疫力密切相关,根据病原体来源的不同,分为外源性感染和内源性感染;外源性感染指由外界病原体侵入人体后导致的感染,如病毒性肝炎;内源性感染指在人体免疫功能下降时由人体自身的正常菌群引起的感染,因为这些细菌必须在一定条件下才能致病,所以又称为条件致病菌或机会致病菌,如肠道菌群中的大肠埃希氏菌、肠球菌等引起的感染。

非感染性炎症的致炎因子则包括物理和化学性因子、异物和坏死组织等。另外,当机体免疫反应状态异常时,可引起不适当或过度的免疫反应,造成组织和细胞损伤而导致非感染性炎症,如类风湿性关节炎、皮肌炎、结节性多动脉炎等。有些非感染性炎症,可以由感染诱发起病或加重病情,如慢性肾小球肾炎急性发作就可能与链球菌感染有关。

(三) 按发病进程特点分类

炎症反应在感染或组织损伤等致炎因子消除后终结,随即转变为一种高度活跃、精细调控的平衡状态,称为“可控性炎症”(resolving inflammation)。

在某些情况下,如持续的或低强度的刺激、靶组织处于长期或过度反应时,炎症无法从抗感染、组织损伤模式下转变成为平衡状态,导致炎症反应的持续进行,称为“非可控性炎症”(nonresolving inflammation)。炎症长期不愈,最终可导致动脉粥样硬化、肿瘤、阿尔茨海默病、风湿性关节炎等多种慢性疾病的发生。在非可控性炎症过程中,急性炎症和慢性炎症可并存。机体内存在一个复杂的网络系统来调控可控性炎症与非可控性炎症之间的平衡。

(四) 根据炎症的主要组织变化分类

炎症过程中组织的主要病理变化可分为变质性炎症(alterative inflammation),渗出性炎症(exudative inflammation)和增生性炎症(productive inflammation)。

(五) 根据炎症累及的器官分类

在累及的器官后面加“炎”字,例如心肌炎、肺炎、肝炎、肾炎等。临床上还常用具体受累的解剖部位或致病因子加以修饰,例如肾小球肾炎、肾盂肾炎、病毒性心肌炎、细菌性心肌炎等。

四、炎症的主要表现

(一) 局部表现

炎症主要表现为红、肿、热、痛和局部功能障碍。红是由于炎症病灶内充血所致,炎症初期由于动脉性充血,局部氧合血红蛋白增多,故呈鲜红色。随着炎症的发展,血流缓慢、淤血和停滞,局部组织含还原血红蛋白增多,故呈暗红色。肿主要是由于渗出物特别是炎性水肿所致,慢性炎症时,组织和细胞的增生也可引起局部肿胀。热是由于动脉充血及代谢增强所致,各种致热原也可引起。炎症局部疼痛与多种因素有关,病灶内炎症介质的刺激是引起疼痛的主要原因;渗出物造成组织肿胀,张力增高,压迫神经末梢可引起疼痛;发炎的器官肿大,使神经末梢受牵拉而引起疼痛。如炎症灶内实质细胞变性、坏死、代谢功能异常,炎性渗出物造成的机械性阻塞、压迫等,都可能引起器官的功能障碍。

(二) 全身反应

炎症病变主要在局部,但局部病变与整体又互为影响。在比较严重的炎症性疾病,特别是病原微生物在体内蔓延扩散时,常出现明显的全身性反应。

1. **发热**　病原微生物及其产物均可作为发热激活物,作用于产生和释放内生致热原(endogenous pyrogen,EP)的细胞,产生 EP,后者再作用于体温调节中枢,使其调定点上移,从而引起发热。如果炎症病变十分严重,体温反而不升高,说明机体反应性差,抵抗力低下,是预后不良的征兆。

2. **白细胞增多**　在急性炎症,尤其是细菌感染所致急性炎症时,外周血白细胞计数可明显升高。在严重感染时,常常出现幼稚的中性粒细胞比例增加的现象,即临床上所称的“核左移”,反映患者对感染的抵抗力较强和感染程度较重。但在伤寒、多数病毒、立克次体感染及某些自身免疫性疾病(如SLE)等,血中白细胞往往不增加,有时反而减少。

3. 单核吞噬细胞系统增生　是机体防御反应的一种表现。常表现为局部淋巴结、肝、脾肿大；骨髓、肝、脾、淋巴结中的巨噬细胞增生，吞噬消化能力增强。

4. 实质器官的病变　炎症较严重时，由于病原微生物及其毒素的作用，以及局部血液循环障碍、发热等因素的影响，心、肝、肾等器官的实质细胞可发生不同程度的变性、坏死和器官功能障碍。

第二节　炎症的过程与发生机制

- 炎症反应的主要步骤包括：吸引、激活炎症细胞，并释放各种炎症介质；建立屏障防止炎症扩散；修复受损组织的结构和功能。
- 机体的各种炎症细胞在炎症反应中主要是通过表达一套模式识别受体而被致炎因子激活。
- 炎症介质是由细胞释放或由体液中产生的、引起或参与炎症反应的化学物质，在炎症反应中主要由转录激活或酶促生成。

炎症由启动因子、感受器、介质和靶组织四大部分所组成。炎症细胞激活后，通过病原相关分子模式和损伤相关分子模式的识别引起炎症反应。

一、炎症的过程

炎症的具体过程包括三个核心步骤：①吸引和激活以中性粒细胞、单核细胞为代表的白细胞等迁移到受损伤部位，并且释放多种炎症介质参与炎症反应；②建立一个生理性屏障防止炎症的扩散；③修复受损组织，恢复组织器官的功能。

在炎症过程中，受损组织释放大量趋化因子，循环中的中性粒细胞通过表面受体分子感受到来自受损组织的信号而迁移到内皮细胞，并且进一步上调其表面多种分子的表达和激活。与此同时，内皮细胞表面 P 型、E 型选择素（selectin）表达增加，从而识别中性粒细胞等白细胞表面的特异性抗原，并与之结合，由此介导了中性粒细胞与内皮细胞的黏附。此外，迁移而来的中性粒细胞还受到邻近细胞释放的细胞因子的作用，进而其表面整合素的表达上升，整合素则通过与内皮细胞表面恒定表达的钙黏素（cadherin）结合而维持了二者紧密稳定的结合。除此之外，还有多种黏附分子参与了白细胞与内皮细胞的黏附，如活化内皮细胞表达的 ICAM-1 及 VCAM-1。由此，中性粒细胞与单核细胞到达受损伤部位发挥作用。迁移而来的单核细胞进一步分化为巨噬细胞，与中性粒细胞共同介导炎症的进展。它们主要是通过两个方面发挥作用，首先，释放一系列趋化因子，从而引起炎症介质的释放和炎症细胞的募集。其次，可以通过吞噬作用协助清除外来微生物以及组织碎片。除此之外，肥大细胞也可通过释放组胺、蛋白水解酶、趋化因子等参与炎症反过程（图 10-1）。

各种炎症细胞释放的炎症介质参与了炎症反应的整个过程，也直接决定着炎症的严重性，并在促使炎症发生、进展过程中起基础性作用。炎症介质通过结合靶细胞表面特定受体，从而提高血管壁的通透性，促进中性粒细胞的趋化性，刺激平滑肌收缩，提高特定酶的活性，导致痛觉或者引发氧化损伤。其具体的反应过程如下：组织创伤刺激炎症细胞释放的炎症介质主要包括白介素、肿瘤坏死因子等，这些因子又进一步引发了其他促炎因子以及趋化因子、免疫球蛋白等物质的上调，同时也增加细胞黏附分子的表达。除此之外，对于细菌或者外来颗粒的吞噬作用，也会导致中性粒细胞大量摄取氧气，在此过程中，产生了大量的活性氧，例如 O_2^-、$\cdot OH$ 以及 H_2O_2 等。同时，磷脂酶 A2、5- 脂氧合酶和环氧合酶 -2 的大量表达也诱导了 NO 合酶的表达；NADPH 氧化酶、黄嘌呤氧化酶、髓过氧化物酶以及多种转录因子也被活化，其中核转录因子 -κB（nuclear factor kappa B，NF-κB）对于各种在炎症过程起重要激活或者加强作用的可诱导酶类、细胞因子以及细胞黏附分子等的表达都起到重要的调节作用。

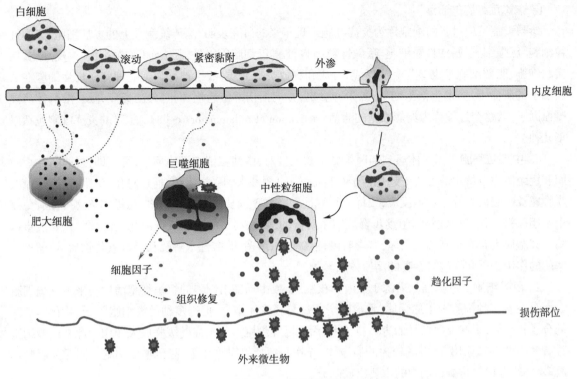

图 10-1　炎症的过程

在致炎因子的刺激下,炎症局部细胞发生再生或者增殖。增生反应可以发生在实质细胞和间质细胞,间质细胞包括血管内皮细胞、成纤维细胞以及巨噬细胞等。这是一种重要的防御反应,具有限制炎症的扩散和弥漫,使受损组织得以再生修复的作用。例如增生的成纤维细胞和血管内皮细胞共同构成肉芽组织,有助于炎症局限化和最后形成瘢痕组织而修复。但过度的组织增生又对机体不利,例如肉芽组织过度增生,使原有的实质细胞遭受损害而影响器官功能,从而导致多种疾病的发生。

在急性炎症的后期,负责消除炎症和修复的炎症介质占主导地位。这些炎症介质主要是以花生四烯酸代谢产物为主的脂类。通过对炎症组织的蛋白组学分析显示,在炎症过程中会发生花生四烯酸代谢相关酶亚型的改变。前列腺素 D2 和 E2 对于炎症修复非常重要的三种介质脂氧素(lipoxins)、消退素(resolvins)以及保护素(protectins)的活化起作用。其中,脂氧素通过抑制中性粒细胞穿过血管壁到达受损伤部位而限制炎症反应的进行,也可以激活巨噬细胞吞噬凋亡的中性粒细胞而达到清除作用。此外前列腺素 D2 还可通过抑制 NF-κB 抑制因子 IκB 的降解从而介导粒细胞的凋亡,由此为炎症反应过程提供了一个检查点以防止过度炎症反应的发生。总之,多种脂类介质通过与促炎介质的相互作用,阻止了不可控的炎症细胞募集以及促炎因子的分泌,从而严格限制了炎症反应过程的进行。抗炎症介质通过限制炎症反应的过程和抑制过多炎症细胞的激活而达到终止炎症反应并且修复受损组织的作用。此外,增生反应也参与了受损伤组织的修复以及组织器官功能的恢复。

二、炎症的发生机制

炎症反应包括启动因子、感受器、介质和靶组织四大部分所组成。启动因子,即引起炎症的原因,启动炎症反应并被感受器所感受。感受器,如 Toll 样受体(Toll-like receptors,TLRs),表达在一定的感受细胞上,如中性粒细胞、巨噬细胞、树突状细胞、淋巴细胞、内皮细胞等,当它们感受到启动因子后,能引起感受细胞的激活和炎症介质的产生。炎症介质包括血管活性胺、细胞因子、脂类介质、黏附分子类、活性氧和气体信号分子等,作用于不同的靶组织,引起靶组织的功能改变以适应不同炎症因子所诱发的有害环境。

（一）炎症细胞的激活

参与炎症反应过程的细胞称为炎症细胞。近年来的研究表明,除传统意义上的炎症细胞,如中性粒细胞、巨噬细胞、嗜酸性粒细胞、嗜碱性粒细胞、T 淋巴细胞等以外,肥大细胞、血小板、内皮细胞、树突状细胞、脂肪细胞等也参与炎症反应,合成和释放炎症介质,故也被称为炎症细胞。炎症细胞在致炎因子的刺激下,会发生细胞变形、黏附和渗出,并向损伤部位趋化,同时分泌炎症介质、溶酶体酶或凝血因子等,这个过程称为炎症细胞的激活（activation of inflammatory cells）。主要的炎症细胞包括以下几种。

1. **中性粒细胞**　当机体遇到细菌等微生物入侵时,中性粒细胞迅速反应,可立即被活化,在短时间和短距离内以特定的方式受趋化因子（chemokine）招募来到受损组织,通过趋化、黏附、游走、吞噬、脱颗粒及呼吸爆发等一系列反应,发挥非特异性吞噬和杀菌功能以保护机体,在机体抗感染固有免疫中承担关键作用。中性粒细胞逐步释放宿主防御的多种成分,如活性氧自由基、抗菌肽、丝氨酸蛋白酶。其胞质内含有丰富的溶酶体,其含有碱性磷酸酶、溶菌酶、酸性水解酶和髓过氧化物酶等,通过这些酶的作用杀灭和降解被吞噬的病原体及异物。

2. **巨噬细胞**　巨噬细胞来源于血液单核细胞,或由局部组织内的组织细胞增生而来。巨噬细胞表面存在着多种细胞因子的受体,致炎因子通过与膜受体结合,促进多种促炎细胞因子、趋化因子等的合成和释放,引起炎症信号的进一步扩大,因此巨噬细胞参与炎症的级联放大作用。此外巨噬细胞具有较强的吞噬作用,能吞噬较大的病原体、异物和坏死组织碎片等,甚至整个细胞。同时分泌和释放多种酶,是机体防御机制中的重要组成部分。

3. **血管内皮细胞**　炎症过程中,血管内皮细胞除屏障功能下降,导致毛细血管通透性增高外,还可表达血管黏附分子和趋化因子,促使白细胞黏附并穿过血管壁向炎症部位游出。内皮细胞膜上还能表达启动外源性凝血途径的组织因子,产生促进血小板黏附、聚集和活化的物质,如血小板活化因子和血栓素等,分泌纤溶酶原激活物抑制物,促进局部血栓的形成。

4. **血小板**　血小板在受病原体刺激或组织损伤时被激活,激活的血小板能合成和释放多种物质,不仅参与止血和凝血反应,还参与炎症反应。其合成和释放的炎症介质包括脂类代谢产物,如白三烯、前列环素和血小板活化因子,细胞因子 IL-1β、IL-6 等,此外,血小板还能合成分泌趋化因子、生长因子等。

（二）炎症反应的启动

宿主细胞通过表达一套模式识别受体（pattern recognition receptors,PRRs）来识别病原体的保守结构,即病原体相关分子模式（pathogen-associated molecular patterns,PAMPs）。PAMPs 是一类微生物病原体及其产物共有的非特异和高度保守的分子结构,是微生物生存或致病性所必需的结构;可被多种免疫细胞所识别。PAMPs 通常为病原微生物所特有,宿主细胞不产生,是宿主天然免疫细胞非特异性识别的分子基础;PAMPs 数量有限,但在病原微生物中却分布广泛。常见的 PAMPs 包括病毒、真菌、细菌等微生物的成分,如 LPS、肽聚糖、鞭毛蛋白、磷壁酸、甘露糖、细菌 DNA、螺旋体脂蛋白、病毒RNA 等。PAMPs 被 PRRs 识别后启动下游信号通路,引起炎症反应。

此外,在感染、创伤、缺血等病理情况下,机体的坏死组织细胞或活化的炎症细胞可被动释放或主动分泌损伤相关分子模式（damage-associated molecular patterns,DAMPs）,后者也可被 PRRs 识别,启动炎症反应。DAMPs 包括高迁移率族蛋白 B1（high mobility group box-1 protein,HMGB1）、S100 蛋白、热休克蛋白、尿酸等。

PRRs 主要包括以下几种。

（1）定位于细胞膜和内体膜上的 TLRs、清道夫受体（scavenger receptor）、C 型凝集素受体（C-type lectin receptors,CLRs）。

（2）位于胞质内的核苷酸结合寡聚化结构域（nucleotide binding oligomerzation domain,NOD）样体（NOD-like receptors,NLRs）、视黄酸诱导基因 I 样受体、黑素瘤缺乏因子 2 样受体等。

（3）位于血清中的分泌型 PRRs，如甘露糖结合凝集素、C 反应蛋白等。

目前已证实，在哺乳动物体内目前发现 13 种 TLRs，人类表达其中的 10 种。根据其在细胞上分布的部位，可分为两大类，一类表达于细胞膜表面，包括 TLR1、2、4~6，主要用于识别 PAMPs 和 DAMPs 中的脂质、蛋白、多糖等成分；另一类则分布于细胞内各细胞器，如内质网、内涵体、溶酶体等囊泡的表面，包括 TLR3、7~9，主要用于识别病原体或损伤细胞来源的核酸成分。人类 TLR10 的配体尚未明确。

TLRs 属于 I 型跨膜糖蛋白，其细胞外 N 端区域富含亮氨酸重复序列（leucine-rich repeats，LRRs），参与识别和结合配体。其细胞内 C 端区域包含与 IL-1 受体具有同源性的区域，而被称为 TIR（Toll/IL-1 receptor domain）结构域。这个区域募集各种接头分子并与之相互作用激活下游信号通路。TLRs 与相应的配体结合后，通过髓样分化因子 88（myeloid differentiation factor 88，MyD88）依赖性和MyD88 非依赖性信号转导通路，引起转录因子 NF-κB、丝裂原活化蛋白激酶（mitogen-activated protein kinases，MAPKs）、干扰素调节因子 3（IRF3）或 IRF7 活化（图 10-2），继而促进 TNF-α、IL-1、IL-6、I 型干扰素等炎症介质的表达，启动炎症反应和抗病毒反应。

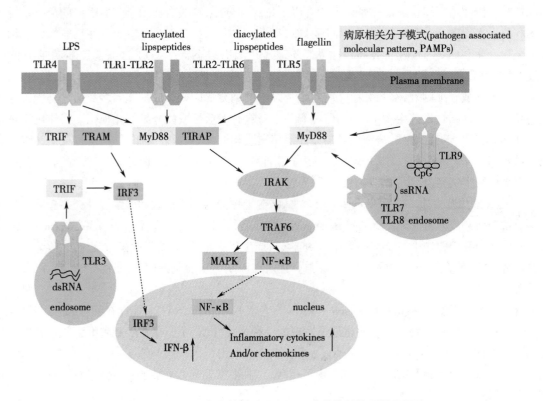

图 10-2　MyD88 依赖性和 MyD88 非依赖性信号转导通路

triacylated lipspeptides，三酰脂肽；diacylated lipspeptides，二酰脂肽；flagellin，鞭毛蛋白；TRIF，诱导 IFN-β 的含 TIR 区域的接头蛋白；endosome，内体；TIRAP，也称 Mal，含 TIR 结构域的接头蛋白；IRF3，干扰素调节因子3；IRAK，白介素受体相关激酶；TRAF，TNF 受体相关因子；LPS，脂多糖；plasma membrane，细胞膜；Inflammatory cytokines and/or chemokines，炎症细胞因子和 / 或趋化因子；TRAM，TRIF 相关接头分子；dsDNA，双链 DNA；ssRNA，单链 RNA；nucleus，细胞核。

NLRs 是一类含有核苷酸结合寡聚域的蛋白质家族，广泛存在于人类的细胞胞浆内。到目前为止，在人体中共鉴定到 23 种不同的 NLR 家族的分子。该家族分子具有明显的结构特征：分子中央的 NOD，在激活过程中可介导自身寡聚化，此结构域为不同种类 NLR 所共有；C 端是富含亮氨酸重复序列（LRR），介导自身调控和感受 PAMPs 和 DAMPs；N 端是效应结构域，主要介导蛋白之间的相互作用，NLRs 根据不同的 N 端结构域分为若干个亚家族。

NOD1 和 NOD2 是最早被报道的细胞内 PRRs 分子,其中 NOD1 能够识别革兰氏阴性菌的肽聚糖,NOD2 能够识别革兰氏阴性菌和阳性菌共有的大分子结构胞壁肽。NOD1 和 NOD2 识别它们相应的配体后,通过自身寡聚化来招募和激活下游分子丝氨酸 / 苏氨酸激酶(RICK/ RIP2),进一步激活 NF-κB 和 MAPK 信号通路。NF-κB 通路的激活使得 NF-κB 释放入核,发挥转录激活功能,引起 TNF-α、IL-6、IL-8 等细胞因子和趋化因子的表达。MAPKs 通路的激活,可激活 P38、ERK 和 JNK 等信号通路,但具体效应机制不明。

NLR 家族中至少有 14 种可识别病原体或细胞自身产生的危险信号,并被激活,NLRs 和含 CARD 结构域的凋亡相关斑点样蛋白(apoptosis-associated speck-like protein containing a CARD, ASC),以及半胱天冬酶原 -1(pro-caspase-1)构成炎症小体(inflammasomes),通过活化 caspase-1,促使 IL-1β、IL-18 和 IL-22 等活化成熟,从而参与炎性反应或介导细胞死亡。炎症小体组分的突变或者失调会导致一系列自身炎症性疾病的发生。

（三）炎症介质的释放

人类免疫应答是一个高度复杂的调节系统和复杂的控制因子网络。在这个复杂的控制网络中,病原体的入侵或组织损伤促使一系列的炎症因子合成与分泌,这些炎症因子激活机体的免疫系统来抵御和消灭入侵者。在炎症过程中由细胞释放或由体液中产生的、引起或参与炎症反应的化学物质称为炎症介质(inflammatory mediators)。炎症介质一般具有以下特点:①来自细胞和血浆,存在时间短暂,可被灭活、抑制或降解。来自细胞的炎症介质,有些以细胞内颗粒的形式储存于细胞内,在有需要的时候释放到细胞外,有些炎症介质在致炎因子的刺激下即刻合成。②大多数通过与靶细胞表面的特异性受体结合发挥生物学效应,但也有些本身具有酶活性或能介导氧化损伤。③作用于靶细胞可使其产生次级炎症介质,其作用可与原介质相同或相似,产生炎症瀑布反应,也可抵消初级炎症介质的作用。④一种介质可作用于一种或多种靶细胞,可产生不同的效应,取决于细胞和组织本身。⑤具有潜在致损伤能力。

1. 主要的炎症介质　炎症介质种类繁多,从来源上可分为细胞源性和血浆源性炎症介质。从功能上可将炎症介质分为促炎介质(pro-inflammatory mediator)和抗炎介质(anti inflammatory mediator),促炎介质在炎症中的作用主要有:①激活炎细胞,再产生炎症介质,导致炎症瀑布反应;②收缩或损伤血管内皮细胞,使血管壁通透性升高;③参与炎症时血流动力学变化的调节;④诱导细胞黏附分子的表达等。

（1）血管活性胺:包括组胺(histamine)和 5- 羟色胺(serotonin, 5-HT),储存在细胞的分泌颗粒中,在急性炎症反应中最先释放。组胺是最早发现的一种炎症介质,主要存在于肥大细胞和嗜碱性粒细胞的颗粒中,也存在于血小板内,主要通过血管内皮细胞的 H1 受体起作用。5-HT 主要存在于血小板。当血小板与胶原纤维、凝血酶、免疫复合物等接触后,血小板聚集并释放 5-HT,引起血管收缩。二者都可使血管通透性增加。

（2）细胞因子:细胞因子(cytokine)是多种细胞所分泌的能调节细胞生长分化、调节免疫功能、参与炎症发生和创伤愈合等小分子多肽的统称,主要由激活的淋巴细胞和巨噬细胞产生。按其功能分为白细胞介素、肿瘤坏死因子、干扰素、集落刺激因子、转化生长因子 -β 家族等类型,其中参与炎症反应的细胞因子又称为炎性细胞因子。IL-1 和 TNF 是介导炎症反应的两个重要细胞因子。

趋化因子是一类具有趋化作用的细胞因子,也是分泌型蛋白,以自分泌或旁分泌形式发挥作用,有 50 多种,分子量比细胞因子小。在 LPS 等外源性和 IL-1、TNF-α 等内源性炎症因子刺激下,诱导性表达的趋化因子,又称炎性趋化因子,构成了炎症和免疫介质的一个大家族。如 IL-8,能促进中性粒细胞趋化移动,并刺激中性粒细胞脱颗粒和呼吸爆发;还能激活巨噬细胞,并将其招募至血管损伤部位。

（3）脂类炎症介质:脂类炎症介质主要包括花生四烯酸(arachidonic acid, AA)代谢产物和血小板活化因子两大类(图 10-3)。在细胞受到刺激或损伤时,膜磷脂在磷脂酶 A2 和磷脂酶 C 的作用下释放出 AA,随后被转换成具有活性的代谢产物。AA 通过环氧合酶(cyclooxygenase, COX)途径生成前列腺素（prostaglandin，PG）类和血栓烷（thromboxane，TX）类，通过脂氧合酶途径生成 LT_S、脂氧素（lipoxin，LX）、消退素（resolvin）和保护素（protector）。血小板活化因子（platelet activating factor，PAF）也是一种很强的脂类炎症介质。在炎症及缺血等急性刺激下，PAF 通过再修饰合成途径快速生成。PAF 主要由嗜碱性粒细胞、血小板、中性粒细胞、单核细胞、内皮细胞等产生。其在炎症中的作用主要包括：吸引或活化炎症细胞（包括血小板），增加血管通透性以及收缩非血管平滑肌引起支气管收缩等。人工合成的 PAF 受体拮抗剂可抑制炎症反应。

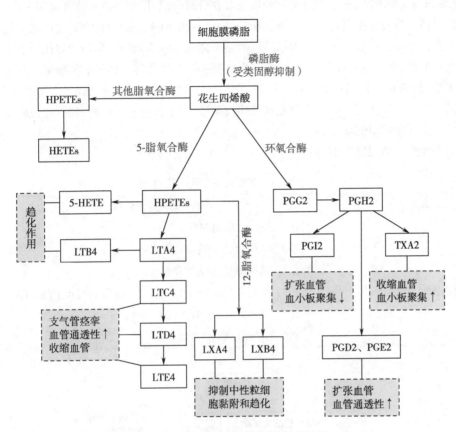

图 10-3　炎症过程中花生四烯酸代谢

HPETEs，羟基过氧化二十碳四烯酸；HETEs，羟基二十碳四烯酸；LTA4，白三烯 A4；LTB4，白三烯 B4；LTC4，白三烯 C4；LTD4，白三烯 D4；LTE4，白三烯 E4；LXA4，脂氧素 A4；LXB4，脂氧素 B4；PGG2，前列腺素 G2；PGH2 前列腺素 H2；PGI2，前列环素；PGD2，前列腺素 D2；PGE2，前列腺素 E2；TXA2，血栓烷素。

（4）黏附分子：黏附分子指一大类介导细胞与细胞或细胞与细胞外基质间相互结合的分子的总称，其本质是糖蛋白。炎症、休克、创伤等病理过程中，中性粒细胞是血液循环中最多、最先到达损伤部位的炎症细胞。而中性粒细胞的边聚、滚动及和血管内皮细胞之间的黏附可造成白细胞聚集、血栓形成、血管阻塞、内皮损伤等。此过程主要由整合素、选择素和免疫球蛋白等黏附分子介导。

（5）活性氧和气体信号分子：黄嘌呤氧化酶的增多和白细胞呼吸爆发可产生活性氧。活性氧可以攻击细胞的所有成分，从而损伤细胞质膜、使许多酶失活等，参与炎症的损伤作用。活性氧除细胞毒性外，它还可作为信使分子参与多种细胞的信号转导过程。活性氧可上调与炎症反应有关的多种基因的表达，从而引起或 / 和放大炎症反应，如促进黏附分子、IL-8 及 TNF-α 的表达。

机体可以内源性产生一些气体分子，包括一氧化氮、一氧化碳、硫化氢等，这些气体信号分子在部分生物学功能方面相同或相似，既具有促炎也具有抗炎作用，其作用与局部浓度、生成速率及其来源等因素相关。

（6）溶酶体酶：存在于中性粒细胞和单核细胞溶酶体颗粒内的酶可以杀伤和降解吞噬的微生物，

并引起组织损伤。溶酶体颗粒含有多种酶,如酸性水解酶、中性蛋白酶、溶菌酶等。酸性水解酶可吞噬、降解溶酶体内细菌及其碎片。中性蛋白酶包括弹力蛋白酶、胶原酶和组织蛋白酶,可降解各种细胞外成分,包括胶原纤维、基底膜、纤维素、弹力蛋白和软骨基质等。中性蛋白酶还能直接剪切 C3 和 C5 而产生血管活性介质 C3a 和 C5a,并促进激肽原产生缓激肽样多肽。

（7）神经肽:是由神经末梢释放的小分子蛋白,可传导疼痛,引起血管扩张和血管通透性增加,例如 P 物质、速激肽等。肺和胃肠道的神经纤维分泌较多的神经肽。

（8）血浆源性炎症介质:血浆源性炎症介质主要在肝脏合成,以前体的形式在血浆中存在,经蛋白酶的水解被激活。主要包括凝血、纤溶、激肽和补体系统(图 10-4),如 C3a、C5a、缓激肽、凝血酶、纤维蛋白和纤维蛋白原降解产物等。组织损伤可以激活补体,C3a、C5a 释放,可作为趋化因子吸引中性粒细胞到达炎症部位,促进呼吸爆发,从而释放氧自由基和溶酶体酶等。还可刺激嗜碱性粒细胞和肥大细胞释放组胺,组胺是一种很强的舒血管物质,它与 C3a、C5a、激肽共同扩张血管,增加血管通透性,造成血管损害。组织损伤时,内、外源凝血途径均被激活,产生大量的凝血酶,使凝血级联反应不断扩大,形成血栓,造成器官微循环障碍。

主要炎症介质的功能见表 10-1。

表 10-1　主要炎症介质的功能

功　能	炎症介质
发热	IL-1、TNF-α、前列腺素
疼痛	前列腺素、激肽、P 物质
血管扩张	组胺、前列腺素、NO、缓激肽、C3a、C5a
血管通透性增高	组胺、5- 羟色胺、C3a、C5a、缓激肽、LTC4、LTD4、LTE4、PAF、P 物质
趋化作用和激活白细胞	IL-1、TNF-α、C3a、C5a、LTB4、趋化因子
组织损伤	白细胞溶酶体酶、活性氧、NO

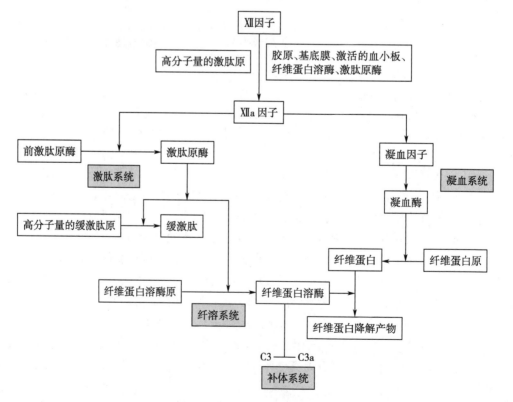

图 10-4　激肽、补体、凝血、纤溶系统之间的相互关系

2. 炎症介质释放的主要机制

（1）转录：炎症发生时，病原体释放的各种产物及炎症因子作用于炎症细胞膜上的 PRRs 或相应的炎症因子受体，激活炎症细胞内的 NF-κB 通路和 MAPKs 信号转导途径，致使 NF-κB、AP-1、creB 等转录因子活化，导致促炎细胞因子（包括 TNF-α、IL-1、IL-6、干扰素等）、趋化因子、黏附分子（ICAM-1、VCAM-1）等的转录增加。

（2）酶促生成：许多炎症因子可通过酶促反应生成，如多种致炎因子可激活磷脂酶 A2 和环氧合酶，促进前列腺素类和血栓烷类炎症介质的产生；通过激活脂氧合酶，促进白三烯的产生；通过激活黄嘌呤氧化酶、NADPH 氧化酶而促进活性氧的产生；通过激活激肽、补体、纤溶等系统中的多种蛋白酶，而导致血浆源性炎症介质的活化等。

第三节　炎症与疾病

- 慢性炎症与多种慢性疾病的发展密切相关。
- 以小胶质细胞和星形胶质细胞激活以及大量炎症介质分泌为特征的炎症假说是阿尔茨海默病的重要发病机制之一。
- 动脉粥样硬化是一种慢性炎症性疾病。
- 肿瘤有关基因事件引导炎症微环境的构建，炎症条件同时也促进癌症的发展。

急性炎症是机体对于致炎因子立即和早期的反应，是机体为了消除细菌、病毒和寄生虫的自我保护机制，并且伴随着组织的修复。因此，急性炎症在大多数情况下是有益的，并且很快结束其炎症反应进程，是保护机体免受各种伤害的重要防御措施。但是也有例外情况的存在，如果机体对于某种刺激严重过敏或者对于损伤的炎症反应过于强烈，则可能会导致炎症反应失去控制，最后损伤很多周围的组织、器官，导致比炎症反应本身更为严重的伤害，甚至造成死亡。

但是如果损伤因子持续存在，或者机体内抗炎症反应系统功能缺失，则会导致慢性炎症的发生，而更多情况下则是两种原因共同存在。慢性炎症作为一个可以破坏稳态、改变细胞生理状况、破坏组织器官完整性的复杂过程，一旦发生则不会迅速结束，并且可以侵袭机体的多种器官、组织，长期的炎症反应最终会导致这些器官产生多种慢性疾病。

一、炎症与阿尔茨海默病

阿尔茨海默病（Alzheimer disease，AD）是一种慢性的、进展性的、不可逆的神经退行性疾病。Alois Alzheimer 在 1907 年报道一名 56 岁女性病例，表现为快速进展性的记忆丧失、存在被害妄想，住院后出现定向障碍、言语困难、无法学习。尽管存在严重的认知缺陷，患者的神经系统体征基本正常，尸体解剖发现脑萎缩、神经元老年斑等，人们将这类疾病命名为阿尔茨海默病。该病的主要临床表现为记忆力减退、痴呆以及认知能力下降。显微镜下其病理学变化表现为细胞外 β-淀粉样蛋白（Aβ）沉积，细胞内则是高度磷酸化的 Tau 蛋白聚集及神经原纤维缠结，这些沉积的物质都是有毒的，并且可以导致神经细胞功能丧失甚至是死亡。

关于 AD 的发病机制包括：类胆碱假说、Aβ 假说、Tau 蛋白假说以及炎症假说。最初人们认为缺乏巨噬细胞、淋巴细胞并且被血脑屏障保护的中枢神经系统是完全与外周的分子隔绝的，因此并不存在免疫反应和炎症反应。然而，人体被细菌、病毒等感染后出现的一系列症状，例如厌食、嗜睡、压抑、社交能力下降、注意力不集中、发热等，说明大脑与机体其他所有器官组织一样，利用免疫反应和炎症反应保护着自身不受到侵害。随着关于 AD 发病机制的几种假说——被质疑，炎症假说才慢慢地被人们所认可。

在大脑神经系统炎症反应过程中，其主要特征是一系列炎症信号的激活，主要表现在小胶质细和星形胶质细胞的激活以及大量炎症介质的分泌。首先激活的小胶质细胞和星形胶质细胞可作为细胞因子、趋化因子、神经递质、活性氧类、NO等炎症介质的最初来源。这些分泌的炎症介质又可反过来进一步激活小胶质细胞和星形胶质细胞，并且促进炎症介质的进一步释放，另外还可吸引巨噬细胞、淋巴细胞等免疫细胞穿过血脑屏障向炎症反应中心聚集。激活的星形胶质细胞可以释放多种IL、TNF-α,IFN-γ等重要的炎症介质，同时也可分泌少量的Aβ，成为除神经细胞以外的Aβ的第二大来源。这些分泌的炎症介质已被证实可以进一步促进星形胶质细胞和神经细胞分泌Aβ。

不同于星形胶质细胞，小胶质细胞不但可以分泌大量炎症介质还具有吞噬和清除Aβ的作用，因此其在AD的形成过程中所起的作用包括了两个方面。这取决于Aβ的浓度，若Aβ浓度较低，轻度激活的小胶质细胞则具有较强的吞噬和清除能力，此时对于AD的形成起到阻碍作用。但是如果高浓度的Aβ引起小胶质细胞的过度激活，则会使得该细胞分泌大量促炎症因子，此时的小胶质细胞对于AD的形成则起到促进作用。

作为大脑的核心组成成分，神经细胞也同星形胶质细胞、小胶质细胞一起参与了阿尔茨海默病炎症反应的过程，神经细胞也可分泌IL-1β和IL-18等细胞因子而促使炎症反应的发生，除此之外，神经细胞还可表达一种称为炎症小体的多蛋白复合体，该蛋白质复合体在IL-1β和IL-18的成熟过程中起到重要作用。活化的IL-1β在AD的形成以及发展过程中都起到了核心作用。已有研究证明当头部受到损伤后，IL-1β在脑脊液及大脑实质中的浓度明显升高，而创伤也正是产生AD的一个重要致病因素。IL-1β通过激活星形胶质细胞、小胶质细胞等以及NO合酶来发挥其在炎症反应过程中的作用。除此之外，IL-1β还可通过增加Aβ含量、促进Tau蛋白磷酸化以及神经纤维的缠结促使AD的形成。同时，IL-18也同样通过促进Aβ的形成及Tau蛋白的磷酸化在AD的形成过程中发挥重要作用。

二、炎症与动脉粥样硬化

动脉粥样硬化（atherosclerosis,AS）是一组称为动脉硬化的血管病中最常见、最重要的一种。各种动脉硬化的特点是动脉管壁增厚变硬，先后有脂质和复合糖类积聚、出血和血栓形成、纤维组织增生和钙质沉着，并有动脉中层的逐渐退变和钙化。由于在动脉内膜积聚的脂质外观呈黄色粥样，因此称为动脉粥样硬化。人们曾经一度认为动脉粥样硬化是由于脂质在动脉壁的沉积所引发的，但是随着研究的深入，人们发现动脉粥样硬化是一种慢性炎症性疾病，众多炎症细胞如巨噬细胞、淋巴细胞、肥大细胞和炎症介质参与动脉粥样硬化的各个阶段。

实验及临床研究证明，在受到吸烟、高血压、糖尿病、血脂异常等危险因素的影响后，血管内皮细胞的功能障碍在进一步的炎症反应及疾病的发展过程中发挥重要作用。血管内皮细胞在血管内外建立一层坚固的屏障，维持血管稳态。但是某些炎症介质例如凝血酶、组胺等以及某些促炎症细胞因子如TNF、IL-1等均可导致该屏障的破坏或功能障碍，导致脂蛋白进入内皮下沉积。受损伤的内皮细胞表面表达选择素、整合素以及免疫球蛋白超家族等大量黏附分子，吸引多种炎症细胞如单核细胞、淋巴细胞等黏附聚集并迁移入内皮下组织，介导炎症反应的发生。脂蛋白的修饰是一个非常早期的事件，氧化型低密度脂蛋白（ox-LDL）可通过造成内皮细胞损伤、诱导内皮细胞促炎因子表达，从而影响AS进展。此外，受到损伤的内皮细胞合成NO能力下降。NO除了作为一种舒血管物质调节血流外，还可通过限制低密度脂蛋白的摄取和氧化、抑制白细胞的聚集、抑制平滑肌细胞的增殖来抑制炎症反应及动脉粥样硬化的发生。无论是低密度脂蛋白的摄取与氧化、白细胞的聚集还是平滑肌细胞的过度增殖都是动脉粥样硬化的重要触发因素。

巨噬细胞、树突状细胞和血管平滑肌细胞摄取氧化的脂蛋白或胆固醇，导致细胞脂滴积聚，使细胞"泡沫化"，从而形成AS典型组织学特征。单核细胞在内皮下的积聚是动脉粥样硬化形成的关键步骤。与其他组织一样，动脉内膜中的单核细胞可分化为具有不同表型的巨噬细胞，一方面，微环境条件如缺氧、酸性pH和脂蛋白衍生的脂质在动脉内膜中的积累，可决定AS病变中巨噬细胞的表型。另一方面，粒细胞-巨噬细胞集落刺激因子（GM-CSF）和巨噬细胞集落刺激因子（M-CSF）在血管壁广泛表达,调节单核细胞向巨噬细胞的分化,其中,GM-CSF 和 M-CSF 均能诱导单核细胞向巨噬细胞分化,GM-CSF 使巨噬细胞极化为促炎 M1 样表型,而 M-CSF 使巨噬细胞极化为抗炎 M2 样表型。巨噬细胞内胆固醇酯液滴"超载"可将巨噬细胞表型从高度促炎转变为具有较少促炎潜能的泡沫细胞。随着 AS 病变进展,这些储存脂肪、促炎性较低的巨噬细胞泡沫细胞发生坏死并将其内容物释放到细胞外斑块空间,又最终会强烈地促进炎症。ox-LDL 能激活巨噬细胞中的 NLRP3 炎性体导致 NLRP3 炎症小体依赖性内膜炎症。

可见,炎症反应参与到整个动脉粥样硬化疾病的过程中是毋庸置疑的,但二者是否为因果关系仍然不十分明确,近年来多种像 C 反应蛋白等炎症标志物的出现也并不能明确表明炎症是动脉粥样硬化的起因。因此,对于该病的形成发展过程中,掌握每个阶段的反应过程及寻找抑制该步骤的靶点是下一步研究中的一个重要挑战,也必将为该病的预防和治疗注入新鲜活力。

三、炎症与癌症

19 世纪,魏尔啸(Virchow)在肿瘤活检样本中观察到炎症细胞,他认为慢性炎症是癌症的起源。后来德沃夏克(Dvorak)将肿瘤称为"永不愈合的创伤",他发现肿瘤组织类似于伤口组织,都由类似的基质细胞类型组成,如浸润性炎性细胞和血管生成相关细胞;区别是肿瘤组织并没有终止(愈合),而伤口最终愈合。

流行病学研究表明,炎症是一个明确的致癌因素。20% 以上肿瘤由感染导致的慢性炎症诱发。常见与肿瘤相关的感染性慢性炎症有肝炎病毒与肝癌、人乳头状瘤病毒(HPV)与宫颈癌、幽门螺杆菌与胃癌及黏膜相关性淋巴瘤、人疱疹病毒 4 型(EBV)与鼻咽癌、华支睾吸虫与胆管癌等。除细菌和病毒感染外,自身免疫疾病(如炎症性肠病与结肠癌相关)、肥胖、吸烟、石棉接触和过量饮酒等因素都会增加癌症风险并刺激恶性进展。

炎症相关的癌变与慢性炎症的多种致癌机制有关,包括细胞转化、促进细胞存活与增殖、促进血管生成和转移等。活化的炎症细胞会释放出大量活性氧和活性氮(reactive nitrogen species,RNS),使细胞产生氧化应激反应导致 DNA 损伤和突变,从而导致癌基因激活及抑癌基因失活。炎症细胞产生的炎症介质和细胞因子能够激活下游不同的转录因子如 NF-κB、AP-1、STATs、SMADs 等,并诱导抗凋亡基因的表达和激活细胞周期蛋白,从而促进肿瘤细胞的存活和增殖。某些因子及细胞毒介导物,还可直接作用于肿瘤细胞决定其命运。其中,IL-6 已被证实参与了癌症的发病过程,它通过与可溶性受体的结合介导 JAK/STAT3 信号,驱动肿瘤细胞的增殖、存活、侵袭和转移,同时强烈抑制抗肿瘤免疫反应,而阻断这一过程则会大大降低癌症发生率。TNF-α 也可通过与其受体结合而激活一系列炎症的级联反应,从而达到向肿瘤部位聚集免疫细胞的作用。另外,TNF-α 还可与其他细胞因子一起破坏 DNA 的结构、诱导 NO 合酶的表达而最终导致癌症的发生。基质金属蛋白酶可促进肿瘤细胞的浸润与转移、血管生成。目前,阿司匹林、塞来昔布、布洛芬等抗炎药在用于抗癌治疗。

另外,癌症固有或癌症引发的炎症可由癌症起始突变触发,并可通过炎症细胞的募集和激活促进恶性进展。目前公认癌症相关的炎症是癌症的十大基本特征之一。炎症微环境是肿瘤微环境的重要组成部分,在肿瘤微环境中,除癌细胞外,存在各种免疫细胞,如 T 淋巴细胞、树突状细胞、巨噬细胞、中性粒细胞和自然杀伤细胞(NK)等。这些细胞之间通过直接接触或者自分泌、旁分泌细胞因子、趋化因子以及外泌体等进行交流而控制肿瘤的发生及发展。

肿瘤相关巨噬细胞(Tumor-associated macrophages,TAMs)是浸润在肿瘤组织中的巨噬细胞,是肿瘤微环境中最多的免疫细胞。巨噬细胞具有由微环境信号介导的功能可塑性,M1 巨噬细胞与炎症、吞噬相关,表达 TNF-α、IL-6 及 CD80、CD86 等;M2 巨噬细胞则是免疫抑制、纤维化和癌症进展的关键成分,表达 IL-10、Arg-1、YM1 及 CD163、CD206 等。临床文献表明,肿瘤组织中 M2 型巨噬细胞数量过多导致治疗结果不满意和预后不良,尤其是在缺乏 CD8⁺T 细胞的情况下。然而,TAMs 在胰腺癌、胃癌和宫颈癌预后中的积极作用也有报道。TAMs 几乎在肿瘤发生发展中的各个过程包括增殖、上皮间质转化、侵袭迁移、血管生成中发挥"阴阳双面"调控功能。

T淋巴细胞为肿瘤微环境中的另一大重要组成部分,也参与了肿瘤细胞的增殖、迁移等过程,肿瘤的生长主要由CD4$^+$T和CD8$^+$T细胞控制。CD4$^+$T细胞包括Th1、Th2、Th17、Treg等各种亚群。在复发性黑色素瘤中CD4$^+$T细胞的多种共抑制受体PD-1、TIM-3、LAG-3、2B4等显著上调,同时效应细胞因子IFN-γ和TNF-α表达降低。Treg细胞即免疫抑制调节性T细胞,其最重要的分子标记是转录因子Foxp3。肿瘤微环境中的Treg通过释放细胞因子如TGF-β和IL-10介导免疫抑制,抑制CD8$^+$T细胞和树突状细胞等其他免疫细胞的活性和功能。免疫检查点阻断(immune checkpoint blockade,ICB)治疗,尤其是PD-1/PD-L1和CTLA-4阻断性抗体,在晚期恶性肿瘤治疗上取得了令人瞩目的成绩。

综上所述,一方面导致肿瘤形成的基因事件启动炎症相关程序的表达,从而引导炎症微环境的构建;另一方面炎症条件促进癌症的发展。慢性炎症为癌细胞与免疫细胞、基质细胞的共存创造了一个微环境,而这些细胞之间则通过炎症介质相互交流。炎症介质还通过刺激多种酶类、活性氧类等物质的表达和生成,从而保护肿瘤细胞不被杀死,并且促进增殖和迁移(图10-5)。因此,对于癌症的防治,只停留在杀死癌细胞上是远远不够的,还必须从根本上抑制协助癌细胞存活的信号分子、转录因子的活性,减少吸引炎症细胞聚集的炎症介质的分泌,抑制免疫负向调控等。

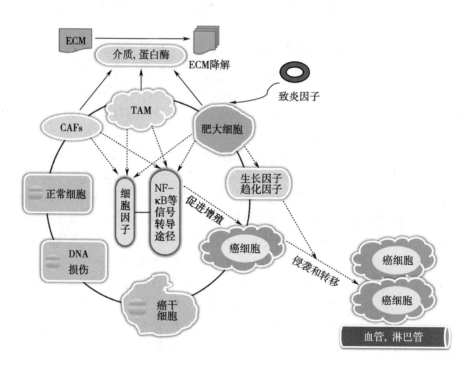

图10-5　炎症与肿瘤微环境
ECM,胞外基质;CAF,癌症相关成纤维细胞;TAM,肿瘤相关巨噬细胞。

第四节　生物学意义及抗炎治疗的病理生理基础

炎症对机体具有双重性,既有积极的生理意义,同时也有潜在的危害性,了解其发展规律,从炎症发病机制的病理生理基础出发,采取积极有效的方式进行治疗。

一、生物学意义

在炎症过程中,以血管系统为中心的一系列局部反应局限并消除损伤因子,同时也促进受损组织的愈合;液体的渗出可稀释毒素,吞噬搬运坏死组织以利于再生和修复,使致病因子局限在炎症部位而不蔓延全身。炎症的目的是清除异物、控制感染和修复组织。适量的抗炎介质有助于控制炎症,恢复内环境稳定;如果没有炎症反应,感染将无法控制,损伤也很难愈合,机体将无法生存。因此,一般情况下炎症对机体是有利的。

但是,很多时候炎症是有害或潜在有害的。炎症反应是一些疾病的发病基础,如严重的超敏反应炎症过于剧烈时可以威胁患者的生命;发生在特殊部位或器官的炎症可造成严重后果,如脑的炎症可压迫生命中枢,声带炎症可阻塞喉部导致窒息,严重的心肌炎可影响心脏功能等。综上所述,体内的炎症反应与抗炎反应是对立统一的,二者保持平衡则可维持内环境的稳定。当炎症失去控制,不断放大,蔓延全身,炎症反应占优势时表现为全身炎症反应综合征(systemic inflammatory response syndrome,SIRS);抗炎反应占优势时则表现为代偿性抗炎反应综合征(compensatory anti-inflammatory response syndrome,CARS);当 SIRS 与 CARS 同时并存又相互加强,则导致炎症反应和免疫功能更为严重的紊乱,对机体产生更强的损伤造成混合性拮抗反应综合征(mixed antagonist response syndrome,MARS),无论是 SIRS、CARS 还是 MARS,都是多器官功能障碍综合征的发生基础。因此炎症是一把"双刃剑"。

二、结局

炎症过程中,既有损伤又有抗损伤。致炎因子引起的损伤与机体抗损伤反应决定着炎症的发生、发展和结局。如损伤过程占优势,则炎症加重,并向全身扩散;如抗损伤反应占优势,则炎症逐渐趋向痊愈。若损伤因子持续存在,或机体的抵抗力较弱,则炎症转变为慢性。炎症的结局,可有以下三种情况:

(一) 痊愈

如果机体抵抗力较强或经过适当治疗,炎症区坏死组织和渗出物被溶解、吸收,通过周围健康细胞的再生达到修复,最后完全恢复组织原来的结构和功能,称为完全痊愈。若炎症灶内坏死范围较广或渗出的纤维素较多,不容易完全溶解、吸收,则由肉芽组织修复,留下瘢痕,称为不完全痊愈。如果瘢痕组织形成过多或发生在某些重要器官,可引起明显功能障碍。

(二) 迁延不愈或转为慢性

如果机体抵抗力低下或治疗不彻底,致炎因子在短期内不能清除,在机体内持续存在或反复作用,且不断损伤组织,造成炎症过程迁延不愈,使急性炎症转化为慢性炎症,病情可时轻时重。

(三) 蔓延播散

在患者抵抗力低下,或病原微生物毒力强、数量多的情况下,病原微生物可不断繁殖并直接沿组织间隙向周围组织、器官蔓延或向全身播散。

1. 局部蔓延　炎症局部的病原微生物可经组织间隙或自然管道向周围组织和器官蔓延,或向全身扩散。如肺结核,当机体抵抗力低下时,结核分枝杆菌可沿组织间隙蔓延,使病灶扩大;亦可沿支气管播散,在肺的其他部位形成新的结核病灶。

2. 淋巴道播散　病原微生物经组织间隙侵入淋巴管,引起淋巴管炎,进而随淋巴液进入局部淋巴结,引起局部淋巴结炎。如上肢感染引起腋窝淋巴结炎,下肢感染引起腹股沟淋巴结炎。淋巴道的这些变化有时可限制感染的扩散,但感染严重时,病原体可通过淋巴入血,引起血道播散。

3. 血道播散　炎症灶内的病原微生物侵入血液循环或其毒素被吸收入血,可引起菌血症、毒血症、败血症和脓毒败血症等。

三、抗炎治疗的病理生理学基础

(一) 及时清除病因,避免持久反复的刺激

对已经发生的炎症,应尽快寻找并清除病因,及时终止损伤反应。对反复发生的炎症,应尽量避免感染和损伤因素。

（二）改变生活方式，减少与损伤因子的长期接触

通过改变生活方式，尽量减少机体与损伤因子的长期接触是防御慢性炎症及慢性疾病的有效措施。

（三）抑制炎症介质生成和释放

非甾体抗炎药（non-steroidalanti-inflammatory drugs，NSAID）是一类不含有甾体结构的抗炎药，自阿司匹林于1898年首次合成后，已有百余种上千个品牌上市，通过抑制前列腺素的合成，抑制COX，抑制NF-κB、AP-1，抑制白细胞的聚集，减少缓激肽的形成，抑制血小板的凝集等作用发挥抗炎作用。

甾体类抗炎药，即糖皮质激素（GCs）类药物，氢化可的松、可的松以及地塞米松为代表，有快速、强大而非特异性的抗炎作用，对各种炎症均有效。但须注意，GCs在抑制炎症、减轻症状的同时，也降低了机体的防御功能，正确合理使用GCs的同时，必须应用足量有效的抗菌药物，以防炎症扩散和原有病情恶化。

拮抗炎症介质的方法有抑制炎症介质的释放，阻断或削弱炎症介质的作用，减弱或减缓炎症介质的靶效应。目前有单克隆抗体、特异性受体拮抗剂、可溶性受体等，TNF-α单抗已用于类风湿关节炎、克罗恩病的治疗；可溶性TNF-α已试用于类风湿关节炎的治疗；特异性IL-1受体拮抗剂对感染性休克等治疗有一定疗效。

（四）干扰或阻断炎症介质生成的信号通路

近年来研究表明，阻断单一炎症因子的治疗效果比较有限，NF-κB成为研究的热点，NF-κB进入细胞核，激活编码白介素、干扰素、黏附分子等多种基因的转录，是多种信号转导途径的汇聚点。因此阻断在许多因子转录过程中起关键作用的NF-κB，成为治疗靶点。一些新研发的抗炎药物主要是NF-κB、MAPK等信号途径的小分子抑制剂，对控制风湿性和类风湿性关节炎的症状疗效肯定。

目前，人们对炎症发生机制的研究方兴未艾，新型抗炎药物研发是一个快速发展的领域，已成为众多学者倾力探索的热点。从炎症发病机制的病理生理基础出发，寻找新的抗炎药物作用靶点将具有十分重要的意义。

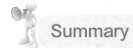

Summary

Inflammation, the body's self-defense response to inflammatory factors, is a common pathological process including alteration of local tissues, exudation of fluid and cellular elements from blood vessels and local proliferation of tissue cells, which involves the participation of multiple cells and substances. The inflammatory mediators are divided into pro- and anti-inflammatory mediators according to their functions, and are divided into cell- and plasma- derived inflammatory mediators according to their sources. The inflammation response is composed of four parts including initiators, sensors, mediators and target tissues. After the activation of inflammatory cells, the inflammatory response is induced by the recognition of pathogen-associated molecular patterns and damage-associated molecular patterns. The primary local manifestations of inflammation are redness, swelling, heat, pain and loss of function to the affected area. Inflammation can be primarily divided into two groups: acute and chronic inflammation. The acute inflammation is the basic defense mechanisms of the body against inflammatory factors. However, the chronic inflammation will occur because of the persistence of inflammatory factors and/or the disfunction of the anti-inflammatory response system of the body. The persistent chronic inflammation may account for many diseases such as Alzheimer's disease, atherosclerosis and cancer. In general, inflammation is beneficial to the body, but in sone cases, it is harmful or potentially harmful. So, inflammation is a "double-edged sword" to the body.

（钱睿哲）

思考题

1. 炎症介质的主要类型有哪些，其主要的功能是什么？
2. 以一种疾病为例说明其与炎症的关系。
3. 为何说炎症是"双刃剑"？

第十一章

缺 氧

人和动物的生命活动离不开氧。成人在静息状态下,每分钟耗氧约250ml。但人体内氧储量极少,必须依靠外界环境氧的供应和通过呼吸、血液、循环不断地完成氧的摄取和运输,以保证细胞生物氧化的需要。人的呼吸、心跳一旦停止,数分钟内就可能死于缺氧。氧的获得和利用是个复杂的过程。组织供氧不足或用氧障碍均可导致机体产生相应的功能、代谢和形态改变,这一病理过程称为缺氧(hypoxia)。缺氧不仅是许多疾病共有的一个基本病理过程,也是临床上导致患者死亡的重要原因,同时也是在高原、航天航空、坑道和密闭环境中常见的现象。

第一节　常用的血氧指标及其意义

• 缺氧的本质是组织氧供不足或利用障碍。
• 临床上可依据血氧分压、血氧含量、血氧容量和血氧饱和度等血氧指标的变化来判断组织氧的供应和利用状况。

一、血氧分压

血氧分压(partial pressure of oxygen,PO_2)是指物理溶解于血液中的氧所产生的张力,又称血氧张力(oxygen tension)。血液中物理溶解的氧越多,血氧分压越高,反之亦然。动脉血氧分压(PaO_2)的高低主要取决于吸入气体的氧分压和外呼吸的功能状态,正常时约为100mmHg。静脉血氧分压(PvO_2)可反映内呼吸状态,正常约为40mmHg。

二、血氧容量

血氧容量(oxygen binding capacity,CO_2max)是指100ml血液中的血红蛋白(hemoglobin,Hb)完全氧合后的最大携氧量,取决于血液中Hb的量及其与O_2结合的能力。在氧分压为150mmHg,二氧化碳分压为40mmHg,温度为38℃的条件下,Hb可完全氧合,此时,每克Hb可结合1.34ml氧。正常成人Hb为15g/dl,血氧容量$=1.34(ml/g)×15(g/dl)=20ml/dl$。

三、血氧含量

血氧含量(oxygen content,CO_2)是指100ml血液中实际含有的氧量,包括物理溶解的和与Hb结合的氧量。因正常时血液中物理溶解的氧量仅为0.3ml/dl,常可忽略不计。血氧含量主要取决于血氧分压和血氧容量。正常动脉血氧含量(CaO_2)约为19ml/dl,静脉血氧含量(CvO_2)约为14ml/dl,动-静脉血氧含量差($Ca-vO_2$)约为5ml/dl,后者可反映组织从单位容积血液内摄取氧的多少。

四、血氧饱和度

血氧饱和度(oxygen saturation,SO_2)是指Hb结合氧的百分数,约等于血氧含量/血氧容量。正常动脉血氧饱和度(SaO_2)为95%~98%,静脉血氧饱和度(SvO_2)为70%~75%。SO_2主要取决于PO_2。PO_2与SO_2之间的关系曲线呈S形,称为氧解离曲线(oxygen dissociation curve)(图11-1)。除了与

PO_2有关外,SO_2还受血液 pH、温度、CO_2分压,以及红细胞内 2,3-二磷酸甘油酸(2,3-diphosphoglyceric acid,2,3-DPG)变化的影响。血液 pH 下降、温度升高、CO_2分压升高或红细胞内 2,3-DPG 增多时,血红蛋白与氧的亲和力降低,氧解离曲线右移;反之,血红蛋白与氧的亲和力增加,氧解离曲线左移。

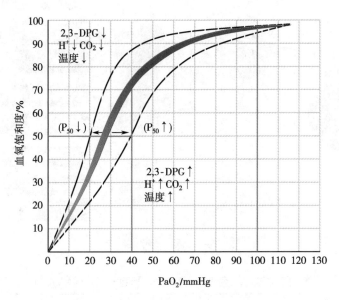

图 11-1　血红蛋白的氧解离曲线及其影响因素

P_{50}表示血氧饱和度为 50% 时的血氧分压,反映 Hb 与氧的亲和力。P_{50}正常为 26~27mmHg。引起氧解离曲线左移的因素可使 P_{50}减小,表明 Hb 与氧的亲和力增加,反之亦然。

第二节　缺氧的类型、原因和发病机制

· 吸入气氧分压降低、外呼吸功能障碍以及静脉血分流入动脉可引起低张性缺氧,通常会有发绀,其血氧变化特点为血氧分压、血氧含量、血氧饱和度和动 - 静脉血氧含量差降低。

· 血红蛋白的数量减少和质量发生改变可引起血液性缺氧,可出现血氧含量、血氧饱和度和动 - 静脉血氧含量差降低等血氧变化特点。

· 全身(心衰和休克等)和局部(血栓等)循环障碍可引起循环性缺氧,其血氧变化特点为动静脉血氧含量差增大。

· 线粒体功能受抑制、呼吸酶合成减少和线粒体的损伤等可引起组织、细胞对氧的利用障碍,出现组织性缺氧,其血氧变化特点为动 - 静脉血氧含量差降低。

根据缺氧发生的原因和血氧变化特点,可以将缺氧分为低张性缺氧、血液性缺氧、循环性缺氧和组织性缺氧四种类型(图 11-2)。

一、低张性缺氧

低张性缺氧(hypotonic hypoxia)的主要特征是动脉血氧分压降低,动脉血氧含量降低,又称乏氧性缺氧(hypoxic hypoxia)。

（一）原因和发病机制

1. 吸入气氧分压过低　多发生于海拔 2 500m 以上的高原、高空,或通风不良的坑道、矿井。在高原,海拔越高,大气压越低,吸入气氧分压越低,肺泡气氧分压和动脉血氧分压也越低,缺氧越严重(表 11-1)。

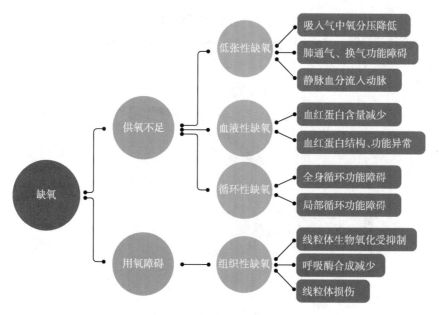

图 11-2　缺氧的原因分类

表 11-1　不同海拔高度的大气压、吸入气与肺泡气氧分压和动脉血氧饱和度

海拔高度 /m	大气压 /mmHg	吸入气氧分压 /mmHg	肺泡气氧分压 /mmHg	动脉血氧饱和度 /%
0	760	159	105	95
1 000	680	140	90	94
2 000	600	125	70	92
3 000	530	110	62	90
4 000	460	98	50	85
5 000	405	85	45	75
6 000	355	74	40	70
7 000	310	65	35	60
8 000	270	56	30	50

2. 外呼吸功能障碍　肺的通气和 / 或换气功能障碍,可导致动脉血氧分压和血氧含量降低而发生缺氧,又称呼吸性缺氧(respiratory hypoxia)。常见于呼吸道狭窄或阻塞(如异物阻塞、肿瘤压迫、喉头水肿、支气管痉挛等)、胸腔疾病(如胸腔积液、积血、气胸等)、肺部疾病(如肺炎、肺水肿、肺气肿、肺纤维化等)、呼吸中枢抑制或呼吸肌麻痹等。

3. 静脉血分流入动脉　多见于某些先天性心脏病,如房间隔或室间隔缺损伴有肺动脉狭窄或肺动脉高压、法洛四联症(tetralogy of Fallot)等,由于右心的压力高于左心,出现右向左分流,静脉血掺入左心动脉血中,导致 PaO_2 降低。

(二)血氧变化特点

血氧分压在 60mmHg 以上时,氧解离曲线比较平坦,此时血氧分压的变化对血氧饱和度和血氧含量的影响不大。当 PaO_2 降至 60mmHg 以下时 SaO_2 及 CaO_2 显著减少,导致组织缺氧。血液中的氧弥散入细胞的动力,取决于血液与细胞之间的氧分压差。低张性缺氧时,血液 - 细胞间的氧分压差减小,由单位体积血液弥散给组织的氧量减少,故动 - 静脉血氧含量差一般是减小的。但在慢性缺氧时,组织利用氧的能力代偿性增强,则动 - 静脉血氧含量差也可接近正常。血氧容量一般正常,但慢性低张性缺氧者可因红细胞和 Hb 代偿性增多而使血氧容量增高。

正常毛细血管血液中脱氧血红蛋白（HHb）浓度约为 2.6g/dl。低张性缺氧时，血液中的 HHb 浓度增高。当毛细血管血液中 HHb 浓度达到或超过 5g/dl 时，皮肤和黏膜呈青紫色，称为发绀（cyanosis）。Hb 正常者，可根据发绀的程度大致估计缺氧的程度。当 Hb 过多或过少时，发绀与缺氧程度常不一致。例如重度贫血患者，Hb 可降至 5g/dl 以下，出现严重缺氧，但不会出现发绀。红细胞增多者，血中 HHb 可超过 5g/dl，出现发绀，但可无缺氧症状。

二、血液性缺氧

血液性缺氧（hemic hypoxia）的主要特征是血氧含量降低，但动脉血氧分压正常，故又称等张性缺氧（isotonic hypoxia）。

（一）原因和发病机制

1. **Hb 含量减少**　见于各种原因引起的严重贫血，血氧容量和血氧含量降低。

2. **一氧化碳中毒**　一氧化碳（CO）可与 Hb 结合形成碳氧血红蛋白（carboxyhemoglobin，HbCO）。正常情况下，红细胞崩解可产生少量 CO，血液中含有约 0.4% HbCO。CO 与 Hb 的亲和力比氧与 Hb 的亲和力高 210 倍。因此，当吸入气中含有 0.1% 的 CO 时，血液中 50% 的 Hb 与 CO 结合成为 HbCO 而失去携氧能力。CO 还可抑制红细胞糖酵解，2,3-DPG 生成减少，使氧合血红蛋白（HbO_2）中的 O_2 不易释放，氧解离曲线左移。一个 Hb 分子虽然可同时与 CO 和 O_2 结合，但因为 CO 与 Hb 分子中的一个血红素结合后，可使其余 3 个血红素与氧的亲和力增大，使结合的氧不易释放。因此，CO 中毒不仅影响 Hb 与氧结合，还影响氧的释放，容易造成组织严重缺氧。当血液中 HbCO 增至 10%~20% 时，可出现头痛、乏力、眩晕、恶心和呕吐等症状；增至 50% 时，可迅速出现痉挛、呼吸困难、昏迷，甚至死亡。

3. **高铁血红蛋白血症**　正常时，Hb 中的铁主要以二价铁的形式存在。在亚硝酸盐、过氯酸盐及磺胺衍生物等氧化剂的作用下，血红素中的二价铁可被氧化成三价铁，形成高铁血红蛋白（methemoglobin，$HbFe^{3+}OH$），导致高铁血红蛋白血症（methemoglobinemia）。$HbFe^{3+}OH$ 中的三价铁因与羟基结合牢固，失去结合氧的能力。Hb 分子中的四个二价铁中如有部分被氧化成三价铁，剩余的二价铁虽能结合氧，但不易解离。生理情况下，血液中不断形成极少量的 $HbFe^{3+}OH$，又不断被血液中的还原型烟酰胺腺嘌呤二核苷酸（reduced form of nicotinamide adenine dinucleotide，NADH）、维生素 C 和还原型谷胱甘肽等还原剂还原为二价铁，所以正常成人血液中 $HbFe^{3+}OH$ 含量不会超过 Hb 总量的 1%~2%。当 $HbFe^{3+}OH$ 含量超过 Hb 总量的 10%，就可出现缺氧表现。达到 30%~50%，则会发生严重缺氧，出现全身青紫、头痛、精神恍惚、意识不清以至昏迷。

高铁血红蛋白血症最常见于亚硝酸盐中毒，如食用大量含硝酸盐的腌菜后，硝酸盐经肠道细菌作用还原为亚硝酸盐，大量吸收入血后，使 Hb 中的二价铁氧化为三价铁，导致高铁血红蛋白血症。当血液中 $HbFe^{3+}OH$ 达到 1.5g/dl 时，皮肤、黏膜可出现青紫颜色，称为肠源性发绀（enterogenous cyanosis）。

4. **Hb 与氧的亲和力异常增高**　某些因素可增强 Hb 与氧的亲和力，氧解离曲线左移，氧不易释放。如输入大量库存血，可因库存血红细胞中 2,3-DPG 含量低，使氧解离曲线左移；输入大量碱性液体时，血液 pH 升高，可通过 Bohr 效应使 Hb 与氧的亲和力增强，氧不易释出，引起缺氧。

（二）血氧变化特点

血液性缺氧发生的关键是 Hb 的质或量发生改变。其血氧变化特点是：①由于外呼吸功能正常，PaO_2 正常。②贫血患者因 Hb 数量减少，血氧容量和血氧含量降低，但 HbO_2 与总 Hb 的比例可正常，即 SO_2 正常，此时，毛细血管床中的平均血氧分压较低，血管-组织间的氧分压差减小，氧向组织弥散的驱动力减小，使动-静脉血氧含量差减小。③CO 中毒时，血液中的部分 Hb 已与 CO 结合形成 HbCO，不能再结合 O_2，导致 HbO_2 减少，使 SO_2 降低，体内实际的血氧容量和血氧含量也降低，但由于血氧容量是在体外用氧充分氧合后测得的 Hb 最大携氧量,氧合过程可使 HbCO 解离而恢复 Hb 的携氧能力,因此在体外测定的血氧容量可正常。HbCO 的存在可使氧解离曲线左移,血氧不易释放入组织,使得动 - 静脉血氧含量差减小。④高铁血红蛋白血症,因 $HbFe^{3+}OH$ 中的三价铁不能结合氧,且会使与二价铁结合的氧不易解离,使得 HbO_2 减少,SO_2 降低,血氧容量和血氧含量降低,动 - 静脉血氧含量差减小。⑤Hb 与 O_2 亲和力异常增高,主要引起与 Hb 结合的氧不易释出,导致动 - 静脉血氧含量差小于正常,其动脉血氧容量、血氧含量和 SO_2 均可正常。

单纯贫血时,患者皮肤、黏膜呈苍白色;CO 中毒时,患者皮肤、黏膜呈樱桃红色;高铁血红蛋白血症患者,皮肤、黏膜呈棕褐色(咖啡色)或类似发绀的颜色;Hb 与 O_2 的亲和力异常增高时,皮肤、黏膜呈鲜红色。

三、循环性缺氧

循环性缺氧(circulatory hypoxia)是指因组织血流量减少引起的组织供氧不足,又称为低血流性缺氧或低动力性缺氧(hypokinetic hypoxia)。因动脉血灌流不足引起的缺氧称为缺血性缺氧(ischemic hypoxia),因静脉血回流障碍引起的缺氧称为淤血性缺氧(congestive hypoxia)。

(一)原因和发病机制

1. 全身性循环障碍　见于心力衰竭和休克等。全身性循环障碍易导致酸性代谢产物蓄积,发生酸中毒,使心肌收缩力进一步减弱,心排出量降低,加重循环性缺氧,形成恶性循环。患者可死于因心、脑、肾等重要器官严重缺氧而发生的功能衰竭。

2. 局部性循环障碍　见于动脉硬化、血栓形成、血管炎、血管痉挛或受压等。因血管阻塞或受压,引起局部组织缺血性或淤血性缺氧。

(二)血氧变化特点

循环性缺氧时,动脉血氧分压、血氧容量、血氧含量和血氧饱和度均正常。由于血流缓慢,血液通过毛细血管的时间延长,单位时间内流过毛细血管的血量是减少的,故单位时间内弥散到组织、细胞的氧量也减少。但由于血流缓慢,组织、细胞从单位血液中摄取的氧量相对较多,同时,由于血流淤滞,二氧化碳含量增加,氧解离曲线右移,氧释放增多,致使动 - 静脉血氧含量差增大。

缺血性缺氧时,皮肤黏膜苍白。淤血性缺氧时,组织从血液中摄取的氧量增多,毛细血管中 HHb 含量增加,易出现发绀。

四、组织性缺氧

组织性缺氧(histogenous hypoxia)的特点是组织、细胞对氧的利用障碍,故又称氧利用障碍性缺氧(dysoxidative hypoxia)。

(一)原因和发病机制

1. 线粒体功能受抑制　线粒体是细胞氧化磷酸化生成 ATP 的主要场所,线粒体中的细胞色素分子通过可逆性氧化还原反应进行电子传递,是氧化磷酸化的关键步骤。任何影响线粒体氧化磷酸化过程的因素都可引起组织性缺氧(图 11-3)。如氰化物(CN^-)中毒时,CN^- 与细胞色素 aa_3 铁原子中的配位键结合,形成氰化高铁细胞色素 aa_3,使之不能被还原,失去传递电子的功能,呼吸链中断,氧化磷酸化受阻,氧利用障碍。

2. 线粒体呼吸酶合成减少　维生素 B_1、维生素 B_2(核黄素)、FAD(核黄素腺嘌呤二核苷酸)和维生素 PP(烟酰胺)等是许多氧化还原酶的辅酶,严重缺乏时呼吸酶合成减少,可影响氧化磷酸化过程,氧利用障碍。

3. 线粒体损伤　高温、大剂量放射线辐射和细菌毒素等可损伤线粒体结构,引起线粒体功能障碍,氧利用障碍。

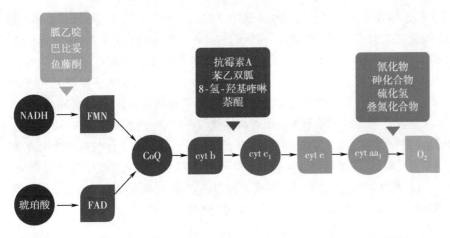

图 11-3 多种毒性物质影响线粒体电子传递或氧化磷酸化引起组织性缺氧

NADH,还原型烟酰胺腺嘌呤二核苷酸;FMN,黄素单核苷酸还原酶;FAD,黄素腺嘌呤二核苷酸;CoQ,泛醌;
cyt b,细胞色素 b;cyt c_1,细胞色素 c_1;cyt c,细胞色素 c;cyt aa_1,细胞色素 aa_1。

(二) 血氧特点变化

组织性缺氧时,由于氧供应正常,动脉血氧分压、血氧含量、血氧容量和血氧饱和度均正常。由于组织利用氧障碍,静脉血的血氧分压、血氧含量和血氧饱和度都高于正常,动 - 静脉血氧含量差降低,皮肤黏膜常呈鲜红色或玫瑰红色。

虽然可将缺氧分为上述四种类型,但临床常见的缺氧多为两种或多种缺氧混合存在。如失血性休克患者,既有循环性缺氧,又可因大量失血加上复苏过程中大量输液使血液过度稀释,引起血液性缺氧,若并发肺功能障碍,则又可出现低张性缺氧。引起各种类型缺氧的血氧变化特点见表 11-2。

表 11-2 各型缺氧的原因和血氧变化特点

缺氧类型	动脉血氧分压 (PaO_2)	动脉血氧含量 (CaO_2)	动脉血氧容量 (CaO_{2max})	动脉血氧饱和度 (SaO_2)	动 - 静脉血氧含量差 ($Ca\text{-}vO_2$)
低张性缺氧	↓	↓	N 或↑	↓	N 或↓
血液性缺氧	N	N 或↓	N 或↓	N 或↓	↓
循环性缺氧	N	N	N	N	↑
组织性缺氧	N	N	N	N	↓

注:↓,降低;↑,升高;N,不变。

第三节 缺氧时机体的功能与代谢变化

- 缺氧时肺通气量会增加,是急性缺氧时的主要代偿方式。但严重的缺氧会直接抑制呼吸中枢,引起中枢性呼吸衰竭。
- 缺氧时机体通过增快心率,增强心肌收缩力和回心血量来增加心排出量,同时也会通过调节血压和血流重分布以及改善通气血流比来代偿,但长期缺氧可导致心脏结构和功能异常。
- 红细胞和血红蛋白增多是缺氧时血液系统的主要代偿方式,但红细胞过度增多,则会增加血流阻力,加重心脏负担。
- 神经系统对氧的依赖程度高,极易发生功能障碍。
- 缺氧时可出现毛细血管增生,细胞对氧的摄取、储存和利用能力会增强,细胞还会增强糖酵解、降低细胞代谢来减少氧耗。

缺氧可引起机体各系统、器官、组织和细胞广泛的功能和代谢改变。缺氧对机体的影响,取决于缺氧的原因、缺氧发生的速度、程度、部位、持续的时间以及机体的耐受能力,而影响机体缺氧耐受能力的因素主要有年龄、机体的功能代谢状态等,并且具有个体和群体差异。如 CO 中毒者,当半数 Hb 与 CO 结合失去携氧能力时,即可危及生命。而贫血患者,即使 Hb 减少一半,患者仍可正常生活。这是因为前者发生速度快,机体代偿功能未能充分发挥,后者通常发生慢,机体可通过代偿作用,增加组织、细胞氧的供应和利用。轻度缺氧主要引起机体代偿性反应,严重缺氧而机体代偿不全时,可导致组织细胞代谢障碍和各器官系统功能紊乱,甚至引起死亡。缺氧时机体的机能代谢改变既有代偿性反应,也有损伤性反应,很多时候二者的本质是相同的,其区别仅仅在于反应程度的不同。例如,平原人进入高原后红细胞生成增多,提高了血液携氧能力,是一种代偿性反应。但如果红细胞过度增多则可使血液黏滞度增大、微循环障碍,反而加重组织细胞缺氧。各种类型缺氧所引起的变化既有相似之处,又各有特点。以下主要以低张性缺氧为例说明缺氧对机体的影响。

一、呼吸系统的变化

(一)肺通气量增加

动脉血氧分压降低时呼吸加深加快,肺通气量增加,称为低氧通气反应(hypoxic ventilation reaction,HVR),是机体对急性缺氧最重要的代偿反应,其意义在于:①呼吸深快可增大呼吸面积,促进氧弥散,提高 PaO_2 和 SaO_2;②呼吸深快,使肺通气量增加,更多新鲜空气进入肺泡,可使肺泡气氧分压升高,二氧化碳分压降低;③呼吸深快时胸廓活动幅度增大,胸腔负压增加,促进静脉回流,回心血量增多。低氧通气反应使肺通气量增加、肺泡膜面积增大、肺血流量和心排出量增加,有利于氧的摄取和运输。低氧通气反应是人类生来具有的特性,个体间有显著差异,可能与机体对于低氧环境的习服适应能力有关。

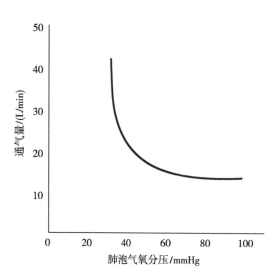

图 11-4　肺泡气氧分压与通气量之间的关系

低氧通气反应与缺氧程度和持续时间有关。肺泡气氧分压越低,肺通气量越大(图 11-4)。当肺泡气氧分压维持在 60mmHg 以上时,肺通气量变化不明显。当肺泡气氧分压低于 60mmHg 时,肺通气量随肺泡气氧分压降低而显著增加。平原人进入高原后,肺通气量立即增加(在到达 4 000m 高原时,通气量可比在海平面时约高 65%),随后逐渐增强,4~7d 后达到高峰。久居高原后,肺通气量逐渐回降,仅较平原高 15% 左右。急性缺氧的通气反应是由于动脉血氧分压降低,刺激颈动脉体和主动脉体化学感受器反射性兴奋呼吸中枢所致。但此时因过度通气可导致低碳酸血症,脑脊液中 CO_2 可迅速通过血脑屏障进入血液,而 HCO_3^- 难以通过血脑屏障,致使脑脊液 pH 明显增高,抑制中枢化学感受器,部分抵消了缺氧对外周化学感受器的刺激作用,限制了肺通气量的进一步增加。数日后,在肾脏的代偿下,肾小管泌氢泌氨减少,HCO_3^- 重吸收减少、排出增多,脑组织 pH 逐渐恢复,消除了 pH 升高对中枢化学感受器的抑制作用,此时外周化学感受器兴奋的作用得以充分发挥,肺通气量进一步增大。

在高原停留一段时间后或久居高原的人,肺通气量回降,可能与长期低氧使外周化学感受器对低氧的敏感性降低,HVR 减弱有关。据观察,慢性阻塞性肺疾病患者的颈动脉体较正常人大一倍以上。低张性缺氧引起颈动脉体增大,其中以 I 型细胞增多为主,因 I 型细胞嗜铬体中含有儿茶酚胺类神经介质,其增多可能具有代偿意义。但长期缺氧后,增大的颈动脉体 I 型细胞嗜铬体中心缩小、晕轮加宽,甚至为空泡所取代,这可能与颈动脉体对氧敏感性降低有关。长期缺氧时肺通气反应减弱,也是一种慢性适应性反应。因为肺通气增加时,呼吸肌的耗氧也增加,可能加剧机体氧的供求矛盾,故长期呼吸运动增强显然对机体是不利的。此外,慢性缺氧时,机体可通过增强组织、细胞对氧的利用能力,对呼吸代偿的依赖性减弱。血液性缺氧、循环性缺氧和组织性缺氧时,由于动脉血氧分压正常,呼吸可不显著增强,但如累及肺的呼吸功能,可并发低张性缺氧,使呼吸加快。

(二) 中枢性呼吸衰竭

严重的急性缺氧可直接抑制呼吸中枢,出现周期性呼吸,呼吸减弱甚至呼吸停止。当 $PaO_2<30mmHg$ 时,缺氧对呼吸中枢的直接抑制作用超过 PaO_2 降低对外周化学感受器的兴奋作用,即可发生中枢性呼吸衰竭。周期性呼吸主要有潮式呼吸和间停呼吸两种类型。潮式呼吸又称陈 - 施呼吸(Cheyne-Stokes respiration),其特点是呼吸逐渐增强、增快,再逐渐减弱、减慢与呼吸暂停交替出现;间停呼吸又称比奥呼吸(Biot respiration),其特点是在一次或多次强呼吸后继以长时间呼吸停止之后再次出现数次强的呼吸。

二、循环系统的变化

(一) 心脏功能和结构变化

1. 心排出量　动物和人体观察均发现,在进入高原的初期,心排出量可显著增加,久居高原后,心排出量逐渐回降。急性轻、中度缺氧引起心排出量增加,可使组织供血得以改善,是对缺氧有效的代偿。其机制主要有:①心率增快:动脉血氧分压降低,兴奋颈动脉体和主动脉体化学感受器,以及呼吸运动增强,刺激肺牵张感受器,反射性兴奋交感神经,引起心率加快。②心肌收缩力增强:交感神经兴奋,作用于心脏 β- 肾上腺素能受体,使心肌收缩力增强。③回心血量增多:呼吸运动增强使胸腔负压增大,回心血量增加。

严重缺氧可引起心率减慢、心肌收缩和舒张功能障碍,使心排出量降低,甚至出现心力衰竭。心率减慢与缺氧抑制心血管运动中枢有关。心肌舒缩功能障碍主要是由于心肌 ATP 生成减少,能量供应不足,同时引起心肌细胞膜和肌质网 Ca^{2+} 转运功能障碍,导致心肌 Ca^{2+} 转运和分布异常。极严重的缺氧可引起心肌变性、坏死,导致心肌舒缩功能障碍。

2. 心律　严重缺氧可引起窦性心动过缓、传导阻滞、期前收缩,甚至心室纤颤,其机制在于缺氧影响心肌的兴奋性、自律性和传导性。①缺氧既可影响心肌自律细胞功能的稳定性,又可增加异常的自律性活动;②缺氧可降低动作电位 0 期除极速度和动作电位振幅,降低膜反应性和膜电位水平,缩短 2 期、3 期持续时间,导致传导阻滞,引起各种传导异常;③缺氧可使部分心肌复极化不一致,引起复极过程中心肌细胞间的电位差,从而引起心律失常。

3. 心脏结构　久居高原、慢性阻塞性肺疾病患者和伴有肺动脉狭窄或肺动脉高压的先天性心脏病患者,由于持久的肺动脉压升高,可使右心室负荷加重,右心室肥大,严重时可发生心力衰竭。

(二) 血压的变化

近年研究表明,阻塞性睡眠呼吸暂停低通气综合征(obstructive sleep apnea hypopnea syndrome, OSAHS)与高血压关系密切,其反复出现的低氧血症是高血压发生发展的重要危险因素。动物实验证实,反复间断缺氧引起的血压升高与交感 - 肾上腺素系统、肾素 - 血管紧张素系统活性增高有关。平原人进入 3 000m 以上高原初期,多出现血压轻度上升,以舒张压上升为主,血压升高与心排出量增加、交感神经兴奋、肾素 - 血管紧张素系统激活引起的外周阻力增加有关。在高原居留一定时间后,随着人体对低氧环境习服机制的建立,多数人血压可恢复正常。但有部分人的血压会持续性升高;部分人血压会持续性降低,这可能与交感神经的兴奋性降低引起血管扩张有关;另有部分人表现为收缩压无明显改变,而舒张压相对较高,脉压小于 20mmHg。虽然他们的表现有所不同,但这些血压异常的人回到平原后,其血压多数可恢复到正常水平。

（三）血流重新分布

器官血流量取决于血液灌注的压力（即动 - 静脉压）和器官血流阻力。后者主要取决于开放的血管数目和血管开放程度。缺氧时，一方面交感神经兴奋，儿茶酚胺分泌增多可引起血管收缩；另一方面组织因缺氧产生乳酸、腺苷、PGI_2 等代谢产物，可使缺氧组织的血管扩张。这两种作用的平衡关系决定该器官的血管是收缩还是扩张，以及血流量是减少还是增多。皮肤和腹腔器官的血管 α- 受体密度高，对儿茶酚胺敏感。急性缺氧时，交感神经兴奋，这些部位的血管收缩，血流量减少。而缺氧时，心和脑组织的血管扩张，血流增多。例如，到达 3 000m 高原 12h 后，脑血流量可增加 33%。其原因是：①缺氧时心和脑组织产生大量乳酸、腺苷、PGI_2 等扩血管物质；②缺氧时心、脑血管平滑肌细胞膜的 K_{Ca} 和 K_{ATP} 开放，钾外流增加，细胞膜超极化，Ca^{2+} 进入细胞内减少，血管舒张。缺氧时血液的这种重新分布有利于保证重要生命器官氧的供应，具有重要的代偿意义。但如果反应过于强烈，则可产生不利的影响。例如，平原人进入高原后，脑血流量增多，有利于保证脑的血液供应；但如果脑血流量增加过多，超过脑室和脊髓腔的缓冲能力，则可引起颅内压显著增高，成为剧烈头痛等高原反应症状发生的重要机制；如果胃肠道血管收缩、血流减少过多，则可影响胃肠道功能，引起食欲减退、腹胀、腹泻等。

（四）肺循环的变化

肺循环的主要功能是使血液充分氧合。正常肺循环的特点是：①流量大，相当于体循环的血流量；②压力低，静息时的肺动脉平均压仅为体循环压的 1/6；③阻力低，约为体循环的 1/10~1/5；④容量大，肺循环血容量约为 450ml，约占全身血量的 9%。缺氧可引起肺血管收缩和肺血管结构改建，导致肺动脉压升高。当缺氧引起平均肺动脉压超过 20mmHg 时，即可导致缺氧性肺动脉高压（hypoxic pulmonary hypertension，HPH）。

1. 缺氧性肺血管收缩　肺泡气氧分压及动脉血氧分压降低都可引起肺小动脉收缩，称为缺氧性肺血管收缩（hypoxic pulmonary vasoconstriction，HPV），是肺循环独有的生理现象。缺氧性肺血管收缩有利于维持缺氧肺泡的通气与血流比例，使流经这部分肺泡的血液仍能较充分的氧合，同时也可增加肺尖部的血流，使肺尖部的肺泡通气能得到更充分的利用，有助于维持较高的 PaO_2，因而具有一定的代偿意义。但强烈的肺血管收缩可使肺动脉压急剧升高，是高原肺水肿发生的重要机制。缺氧性肺血管收缩与 Ca^{2+} 内流增多有关，是离子通道失衡、氧化应激、交感神经兴奋以及血管活性物质分泌失衡等多因素综合作用的结果。

2. 肺血管结构改建　慢性缺氧引起肺血管结构改建（remodeling），表现为肺血管壁增厚，管腔狭窄，血管硬化，反应性降低，肺血管阻力持续增高，形成稳定的肺动脉高压。慢性缺氧引起肺血管结构改建主要表现为，直径 100μm~1mm 的小动脉中层环形平滑肌增厚，小动脉和细动脉内层出现纵行平滑肌。小动脉中层平滑肌正常时占血管直径的 2%~3%，慢性缺氧时可增至 10% 左右，并使原来没有平滑肌的肺血管中层出现平滑肌。此外，可见肺血管壁中成纤维细胞肥大、增生，血管壁中胶原和弹性纤维沉积。

缺氧肺动脉高压的发生涉及肺血管收缩和结构改建两方面。其发生机制复杂，参与此反应的细胞主要有成纤维细胞、肺血管内皮细胞和平滑肌细胞，其他如免疫细胞也在其中发挥重要作用。如图 11-5 所示，缺氧可以促进内皮细胞等多种细胞释放细胞因子和血管活性物质，在引起血管收缩的同时，也参与介导血管平滑肌细胞、成纤维细胞增殖以及细胞外基质产生，共同促进肺血管结构改建。缺氧时，$[Ca^{2+}]_i$ 增高、RhoA/ROCK 激活、活性氧（reactive oxygen species，ROS）水平升高，通过多种途径，增强肺血管平滑肌细胞收缩和增殖。另外，RhoA 与缺氧诱导因子 -1（hypoxia inducible factor-1，HIF-1）一起，调控多种增殖相关基因表达，促进血管平滑肌细胞增殖。肺血管持续收缩，也可通过细胞骨架应力变化等途径促进细胞增殖。尽管对缺氧时血管平滑肌细胞收缩与增殖的机制进行了深入探讨，但许多具体环节尚需进一步研究。

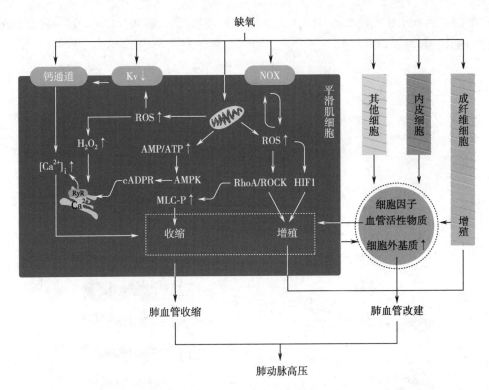

图 11-5　缺氧性肺动脉高压的发生机制

Kv,电压依赖性钾通道;NOX:,NADPH 氧化酶;AMP/ATP,腺苷一磷酸 / 腺苷三磷酸;cADPR,环二磷酸腺苷核糖;AMPK,AMP 活化蛋白激酶;MLC-P,磷酸化肌球蛋白轻链。

三、血液系统的变化

(一) 红细胞和血红蛋白增多

急性缺氧时,交感神经兴奋,脾脏等储血器官收缩,将储存的血液释放入体循环,可使循环血中的红细胞数目增多。慢性缺氧时红细胞增多主要是由骨髓造血增强所致。当低氧血流经肾时,能刺激肾小管旁间质细胞,使之生成并释放促红细胞生成素(erythropoietin,EPO)。EPO 能促进骨髓内原始红细胞增殖、分化和成熟,增加红细胞的数量和 Hb 含量。适度的红细胞和 Hb 增多可增加血液携氧能力和组织供氧量,具有重要的代偿意义。但如果红细胞过度增多,则可使血液黏滞度和血流阻力显著增加,以致血流减慢、微循环障碍,甚至导致微血栓形成,并加重心脏负担。

(二) 红细胞内 2,3-DPG 增多,红细胞释氧能力增强

平原人进入高原后,红细胞中的 2,3- 二磷酸甘油酸(2,3-DPG)迅速增加,返回平原后恢复。2,3-DPG 可结合于 HHb 分子的中央孔穴内,稳定 HHb 的空间构型,降低 HHb 与氧的亲和力,使氧解离曲线右移。其对机体的影响取决于 PaO_2 的变化程度。PaO_2 在 60mmHg 以上时,氧解离曲线处于平坦段,此时曲线右移,有利于血液内的氧向组织释放,具有代偿意义;若 PaO_2 低于 60mmHg,处于氧解离曲线陡直部分,氧解离曲线右移则会使血液在肺部结合的氧减少,无代偿意义。

2,3-DPG 是由红细胞内糖酵解支路产生,受二磷酸甘油酸变位酶(diphosphoglycerate mutase,DPGM)催化合成,受二磷酸甘油酸磷酸酶(diphosphoglycerate phosphatase,DPGP)催化分解。缺氧时红细胞中 2,3-DPG 含量增高的主要机制是(图 11-6):①合成增加:低张性缺氧时 HbO_2 减少,HHb 增多。HbO_2 的中央孔穴小不能结合 2,3-DPG,而 HHb 的中央空穴大,且空穴周围带有许多正电荷集团,可结合带有负电荷的 2,3-DPG(图 11-7);HHb 增多时,红细胞内游离 2,3-DPG 减少,使 2,3-DPG 对磷酸果糖激酶和 DPGM 的抑制作用减弱,从而使糖酵解增强,2,3-DPG 合成增加;低张性缺氧时出现的代偿性过度通气所致呼吸性碱中毒,以及由于 HHb 稍偏碱性,致使 pH 增高,通过激

活磷酸果糖激酶和 DPGM 使糖酵解增强,2,3-DPG 合成增加;②分解减少:pH 增高可抑制 DPGP 活性,使 2,3-DPG 分解减少。

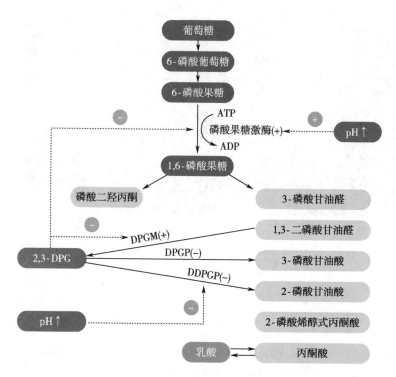

图 11-6　缺氧时红细胞 2,3-DPG 增多的机制

DPGM,二磷酸甘油酸变位酶;DPGP,二磷酸甘油酸磷酸酶;＋,pH 增高时促进反应;－,pH 增高时抑制反应。

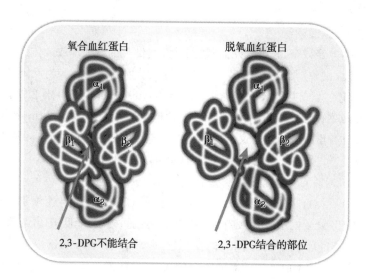

图 11-7　2,3-DPG 与 HHb 结合的空穴示意图

四、神经系统的变化

脑组织耗氧量大,对缺氧极为敏感,大脑完全缺氧 6~8s 即可出现意识丧失。不同部位神经元对缺氧的敏感程度不一,从大脑皮质、小脑、脑干、脊髓到外周神经节,即从高级中枢依次往下,神经元对缺氧的耐受性依次增强。

急性缺氧可引起头痛、头晕、思维能力减退、情绪激动及动作不协调等。慢性缺氧时主要表现为中枢神经系统功能紊乱和大脑皮质神经活动失调引起的神经精神症状,如类神经衰弱综合征、自主神经功能紊乱、抑郁、焦虑、认知功能降低等。严重急性缺氧时,可在短时间内出现视觉减弱,意识丧失,惊厥,昏迷甚至死亡。

缺氧时中枢神经系统功能障碍的主要机制为:①脑细胞线粒体结构和功能受损,能量代谢障碍,ATP 合成减少;②酸碱平衡紊乱:低氧通气反应可导致呼吸性碱中毒,由于 $PaCO_2$ 降低,CO_2 对呼吸中枢的刺激作用减弱,造成睡眠时的周期性呼吸和呼吸暂停,进一步加重缺氧。糖酵解增强可发生代谢性酸中毒;③神经递质失调,如乙酰胆碱合成减少,多巴胺重摄取减少等;④脑水肿:缺氧和酸中毒损伤脑血管内皮细胞,使血管壁通透性增高,血管内液体渗出,引起脑间质水肿。缺氧时,脑细胞能量生成减少,细胞膜钠泵功能障碍,导致细胞内钠水潴留,脑细胞水肿。脑细胞水肿、间质水肿、血管内皮细胞肿胀和颅内出血使颅内压升高,进一步加重缺氧和脑水肿,形成恶性循环。

五、组织、细胞的变化

缺氧时组织、细胞可出现一系列机能、代谢和结构改变。这也是缺氧时器官功能与代谢改变的基础。细胞对缺氧的反应过程包括氧感知、缺氧信号传递、缺氧相关基因表达等,最终表现为组织、细胞代谢、功能及形态结构变化。其中有的起代偿作用,有的是损害性改变。

(一) 代偿适应性变化

机体所有细胞均能感知氧分压变化,并做出相应的反应。细胞对氧分压变化的感知是通过氧感受器(oxygen sensor)实现的。有关氧感受器的本质至今未完全阐明,目前认为具有氧感受器功能的物质包括某些含血红素的蛋白、NADPH 氧化酶、氧敏感的钾离子通道、ROS 和脯氨酸羟化酶等。不同细胞对氧分压变化的敏感程度不同,感知氧的机制也不相同。

HIF-1 是介导缺氧基因表达调控中最重要的转录因子之一,由 HIF-1α 和 HIF-1β 两个亚基组成。常氧时,脯氨酸 -4- 羟化酶(prolyl-4-hydroxylase,PHD)可使 HIF-1α 的第 402 和 564 位脯氨酸羟化,并在肿瘤抑制蛋白 pVHL(von Hippel-lindau tumor suppressor protein)作用下,介导羟化修饰后的 HIF-1α 经泛素化途径降解。另外,天冬酰胺羟化酶可使 HIF-1α 的 803 位天冬酰胺羟化,并抑制 HIF-1α 的转录活性。缺氧时,脯氨酸 -4- 羟化酶和天冬酰胺羟化酶的羟化作用减弱,HIF-1α 降解减少。HIF-1α 进入细胞核与 HIF-1β 形成二聚体,成为有活性的转录因子,特异性与靶基因上的缺氧反应元件(hypoxia reaction element,HRE)结合,并在多种辅助因子的协助下,增强多种氧反应相关基因表达。目前发现的 HIF-1 靶基因已有近百种,如 EPO、VEGF、磷酸果糖激酶 -L、乳酸脱氢酶 A、葡萄糖激酶等。这些基因表达产物可通过增强血管新生、红细胞生成、糖酵解、葡萄糖转运等,促进细胞对缺氧的适应性反应(图 11-8)。

轻、中度缺氧,组织、细胞产生代偿适应性变化,表现在增加氧供应,提高氧摄取、储存和利用能力,以及节约用氧等方面。组织、细胞对缺氧的代偿适应性变化是机体对缺氧整体适应的基础。

1. 组织毛细血管增生　慢性缺氧可引起组织中毛细血管增生,尤其是心脏和脑的毛细血管增生更为显著。毛细血管密度增加可缩短血管向细胞弥散的距离,扩大血氧弥散范围,增加组织细胞供氧量,具有代偿意义。缺氧引起毛细血管增生可能与 HIF-1 量增多,促进 VEGF 基因表达和蛋白质合成有关,后者具有较强的促毛细血管生成作用。此外,缺氧时 ATP 生成减少,腺苷增多,也可刺激血管生成。

2. 细胞对氧的摄取和储存能力增强　细胞中存在多种携氧蛋白(oxygen carrying protein),如肌红蛋白(myoglobin,Mb)、脑红蛋白(neuroglobin,NGB)和胞红蛋白(cytoglobin,CGB)等。携氧蛋白在慢性缺氧时含量增多,且与氧的亲和力均高于 Hb,可有效增强细胞对氧的摄取、储存能力,并直接介导氧向线粒体的传递,有助于提高细胞对缺氧的耐受能力。其中,Mb 广泛存在于肌细胞中,它与氧结合的 P_{50} 为 1mmHg,而 Hb 的 P_{50} 约为 26mmHg。当 PO_2 为 10mmHg 时,Hb 的氧饱和度约为 10%,而 Mb 的氧饱和度可达 70%(图 11-9)。

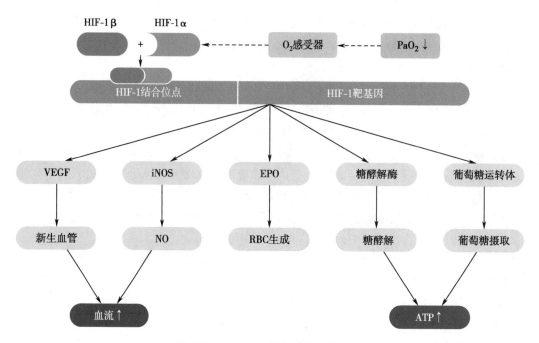

图 11-8   HIF-1 调控的缺氧代偿反应

VEGF,血管内皮生长因子;iNOS,诱导型一氧化氮合酶;EPO,促红细胞生成素;NO,一氧化氮;RBC,红细胞;ATP,腺苷三磷酸。

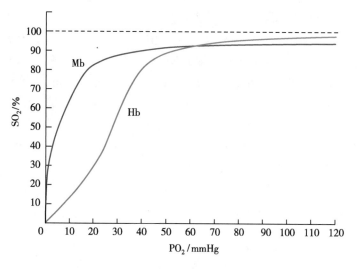

图 11-9   血红蛋白、肌红蛋白的氧解离曲线

3. 细胞对氧的利用能力相对增强   慢性缺氧时,细胞内线粒体数目增多,线粒体膜表面积增大,呼吸链中的酶如琥珀酸脱氢酶、细胞色素氧化酶含量增多,酶活性增高,使细胞对氧的利用能力增强。另有研究表明,慢性缺氧可促使细胞色素 C 氧化酶亚基Ⅳ(COX4)1 亚型(COX4-1)向 2 亚型(COX4-2)转换,从而使细胞色素 C 氧化酶活性增强,提高细胞对氧的利用能力。与高原移居者(主要是汉族)相比,世居高原者(主要是藏族)可以较低的耗氧量完成同等的做功,说明世居高原藏族对氧的利用效率更高,是其适应高原低氧环境的重要机制。

4. 细胞代谢改变,减少氧耗

(1)糖酵解增强:缺氧时 ATP 生成减少,ATP/ADP 比值下降,磷酸果糖激酶活性增强,使糖酵解过程加强。糖酵解通过底物水平磷酸化,在不消耗氧的条件下,生成 ATP,补偿能量生成的不足。这在一定程度上可减少氧的消耗,节约用氧。

（2）低代谢状态：缺氧时 ATP 生成减少，细胞的耗能过程从总体上受到抑制，细胞处于低代谢状态，如糖、绝大部分蛋白质合成减少，离子泵功能抑制等。低代谢状态可节约能量，有利于细胞生存。引起细胞低代谢状态的机制目前尚不清楚，酸中毒可能是合成代谢降低的原因之一。

（二）损伤性变化

中、重度缺氧，组织、细胞可出现损伤性变化，表现为细胞器、膜的结构和功能损伤，最终可引起细胞死亡。细胞膜的损伤表现为细胞膜离子泵功能障碍，膜通透性升高，离子转运失衡，进而引起细胞水肿。线粒体损伤表现为氧化磷酸化功能障碍以及线粒体结构损伤，可见线粒体肿胀、嵴断裂崩解、钙盐沉积、外膜破裂和基质外溢等。溶酶体损伤可见溶酶体膜通透性增高、稳定性降低，严重时可见溶酶体肿胀、破裂。

缺氧引起细胞器、膜结构和功能损伤的机制主要有：①酸中毒：缺氧时细胞无氧酵解增强，乳酸增多，pH 降低；②钙超载：缺氧时细胞膜对 Ca^{2+} 的通透性升高，Na^+-Ca^{2+} 反向转运增强，以及钙库对 Ca^{2+} 的摄取减少等多种机制，使胞质 Ca^{2+} 浓度增加，发生钙超载；③氧化应激（oxidative stress）：缺氧时线粒体出现单价电子渗漏（univalent leak），产生大量 O_2^-、HO 等氧自由基。自由基可直接引起细胞器、膜的氧化损伤；酸中毒和钙超载可激活多种钙依赖型降解酶，如磷脂酶、蛋白酶、核酸内切酶等，介导细胞器、膜损伤。

缺氧引起细胞器、膜的结构和功能损伤，可最终导致细胞死亡，如坏死（necrosis）、凋亡（apoptosis）、自噬（autophagy）、焦亡（pyroptosis）等。严重缺氧时溶酶体破裂可使组织细胞发生溶解、坏死。缺氧也可引起线粒体通透性转换孔道（mitochondrial permeability transition pore，MPTP）开放，导致线粒体内环境失衡，线粒体膨胀、破裂，使细胞色素 C（cytochrome c，Cyt C）及内膜蛋白等释入胞质，激活 caspase 级联反应，诱导细胞凋亡；细胞酸中毒和钙超载可激活 Ca^{2+} 依赖性核酸内切酶，引起 DNA 片段化，还可激活多种凋亡相关激酶，诱导细胞凋亡；ROS 可通过活化 p38 激酶，激活 caspase-3，介导细胞凋亡。缺氧也可激活 PI3K，同时抑制 mTOR 信号通路，使细胞自噬增强。最近有研究发现，缺氧可通过激活 caspase-1 介导细胞焦亡发生。

综上所述，机体对缺氧的反应中，急性缺氧时以呼吸系统和循环系统的代偿反应为主；慢性缺氧时，主要是血液携氧能力和组织、细胞氧的供应、摄取增加和利用氧的能力增强。缺氧时肺通气增加及心脏活动增强发生迅速，但这些代偿活动本身要消耗能量和氧。红细胞增生和组织利用氧能力增强虽发生较缓，但这种代偿方式经济、持久。

缺氧除导致上述呼吸、循环、血液、中枢神经系统等器官和系统功能障碍外，其他如肝、肾、胃肠道、内分泌等功能均可因严重缺氧而受损害。缺氧对机体的影响既可以是广泛的，如急性高原反应，也可以突出表现在某些系统或器官，如高原肺水肿、高原脑水肿、高原肺动脉高压和高原红细胞增多症等。

第四节　缺氧与疾病

- 多种疾病都可以引起缺氧，缺氧又会影响疾病的发生、发展和转归。
- 高原病是由高原低氧引起的高原特发性疾病，分为急性高原病和慢性高原病两大类，其中急性高原病包括急性轻症高原病、高原肺水肿和高原脑水肿，慢性高原病包括高原红细胞增多症和高原肺动脉高压。

缺氧是临床上常见的病理过程，是多种疾病最终导致死亡的根本原因。急性肺损伤、急性呼吸窘迫综合征、慢性阻塞性肺疾病、脑卒中、心肌梗死、高血压、糖尿病和肿瘤等多种疾病可以引起缺氧，缺氧又会影响这些疾病的发生、发展和转归。例如，作为实体肿瘤微环境的一种特征，缺氧与肿瘤的增殖、分化、凋亡、血管生成、能量代谢和肿瘤耐药等密切相关。在实体瘤的形成过程中，随着肿瘤细胞的快速增殖和瘤体增大，肿瘤组织的血液供应相对不足，导致肿瘤内部缺氧。缺氧一方面引起部分肿瘤细胞发生坏死或凋亡,另一方面,诱使部分存活下来的肿瘤细胞表现出更具恶性的生物学表型,如更强的侵袭和迁徙能力,也更容易通过缺氧诱生的肿瘤新生血管而发生远处转移。临床研究表明,肿瘤组织中的缺氧状态是肿瘤预后不良的指标。

　　缺氧除了影响多种疾病和创伤的发生发展外,还可以直接引起疾病,其中最为典型的是高原病。本节重点介绍高原病。高原病(high altitude disease,HAD)是由高原低压缺氧引起的一种高原特发性疾病,根据发病急缓分为急性高原病和慢性高原病两大类。

一、急性高原病

　　急性高原病(acute high altitude disease,AHAD)依据严重程度和低氧性损害的器官特征分为三种类型。

(一)急性轻症高原病

　　急性轻症高原病(acute mild altitude disease,AMAD)指机体由平原进入到高原地区或从高原进入到更高海拔地区,在数小时至数日内出现头痛、恶心、呕吐、心悸、胸闷、气短、乏力、食欲缺乏、睡眠障碍、发绀、水肿等一系列临床症状,又称为急性高原反应(acute high altitude reaction)。其发生与患者自身低氧通气反应和利尿反应弱引起的低氧血症和钠水潴留有一定关系。其发生机制为 PaO_2 降低引起的脑血管扩张,脑血流量增多;脑毛细血管通透性增高;脑细胞 ATP 生成减少,细胞膜钠泵功能障碍引起的脑细胞水肿等(图 11-10)。

(二)高原肺水肿

　　高原肺水肿(high altitude pulmonary edema,HAPE)指当机体进入高原后,因低氧导致肺循环障碍而产生的以肺间质或肺泡水肿为特征的一种高原特发病。临床上表现为呼吸困难、咳嗽、咳白色或粉红色泡沫痰和严重发绀。发病高峰在进入高原后 48~72h,多于夜间发病。本病起病急,进展快,救治不及时可导致死亡,是一种严重类型的急性高原病。高原肺水肿有明显的个体易感性和再发倾向。高原缺氧是本病的根本原因,寒冷、劳累、肺部感染、过量吸烟饮酒、精神紧张等是 HAPE 发生的重要诱因。目前认为,肺动脉压力过度增高和肺微血管应激衰竭是其发病中心环节(图 11-11);缺氧引起肺血管内皮细胞通透性增强,交感 - 肾上腺髓质系统兴奋性引起的外周血管收缩,肺血流量增多,以及肺泡上皮对肺泡内液体的主动转运清除功能障碍都可促进 HAPE 的发生。高原肺水肿一旦形成,将明显加重机体缺氧。

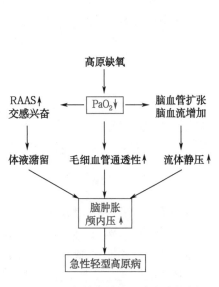

图 11-10　急性轻症高原病发病机制

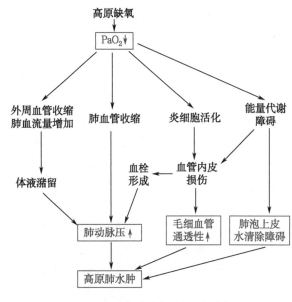

图 11-11　高原肺水肿发病机制

（三）高原脑水肿

高原脑水肿（high altitude cerebral edema，HACE）指急速进入高原地区，由于高原低压缺氧引起严重脑功能障碍，出现严重的神经精神症状、共济失调甚至昏迷的一种高原特发病，是急性高原病中最为严重的一种临床类型，以往也称为高原昏迷。其特点是起病急骤，病程进展快，常合并高原肺水肿、多器官功能衰竭等，病死率高。高原脑水肿的发生主要是由于急性缺氧引起脑细胞能量代谢障碍、脑血管扩张和脑微血管通透性增高而造成脑组织水肿和脑功能障碍（图 11-12）。

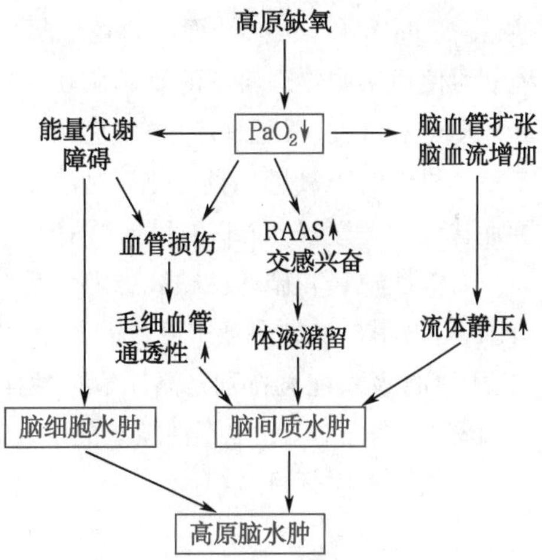

图 11-12　高原脑水肿发病机制
RAAS，肾素 - 血管紧张素 - 醛固酮系统。

二、慢性高原病

慢性高原病（chronic high altitude disease，CHAD）是指久居高原人群因习服不良或丧失适应而发生的临床综合征，以红细胞过度增生、肺动脉高压和严重低氧血症为主要特征。高原移居者和高原世居者均可发病。

（一）高原红细胞增多症

高原红细胞增多症（high altitude polycythemia，HAPC）指长期生活在海拔 2 500m 以上高原的世居者或移居者，对高原低氧环境逐渐失去习服而导致的临床综合征，主要表现为红细胞过度增多（女性 Hb ≥ 19g/dl，男性 Hb ≥ 21g/dl），是最常见的一种慢性高原病。由于红细胞过度增多，血液黏滞度异常增高、微循环障碍，组织严重缺氧，易导致血栓形成或局部组织坏死等并发症。患者常表现为头痛、头晕、气短和 / 或心悸、睡眠障碍、疲乏、局部发绀、手心、脚底有灼烧感、静脉扩张、肌肉及骨关节疼痛、食欲缺乏、记忆减退、精神不集中等症状。当患者转至低海拔地区后，其临床症状逐渐消失，重返高原则症状复发。高原低氧刺激 EPO 合成释放增多是高原红细胞增多症发生的主要机制。高原红细胞增多症的发病男性多于女性。雄激素可促进 EPO 合成，也可直接刺激骨髓造血，而雌激素则可抑制红细胞增生。

（二）高原心脏病

高原心脏病（high altitude heart disease，HAHD）指生活在海拔 2 500m 以上地区的成人和儿童，因高原缺氧引起的以肺动脉高压（平均肺动脉压 >25mmHg）、右心室肥大和功能障碍为主要特征的一种慢性高原病，其发病的中心环节是高原缺氧引起的肺动脉高压。

第五节　缺氧治疗的病理生理学基础

- 氧疗对各种类型的缺氧均有一定疗效，对低张性缺氧的效果最好。
- 吸入气氧分压过高、给氧时间过长可出现氧中毒，氧中毒与 ROS 有关。

机体发生缺氧后，其治疗原则主要是针对病因治疗和纠正缺氧。

一、氧疗

通过吸入氧分压较高的空气或纯氧治疗各种缺氧性疾病的方法为氧疗（oxygen therapy）。氧疗作为临床治疗手段已有数百年历史。

氧疗对各种类型的缺氧均有一定疗效，但其效果因缺氧的原因不同而有所不同。氧疗对低张性缺氧(除静脉血分流入动脉外)的效果最好。吸氧可提高肺泡气氧分压,促进氧在肺中的弥散与交换,提高 PaO_2 和 CaO_2,从而改善组织氧供。常压氧疗对由右向左分流所致缺氧的作用较小,但吸入纯氧可使血浆中物理溶解的氧量从 0.3ml/dl 增至 2.0ml/dl,从而使动脉血氧含量增加 10% 左右。吸入 3 个大气压纯氧(高压氧疗)可使血浆中物理溶解的氧增至 6.0ml/dl,这时如果心排出量正常,则可维持整个机体的需氧量。吸入纯氧对治疗高原肺水肿具有特殊的疗效,一般吸氧后数小时至数日,肺水肿症状可显著缓解,肺部体征随之消失。

血液性缺氧和循环性缺氧患者动脉血氧分压和氧饱和度正常,此时吸氧虽然对提高 SaO_2 的作用有限,但可明显增加血液中溶解的氧量,提高 PaO_2,因而对改善组织氧供、促进氧弥散也有一定作用。CO 中毒时吸入纯氧特别是高压氧可使血氧分压增高,氧与 CO 竞争结合血红蛋白,可促使碳氧血红蛋白解离,因而对 CO 中毒性缺氧的治疗效果较好。组织性缺氧患者主要是用氧障碍,吸氧虽可增加一定的组织供氧,但疗效有限。

二、氧中毒

吸入气氧分压过高、给氧时间过长,可引起细胞损害、器官功能障碍,称为氧中毒(oxygen intoxication)。

氧中毒的发生主要取决于吸入气氧分压而不是氧浓度。吸入气氧分压(PiO_2)与吸入气体的压力(PB)和氧浓度(FiO_2)成正比,$PiO_2=(PB-47) \times FiO_2$(其中 47 为水蒸气压力 47mmHg)。在高气压环境下(高压舱、潜水),即使吸入气的氧浓度正常,也会由于吸入气氧分压过度增高,容易发生氧中毒。相反,在低气压环境下(高原、高空),即使吸入纯氧,吸入气氧分压也不致过高,不易发生氧中毒。吸入气的压力、氧浓度和给氧持续的时间不同,氧中毒的表现也不同。吸入较高大气压的氧,短时间内即可引起以脑功能障碍为主要表现的脑型氧中毒。吸入一个大气压左右的氧较长时间后(通常 8h),即可引起以肺损伤为主要表现的肺型氧中毒。新生儿尤其是出生体重低的早产儿,长时间吸入高浓度氧可引起以视网膜损害为主要表现的眼型氧中毒。

氧中毒的发生机制尚不完全清楚,一般认为与活性氧的毒性作用有关。正常情况下,进入组织、细胞的氧有少部分在代谢过程中产生活性氧(包括超氧阴离子、过氧化氢、羟自由基和单线态氧),并不断被清除。当供氧过多时,活性氧产生增多,超过机体清除能力,则可引起组织、细胞氧化损伤。此外,吸入气氧分压过高可引起神经内分泌系统功能紊乱、抑制多种酶(尤其是含巯基酶)的活性,可能参与氧中毒的发生。

Summary

Oxygen is necessary for life. Hypoxia is not only a basic but the final pathophysiological process of a number of diseases. Problems with any processes of oxygen supply and utilization may result in hypoxia, which can be classified into four categories: hypoxic hypoxia, anemic hypoxia, circulatory hypoxia, and histotoxic hypoxia, based on the causation and characteristics of the blood gas. Hypoxia has extensive and nonspecific effects on multiple systems and organs, depending on its undergoing speed, severity, injured location, duration time, and organismic function and metabolism. There are compensatory and injury responses to hypoxia. Sometimes, the only difference between the compensatory and injury responses is the reaction intensity. There are two major principles to treat hypoxia, i.e. removal of causes and oxygen therapy. Oxygen therapy has a certain effect on various types of hypoxia, but care should be taken to prevent oxygen toxicity.

(高钰琪)

思考题

1. 什么是发绀? 试举例说明发绀与缺氧的关系。
2. 简述贫血患者引起组织缺氧的机制。
3. 急性左心衰竭可引起哪种类型的缺氧? 其血氧变化的特点和发生机制是什么?
4. 急性和慢性缺氧时红细胞增多的机制有什么不同?

第十二章

缺血 - 再灌注损伤

血液复流是临床治疗组织器官缺血最根本原则,临床发现一些患者的缺血组织血液复流后,组织功能不但没有被改善,反而出现了损伤加重现象。1960 年 Jennings 等首次明确地提出了心肌缺血 - 再灌注损伤概念。

缺血 - 再灌注损伤(ischemia-reperfusion injury,IRI)是指在缺血的基础上,恢复血液灌注过程,使缺血所致的组织器官损伤进一步加重,甚至发生不可逆性损伤的现象。随着医学技术发展,如经皮冠脉介入治疗(percutaneous coronary intervention,PCI)、体外循环下心内直视手术、器官移植等在临床上的开展,再灌注引起的损伤已成为这些治疗手段的重要并发症。

研究发现,再灌注过程中,缺血组织中主要变量氧、钙离子、pH 是导致再灌注损伤发生的重要因素和机制。伴随一些新技术应用,临床上再灌注的场景发生了变化。如离体器官保存液应用,延长了离体器官在体外的冷缺血时间,即器官处于低温低能量代谢状态延长;一些心内直视手术和主动脉瘤手术,在不断改进的心肌保护液(停跳液)和体外循环机的协助下,体外循环的温度可降至 28~35℃,深低温可达 20℃,非搏动性的体外循环灌注可达 3h 以上。长时间的低温低能量代谢及非搏动的灌注压成为这些手术后,脊髓、肾脏等器官发生功能障碍的影响因素及发生机制。临床再灌注的场景不断发生变化,缺血 - 再灌注损伤的机制研究也将面临新的思考。

第一节　缺血 - 再灌注损伤的原因及影响因素

• 缺血组织血液复流过程,可能成为缺血 - 再灌注损伤发生的原因。但是,临床上并不是所有的血液复流救治过程中,都会发生再灌注损伤。组织缺血时间、组织代谢特点、组织侧支循环、再灌注条件等因素影响再灌注损伤是否发生及严重程度。

一、缺血 - 再灌注损伤的原因

缺血组织的血液再灌注过程可能成为缺血 - 再灌注损伤的原因。但不是所有的再灌注过程都会发生再灌注损伤,常见的原因有以下几种。

1. 组织器官缺血后恢复血液供应,如心肺复苏等。

2. 一些新的医疗技术的应用,如经皮冠状动脉腔内成形术(percutaneous transluminal coronary angiography,PTCa)、体外循环下心内直视手术等。

3. 器官移植。

二、缺血 - 再灌注损伤的影响因素

临床上,并不是所有缺血器官在恢复血流供应后都会发生缺血 - 再灌注损伤。常见影响缺血 - 再灌注损伤发生及其严重程度的因素有:

1. **缺血时间**　缺血时间是影响缺血 - 再灌注损伤的首要因素,再灌注损伤与缺血时间具有明显的依赖关系。人体各组织器官对氧的需求程度不同,对缺血的耐受时限不同,因而不同器官,发生缺血 - 再灌注损伤的缺血时间也不同。若缺血时间短,在缺血耐受时限内,血供恢复后可无明显的再灌

注损伤;若缺血时间长,超出了耐受时限,再灌注时,缺血期的可逆性损伤将进一步加重或转化为不可逆性损伤;若缺血时间过长,组织器官已经发生了不可逆性损伤,甚至坏死,反而不会出现再灌注损伤。在器官移植中,供体器官缺血状态分为热缺血和冷缺血。在冷灌注开始前的缺血状态称为热缺血,冷灌注开始后、保存、运输至器官移植手术中血管重建后再开放的这段时间的缺血状态称为冷缺血。影响移植器官再灌注损伤发生的主要是热缺血时间。

2. **组织器官代谢特点** 对氧的依赖程度越高的器官越容易发生缺血-再灌注损伤,如心、脑等。

3. **侧支循环** 缺血组织器官侧支循环形成越丰富损伤程度越轻,越不易发生再灌注损伤。

4. **再灌注条件** 灌注液的压力、温度、pH 和电解质是影响缺血-再灌注损伤的重要因素。临床上,通过调控再灌注条件,预防或减轻再灌注损伤。

第二节 缺血-再灌注损伤的发生机制

- 缺血-再灌注损伤发生的主要机制:自由基损伤、细胞内钙超载、白细胞激活炎症反应及微循环障碍。

- 自由基是各种损伤机制学说中重要的启动因素;而细胞内钙超载是细胞不可逆性损伤的共同通路;白细胞激活炎症反应与微循环障碍是缺血-再灌注损伤引起各脏器功能障碍的关键原因。

缺血-再灌注损伤的发生机制尚未完全阐明。在研究中发现了钙反常(calcium paradox)、氧反常(oxygen paradox)、pH 反常(pH paradox)现象。在大鼠离体心脏再灌注模型上,先用无钙或低浓度钙溶液灌流,再以含钙或高钙溶液灌注时,出现了心肌电信号异常、心肌代谢及形态结构发生与临床相似的病理变化,即钙反常。同样,以低氧溶液灌注组织器官一段时间后,或先在缺氧条件下培养细胞,再恢复正常氧条件时,发现组织或细胞的损伤进一步严重,即氧反常。在缺血时,组织发生了代谢性酸中毒;再灌注时,恢复了氧供,减少了酸性代谢产物的产生,同时再灌注血流带走了局部堆积的酸性物质,酸中毒迅速被纠正,但却出现使细胞损伤加重的反常现象,即 pH 反常。大量研究揭示再灌注过程中自由基增多、细胞内钙超载、白细胞激活的炎症反应、微血管功能障碍与缺血-再灌注损伤的发生机制有关。

一、自由基损伤作用

(一)自由基概念与分类

1. **概念** 自由基(free radical)是外层电子轨道上含有单个不配对电子的原子、原子团和分子的总称,也称游离基。

2. **分类**

(1)氧自由基(oxygen free radical,OFR):由氧诱发的自由基,如超氧阴离子($O_2^{\cdot-}$)和羟自由基($\cdot OH$)。

具有氧化作用的一些含氧分子,如单线态氧($^1O_2$)、过氧化氢(H_2O_2)等,与氧自由基共同被称为活性氧(reactive oxygen species,ROS),人体内常见的 ROS 见表 12-1。

(2)脂性自由基:氧自由基与多价不饱和脂肪酸作用后生成的中间代谢产物,如烷自由基($L\cdot$)、烷氧自由基($LO\cdot$)、烷过氧自由基($LOO\cdot$)等。

(3)氮自由基:在分子组成上含有氮的一类化学性质非常活泼的物质,也称活性氮(reactive nitrogen species,RNS),如一氧化氮(NO)、过氧亚硝基阴离子($ONOO^-$)。NO 是一种具有多种功能的气体分子,本身是一种氧化剂,在机体的生理和病理过程中可起到保护和损伤的双重作用。缺血-再灌注时,一氧化氮合酶(inducible nitric oxide synthase,iNOS/endothelial nitric oxide synthase,eNOS)合成增多,活性增强,生成大量的 NO。NO 与再灌注时生成的 $O_2^{\cdot-}$ 快速反应生成强氧化剂——$ONOO^-$。

ONOO⁻ 具有很强的细胞毒性,比 H_2O_2 的氧化能力大 2 000 倍。在缺血导致的偏酸条件下,ONOO⁻ 极易自发分解生成 $NO_2 \cdot$ 和 $\cdot OH$,见图 12-1。

表 12-1　机体内常见的几种活性氧

	名称	特点
O_2^-	超氧阴离子	单电子还原状态,主要在线粒体生成,可以形成其他活性氧,因而被称为"第一代活性氧"
$\cdot OH$	羟自由基	三电子还原状态,氧化性最强的活性氧,对 DNA 损伤作用强。由 fenton 反应和铁盐催化的 Haber-Weiss 反应生成
$^1O_2$	单线态氧	第一激发态,具有氧化作用
$HO_2 \cdot$	氢过氧化基	超氧阴离子的质子化形式,脂溶性强
H_2O_2	过氧化氢	双电子还原状态,O_2^-($HO_2 \cdot$)歧化形成,或由 O_2 直接生成
$LO \cdot$	烷氧自由基	由氧自由基与不饱和脂肪酸作用后生成,脂性自由基
$LOO \cdot$	烷过氧自由基	由氧自由基与不饱和脂肪酸作用后生成,脂性自由基
NO	一氧化氮	L-精氨酸经 iNOS/eNOS 催化生成的气体分子,具有氧化作用
ONOO⁻	过氧亚硝基阴离子	由 O_2^- 和 NO 反应生成,具有强氧化特性

$$L\text{-}精氨酸 + O_2 \xrightarrow[\text{NADPH} \quad \text{NADP}^+]{\text{iNOS/eNOS}} L\text{-}瓜氨酸 + NO$$

$$NO + O_2^- \longrightarrow ONOO^-$$

$$ONOO^- \xrightarrow{H^+} NO_2^- + \cdot OH$$

图 12-1　氮自由基的生成过程

(4)其他:如氯自由基($Cl \cdot$)、甲基自由基($CH_3 \cdot$)等。

自由基的不稳定结构,使其具有活泼的化学特性:①存在时间短;②容易发生氧化(失去电子)或还原反应(获得电子);③氧化作用强,可引发强烈的氧化应激(oxidative stress)反应。

(二)自由基的生成

O_2^- 是体内"第一代 ROS",是其他活性氧和自由基的主要来源。O_2^- 主要源于线粒体、微粒体单电子还原及 NADPH/NADH 氧化酶系统。生理情况下,线粒体是 O_2^- 生成的主要场所,在生物氧化的电子传递过程中,漏出极少的电子与 O_2 分子结合生成 O_2^-,见图 12-2。

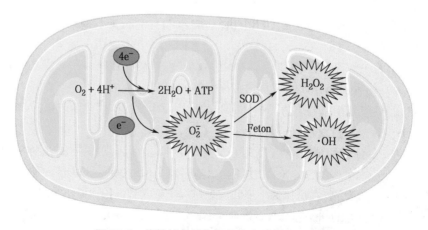

图 12-2　线粒体内生物氧化中自由基生成过程

此外,在血红蛋白、肌红蛋白、儿茶酚胺及黄嘌呤氧化酶等氧化过程中也可生成 $O_2^{\overline{\cdot}}$。

（三）自由基的清除

人体内存在两大抗氧化系统。第一抗氧化系统为氧化防御系统,可以及时清除机体产生的少量自由基,使自由基的产生与清除维持一种动态平衡,包括酶性抗氧化剂和非酶性抗氧化剂(表 12-2)。第二抗氧化系统为氧化修复系统,少量的自由基损伤可以通过机体的抗氧化修复系统进行自我修复,如一些蛋白水解酶对损伤 DNA 的修复作用。

自由基产生过多或抗氧化系统功能下降,使机体自由基的生成和清除失去了动态平衡,则可引发自由基损伤作用。

表 12-2　机体内抗氧化剂及其作用

	抗氧化剂	作　用
酶性抗氧化剂	超氧化物歧化酶（$Cu^{2+}/Zn^{2+}/Mn^{2+}$-SOD）	$2O_2^{\overline{\cdot}}+2H^+ \xrightarrow{\text{SOD}} H_2O_2+O_2$
	过氧化氢酶（CAT）	$2H_2O_2 \xrightarrow{\text{CAT}} 2H_2O+O_2$
	谷胱甘肽过氧化物酶（GPx）	$H_2O_2+2GSH \xrightarrow{\text{GPx}} 2H_2O+GSSG$
非酶性抗氧化剂	维生素 E	脂溶性,清除 $O_2^{\overline{\cdot}}$,$^1O_2$ 及阻断脂质过氧化
	类胡萝卜素	脂溶性,淬灭 $^1O_2$ 及清除脂自由基
	维生素 C	水溶性,是维生素 E 的辅助因子,清除 $O_2^{\overline{\cdot}}$,HO_2,$^1O_2$
	泛素	电子传递体系的氧化还原剂
	铜蓝蛋白	抑制·OH 生成,清除 $O_2^{\overline{\cdot}}$
	清蛋白	清除·OH
	金属硫蛋白	清除 $O_2^{\overline{\cdot}}$,·OH,H_2O_2

GSSG,氧化型谷胱甘肽

（四）缺血－再灌注时自由基产生增多机制

1. 线粒体电子传递过程障碍,导致 $O_2^{\overline{\cdot}}$ 产生增多　生理情况下,线粒体生物氧化的电子传递过程中有 1%~3% 的电子泄漏给 O_2,形成 $O_2^{\overline{\cdot}}$,并立即在超氧化物歧化酶（Superoxide dismutase,SOD）、过氧化氢酶（catalase,CAT）、谷胱甘肽过氧化酶（Glutathione peroxidase,GSH-Px）等作用下被清除。缺血时,ATP 能量供应下降,线粒体膜 Ca^{2+} 泵功能障碍,线粒体内 Ca^{2+} 增多,Ca^{2+} 与呼吸链中磷酸化合物发生反应,导致电子传递障碍,电子泄漏增多,$O_2^{\overline{\cdot}}$ 产生增多。线粒体中 Mn-SOD 和细胞液中 Cu/Zn-SOD 的辅酶分别是 Mn^{2+}、Cu^{2+}、Zn^{2+}。细胞内和线粒体中 Ca^{2+} 增加,降低了同为二价阳离子 Mn^{2+}、Cu^{2+}、Zn^{2+} 的含量,导致 SOD 活性下降,对 $O_2^{\overline{\cdot}}$ 的清除能力降低,导致 ROS 产生与清除失平衡,ROS 增多。如图 12-1 所示,在缺血－再灌注时,NO 生成增多,与 $O_2^{\overline{\cdot}}$ 快速反应 ONOO$^-$,同时在 H^+ 增多情况下,ONOO$^-$ 快速分解为 NO_2·和·OH。增多的 ROS 使线粒体的损伤进一步加重,ATP 的合成能力下降,形成了 ATP 生成减少 -ROS 产生增多的恶性循环,见图 12-3。

2. 黄嘌呤氧化反应增强,产生大量自由基　生理情况下,嘌呤核苷酸在黄嘌呤氧化酶（xanthine oxidase,XO）作用下,最终生成尿酸排出。在此代谢过程中有少量的 $O_2^{\overline{\cdot}}$ 和 H_2O_2 产生,并迅速被细胞内的 SOD、CAT 等清除,避免了对细胞的损伤作用。黄嘌呤氧化酶及其酶原黄嘌呤脱氢酶（xanthine dehydrogenase,XD）以 10% XO 和 90% XD 的比例主要存在毛细血管内皮细胞内。XD 转化为 XO 的必需激活剂是 Ca^{2+}。如图 12-4 所示:①缺血时,细胞内 ATP 代谢为次黄嘌呤,次黄嘌呤在缺血组织中大量堆积。② ATP 减少导致 Ca^{2+} 泵功能下降,细胞内 Ca^{2+} 增多,激活 XD 转化为 XO。③再灌注时,大量 O_2 分子进入缺血组织,黄嘌呤氧化反应加速,导致 ROS 迅速增加。因此,缺血时次黄嘌呤的大量堆积、XO 的激活;再灌注时 O_2 分子的涌入是黄嘌呤氧化反应途径导致 ROS 产生增多的主要机制,也是微血管内皮细胞损伤的主要原因。

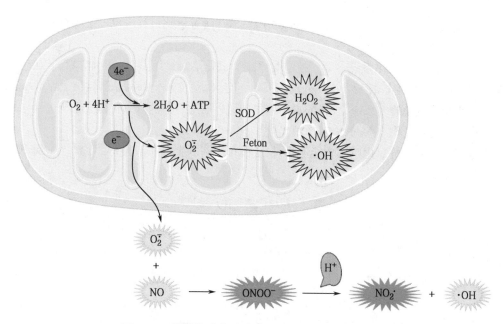

图 12-3　线粒体功能障碍导致机体自由基生成机制

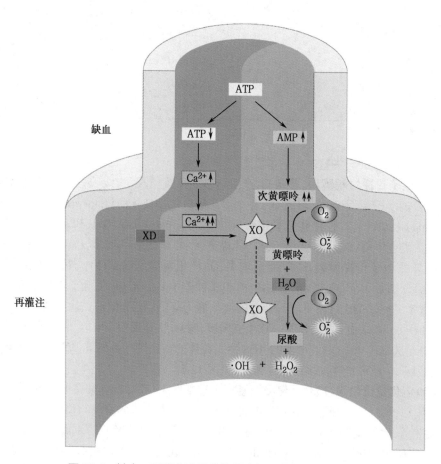

图 12-4　缺血 - 再灌注过程中黄嘌呤氧化途径产生的自由基
XD, 黄嘌呤脱氢酶; XO, 黄嘌呤氧化酶。

3. 吞噬细胞呼吸爆发过程中产生大量自由基　具有吞噬杀伤功能的中性粒细胞、嗜酸性粒细胞、单核细胞、巨噬细胞等称为吞噬细胞。吞噬细胞在短时间内耗氧量迅速增加, 这一现象称为呼吸爆发（respiratory burst）或氧爆发（oxygen burst）。吞噬细胞的杀伤功能主要是通过氧依赖性和非氧依赖性机制完成的。其中氧依赖机制是指吞噬细胞激活后，细胞内的 NADPH/NADH 氧化酶系统催化 O_2 分子还原为 O_2^-。在机体的缺血和／或再灌注过程中，人体免疫系统通过炎症介质介导、补体系统激活等机制，使中性粒细胞、嗜酸性粒细胞、单核细胞、巨噬细胞等向缺血组织趋化、浸润，同时细胞内 NADPH/NADH 氧化酶系统被激活，当再灌注时涌入的大量 O_2 分子，呼吸爆发产生大量 ROS，造成组织细胞损伤，见图 12-5。

$$NADPH + 2O_2 + H^+ \xrightarrow{\text{NADPH氧化酶}} 2O_2^- + NADP^+ + 2H^+$$

$$NADH + 2O_2 + H^+ \xrightarrow{\text{NADH氧化酶}} 2O_2^- + NAD^+ + 2H^+$$

图 12-5　吞噬细胞活性氧生成体系

4. 增多的儿茶酚胺代谢，产生了大量自由基　缺血和再灌注过程，机体内儿茶酚胺增多，儿茶酚胺在单胺氧化酶催化下自氧化产生大量自由基，如肾上腺素代谢过程中有 O_2^- 产生，参与了缺血－再灌注损伤。

近年来研究发现血管内皮细胞和平滑肌细胞也拥有 NADPH/NADH 氧化酶系统，其在缺血－再灌注损伤的作用仍在探索中。

（五）自由基引起缺血－再灌注损伤的机制

自由基的活泼化学特性使其极易与细胞结构成分发生氧化反应，改变了细胞结构，导致细胞的功能代谢障碍。

1. 生物膜脂质过氧化反应　细胞膜及细胞器膜的主要成分是极性磷脂，含有较多的不饱和脂肪酸，极易与 ROS 发生脂质过氧化反应（lipid peroxidation），见图 12-6。表现为以下几种损伤。

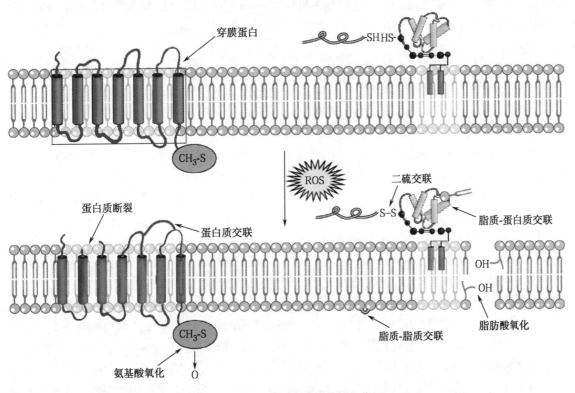

图 12-6　自由基对生物膜的损伤作用

（1）膜的正常结构受损：脂质过氧化反应导致膜的完整性受损，流动性降低及通透性升高。各种物质膜内外浓度差形成的势能，引起异常的物质交换，如 Ca^{2+} 在细胞膜内外的近万倍的浓度势能驱动下，内流迅速增加，导致细胞内钙超载。

（2）膜蛋白功能被抑制：脂质过氧化使膜脂质发生交联、聚合，同时 ROS 也可以直接使膜蛋白变性，使其结构改变和功能下降。如离子通道蛋白、Ca^{2+} 泵、Na^+ 泵等；信号转导的受体蛋白，各种激素、细胞因子受体蛋白；酶蛋白等。导致细胞内 Na^+、Ca^{2+} 浓度升高，造成细胞肿胀、钙超载，引起细胞信号转导功能障碍等。

（3）促使脂性自由基及一些生物活性物质生成：膜脂质过氧化可激活磷脂酶 C、磷脂酶 D，加速膜磷脂分解，催化花生四烯酸代谢反应，形成多种生物活性物质，如前列腺素、血栓素、白三烯等。ROS 与膜磷脂发生反应进一步形成前面所述的脂性自由基，如 L·、LO·、LOO· 等。

（4）线粒体膜结构破坏，ATP 生成减少，加重细胞能量代谢障碍。

2. 蛋白质结构破坏，功能被抑制　蛋白质多肽链上的巯基、氨基酸残基可以与 ROS 发生氧化反应，主要损伤表现有以下几种。

（1）蛋白质结构变性：氨基酸残基与 ROS 发生氧化反应导致肽链断裂，蛋白质变性，功能丧失；变性的蛋白质容易聚集，形成不可溶性沉淀。如 ROS 与许多酶蛋白的巯基发生氧化反应，引起酶的活性下降或丧失。

（2）蛋白质降解：变性的蛋白质对水解酶系统敏感性增强，迅速地被 ATP 依赖的蛋白质水解酶系统、Ca^{2+} 依赖性蛋白水解系统和泛素降解系统（ubiquitin degradation system）降解。

3. 核酸及染色体破坏　·OH 易与脱氧核糖核酸及碱基发生加成反应，使核酸碱基改变或 DNA 断裂，染色体畸变，人的遗传物质发生了改变，影响遗传信息的正确表达与调控。因而，·OH 被认为是毒性最强的 ROS。

4. 介导各系统功能异常　自由基除了破坏了细胞结构，也可以介导各系统功能变化。如：① ROS 也被认为是一种炎症因子，介导产生大量趋化因子和炎症介质等可使白细胞聚集，激活免疫系统，加重炎症反应，少量的 ROS 参与慢性非可控性炎症的发生；② ROS 损伤作用导致微循化血管舒缩能力下降，微循化障碍；③ ROS 损伤的组织生成释放组织因子，促进 DIC 发生。

二、细胞内钙超载

钙超载（calcium overload）是指各种原因引起的细胞内 Ca^{2+} 含量异常增多，导致细胞结构破坏、功能代谢障碍，严重者可造成细胞死亡的现象。

细胞外 Ca^{2+} 浓度明显高于细胞内，以心肌细胞为例（图 12-7），细胞外 Ca^{2+} 浓度是细胞内的10 000 倍。这种高浓度差维持是由于：①细胞膜对 Ca^{2+} 的低通透性；②细胞膜 Ca^{2+} 泵逆浓度差主动转运；③细胞膜 Na^+-Ca^{2+} 交换，将胞质 Ca^{2+} 转运到细胞外；④细胞内 Ca^{2+} 与特殊配基形成可逆性复合物；⑤肌质网和线粒体膜上的 Ca^{2+} 泵将胞质 Ca^{2+} 贮存到细胞器内等。此外，细胞外 Ca^{2+} 进入细胞内还受电压和受体依赖 Ca^{2+} 通道控制。

（一）缺血－再灌注时钙超载的发生机制

缺血时，ATP 合成减少，Ca^{2+} 泵功能下降，Ca^{2+} 外流减少，细胞内 Ca^{2+} 浓度开始升高，但钙超载发生在再灌注期，主要是由于 Ca^{2+} 内流的迅速增加，其发生机制可能与下列因素有关。

1. 损伤的生物膜对 Ca^{2+} 的通透性增加　膜的结构完整性是对 Ca^{2+} 低通透性的重要基础。细胞膜损伤可使其对 Ca^{2+} 通透性增强，Ca^{2+} 顺浓度差进入细胞，细胞内 Ca^{2+} 迅速增加，导致钙超载，见图 12-8。

（1）细胞膜损伤：①细胞外被是一些 Ca^{2+} 依赖共价结合糖蛋白。缺血时，细胞外液 Ca^{2+} 减少使细胞外被糖蛋白与细胞膜脂质结合被破坏，膜对 Ca^{2+} 的通透性增加；②再灌注时，大量 ROS 产生引发脂质过氧化反应，破坏了细胞膜的结构；③再灌注时，Ca^{2+} 增加，激活磷脂酶，加速膜磷脂降解。上面三种途径共同导致了细胞膜的结构完整性被破坏，对 Ca^{2+} 的通透性增加，细胞内 Ca^{2+} 超载。

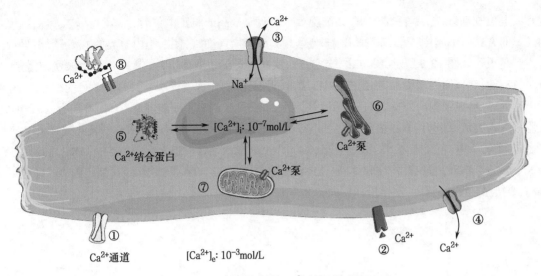

图 12-7　细胞内外 Ca^{2+} 转运模式图

①电压依赖性钙通道;②受体依赖性钙通道;③ Na^+/Ca^{2+} 交换蛋白;④钙泵;⑤胞质 Ca^{2+} 结合蛋白;⑥肌质网;⑦线粒体;⑧细胞膜 Ca^{2+} 结合蛋白。

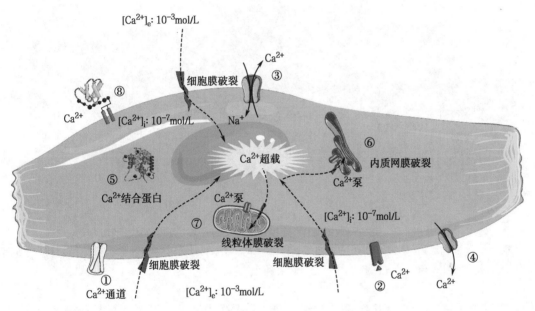

图 12-8　细胞膜损伤引发钙超载发生机制

①电压依赖性钙通道;②受体依赖性钙通道;③ Na^+/Ca^{2+} 交换蛋白;④钙泵;⑤胞质 Ca^{2+} 结合蛋白;⑥肌质网;⑦线粒体;⑧细胞膜 Ca^{2+} 结合蛋白。

（2）线粒体膜与肌质网膜损伤:线粒体和肌质网的 Ca^{2+} 泵及时摄取 Ca^{2+},调节了细胞内游离的 Ca^{2+} 浓度。ATP 合成降低和 ROS 对线粒体膜和肌质网膜损伤,导致 Ca^{2+} 泵不能及时地摄取 Ca^{2+},使线粒体和肌质网对细胞内 Ca^{2+} 浓度的调节作用丧失,细胞内 Ca^{2+} 浓度维持高浓度水平。

2. ATP 合成功能障碍　缺血－再灌注过程中,缺血、ROS 损伤及膜磷脂降解,可引起线粒体膜受损,氧化磷酸化系统功能障碍,ATP 合成减少,导致 ATP 依赖性 Ca^{2+} 泵功能障碍,不能及时将 Ca^{2+} 转运到细胞外,肌质网和线粒体内,导致细胞内钙超载。

3. Na^+/Ca^{2+} 交换蛋白反向转运　 Na^+/Ca^{2+} 交换蛋白(Na^+/Ca^{2+} exchanger,NCX)是一种非 ATP 依赖的双向转运蛋白。生理情况下, Na^+/Ca^{2+} 交换蛋白以正向转运的方式向细胞外转移 1 个 Ca^{2+},同时向细胞内转运 3 个 Na^+。 Na^+/Ca^{2+} 交换蛋白的跨膜双向转运是受细胞膜内外的 Na^+ 浓度、Ca^{2+} 浓度梯度和膜电位驱动调控。病理情况下,如细胞内 Na^+ 明显升高或膜正电位时,Na^+/Ca^{2+} 交换蛋白则以反向转运的方式将细胞内 3 个 Na^+ 排出,细胞外 1 个 Ca^{2+} 摄入细胞,使细胞内游离的 Ca^{2+} 增加,导致细胞内钙超载。如图 12-9 所示,Na^+/Ca^{2+} 交换蛋白反向转运的主要原因是:①H^+-Na^+ 交换蛋白激活,缺血时,缺氧引起代谢性酸中毒,细胞内外 H^+ 增多;再灌注时,血液复流缓冲、稀释作用,使细胞外 H^+ 浓度迅速下降,形成细胞内外显著的 H^+ 梯度差,激活了细胞膜的 H^+-Na^+ 交换蛋白,促进细胞内 H^+ 排出,细胞外 Na^+ 内流,细胞内 Na^+ 增加。②Na^+-K^+-ATP 酶活性降低,细胞内外 Na^+ 的转运主要是由 Na^+-K^+-ATP 酶泵承担,当细胞内 Na^+ 浓度升高,Na^+-K^+-ATP 酶激活,向细胞外流转运 3 个 Na^+,同时内流 2 个 K^+。缺血-再灌注过程中,线粒体膜 ATP 合成减少,Na^+-K^+-ATP 泵功能障碍,细胞内 Na^+ 含量明显升高,直接激活了 Na^+/Ca^{2+} 交换蛋白反向转运。

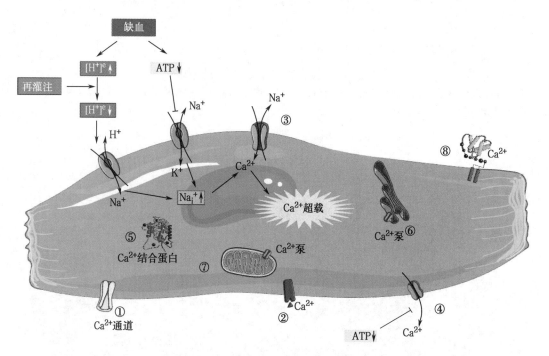

图 12-9　生物膜 Na^+/Ca^{2+} 交换蛋白反转运引发钙超载发生机制

①电压依赖性钙通道;②受体依赖性钙通道;③ Na^+/Ca^{2+} 交换蛋白;④钙泵;⑤胞质 Ca^{2+} 结合蛋白;⑥肌质网;⑦线粒体;⑧细胞膜 Ca^{2+} 结合蛋白。

4. 儿茶酚胺激活受体依赖性 Ca^{2+} 通道　缺血和再灌注过程中,儿茶酚胺释放增多,心肌细胞上 α_1 和 β 受体密度增大:①肾上腺素与 α_1 受体结合,激活了磷脂酶 C(PLC)介导的细胞信号转导通路,促进磷脂酰肌醇(PIP_2)分解,生成三磷酸肌醇(IP_3)和甘油二酯(DG)。其中,IP_3 促进肌质网释放 Ca^{2+};DG 经激活 PKC 促进 H^+-Na^+ 交换,进而增加 Na^+-Ca^{2+} 交换,导致细胞内 Ca^{2+} 浓度增高;②肾上腺素与 β 受体结合,激活了受体门控性钙通道和 L 型电压门控性钙通道的开放,促进胞外 Ca^{2+} 内流,进一步加重细胞内钙超载,见图 12-10。

再灌注时,随血流运送来大量 Ca^{2+},使细胞内 Ca^{2+} 通过上述机制迅速增多,最终导致细胞内钙超载。

(二)钙超载引起缺血-再灌注损伤的机制

细胞内钙超载导致缺血-再灌注损伤的机制尚未完全阐明,可能与下列因素有关。

1. 促进 ROS 产生　细胞内 Ca^{2+} 增多,使黄嘌呤脱氢酶迅速转变黄嘌呤氧化酶,催化黄嘌呤氧化过程,导致 ROS 产生增多。在缺血-再灌注损伤中,自由基产生增多与钙超载是一对互为因果的损伤因素,又因为黄嘌呤氧化酶主要存在血管内皮细胞中,因而,快速增加的 ROS 首先损伤的是血管内皮细胞,导致微血管结构和功能障碍,血液复流障碍。

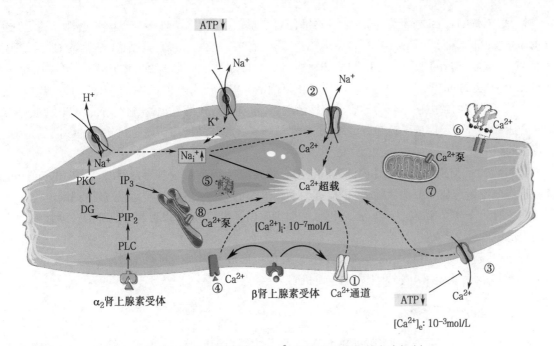

图 12-10　儿茶酚胺激活 Ca^{2+} 通道引发钙超载发生机制

①电压依赖性钙通道;②受体依赖性钙通道;③ Na^+/Ca^{2+} 交换蛋白;④钙泵;⑤胞质 Ca^{2+} 结合蛋白;⑥肌质网;⑦线粒体;⑧细胞膜 Ca^{2+} 结合蛋白。

2. 激活钙依赖性生物酶　Ca^{2+} 是一些生物酶的离子激活剂,细胞内 Ca^{2+} 浓度升高,可激活这些钙依赖性生物酶:①激活 ATP 水解酶,加速 ATP 的水解,使 ATP 减少,同时释放出大量 H^+,加重细胞内酸中毒,导致细胞功能障碍;②激活磷脂酶类,促使膜磷脂降解,造成细胞膜及细胞器膜结构受损。膜磷脂降解产物花生四烯酸、溶血磷脂等可进一步加重炎症反应等细胞功能紊乱;③激活钙依赖性降解酶和钙蛋白酶,促进细胞膜和细胞骨架结构蛋白分解,使肌纤维挛缩和断裂,细胞坏死;④激活核酸内切酶,促进核酸分解,染色体的损伤,引发细胞凋亡。

此外,缺血 - 再灌注过程中的细胞内 Na^+、Ca^{2+} 浓度升高,且 ATP 减少导致细胞膜离子泵功能下降,导致细胞内渗透压升高,引起细胞水肿,甚至细胞胀亡(oncosis)。因而,再灌注组织中,出现了坏死、凋亡、胀亡等多种细胞死亡形式,见图 12-11。

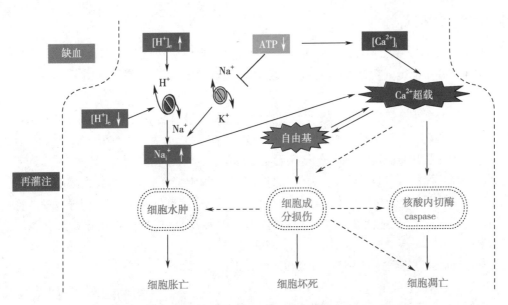

图 12-11　缺血 - 再灌注损伤过程中细胞死亡形式与机制

3. 线粒体 ATP 合成障碍　在缺血－再灌注过程,线粒体内 Ca^{2+} 增多与膜上渗透性钙转运孔道(mitochondrial permeability transition pore,mPTP)开放有关。激活 mPTP 机制:①细胞内 Ca^{2+} 浓度达到 $50\sim200\mu mol/L$ 时,mPTP 可直接开放;②缺血造成的代谢性酸中毒抑制 mPTP 开放,再灌注时,pH 恢复,使受抑制的 mPTP 重新开放;③ROS 也可以激活 mPTP 开放:mPTP 开放使 Ca^{2+} 进入线粒体,增多 Ca^{2+} 与线粒体内磷酸根化合物形成不溶性磷酸钙,干扰线粒体的氧化磷酸化,导致 ATP 合成障碍。ATP 合成降低进一步促进了钙超载,形成了恶性循环。线粒体功能障碍既是钙超载的原因也是钙超载损伤的结果。

4. Na^+/Ca^{2+} 交换形成暂时性内向电流诱发心律失常　Na^+/Ca^{2+} 交换形成暂时性内向电流在心肌细胞动作电位后形成短暂的后除极,也被称为动作电位的"第二平台"。当后除极达到阈电位水平,可引起新的动作电位,诱发心律失常。此外,心肌细胞内钙超载,还可以引起心肌纤维过度收缩,心肌细胞损伤。

总之,钙超载与自由基生成增多、ATP 合成降低可形成互为因果的恶性循环。钙超载是导致缺血－再灌注损伤中细胞不可逆性损伤的主要机制。

三、白细胞激活炎症反应

在缺血－再灌注组织内有大量的白细胞(主要是中性粒细胞)浸润,并发生严重的炎症反应。缺血时,细胞膜磷脂降解,花生四烯酸代谢产物增多,如白三烯(LT)、血小板活化因子、补体等;同时产生的激肽、肿瘤坏死因子-α(tumour necrosis factor-α,TNF-α)、IL-1、IL-6、IL-8 等细胞因子具有很强的白细胞激活与趋化作用,激活的白细胞、血小板、血管内皮细胞释放更多炎性介质,表达大量的黏附分子,如整合素(integrin)、选择素(L-selectins,P-selectins)、细胞间黏附分子等,促进血液中大量白细胞向缺血组织聚集、黏附于血管内皮细胞,穿过血管壁,导致缺血－再灌注组织中白细胞浸润增多。当再灌注时,被激活的白细胞通过氧爆发过程产生过量的 ROS,加剧了再灌注组织损伤。

在器官移植的再灌注损伤研究中发现,获得性免疫系统成分－淋巴细胞也参与了再灌注损伤。在器官移植动物模型上,再灌注 1h 后,便可见受者的 CD_4^+ 淋巴细胞浸润移植器官。白细胞激活导致的急性炎症反应和获得性免疫系统激活引发的免疫反应,这一系列复杂的级联反应可能是导致移植器官发生再灌注损伤的主要原因机制。

再灌注区的大量白细胞的聚集、黏附于血管内皮细胞,及白细胞激活释放大量的炎症介质和 ROS 导致的血管内皮损伤是引发微循环障碍的主要因素。

四、微循环障碍

缺血－再灌注损伤中微循环障碍的主要表现是无复流现象(no-reflow phenomenon)。在缺血原因去除后,缺血区并不能得到充分的血流灌注的现象,称为无复流现象。无复流现象产生的可能机制是以下几种。

1. 微血管内血液流变学改变　缺血－再灌注过程中,大量白细胞被激活,聚集、黏附在再灌注组织的血管内皮细胞上,而且不易分离,增加了血液的黏滞性。此外,大量血小板在缺血组织中聚集、黏附,形成血小板栓子和微血栓等,加重了组织无复流现象。

2. 微血管结构损伤　激活的中性粒细胞与血管内皮细胞可释放大量的致炎物质,如 ROS、蛋白酶、溶酶体酶等,引发血管内皮细胞膜结构、骨架蛋白等降解,甚至细胞死亡,从而导致微血管结构损伤。微血管壁损伤导致通透性增高,血液被浓缩,加剧了血液流变学改变,血栓易形成,加重了组织无复流现象。

3. 微血管收缩－舒张功能失调　在缺血－再灌注时,血管收缩物质和扩张物质释放失衡与微血管结构破坏导致微血管收缩－舒张功能失衡。主要表现:①大量缩血管物质释放,如激活的中性粒细胞和血管内皮细胞可释放内皮素、血管紧张素Ⅱ、血栓素 A_2(TXA_2)等;②扩血管物质合成释放减少:

血管内皮细胞受损而致 NO、前列环素（PGI$_2$）等扩血管物质合成释放减少。此外，在缺血-再灌注损伤早期，细胞内 Na$^+$ 等离子增加及离子泵功能障碍，引起的细胞内渗透压升高，使血管内皮细胞肿胀，除了导致了微血管管径狭窄，也致使血管内皮细胞对血管收缩物质和扩张物质的敏感性下降。

此外，在心脏外科、大血管外科体外循环支持的手术中，术中的低温非搏动性血流，导致各脏器微循环灌注不足，微血管壁渗透性增强。当心脏复跳后，微循环灌注量增加，导致组织水肿。这可能是体外循环支持下的心脏外科、大血管外科术后，脊髓、肾功能障碍的原因之一。

第三节　缺血-再灌注损伤时机体的功能、代谢变化

- 缺血-再灌注损伤主要表现为再灌注组织器官的代谢紊乱、功能障碍及结构损伤。不同组织器官发生缺血-再灌注损伤的功能代谢变化不同。
- 了解心肌组织再灌注损伤时，临床表现的心肌顿抑、再灌注心律失常发生机制；脑组织再灌注损伤时，能量代谢障碍及神经细胞死亡。
- 了解肺、肝、肾、肠等器官移植，血液复流后再灌注，微循环障碍的临床表现。

一、心肌缺血-再灌注损伤的变化

（一）心功能障碍

1. 心肌舒缩功能降低　临床发现，缺血心肌恢复供血后，在一段较长时间内处于功能降低状态，经过数小时或数天后可恢复正常功能。临床上称这种现象为心肌顿抑（myocardial stunning），即缺血心肌在恢复血液灌注后一段时间内出现可逆性收缩舒张功能降低的现象。表现为心室舒张末期压力（ventricular end diastolic pressure，VEDP）增大、心室收缩峰压（ventricular peak systolic pressure，VPSP）降低、心室内压最大变化速率（±dp/dtmax）降低。

2. 心律失常　心律失常是导致缺血-再灌注患者死亡的主要原因。再灌注性心律失常（reperfusion arrhythmia）是指缺血心肌再灌注过程中出现的心律失常，以室性心律失常多见，如室性心动过速和心室颤动等。临床上发现再灌注性心律失常发生：①与再灌注区存在的可逆性功能损伤的心肌细胞数量成正相关；②与缺血时间的长短有关，缺血时间过长或过短，其发生率都很低；③与缺血心肌的数量、缺血的程度及再灌注恢复的速度有关。

再灌注性心律失常的发生机制至今尚未阐明，目前认为，再灌注性心律失常的原因：①再灌注区心肌细胞之间动作电位时程的不同，这是折返性心律失常的主要原因。再灌注区心肌细胞与无缺血区心肌细胞动作电位的恢复有明显不同，同位于再灌注区的心肌细胞彼此的动作电位的时程也不同；②再灌注时，Na$^+$/Ca^{2+} 交换异常，形成一过性内向电子流，产生心肌细胞动作电位延迟后除极，它是再灌注诱发心律失常的主要原因之一；③缺血-再灌注时的大量儿茶酚胺，提高了心肌细胞的自律性，进一步促进再灌注性心律失常的发生。

（二）心肌能量代谢障碍

心脏是一个高耗能、低耐受的器官。缺血-再灌注损伤导致心肌细胞 ATP 合成障碍，加重心肌功能障碍。

（三）心肌结构破坏

再灌注损伤可使心肌细胞的基底膜部分缺损，质膜破坏，肌原纤维出现严重收缩带、肌丝断裂、溶解，线粒体肿胀、嵴断裂、溶解，严重的结构损伤最终导致心肌细胞死亡。

二、脑缺血-再灌注损伤的变化

临床上，脑缺血-再灌注损伤常见于溶栓术后。脑是对氧依赖最强的器官，也是容易发生缺血-再灌注损伤的器官之一。脑再灌注损伤最主要表现是脑水肿和脑细胞坏死。缺血时，脑组织 ATP 迅

速减少,细胞膜上能量依赖的离子泵功能障碍,细胞内高 Na^+ 等促使脑细胞水肿、脑组织间水肿发生。脑组织是一个富含磷脂的器官,再灌注后 ROS 大量生成,在脑组织中发生了较强的脂质过氧化反应,使膜结构破坏,线粒体功能障碍,细胞骨架破坏,细胞凋亡、细胞坏死。

三、肺缺血 - 再灌注损伤的变化

在临床上,肺缺血 - 再灌注损伤常见于肺动脉栓塞的溶栓术后、肺移植或心肺联合移植以及体外循环等。研究显示,在肺移植中,近 25% 患者可发生肺缺血 - 再灌注损伤,主要表现为微循环障碍。

四、肾缺血 - 再灌注损伤的变化

肾缺血 - 再灌注损伤常见于肾外伤、肾移植及临床各种因素导致的肾缺血复流过程。肾脏是一个拥有丰富血管网的器官,肾缺血 - 再灌注损伤主要表现为微循环障碍,可造成急性肾衰竭或导致肾移植失败。

五、肝缺血 - 再灌注损伤的变化

肝缺血 - 再灌注损伤多发生于肝脏外科手术中肝蒂血流的阻断,如肝移植、肝脏分叶切除等。肝脏因其结构和功能特点,极易发生自由基损伤和无复流现象,肝功能严重受损。

六、肠缺血 - 再灌注损伤的变化

临床上,除了小肠移植、外伤原因导致的胃肠缺血外,肠缺血 - 再灌注损伤常见于各种因素导致的应激、休克等病理过程中,机体自我代偿时血液重新分布而导致的肠缺血。因而,缺血 - 再灌注损伤也是临床上应激性溃疡的发病机制之一。

第四节　缺血 - 再灌注损伤防治的病理生理学基础

• 临床上,主要通过缩短缺血时间,控制再灌注条件,改善能量供应,抗氧化应激反应等措施,防治再灌注损伤发生。

一、消除缺血原因，尽早恢复血流

缺血时间是影响再灌注损伤发生的首要因素。尽可能在再灌注损伤发生的缺血时限内恢复血流,是避免严重的再灌注损伤的关键措施。

二、控制再灌注条件

临床通过控制再灌注条件,采用适当低压低流、低温、低 pH、低钙、低钠液灌注的方法,可减轻再灌注损伤。低压、低流灌注可避免缺血组织中产生大量 ROS、组织水肿及流体应切力等机械损伤;适当低温灌注有助于降低缺血组织代谢率;低 pH 液灌注可延缓细胞内液碱化,降低 Na^+-Ca^{2+} 交换的过度激活;低钙液灌注可减轻因钙超载所致的细胞损伤;低钠液灌注有利于减轻细胞肿胀。

三、改善缺血 - 再灌注组织的能量供应

ATP 缺乏是缺血 - 再灌注组织损伤的发生基础之一。因而,补充糖酵解底物如磷酸己糖,外源性 ATP 等可减轻再灌注损伤。

四、应用抗氧化制剂

ROS 损伤是缺血 - 再灌注损伤的重要发病环节。临床上,再灌注前或即刻给予抗自由基制剂,如

SOD、CAT、GSH-Px、维生素 E、维生素 A、维生素 C 等。另外,关于一些中药制剂在缺血 - 再灌注损伤中作用的研究报道较多,认为它们可通过降低体内自由基的水平,对缺血 - 再灌注损伤发挥较好的防治作用,如丹参、川芎嗪等。

五、减轻钙超载

临床观察表明:在再灌注前或再灌注时即刻使用钙通道阻滞剂,可减轻再灌注时细胞内钙超载和维持细胞的钙稳态,减少心律失常发生。

Summary

Ischemia-reperfusion injury (IRI) describes the phenomenon that tissue ischemia followed by perfusion recovery further causes ischemic tissue and organ damage and even irreversible cell damage. The occurrence of IRI depends on several factors, such as the duration of ischemia, the metabolism, structure and function of the ischemic tissue, and the conditions of the reperfusion. IRI often occurs in the heart, brain, kidney, liver, lung, and gastrointestinal tract. Multiple interconnected factors are involved in the mechanism leading to IRI, including free radicals damage, intracellular calcium overload, leukocyte-activated inflammatory response, and microcirculatory disorders. The cell damage caused by an excess of free radicals is an important initiating factor of IRI. Intracellular calcium overload is both the cause and the result of IRI, as well as the main mechanism leading to irreversible cell damages such as apoptosis, oncosis, and necrosis. The inflammatory response caused by an increased number of activated leukocytes not only exacerbates the damage to reperfused tissue, but also leads to vascular endothelial cell damage and microcirculatory disorders. Thus, leukocyte-activated inflammatory responses and microcirculatory disorders are the key causes of IRI causing dysfunction in various organs. Understanding the mechanisms of IRI not only contributes to the development of new clinical techniques, but also explains the pathogenesis of some diseases such as shock kidney and stress ulcers. With changing reperfusion scenarios in clinical settings, studying the mechanism of the occurrence of IRI will face new challenges.

(于艳秋)

思考题

1. 为什么再灌注过程中,缺血组织中产生大量自由基?
2. 钙超载导致再灌注组织细胞损伤的机制是什么?
3. 为什么缺血组织再灌注后,一些缺血组织的微循环会出现无复流现象?

第十三章

凝血与抗凝血失衡

维持血管系统内血液的流动性是保证机体正常生命活动所必需的重要生理过程,这依赖于体内凝血与抗凝血之间的动态平衡与精细调节。血液凝固简称凝血(coagulation),是血液由液体流态转变为凝胶固态的过程。出血(haemorrhage/bleeding)是指血液经血管破损处溢出血管外的过程。止血(hemostasis)是指血管受损引起出血时机体的正常生理反应,包括损伤局部血管收缩、血小板止血栓形成和血液凝固并最终形成血凝块(clot)的过程,此过程对减慢局部血流、避免过度失血具有重要意义。血栓/血栓症(thrombosis)则是指病理性血凝块的形成,即在非出血情况下发生过度的止血反应。在机体维持正常血液循环或生理性止血过程中,凝血系统、抗凝与纤维蛋白溶解系统、血管以及血细胞(尤其是血小板)构成了凝血与抗凝血平衡的四个基本环节。在病理状态下,这些环节及相互调节功能往往发生障碍,可导致凝血与抗凝血失衡及异常的高凝状态(hypercoagulability)或低凝状态(hypocoagulability)的发生。

第一节 凝血与抗凝血平衡及其紊乱

- 凝血反应是凝血因子被级联激活、最终形成血凝块的复杂过程,这一过程通常在固相上,如受损血管管壁、活化血小板膜及微颗粒等表面才能迅速进行。

- 凝血过程激活的同时会激活抗凝和纤溶系统,因此,凝血过程中始终存在一定的抗凝和纤溶作用的调节与制约;这既保证凝血反应以一定强度在有限的局部进行,又不至于影响全身的凝血与抗凝血稳态。

- 凝血与抗凝血失衡可导致病理性的血液高凝或低凝状态。

一、正常凝血与抗凝血平衡

(一)血液凝固反应

凝血瀑布学说(coagulation cascade)认为血液凝固是一系列凝血因子相继酶解激活的过程,其关键是凝血酶(thrombin)的形成,其中每一步酶解反应均存在放大效应,结果少量凝血因子活化即能使大量凝血酶原转变为凝血酶,进而催化纤维蛋白原(fibrinogen,Fbg)向纤维蛋白单体(fibrin monomer,FM)转变,最终形成纤维蛋白聚合体(fibrin,Fbn)。

经典的瀑布式凝血可分为内源性凝血途径、外源性凝血途径和共同凝血途径三个部分(图13-1)。内源性凝血途径从因子Ⅻ激活到因子Ⅹ激活,临床上以活化部分凝血活酶时间(activated partial thromboplastin time,APTT)反映内源性凝血途径的状况。外源性凝血途径由组织因子(tissue factor,TF)暴露于血液而启动,到因子Ⅹ被激活,其主要受组织因子途径抑制物(tissue factor pathway inhibitor,TFPI)调节,临床上以凝血酶原时间(prothrombin time,PT)测定来反映外源性凝血途径的状况。内源性和外源性凝血途径的交合点是因子Ⅹa(activated factor Ⅹ)形成,从因子Ⅹ活化到凝血酶、Fbn生成的过程称为共同途径。上述学说虽可由试管内的凝血过程所证实,但无法解释一些临床现象,如机体缺乏高分子量激肽原(high molecular weight kininogen,HMW-K)、前激肽释放酶(prekallikrein,PK)或因子Ⅻ却无出血的表现,因此,近年来人们对这一学说不断进行修正。目前认为,外源性凝血是体内凝血启动的主要途径,而内源性凝血则在体内凝血过程中发挥着维持及放大作用。外源性途径激活形成的Ⅶ/Ⅶa-TF-Ca²⁺复合物也能激活内源性途径的因子Ⅸ,这一途径被称为选择性通路(alternative pathway)。这表明外源性途径和内源性途径并非截然分开,两者之间存在密切联系。

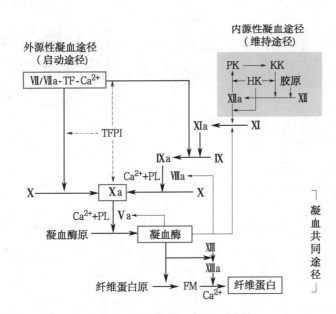

图 13-1　凝血激活的级联反应

TF,组织因子;KK,激肽释放酶;PK,前激肽释放酶;HK,即 HMW-K,高分子量激肽原;TFPI,组织因子途径抑制物;FM,纤维蛋白单体。

粗线箭头,凝血反应的主要过程;细线箭头,正反馈;虚线箭头,抑制反应;阴影部分,相对次要的凝血激活过程。

(二)体内抗凝系统

1. 蛋白 C 系统　蛋白 C(protein C,PC)系统由 PC、蛋白 S(protein S,PS)、血栓调节蛋白(thrombomodulin,TM)和内皮细胞蛋白 C 受体(endothelial protein C receptor,EPCR)组成。PC 和 PS 是由肝脏合成的、维生素 K 依赖性的血浆蛋白。凝血发生后,PC 及凝血酶可在 Ca²⁺ 参与下分别与血管内皮细胞(vascular endothelial cell,VEC)表面的 TM 及 EPCR 结合,一方面,与 TM 结合的凝血酶活性降低,从而减少 Fbn 的生成;另一方面,凝血酶-TM 复合物可以大量激活 PC,活化蛋白 C(activated protein C,APC)以血浆中游离型 PS 为辅因子,促使因子 Va 或Ⅷa 从膜磷脂上脱落并被降解灭活。APC 亦能阻碍因子 Xa 与血小板膜上因子 Va 的结合,从而大大降低因子 Xa 的凝血活性。APC 还能刺激 VEC 释放组织型纤溶酶原激活物(tissue-type plasminogen activator,t-PA),并灭活纤溶酶原激活物抑制物-1(plasminogen activator inhibitor-1,PAI-1),从而增强局部纤维蛋白溶解活性。因此,PC 系统主要防止正常血管内皮部位凝血反应的发生及凝血块的形成。此外,PC 系统的活性亦受 APC 天然抑制物蛋白 C 抑制物(protein C inhibitor,PCI)的调控。

2. TFPI　TFPI 主要由内皮细胞合成,是外源性凝血途径的抑制物。血浆内的 TFPI 约 75%~90% 与内皮细胞表面(尤其在微循环部位)的氨基葡聚糖(glycosaminoglycans,GAGs)非共价结合,10%~25%TFPI 与脂蛋白、血小板结合,或以游离形式存在于血液循环中。TFPI 广泛存在于肺、肝、肾、胎盘等组织,巨核细胞和某些恶性肿瘤细胞也能合成 TFPI。在 Ca²⁺ 参与下,TFPI 能够结合并灭活因子 Xa。TFPI、Ca²⁺ 和 Xa 结合后又能与 TF-Ⅶa 结合,进而抑制Ⅶa 的活性。

3. 丝氨酸蛋白酶抑制物　人类血浆中含有多种丝氨酸蛋白酶抑制物(serine protease inhibitors,serpins),主要有抗凝血酶(antithrombin,AT)、肝素辅因子Ⅱ(heparin cofactor Ⅱ,HCⅡ)、α₁-抗胰蛋白酶、α₂-巨球蛋白、C1-酯酶抑制物等(表 13-1)。其中,AT(过去称为抗凝血酶Ⅲ)是最重要的抑制剂,负责灭活 60%~70% 的凝血酶。AT 由肝脏和 VEC 产生,通过与凝血酶及凝血因子 Xa、Ⅸa、Ⅺa、

Ⅻa 等分子活性中心的丝氨酸残基结合而抑制其活性。AT 单独作用较弱,与肝素结合后其抗凝作用可增强 2 000 倍以上。但正常情况下,循环血浆中肝素含量甚微,因此 AT 主要通过与内皮细胞表面的硫酸乙酰肝素(heparan sulfate,HS)结合而增强其抗凝功能。

表 13-1　体内抗凝系统的组成

调节蛋白	主要合成部位
组织因子途径抑制物(TFPI)	内皮、血小板、LDL 结合型(循环)
血栓调节蛋白(thrombomodulin)	内皮
蛋白 C/ 蛋白 S(PC/PS)	肝脏
丝氨酸蛋白酶抑制物(serpins)	
抗凝血酶(AT)	肝脏、内皮
肝素辅因子Ⅱ / 肝素(HCⅡ/heparin)	肝脏
* 蛋白 Z- 蛋白 Z 依赖蛋白酶抑制剂(ZPI)	肝脏
α1- 蛋白酶抑制物(α1-protease inhibitor)	肝脏
α2- 巨球蛋白(α2-macroglobulin)	肝脏
C1- 酯酶抑制物(C1-esterase inhibitor)	肝脏
蛋白酶连接素 1(protease nexin 1)	内皮
α1- 抗胰蛋白酶(α1-antitrypsin)	肝脏

*ZPI:protein Z-protein Z dependent protease inhibitor。

4. 非特异性细胞抗凝作用　细胞抗凝系统主要包括单核 / 巨噬细胞系统及肝细胞。TF、免疫复合物、内毒素等促凝物质,或者活化凝血因子、纤溶酶等与相应抑制物形成复合物时,可被单核 / 巨噬细胞清除。肝细胞则能摄取并灭活已活化的凝血因子。

（三）纤维蛋白溶解系统

纤维蛋白溶解(fibrinolysis,简称纤溶)分为两个阶段,即纤溶酶原的激活和纤维蛋白的降解。纤溶系统由纤溶酶原(plasminogen,PLg)、纤溶酶(plasmin,PLn)、纤溶酶原激活物(plasminogen activator,PA)和纤溶抑制物组成。其中,PA 包括 t-PA 和尿激酶型纤溶酶原激活物(urokinase-type plasminogen activator,u-PA)。纤溶抑制物包括纤溶酶抑制物(plasmin inhibitors,PI)(如 α₂-PI、α₂- 巨球蛋白 /α₂-MG)、纤溶酶原激活物抑制物(plasminogen activator inhibitors,PAI)(如 PAI-1、PAI-2 和 C1- 酯酶抑制物)和纤溶拮抗物(attenuator)(如凝血酶活化的纤溶抑制物 thrombin-activatable fibrinolysis inhibitor,TAFI)。纤溶既是机体抗凝的组成部分,也是损伤修复过程中血栓溶解、VEC 再生及血管再通的关键机制之一。病理条件下,如果纤溶过度,易引发出血性疾病。

1. 纤溶酶原的激活　纤溶系统激活分为外激活途径和内激活途径。外激活途径是由 t-PA 和 / 或 u-PA 激活 PLg 生成 PLn 的过程。其中,由正常 VEC 产生的 t-PA 所引起的促纤溶活性作用是防止血栓形成的主要因素。内激活途径是指在凝血系统激活后,凝血酶使因子Ⅺ、Ⅻ和激肽释放酶(kallikrein,KK)系统活化,进而由凝血酶、Ⅺ a、Ⅻ a 和 KK 直接激活 PLg 生成 PLn 的途径。

当组织严重损伤,大量 t-PA 释放进入血液循环时,可引起纤溶功能亢进和出血倾向,称为原发性纤溶(primary fibrinolysis)。由各种原因引起凝血活化,并经内激活途径(或同时经外激活途径)引起纤溶亢进的过程,称为继发性纤溶(secondary fibrinolysis)。

2. 纤维蛋白的降解　PLn 是一种丝氨酸蛋白酶,能水解 Fbn、Fbg、各种凝血因子以及其他血浆蛋白。Fbn 和 Fbg 被 PLn 水解后可生成大小不同的多肽片段,称为纤维蛋白(原)降解产物(fibrin / fibrinogen degradation products,FDP/FgDPs),其中某些成分有抗凝、抗血小板聚集及增加血管通透性的作用。

3. 纤溶过程的调节　与体内凝血过程受到精细调控相似,纤溶酶原的激活、PLn 的生成以及纤维蛋白的降解同样受多方面因素的影响与调节,借此既保证局部止血块的适时溶解,又防止全身性纤溶的发生(图 13-2)。

（四）血管内皮细胞的作用

VEC 是一种多功能细胞,除屏障、物质转运与非特异性免疫外,还对血液流变学、血管通畅性、凝血、抗凝及纤维蛋白溶解具有调节作用。

1. 抗凝作用　正常 VEC 具有抗凝及抗血栓形成的特性。

（1）VEC 合成和分泌多种抗凝物质,如 TFPI、AT、蛋白酶连接素 1 和 α_2-MG 等,同时其表面的肝素、HS、硫酸皮肤素 -B 等物质可大量吸附并增强 TFPI、AT 和 HC Ⅱ 的抗凝作用。

（2）VEC 通过其表面 TM 参与 PC 系统的活化及抗凝作用。同时,凝血酶与 TM 结合后,对 Fbg、因子 Ⅴ、Ⅷ 的激活或对 PS 的灭活作用均受到抑制。

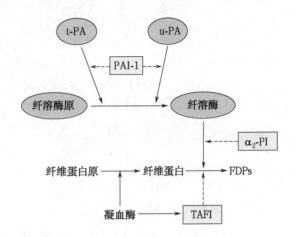

图 13-2　纤溶系统的组成及其作用

u-PA,尿激酶型纤溶酶原激活物;t-PA,组织型纤溶酶原激活物;PAI-1,纤溶酶原激活物抑制物 -1;α_2-PI,α_2-纤溶酶抑制物;TAFI,凝血酶活化的纤溶抑制物;FDPs,纤维蛋白降解产物。

实线箭头表示激活作用,虚线箭头表示抑制作用。

（3）VEC 分泌、释放 t-PA 和 PAI,但以前者为主。VEC 膜上存在激肽原受体,形成Ⅻa 非依赖性表面激活凝血酶原过程,进而激活 PLg,因此正常 VEC 具有很强的促纤溶功能。

（4）VEC 生成和释放 PGI_2、内皮源性舒张因子（endothelial derived relaxing factor,EDRF,即 NO）、6-酮 - 前列腺素 E_1（6-O-prostaglandin E_1,6-O-PGE_1）等活性物质,同时其膜上存在 ADP 酶活性,因而有助于发挥抑制血小板活化与聚集的作用。

2. 促凝作用　在受损或病理因素刺激（如炎症介质、肿瘤坏死因子等）情况下,VEC 主要表现为促进止血、血栓形成以及加强炎症反应的作用（详见第二节）。

二、凝血与抗凝血失衡的基本环节与表现

凝血与抗凝血失衡是指在致病因素作用下,机体凝血和抗凝血平衡失调,造成血液凝固性异常增高或止、凝血功能障碍,并具有相应临床症状与体征的病理过程。机体凝血与抗凝血平衡发生紊乱的基本环节包括凝血、抗凝及纤溶相关因子的数量及功能的异常,血管内皮与血细胞的异常、血液流变学的改变,而某些病理性因素如物质代谢障碍、免疫反应等,也与凝血与抗凝血失衡的发生密切相关。

许多临床疾病或病理过程存在凝血与抗凝血的平衡紊乱,可为原发性或继发性的、局部或全身性的,按其临床特征可以分为两种基本类型:①血栓形成,特点是血液凝固性增高和 / 或抗凝功能减弱;②止、凝血功能障碍,引起出血倾向,特点是血液凝固性降低和 / 或抗凝功能增强。值得注意的是,上述两种类型的凝血与抗凝血失衡有时单独发生,但有时候也可以在同一个体先后或同时发生,例如弥散性血管内凝血（disseminated intravascular coagulation,DIC）过程中出现的广泛微血栓形成和止、凝血功能障碍,就体现了这种凝血与抗凝血平衡紊乱的动态改变（图 13-3）。

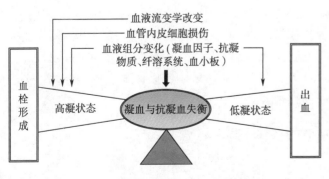

图 13-3　凝血与抗凝血失衡的动态改变

第二节　血栓形成

- 血栓形成是指血液在活体心脏或血管内发生凝集形成病理性固体团块的过程,可引起血管的局部或完全堵塞、影响血液的流动及脏器的血液供应,进而造成组织细胞缺血缺氧、结构和功能损害。
- 血栓形成的基本病因常与血管损伤、血液成分及血流异常有关。血液成分异常包括血浆中凝血、抗凝和纤溶相关因子的异常,也涉及血细胞特别是血小板的异常。

一、血管内皮损伤与血栓形成

内皮细胞是血管壁与血液之间的分界细胞,正常生理功能是防止血栓形成,维持血液在血管内的正常流动。而在止血过程中,VEC 的促凝作用加强,有利于止血栓形成。VEC 对于各种损伤因素极为敏感,一旦受损,可引起血小板活化、凝血与抗凝血平衡失调以及血管舒缩活性异常,从而成为血栓形成的重要原因之一。造成 VEC 损伤的主要因素见表 13-2。

表 13-2　VEC 的损伤因素

损伤因素	相关疾病或病理过程
内毒素及其他细菌毒素	急性或慢性细菌感染
病毒	病毒感染或病毒血症
免疫复合物	血清病,移植排异反应,胶原病
代谢产物	同型半胱氨酸血症,尿毒症,黄疸
血流动力学异常	高血压,血管紧张素 II 或内皮素增高
机械性损伤	血管导管手术
CO、缺氧	吸烟,低氧血症
儿茶酚胺	应激,吸烟
高血脂	家族性高胆固醇血症,肾病,糖尿病,甲状腺功能减退症,肥胖

这些因素通过直接(如机械损伤、代谢异常)或间接(如炎症反应、免疫反应)方式导致 VEC 发生损伤,比如细菌、病毒感染及其毒素能直接或通过炎症反应损伤 VEC。感染部位形成的大量促炎物质或炎症介质,趋化并激活白细胞,不仅使中性粒细胞和单核细胞表达 CD11/CD18,同时诱导 VEC 表达各种细胞黏附分子,如细胞间黏附分子(ICAM-1)、血管细胞黏附分子 -1(VCAM-1)、内皮细胞 - 白细胞黏附分子 -1(ELAM-1)和选择素等,使两者发生黏附,这种细胞间的直接或间接作用,能够促进 VEC 和白细胞大量表达和释放 TF,进而引起凝血系统的活化(图 13-4)。此外,中性粒细胞活化后释放的一些胞外物质也参与血栓的形成。

VEC 受损后主要通过以下四个方面促进血栓的形成:①VEC 脱落,血液中的血小板即刻黏附于内皮下组织,如胶原(collagen)、层黏连蛋白(laminin,LN)和 von Willebrand 因子(von Willebrand factor,vWF)等表面,并且血小板之间发生相互聚集,这是血栓形成的最早期反应之一。②受损 VEC 表达 TF 增多,并能结合 IXa 和 Xa,使局部促凝作用增强。③VEC 损伤时,使局部 TFPI、TM、AT 和 t-PA 减少,而 PAI-1 增多,导致局部抗凝和纤溶活性降低。④受损 VEC 分泌内皮素(endothelin,ET)、TXA$_2$、PAF 等缩血管物质增多,而分泌 PGI$_2$、NO 等扩血管物质减少,引起血管强烈收缩和痉挛,这是引起血栓形成、血管闭塞,导致组织缺血或梗死的重要原因。

二、凝血、抗凝和纤溶相关因子异常与血栓形成

(一)凝血因子异常与血栓形成

与血栓形成相关的血浆凝血因子量与质的异常可为遗传性或获得性,其主要表现为凝血因子的

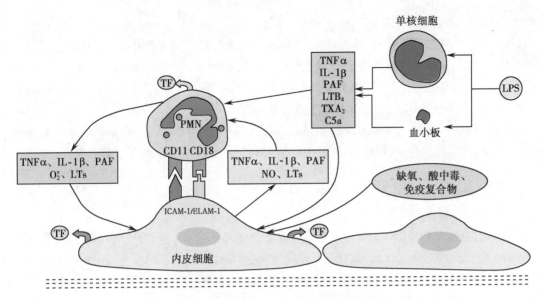

图 13-4　白细胞与血管内皮细胞相互作用的示意图

PMN,中性粒细胞;LPS,内毒素;PAF,血小板活化因子;LTs,白三烯。

增多和 / 或过度活化。但需注意的是,某些凝血或凝血相关因子的缺乏(如因子Ⅻ缺乏)也可能促进血栓的形成。

1. 凝血因子数量异常

(1)凝血因子增多:血浆凝血因子增多以获得性为主,往往是多种病理因素影响的结果,其中 Fbg 浓度增高对血栓形成,尤其对心肌缺血性病变的发生具有重要意义。Fbg 浓度增高见于糖尿病、肥胖、高脂血症、高血压和吸烟等。

(2)遗传性因子Ⅻ和 PK 的缺乏:如前所述,作为内源性凝血途径的生理性启动因子,因子Ⅻ和 PK 的先天性缺乏并无出血倾向,相反,多数病例却出现程度不同的血栓形成倾向,且以静脉血栓形成和肺栓塞为多见。这提示在体内由因子Ⅻ激活而启动生理性凝血过程的作用是极微小的,相反因子Ⅻ和激肽系统主要起促进纤溶和抗凝的作用。

2. 凝血因子结构、功能异常与活化

(1)遗传性凝血因子结构异常:常见于异常 Fbg 血症、因子Ⅷ分子异常和因子 V 基因突变。遗传性异常 Fbg 血症呈高度异质性,其中 20% 有反复血栓栓塞症,25% 有出血,7% 两者皆有。因子Ⅷ分子异常由点突变引起,异常分子对 APC 的灭活不敏感,易发生血栓形成。因子 V 的 Leiden 突变($Arg^{506} \rightarrow Gln$)可引起 APC 对因子 Va 的灭活明显减弱,造成血液高凝和血栓形成。

(2)获得性凝血因子活性增高:恶性肿瘤、糖尿病伴微血管病变、吸烟、酗酒和口服避孕药等情况下可存在因子Ⅶ活性增高。

(3)凝血因子活化:凝血因子活化主要与组织创伤、血管内皮受损及其他促凝因素作用于凝血级联反应的各个环节并启动凝血反应相关(详见本章第四节)。

(二)抗凝因子异常与血栓形成

血浆抗凝因子减少或缺乏,或者由于血浆中出现干扰抗凝因子作用的异常物质,可导致血栓形成倾向。抗凝因子减少或功能降低有以下几种情况。

1. 遗传性因素　见于遗传性 AT 或 HCⅡ 缺乏、以及遗传性 PC 或 PS 缺乏或缺陷的患者,可反复发生静脉(多见)或动脉的血栓或栓塞。

2. 获得性因素　见于获得性 AT、HCⅡ、PC 或 PS 缺乏。

获得性 AT 缺乏的原因包括 AT 的合成减少,丢失和消耗过多,多见于肝炎、肝硬化、伴有大量蛋白尿的肾病患者,以及 DIC 和肝素治疗患者等。

获得性 HCⅡ缺乏见于肝病、肾移植等,常与消耗增加有关。PC 是维生素 K 依赖性由肝脏合成的抗凝因子,严重肝病、维生素 K 缺乏或使用抗维生素 K 药物,可造成 PC 的减少。DIC、大手术和深静脉血栓形成时 PC 消耗过多。严重广泛 VEC 损伤时,可由于 TM 减少使 PC 活化障碍。获得性 PS 缺乏见于妊娠、口服避孕药、急性炎症和维生素 K 缺乏等。

此外,抗磷脂综合征(antiphospholipid syndrome,APS)是近年较多见的一种获得性易栓症,以反复发生动脉或静脉血栓、习惯性流产为临床表现的自身免疫性疾病,患者血清中含有抗磷脂抗体(antiphospholipid antibody,APA),APA 与磷脂表面结合可促进血小板活化、干扰内皮细胞的抗凝功能和影响各级凝血反应。

(三)纤溶功能降低与血栓形成

1. 先天性纤溶功能降低　先天性纤溶功能降低的原因有:①PA 释放异常:研究显示,家族性 PA 释放障碍引起纤溶功能降低,约半数以上家族成员发生静脉血栓和/或肺栓塞。②PAI 过多:遗传性 PAI 过多可能与 PAI-1 合成增多或代谢清除机制缺陷有关,表现为患者的血浆 PAI-1 抗原和活性都增高,常引起静脉血栓。

2. 获得性纤溶功能降低　见于 VEC 损伤引起的 PA 分泌减少和/或 PAI-1 过多,是引起动脉和静脉血栓形成的原因之一。

三、血细胞异常与血栓形成

(一)血小板异常与血栓形成

1. 血小板活化或增多　在血栓性疾病中,血小板活化与血栓形成存在密切关系。引起血小板活化的基本原因为:①在特殊流场下易引起血小板活化。例如冠心病时,动脉粥样硬化使血管狭窄,血流发生紊乱,血小板黏附于病变组织可形成血小板血栓;黏附聚集的血小板发生活化后,又能引起凝血反应和血管收缩,进而促发心肌梗死。②各种生物活性物质、药物、化学物质和免疫复合物容易使血小板激活。例如在肾炎、系统性红斑狼疮(system lupus erythematosus,SLE)、DIC 等疾病情况下,血栓的形成都与血小板活化有密切关系。

血小板数量增多也能促进血栓的形成。例如原发性血小板增多症患者,血栓栓塞的发生率可达 13.3%~20%。值得注意的是,由于这类来源于异常干细胞的血小板大多存在功能缺陷,因此也存在较为明显的出血倾向,故也称为出血性血小板增多症。

2. 血小板在血栓形成中的作用　血小板与血栓形成的关系十分密切,其机制主要有两个方面:一是通过血小板黏附、聚集形成血小板栓子,成为血栓的主要组成成分,特别是在动脉血栓以及微小血管的止血栓形成中。二是通过其活化释放产物,促进血小板聚集、加强凝血反应、刺激白细胞和损伤内皮细胞,进而有利于血栓的形成。血小板活化后释放的活性物质有 ADP、5-羟色胺(5-HT)、TXA_2、PGE_2 和组胺等。

(二)白细胞及红细胞异常与血栓形成

1. 白细胞异常与血栓形成　白细胞参与血栓形成的机制与静脉血流淤滞、小动脉受压闭塞或血管内皮损伤时白细胞发生黏附和聚集有关。除前述 VEC 与白细胞间的相互作用可使 TF 大量表达外(见图 13-4),在血管受损局部,活化的白细胞通过释放溶酶体酶、产生氧自由基和花生四烯酸代谢物等多种途径损伤 VEC 和其他组织成分,促进血栓形成。

2. 红细胞异常与血栓形成　红细胞在血栓形成中的作用主要表现在:①循环中出现大量的红细胞聚集体,如心肌梗死和恶性肿瘤等疾病,影响微循环血液灌流。②红细胞增多和红细胞变形能力降低时,血黏度增加,血流减慢,引起组织缺血、缺氧及血管内皮等损伤。③红细胞增多使其与血小板的碰撞增加,血小板与血管壁的接触增多,故能促进血小板黏附、聚集和释放反应;在高切变应力下,红细胞释放 ADP 诱导血小板聚集。在真性红细胞增多症中,有 1/3 患者发生血栓形成。④红细胞破坏引起溶血反应,可激活凝血系统。

四、血液流变学异常与血栓形成

血液流变学(hemorheology)是研究血管内血液流动和变形特性的学科,血液及其成分的流变性质已被证明对循环功能及机体整体的代谢与功能都有影响。其中,血液流变学改变对血栓形成的作用与血液黏度和血液流场相关。

(一)血液黏度增高

血液黏度(blood viscosity)是反映血液流变性最重要的物理指标。血液流变性障碍的综合表现主要是患者的血液黏度异常增高,使血液在血管内流动变慢,因而是血栓形成的重要因素。

1. 血细胞与血液黏度

(1)红细胞:血液中红细胞最多,对血黏度的影响较大。红细胞异常使血黏度增高与下列因素有关:①膜流动性降低:见于红细胞比容增高、红细胞变大和形态异常;②变形能力下降:常因血红蛋白浓度增高和性质改变引起;③红细胞聚集性增加:与红细胞膜上负电性降低、血浆中 Fbg 等大分子蛋白质增多、血液流经微静脉和毛细血管静脉端时作用于红细胞的切变应力减小等因素有关。

(2)白细胞:血液中白细胞数量较少,对血黏度的影响也小。但是,白细胞体积大不易变形,由于不易通过毛细血管,故易引起血流减慢或暂停。正常时,这种情况只在少数毛细血管发生。在病理情况下,白细胞数的明显增高可使毛细血管血流受阻,引起微循环障碍并间接影响凝血与抗凝血平衡。

(3)血小板:血小板对血黏度的影响不大,但血小板的活化促进血液凝固,从而影响血黏度。

2. 血浆成分与血液黏度　Fbg 是不对称大分子蛋白质,能通过桥联作用使红细胞聚集性增强,故血浆中 Fbg 增多能使血黏度明显增高,α_2-MG 和 IgM 也有类似作用。血浆中脂类(胆固醇及甘油三酯)与脂蛋白增多使血黏度增高,红细胞变形性和聚集性改变也与脂类增多有关。血浆黏度和红细胞比容增高是全血黏度增高的两个主要因素。

3. 血管与血液黏度　血管壁的完整性和通透性能明显影响血液黏度。血管壁完整性破坏,可经VEC、血小板和白细胞等的作用导致凝血反应。血浆外渗使血液浓缩、血黏度增高,促进凝血和血栓形成。

(二)血液流场改变

血管的形状和走向的突然改变,如血管狭窄、分叉、弯曲甚至内膜有微小突起及静脉瓣部位,都构成血流的特殊流场。血管狭窄部的血流切变应力增高,使血液中血小板易于聚集,但因切变应力的作用时间短,血小板只形成不稳定的聚集块。在狭窄部的前方,血流可产生涡流,血细胞通过狭窄部后,由血流中央进入切应力变小的这一区域,细胞间碰撞机会增多,红细胞和血小板容易发生聚集或黏附于血管壁,这也是动脉粥样硬化病灶及静脉瓣膜囊深部容易形成血栓的原因之一。血管分支的迎流侧管壁切应力最大,对侧管壁则很小,该处常可见血小板间碰撞、聚集和黏附,并有红细胞的聚集及Fbn 的形成。发生血液流场异常的部位,常同时存在 VEC 损伤和血栓形成。

第三节　止、凝血功能障碍与出血

- 在先天性或获得性因素作用下,机体发生止、凝血功能降低和 / 或抗凝功能异常增强的病理改变,表现为皮肤、黏膜和内脏的自发性出血或轻微损伤后出血不止,具有这种出血倾向或出血素质的疾病称为出血性疾病。

- 机体止、凝血功能障碍的发病环节包括血管壁受损或结构异常、血小板量和质的异常以及血浆中凝血和抗凝因子的异常,后者包括凝血因子缺乏与结构异常、纤溶活性物质增多以及循环中出现病理性抗凝物质。

出血性疾病具有以下基本特点:①有原因未明、反复发生的自发性出血或轻微损伤后过度出血或出血不止的病史。②出血发生时,出血的程度、频度与局部损伤程度不相符合。③一般的止血治疗效果较差,在出、凝血相关实验室检查明确病因后,作对因治疗可有明显疗效。出血性疾病的具体表现和严重程度,可根据病因及止、凝血功能障碍发生环节的不同而异。出血对机体的影响取决于患者的基础健康状况和原发疾病的严重程度,也决定于出血量的多少及出血速度。出血相关的症状和体征主要有晕厥、休克、心肺功能不全、压迫性症状、关节畸形及功能障碍和失用性肌肉萎缩等。由先天性或遗传性因素引起的出血多见。

一、血管因素引起的止血功能障碍

血管在止血过程中起重要作用,当血管壁结构异常或受损,或血管周围支撑性组织功能异常或受损,可引起出血。血管止血功能障碍可以是先天性或遗传性的,但多数属于获得性,其原因不明。

（一）先天性或遗传性因素

遗传性毛细血管扩张症是染色体显性遗传性疾病,患者血管存在先天性弹性纤维和平滑肌缺乏,血管壁很薄,小动脉和小静脉仅由一层 VEC 构成,周围由少量无肌肉、无弹性的结缔组织包围、支持,血管既脆弱又缺乏收缩功能。在血流冲击和压力作用下,血管扩张扭曲,形成小血管瘤。患者在口唇、鼻黏膜、头面、躯干和手背足底皮肤有毛细血管扩张。轻微外伤后常出血不止,或发生自发性出血。轻者表现为鼻出血或牙龈出血,重者有胃肠道出血,常引起继发性贫血。

（二）获得性因素

常继发于免疫性或非免疫性病理改变,后者常与感染、化学因素、代谢异常等引起的血管病变有关。

1. 血管壁的免疫性损伤　机体发生变态反应时,小动脉、毛细血管可发生无菌性脉管炎,使血管壁通透性和脆性增加,引起过敏性紫癜（anaphylactoid purpura）。患者出现以下肢为主的对称性紫癜,可有腹部绞痛、便血、关节酸痛、血尿和水肿。病因与细菌或病毒感染、异种蛋白、某些药物或者花粉等过敏有关。免疫损伤的机制为Ⅰ型和Ⅲ型超敏反应。

2. 血管壁的非免疫性损伤

（1）代谢性因素:见于维生素 C 缺乏、老年人和长期应用肾上腺皮质激素者。维生素 C 是胶原合成过程中羟化酶的辅助因子,所以维生素 C 缺乏使胶原合成障碍,导致血管结构异常,血管脆性和通透性增加,引起全身性出血倾向,除黏膜、皮肤紫癜外,可有皮下、肌肉和关节出血。老年人由于代谢因素出现结缔组织的退行性变化,血管壁脆性增加,易发生出血,称为老年性紫癜。长期应用肾上腺皮质激素,使蛋白分解增强,小血管壁变薄,易发生类固醇性紫癜。

（2）其他损伤因素:某些细菌、病毒、寄生虫及其毒素损伤血管内皮,小血管常有微小血栓,可引起感染性血管性紫癜。异常蛋白血症使血管内皮损伤、血小板数量减少、血小板功能异常和凝血功能障碍,引起异常蛋白血症性紫癜。

二、血小板异常引起的止、凝血功能障碍

血小板除在正常止血过程中发挥重要作用外,对凝血反应、VEC 再生与修复也具有促进作用。因此,血小板数量和功能的异常,可引起机体止、凝血功能障碍。血小板异常也可分为先天性(或遗传性)和获得性两种类型,其中由血小板获得性异常引起的止、凝血功能障碍较为多见。

（一）血小板数量减少

1. 先天性或遗传性血小板生成减少　由遗传因素导致骨髓再生能力低下或先天性巨核细胞生成不良,血小板生成减少,也可同时存在其他血细胞的减少。

2. 获得性血小板数量减少

（1）血小板生成减少:由于自身抗体、电离辐射、药物抑制作用损伤造血功能,使血小板生成障

碍;也可因再生障碍性贫血或各种感染,导致血小板生成减少。

(2)血小板破坏过多:免疫损伤是造成血小板破坏的主要原因:①免疫性血小板减少性紫癜 (immune thrombocytopenic purpura,ITP):过去称为特发性血小板减少性紫癜,是指由不同致病因素引起血小板免疫原改变,或血小板异常表达某些内部抗原,引起自身免疫反应,导致血小板大量活化消耗或破坏。感染、药物或其他全身性疾病发生免疫反应时,都可能引起继发性血小板减少,如肝素诱导性血小板减少症(heparin-induced thrombocytopenia,HIT)。②微血管血栓 - 出血综合征:包括血栓性血小板减少性紫癜(thrombotic thrombocytopenic purpura,TTP)和溶血性尿毒症综合征,可因原发或继发因素引起血管免疫性损伤,且血浆中存在使 PGI$_2$ 迅速降解的因子,造成弥散性血小板聚集、微血管损伤及血栓形成,由此形成的消耗性血小板减少及血管损伤是引起止、凝血功能障碍的重要原因。③其他:输注大量缺乏血小板的库存血,或脾功能亢进导致循环血小板减少,患者出血的严重程度常与血小板减少程度有关。轻者无症状或仅出现皮下瘀点、瘀斑,重者有严重内脏出血,少数患者可发生致命的颅内出血。

(二)血小板功能缺陷

1. 遗传性血小板功能缺陷　由于染色体的基因突变或缺失导致血小板的正常功能受到损害,可分为以下几种类型(表 13-3)。

表 13-3　遗传性血小板功能缺陷的类型和原因

类型	原因及相关疾病
血小板黏附功能缺陷	血小板膜糖蛋白 GPIb- IX - V 复合物缺乏,见于巨大血小板综合征(Bernard-Soulier syndrome) 血小板膜 GPIb 的分子异常,见于血小板型血管性血友病
血小板聚集功能缺陷	血小板膜 GPIIb/IIIa 缺乏或结构异常,见于血小板无力症
血小板释放功能缺陷	血小板致密颗粒缺乏,见于遗传性贮存池病 血小板内 α 颗粒缺乏,见于灰色血小板综合征 血小板中花生四烯酸释放缺陷以及环氧化酶或 TXA2 合成酶缺失
血小板促凝功能缺陷	血小板因子 3(platelet factor 3,PF3)先天性缺乏或减少,见于遗传性血小板病

遗传性血小板功能缺陷时,常表现为血小板多种功能中的某一方面发生障碍,但血小板计数可正常。其所致出血的特点与血小板减少患者相似,大多表现为皮肤瘀斑、黏膜出血及拔牙等手术后过量出血。

2. 获得性血小板功能缺陷　慢性肾疾病、慢性肝脏疾病、DIC、慢性骨髓增生性疾病、异常蛋白血症等可引起获得性血小板功能缺陷。其不同于遗传性缺陷之处在于,患者大多存在血小板多种功能的联合缺陷。例如,慢性肾衰竭伴尿毒症时,由于代谢产物胍琥珀酸的抑制作用,血小板黏附、聚集和释放反应都可减弱,PF3 也减少。

此外,因长期、大剂量使用阿司匹林、吲哚美辛(消炎痛)等非类固醇抗炎药,可引起血小板环氧化酶功能受抑,使血小板聚集性降低,故可出现一时性的止、凝血功能障碍。

三、血浆成分异常与止、凝血功能障碍

(一)凝血因子缺乏或结构异常

1. 遗传性凝血因子缺乏或结构异常　几乎任何凝血因子都可发生遗传性缺乏,但以因子VIII和 vWF 因子缺乏为多见,它们可分别引起血友病 A 和血管性血友病。遗传性 vWF 缺乏和 / 或结构异常患者,可同时存在因子VIII凝血活性降低和血小板黏附功能障碍。因子IX缺乏可引起血友病 B。血友病 A 和血友病 B 重症患者往往有关节、肌肉等深部出血。

2. 获得性凝血因子缺乏或结构异常　肝脏疾病时各种凝血因子合成减少,且与疾病严重程度成正比。吸收不良、肝脏疾病、口服维生素 K 拮抗剂和某些新生儿可因维生素 K 缺乏,使凝血酶原、因子Ⅶ、Ⅸ和 X 等维生素 K 依赖性凝血因子的合成明显减少。因子 V 缺乏见于急性白血病、输入大量库血。因子Ⅷ缺乏见于肝病、胶原病、白血病、SLE 和类风湿性关节炎等。获得性凝血因子缺乏时,皮肤片状出血和黏膜出血较多见,关节、肌肉出血较少。

(二) 纤溶系统功能亢进

1. 先天性或遗传性纤溶亢进　已发现的此种遗传性疾病有:①先天性循环 t-PA 增多,使大量 PLg 转变成 PLn;②先天性或遗传性 PAI-1 结构异常,对 PA 的抑制作用减弱;③遗传性 α_2-PI 缺乏症,表现为对纤溶酶的抑制作用减弱。这些患者由于纤溶系统功能亢进,故存在出血倾向。

2. 获得性纤溶亢进

(1) 原发性纤溶亢进:①过量 KK 形成使 PLg 激活;②大量 PA 释放进入血液循环;③纤溶系统抑制物减少,包括 α_2-PI 缺乏、PAI 减少。心、肺、脑、子宫或脾脏损伤,大手术,某些恶性肿瘤如前列腺癌和急性早幼粒细胞白血病等,可因大量 t-PA 进入血液循环引起纤溶亢进。肝硬化和肝叶切除等严重肝功能障碍情况下,可因 α_2-PI 合成减少、肝脏对 t-PA 灭活功能障碍等原因导致纤溶亢进。

(2) 继发性纤溶亢进:常见于 DIC 的继发性纤溶亢进期,由于凝血亢进、广泛微血栓形成和 VEC 受刺激释放 PA,通过继发和原发性纤溶激活(以前者为主),产生大量 PLn,使 DIC 转变为以止、凝血功能障碍为特征的病理过程(详见第四节)。

纤溶功能异常也见于使用 t-PA、u-PA 等进行溶栓治疗时,临床上也常合并使用 AT 类抗凝剂,故在某些血管损伤的部位可能因止血功能障碍造成出血。

(三) 病理性抗凝物质

循环中出现病理性抗凝物质大多是获得性的,包括抗凝血因子抗体(主要是 IgG)、肝素样抗凝物质和纤维蛋白/纤维蛋白原降解产物(FDP/FgDPs)等。反复输注因子Ⅷ或因子Ⅸ制剂的患者,体内可产生抗因子Ⅷ和抗因子Ⅸ抗体。循环内出现肝素样抗凝物质可见于严重肝脏疾病、流行性出血热、急性白血病、SLE、过敏性休克、恶性肿瘤、服用某些药物或无明显疾病的老年人。DIC 时产生大量 FDP/FgDPs 则是引起止、凝血功能障碍的主要原因。

第四节　弥散性血管内凝血

* DIC 是继发于特定基础疾病的、因凝血系统过度激活和微血管广泛损伤导致弥散性微血栓形成,并伴有纤溶异常亢进的获得性临床综合征;其发生发展受到多种因素的影响。

* DIC 的起始环节是大量促凝物质进入循环血液所引起的凝血系统异常激活,继而导致各器官、组织微血管内广泛微血栓的形成。广泛微血栓形成及凝血物质的大量损耗,以及继发性纤溶亢进,可进一步引起止、凝血功能障碍。

* DIC 患者可表现为出血、循环衰竭、多器官功能障碍及溶血性贫血等临床表现。

弥散性血管内凝血(disseminated intravascular coagulation, DIC)是一种以止、凝血功能严重障碍为特征的复杂病理过程,历史上对其认识经历了一个逐步发展的过程,曾有"消耗性凝血病""去纤维蛋白综合征""血栓性出血"等名称。DIC 主要为全身性的病理过程,但有时也仅限于某一器官。由于引起 DIC 的基础疾病各异,故其发生、发展的机制相当复杂,临床表现亦形式多样,因此常常给临床诊断与治疗带来较大的难度。急性重症 DIC 预后较差,如不及时救治常危及生命。

一、DIC 的病因与影响因素

(一) DIC 的基础疾病

DIC 并非独立的疾病,它是继发于特定疾病、并经相应诱发因素作用而引发的病理过程。临床资

NOTES

料显示,各科均有能够伴发 DIC 的疾病,其中常见的有严重感染性疾病、恶性肿瘤、广泛组织创伤和产科意外等(表 13-4)。因此临床诊断 DIC 时,必须考虑患者是否存在能够引起 DIC 的基础疾病。一般情况下,存在易于引发 DIC 基础性疾病的患者,如果出现无法以现有临床证据解释的出血症状与体征时,应考虑其发生 DIC 的可能。

表 13-4　DIC 的常见病因

分类	主要疾病或病理过程
感染性疾病	细菌感染引起的脓毒症,内毒素血症,严重病毒感染等
广泛组织损伤	大手术,多发性创伤,大面积烧伤,脂肪栓塞
恶性肿瘤	各种实体瘤,血液／淋巴肿瘤(急性早幼粒白血病)
产科意外	羊水栓塞,胎盘早剥,宫内死胎
肝、胰、肾疾病	严重肝衰竭,急性胰腺炎,急进型肾炎
休克	失血性、过敏性或内毒素性休克
血管疾病	Kasabach-Merritt 综合征,心室或大动脉瘤
免疫疾病	SLE,新生儿硬肿症,移植物抗宿主病(GVHD)
代谢性疾病	糖尿病,高脂血症
血管内溶血	血型不合引起的溶血性输血反应
其他	主动脉内气囊装置,体外循环,动物毒素等

以上疾病或病理过程由于存在能够触发凝血系统激活的因素,因此可以导致 DIC 的发生与发展,这些因素也称作 DIC 的触发因素(triggering event),主要包括:①组织损伤,释放 TF;② VEC 损伤;③细菌内毒素;④免疫复合物;⑤蛋白水解酶;⑥颗粒或胶体物质;⑦病毒或其他病原微生物。

（二）DIC 发生、发展的影响因素

在某些基础疾病及凝血触发因素存在的情况下,DIC 是否发生或 DIC 发生、发展的轻重缓急程度,还与机体凝血与抗凝血平衡调节的基本状态有关。临床观察与研究显示,以下因素能够影响凝血与抗凝血平衡,尤其是通过抑制机体的抗凝功能,使平衡倾向于凝血功能的相对增强,进而促进 DIC 的发生与发展。

1. **单核／巨噬细胞系统功能受损**　单核／巨噬细胞具有清除各类促凝物质、活化凝血因子、FDPs、补体成分以及血细胞碎片等的作用。因此,能够引起单核／巨噬细胞系统功能降低或受损的因素可以导致机体非特异性细胞抗凝功能的下降,进而促进 DIC 的发生与发展。早在 1924 年,Sanarelli 报道以亚致死剂量霍乱弧菌滤液经静脉注射给家兔 24h 后,再次注射大肠埃希氏菌或变形杆菌滤液,动物因休克和出血而死亡,这被称为全身性 Shwartzman 反应(general Shwartzman reaction,GSR)。Shwartzman 反应的病理变化特点是组织的出血性坏死,GSR 的发生机制为:首次注射细菌或其毒素后,单核／巨噬细胞系统由于吞噬大量内毒素和 Fbn 而被封闭;第二次注射细菌毒素时,该系统进一步吞噬灭活内毒素以及清除活化凝血因子的能力大大降低,由于内毒素具有激活凝血因子、促使血小板聚集和收缩血管的作用,所以能引起 DIC 样的病理变化。

临床上长期大量应用糖皮质激素、反复感染、脾切除术后或严重肝脏疾病时,单核／巨噬细胞系统功能明显减低,因此可成为某些患者发生 DIC 的诱因。

2. **严重肝脏疾病**　严重肝脏疾病时,一旦有促凝物质进入血液,极易造成血栓形成或出血倾向。严重肝脏疾病诱发 DIC 的机制有几个方面:①引起肝脏病变的一些因素如病毒、免疫复合物和某些药物等可激活凝血系统。②肝脏合成抗凝物质减少:抗凝物质 PC、PS、AT 和 PLg 由肝脏合成,慢性迁延性肝炎和肝硬化时,肝脏合成抗凝物质减少,血液处于高凝状态,易诱发 DIC。③肝脏产生与灭活凝血因子减少:凝血因子大多在肝脏合成,在凝血系统激活过程中,活化的凝血因子Ⅸa、Ⅺa、Ⅹa、凝血酶-抗凝血酶复合物(thrombin-antithrombin complex,TAT)等也在肝脏内被清除和灭活。因此,一方面,凝血因子灭活减少使 DIC 易于发生;另一方面,凝血因子合成减少也造成 DIC 患者的出血倾向。④急性重型肝炎时,大量坏死肝细胞可释放 TF。

3. 血液的高凝状态　血液高凝状态(hypercoagulable state)是指在某些生理或病理条件下,血液凝固性增高,有利于血栓形成的一种状态。原发性高凝状态见于遗传性 AT、PC、PS 缺乏症和凝血因子 V 结构异常引起的 PC 抵抗症。继发性高凝状态见于各种血液和非血液疾病,如肾病综合征、恶性肿瘤、白血病、妊娠中毒等。

高龄产妇或妊娠后期可有生理性高凝状态。从妊娠三周开始,孕妇血液中血小板及凝血因子(Ⅰ、Ⅱ、Ⅴ、Ⅶ、Ⅸ、Ⅹ、Ⅻ等)逐渐增加,胎盘产生的纤溶酶原激活物抑制物(PAI)也增多,而抗凝物质 AT、t-PA、u-PA 降低,使血液渐趋高凝状态,至妊娠末期最明显。故产科意外(如胎盘早期剥离、宫内死胎、羊水栓塞等)发生时,易导致 DIC。

酸中毒可使 VEC 损伤、肝素抗凝活性减弱、凝血因子活性和血小板聚集性增强,因此,严重缺氧(如循环系统功能障碍)是引起血液高凝状态的重要原因之一。

4. 微循环障碍　微循环障碍可以是局部的,也可以是全身性的。对于局部微循环障碍,可以由于血管舒缩活性的改变,使微血管内缺血或血流缓慢、血液黏度增高、血液淤滞,局部产生酸中毒和 VEC 损伤,或发生白细胞反应并通过释放炎症介质引起 TF 表达,从而启动凝血反应。当局部反应产生的凝血活性成分不能被及时清除时,可导致 DIC 样病理变化的发生。

全身性微循环障碍与局部微循环障碍对凝血功能的影响在本质上无明显的差异,但前者有一定全身性因素的影响。休克是机体有效循环血量急剧减少所致的急性循环衰竭,其主要病理变化是微循环障碍,组织、器官血液灌流不足及由此引起的缺血缺氧损伤性改变。休克可以是 DIC 的重要临床表现之一,也可以是 DIC 发生的重要诱因。休克引起凝血功能异常改变的原因与机制包括:①血液流变学改变;② VEC 受损;③组织细胞损伤使 TF 和溶酶体酶释放;④应激、免疫反应的影响和血管舒缩活性的失调;⑤炎症反应和炎症介质的作用;⑥器官功能障碍引起内环境的严重紊乱。

5. 其他因素　吸烟、糖尿病患者,或者临床上不恰当地应用纤溶系统的抑制剂如 6- 氨基己酸(6-aminocaproic acid,EACA)或对羧基苄胺(p-aminomethyl benzoic acid,PAMBA)等,可使机体纤溶系统功能明显降低。在机体纤溶系统功能受到抑制的情况下,若发生感染、创伤等,就容易诱发 DIC。此外,当机体处于应激状态下,交感 - 肾上腺髓质系统强烈兴奋,使微血管收缩、微循环障碍,并且凝血因子和血小板处于易激活状态,AT 抗凝作用减弱,这些因素也有利于 DIC 的发生和发展。

二、DIC 的发生与发展机制

DIC 的发生、发展过程可因基础疾病不同而异,其机制也十分复杂。除了基础疾病的影响,DIC 时微血管内血栓形成或纤维蛋白沉积存在四个方面的改变及相应机制:① TF 介导为主的凝血系统异常激活;②抗凝系统功能降低;③纤溶系统功能紊乱;④ VEC、白细胞异常及相互作用导致炎症介质、细胞因子大量溢出。总体而言,这些变化存在内在联系或因果关系,它们在 DIC 发生过程中先后或同时存在,推动病情的进展。

(一) DIC 广泛微血栓形成的机制

1. 凝血系统异常激活　DIC 的起始环节是大量促凝物质入血,激活凝血系统,启动凝血反应。凝血系统激活是一个顺序性连锁反应,存在正反馈的放大效应,同时也受到抗凝和纤溶系统的制约。在正常生理性止、凝血反应中,主要由 TF 表达并与因子Ⅶa/Ⅶ共同激活因子Ⅹ,启动凝血活化过程。在病理因素作用下,只要引起凝血反应链中凝血因子的活化,如大量 TF 进入循环,或 VEC 损伤与白细胞激活使 TF 大量表达,或因子Ⅹ大量活化和凝血酶生成,都可以通过凝血反应的正反馈放大作用

和 / 或抗凝作用的相对或绝对降低,引发过度的凝血反应。

其主要原因和机制如下。

(1)组织严重损伤:临床上严重创伤、烧伤、外科手术、产科意外、病变器官组织的大量坏死、癌细胞血性转移等,都可促使 TF 大量释放入血,导致 DIC 的发生。TF 是由 263 个氨基酸残基构成的跨膜糖蛋白,其蛋白上带负电荷的 γ- 羧基谷氨酸(γ-carboxyglutamate)能与 Ca^{2+} 结合。因子Ⅶ通过 Ca^{2+} 与 TF 结合形成复合物而激活为Ⅶa。TF/ Ⅶa 可通过激活因子Ⅹ(外源性凝血途径)或因子Ⅸ(选择通路)启动凝血反应。其中凝血酶又可以正反馈加速因子Ⅴ、Ⅷ和Ⅺ激活,从而加速凝血反应及血小板活化、聚集过程。目前认为,在血管外层的平滑肌细胞、成纤维细胞及周围的周细胞、星形细胞、足状突细胞恒定表达 TF;而与血液直接接触的内皮细胞、单核细胞、中性粒细胞及巨噬细胞,正常时不表达 TF,但在各种感染因素或炎症介质(如内毒素、IL-1、TNF 等)刺激下,这些细胞可在短时间内表达 TF,引起凝血反应。

此外,组织细胞破坏可释放溶酶体酶,引起凝血因子的水解与活化,导致凝血系统的激活。

(2)血管内皮细胞损伤:细菌、病毒、内毒素、免疫复合物、持续性缺氧、酸中毒、颗粒或胶体物质进入体内时,都可以损伤 VEC,尤其是微血管部位的 VEC。目前认为,血管内皮损伤激活凝血系统的机制主要为:①受损 VEC 表达大量 TF:研究表明,微小静脉和毛细血管的 VEC 受损时能表达 TF,可在局部激活凝血系统。应用 TFPI 能够阻断内毒素引起的动物 DIC 的发生。因此,TF 的作用被认为是血管内皮损伤引起 DIC 的主要机制。②血小板激活:VEC 损伤暴露内皮下组织,引起血小板黏附、聚集和释放反应,加剧凝血反应及血栓形成。③白细胞的作用:受损 VEC 可趋化并激活单核 / 巨噬细胞、PMN 和 T 淋巴细胞,这些细胞与 VEC 相互作用,释放 TNF、IL-1、IFN、PAF 和超氧阴离子等,加剧 VEC 损伤与 TF 释放。

(3)血小板激活:除血管内皮损伤可以造成血小板黏附、活化以外,某些微生物及其代谢产物如病毒、内毒素等,也可引起血小板活化。此外,外源性的或 DIC 早期形成的凝血酶,也具有极强的活化血小板作用。血小板活化加速并加重 DIC 进程的机制为:①血小板聚集直接形成血小板血栓;②血小板活化启动花生四烯酸代谢,产生 TXA_2 等,导致血管收缩及血小板聚集反应加强;③活化血小板释放 PF3,加速凝血反应;④血小板释放反应中产生的 ADP 和 5-HT 等,具有引起血小板聚集和收缩血管的作用;⑤在一定条件下,活化血小板还能直接激活因子Ⅻ和因子Ⅺ。

研究发现,炎症引起的内皮损伤可释放超大 vWF(ultralarge vWF,ul-vWF)聚合物,后者可显著促进血小板的聚合、激活,并增强内皮细胞与血小板或白细胞之间的相互作用,从而促进凝血和补体系统激活,在 DIC 发生发展中发挥重要作用。患者血浆中的 ul-vWF 聚合物的内源性剪切蛋白酶 ADAMTS13 含量与 DIC 的进程和严重程度呈显著负相关。

(4)激活凝血系统的其他途径和因素:在某些病理条件下,尚有一些其他凝血激活途径与因素,例如:①当异型输血、恶性疟疾、输入过量库存血等因素造成红细胞大量破坏时,可以释放出大量 ADP 和红细胞素。ADP 促进血小板聚集,红细胞素具有 TF 样作用,因此可激活凝血系统。②许多肿瘤细胞能生成、释放 TF 类物质激活凝血系统。例如,急性早幼粒细胞白血病(acute promyelocytic leukemia,APL)患者由于早幼粒白血病细胞质中含有大量 TF 样的促凝物质,这些促凝物质在白血病细胞崩解时大量释放入血,从而启动凝血过程而导致 DIC。③急性出血性胰腺炎时,胰蛋白酶大量入血,由于其具有直接激活凝血酶原的作用,因此能够导致大量微血栓形成。④羊水栓塞时,羊水中大量 TF 样成分能够激活凝血系统。⑤蜂毒、蛇毒等外源性促凝物质能直接激活因子Ⅹ、凝血酶原或直接使纤维蛋白原(Fbg)转变为纤维蛋白单体(FM)。

2. 抗凝功能减弱　凝血系统激活以后,微血栓是否形成首先取决于凝血活化与机体抗凝功能的强弱对比。研究显示,在 DIC 过程中,体内主要抗凝系统的功能几乎均受到程度不同的抑制或损害,

NOTES

从而有利于凝血酶、Fbn 的大量生成。DIC 时机体抗凝功能减弱主要表现在:①作为抗凝血酶活性最重要的物质,DIC 患者血浆 AT 水平明显下降,这与其消耗过多、被 PMN 释放的弹性蛋白酶降解以及合成减少等有关。②由于 PC 合成下降、各种细胞因子作用于 VEC 使其表达 TM 减少,加上游离 PS 的浓度降低,导致 PC 系统的显著受抑。体内 PC 系统功能降低和纤溶活性低下,以及凝血酶清除减少,可导致血液的高凝状态。③在 TF 介导凝血系统活化和 DIC 发生过程中,TFPI 的负调控作用也受到抑制;反之,重组 TFPI 能有效治疗严重感染、DIC、MODS、高凝状态和血栓栓塞性疾病等。

上述这些抗凝方面功能的减弱与 VEC 的损伤密切相关。此外,在酸中毒的情况下,肝素抗凝作用减弱等因素也能促进凝血和抗凝血平衡的失调。

3. 纤溶功能降低　如果凝血强度足够引起大量 Fbn 的生成,但微血管血栓能否形成尚与机体纤溶功能的强弱相关。当局部纤溶功能相对或绝对降低,不能及时降解清除 Fbn 时,Fbn 才能得以沉积保留下来成为血栓。大量动物实验和临床研究显示,在 DIC 进展过程中,当体内凝血活性达到最强的时候,纤溶系统的功能往往处于明显抑制的状态,而这种纤溶功能的降低与患者血浆中 PAI-1 水平的持续增高直接相关。同时,受损 VEC 分泌 t-PA 减少、细胞膜上 HMW-K 受体功能降低,也能促使局部纤溶功能降低与 Fbn 清除的减少。

4. 血管舒缩性和血液流动性的改变　在基础性疾病和不同触发因素作用引起 DIC 的过程中,常存在交感 - 肾上腺髓质系统兴奋和 / 或局部血管舒缩调节活性的改变,后者与微血管 VEC 损伤使 NO 和 PGI$_2$ 产生减少,ET 生成增加有关。血小板活化产生的 TXA$_2$、PAF、组胺和缓激肽(bradykinin,BK),也可引起血管通透性增高,局部血液黏度增加。由于微血管舒缩和血流状态的变化,无论是血管收缩、血流减少,还是血管舒张、血流淤滞,都不利于促凝物质和活化凝血因子从局部清除,反之却有利于 Fbn 在局部沉积和微血栓形成。

近年来,对于 DIC 发病机制的研究取得了较大进展。目前认为,各种原发疾病通过凝血与抗凝血平衡的不同环节发挥促凝作用,其中启动凝血活化和凝血酶形成的关键是 TF/Ⅶa。在严重创伤、败血症等引起 DIC 的过程中,全身炎症反应综合征(systemic inflammatory response syndrome,SIRS)所导致的炎症介质、细胞因子泛滥以及由其介导的 VEC 与白细胞之间相互作用,是凝血亢进、抗凝与纤溶受损的主要原因与机制(图 13-5)。

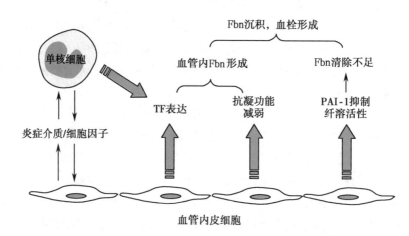

图 13-5　DIC 时微血栓形成的主要机制图
TF,组织因子;Fbn,纤维蛋白;PAI-1,纤溶酶原激活物抑制物 -1。

(二) DIC 止、凝血功能障碍的机制

1. 凝血物质的大量消耗　由于凝血系统的活化,Fbn 大量生成并形成广泛微血栓,从而导致各种凝血因子和血小板被大量消耗,血液凝固性逐步降低。

2. 继发性纤溶功能增强 DIC时,可同时存在继发性和原发性纤维蛋白溶解功能增强。继发性纤溶是凝血系统活化时产生各种因子(如凝血酶等),相继引起PLg激活的过程。其生理意义在于发挥溶解Fbn的作用以限制其生成量,进而维持凝血与纤溶的相对平衡,或促进止血栓溶解和损伤修复过程使血管再通。DIC时继发性纤溶功能过度增强,在使微血栓溶解的同时,加剧了机体止、凝血功能的障碍而引起出血,故表现为病理性作用。同时,继发性纤溶增强也是DIC(尤其是急性DIC)的特征之一。

DIC发生过程中,引起继发性纤溶功能增强的机制为:①凝血活化时产生的凝血酶、因子XIa、KK以及XIIa都能使PLg转化为PLn,即纤溶系统的内激活途径。②凝血系统和激肽系统活化使微血管内相对正常的VEC分泌、释放t-PA,KK使单链u-PA转化为高活性的双链u-PA。t-PA和u-PA作用于PLg生成PLn,这也是体内最重要的生理性纤溶活化途径。③凝血酶经VEC上的TM介导,激活PC为APC,APC具有抗凝和促进纤溶的作用。

应当指出,DIC的发生、发展是一个动态过程,微血栓形成与微血栓溶解在时相上并不截然分开,两者之间可存在不同程度的重叠。DIC发生、发展的原因、机制以及对机体的影响归纳如图13-6所示。

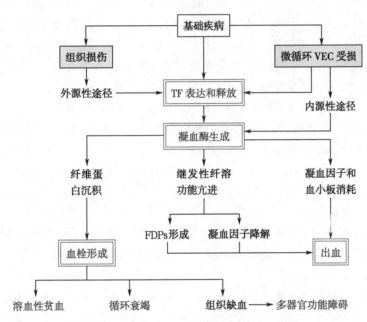

图13-6　DIC发生、发展的机制及其对机体的影响
VEC,血管内皮细胞;TF,组织因子;FDPs,纤维蛋白降解产物。

三、DIC的主要临床表现

DIC的临床表现因原发疾病的存在而呈现出多样性和复杂性。由DIC单独引起的临床表现主要为出血、循环衰竭(休克)、多器官功能障碍和溶血性贫血。急性DIC时以前三种表现较为多见。值得注意的是,由于DIC患者出血的症状相当突出,所以常被简单地认为是一种全身性出血综合征。而事实上,临床上真正导致DIC患者死亡的原因,通常是表现较为隐匿的、由大量微血管血栓或部分较大血管内血栓引起的循环缺血及相应器官的不可逆损害。

（一）出血

1. 出血的表现 出血是DIC最常见也往往是最早被发现的临床表现。约有70%~80%的DIC患者在发病初期存在程度不同的出血表现(表13-5)。DIC时的出血有以下特点:①多部位同时出现出血现象,而且无法用原发性疾病进行解释;②出血常比较突然,可同时伴有DIC其他临床表现;③用一般止血药治疗无效。

表 13-5 DIC 患者的出血表现及频度

出血表现	频度 %	出血表现	频度 %
皮肤紫癜或出血点	63	咯血	24
胃肠道出血	50	黏膜出血	20
伤口出血	46	阴道出血	10
血尿	32	鼻出血	9
血肿	26	眼底出血	7

2. 出血的机制

（1）凝血物质大量消耗：广泛微血栓的形成消耗了大量血小板和凝血因子，虽然肝脏和骨髓可代偿性产生增多，但由于消耗过多而代偿不足，尤其是在急性 DIC 情况下，使血液中 Fbg、凝血酶原、V、Ⅷ、Ⅸ、X 等凝血因子和血小板明显减少，故 DIC 过去又被称为消耗性凝血病（consumptive coagulopathy）。

（2）继发性纤溶功能增强：如前所述，凝血活化时产生的凝血酶、因子Ⅺa、因子Ⅻa 以及激肽释放酶等都能使纤溶系统活化。一些富含 PA 的器官如子宫、前列腺和肺等，由于脏器内形成大量微血栓而导致缺血、坏死性病变时，可释放大量 PA，激活纤溶系统。由于 PLn 不但能降解 Fbn，还能水解包括 Fbg 在内的各种凝血因子，从而使血液中凝血物质进一步减少，加剧凝血功能障碍并引起出血。

（3）纤维蛋白（原）降解产物的形成：PLn 水解 Fbg/Fbn 生成各种分子量大小不等的蛋白质组分和多肽物质，统称为纤维蛋白（原）降解产物（FDP/FgDPs）。FDP/FgDPs 包括较大的 X 和 Y 片段，较小的 D 和 E 片段以及小肽 A、B 等，其中许多成分具有很强的抗凝作用：① X、Y 片段可与 FM 形成可溶性 FM 复合物（soluble fibrin monomer complex，SFMC），阻止 FM 相互交联形成可溶性纤维蛋白；② Y、E 片段有抗凝血酶作用；③ D 片段对 FM 交联聚集有抑制作用；④大多数降解片段具有抑制血小板黏附和聚集的作用。FDP/FgDPs 强大的抗凝血和抗血小板聚集作用，使机体止、凝血功能明显降低，是 DIC 时引起出血的重要原因。

（4）血管损伤：DIC 发生、发展过程中，各种原发病因或继发性因素引起的缺氧、酸中毒、细胞因子和自由基等可导致微小血管壁的损伤，这也是 DIC 患者易于出血的原因机制之一。

（二）循环衰竭

某些 DIC 的病因能够导致休克的发生，如内毒素血症、严重创伤或烧伤等。由于不同个体内在条件的差异以及病因对于凝血、抗凝血平衡及微循环功能影响的严重程度不同，患病机体可以先后或同时出现 DIC 和休克的特征性病理变化。例如，由脑膜炎双球菌脓毒症引起休克时，可伴有沃 - 弗综合征（Waterhouse-Friderichsen syndrome），其本质上属于典型的 DIC。

除上述情况外，DIC 还可由于以下因素，导致微循环障碍与休克的发生：①微血栓形成，使回心血量减少。②出血引起血容量降低。③激肽和补体系统激活产生大量血管活性物质如激肽、组胺等，具有强烈扩血管和增强微血管通透性的作用，使外周阻力下降。④ FDPs 小片段成分 A、B 等能增强激肽和组胺的作用。⑤心内微血栓形成可直接影响心泵功能；肺内微血栓形成导致肺动脉高压，增加右心后负荷；DIC 时组织器官缺血、缺氧，引起代谢性酸中毒，使心肌舒缩功能发生障碍。以上因素使血容量减少、回心血量降低、外周阻力下降以及心泵功能降低，最终导致动脉血压明显下降及严重的微循环障碍。

（三）多器官功能障碍

由于 DIC 发生原因各异，受累脏器中形成微血栓的严重程度不同，故不同器官发生代谢、功能障碍或缺血性坏死的程度也不相同。轻者仅表现出个别器官部分功能的异常，但重症者常会同时或相继出现两种或两种以上器官功能障碍，形成多器官功能障碍综合征（multiple organ dysfunction syndrome，MODS），MODS 是 DIC 引起患者死亡的重要原因。

DIC 患者尸检或活检时,常发现微血管内有微血栓存在。但是,有时候患者的临床症状十分明显,但病理检查却无阻塞性血栓存在,其原因可能是继发纤溶亢进导致血栓溶解或 Fbn 聚合不全,或栓塞多发于深层脏器临床不易识别等。广泛微血栓形成可引起各组织器官的缺血缺氧,出现的功能障碍及临床表现与 MODS 发生时各组织的病理改变相同(详见第二十章),而某些脏器的病理变化也可能是由原发疾病,或各组织器官功能紊乱之间的相互影响所致。

(四)溶血性贫血

DIC 时,纤维蛋白丝在微血管内形成细网状结构。当红细胞随血流通过沉着的 Fbn 细丝或 VEC 裂隙处时,不断受到冲击和挤压,造成红细胞发生机械性损伤,导致循环中出现各种形态特殊的变形红细胞,呈盔形、星形、多角形或小球形等不同形态的红细胞碎片(图 13-7),称为裂体细胞(schistocyte)(图 13-8)。这些红细胞及细胞碎片的脆性明显增高,容易破裂发生溶血。这种病理改变常发生于慢性 DIC 及部分亚急性 DIC,称为微血管病性溶血性贫血(microangiopathic hemolytic anemia)。当外周血破碎红细胞数大于 2% 时,具有辅助诊断意义。

DIC 早期溶血程度较轻,不易察觉。后期因红细胞大量破坏,可出现明显的溶血症状,包括寒战、高热、黄疸、血红蛋白尿等。须注意的是,微血管病性溶血性贫血并非 DIC 独有,也可在急性肾衰竭、血栓性血小板减少性紫癜、广泛癌转移和恶性高血压等疾病中出现。

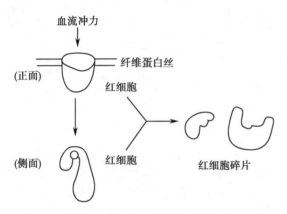

图 13-7 红细胞碎片的形成机制

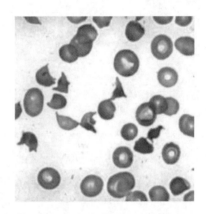

图 13-8 DIC 血涂片中的裂体细胞

四、DIC 的分期与分型

(一)DIC 的分期

DIC 是一个动态进展的过程,即便是同一个患者如果处于 DIC 的不同阶段,其病理变化及凝血与抗凝血失衡的特征也可能大不相同,因此对 DIC 作一定的分期,有利于对 DIC 过程的了解以及便于临床采取正确及时的诊疗措施。根据 DIC 的发病过程和临床特点,典型的 DIC 病程可分为三期。

1. 高凝期 此期是 DIC 发病初期,大量促凝物质入血,凝血系统被激活,血液中凝血酶含量增加,各脏器微循环中可有严重程度不同的微血栓形成。部分患者可无明显临床症状,在急性 DIC,该期极短,不易发现。此期实验室检查的特点为凝血时间和复钙时间缩短,血小板黏附性增高。

2. 消耗性低凝期 此期患者已有严重程度不等的出血症状,也可能有休克或某器官功能障碍的临床表现。机体的凝血功能障碍主要由于大量凝血因子和血小板的消耗与减少引起,也可能与继发性纤溶功能增强有关。实验室检查可见血小板数量和血浆 Fbg 含量明显减少,凝血和复钙时间明显延长。部分患者可有纤溶功能指标的异常。

3. 继发性纤溶亢进期 该期患者大多有程度不等的出血症状,严重者出现休克和 MODS 的临床表现。实验室检查除了仍有前一期变化外,继发性纤溶功能亢进相关指标的变化十分明显。由于继发性纤溶功能增强和 FDP/FgDPs 的大量生成是本期患者出血最重要的机制之一,因此测定和了解纤溶功能状况对 DIC 病情的评估具有很重要的临床参考价值。以下几项为常用的衡量纤溶功能的指标。

（1）凝血块或优球蛋白溶解时间：血浆中部分 t-PA、u-PA 和 PLg 可被吸附在纤维蛋白原上。因 DIC 患者血浆中 PA 活性增高，取全血制成的凝血块（含 Fbn）或优球蛋白（含 Fbg）内可形成较多 PLn，使实验中凝血块或优球蛋白自发性溶解所需时间比正常者明显减少，分别称为凝血块溶解时间缩短和优球蛋白溶解时间（euglobulin lysis time，ELT）缩短。

（2）凝血酶时间：DIC 在继发性纤溶亢进期，血浆中存在大量抗凝作用的 FDP/FgDPs 组分，以同样剂量的凝血酶使患者血浆凝固所需的时间，明显比正常血浆凝固所需的时间长，称为凝血酶时间（thrombin time，TT）延长。

（3）3P 试验：血浆鱼精蛋白副凝试验（plasma protamine paracoagulation test，简称 3P 试验）的原理与 DIC 时血浆中存在 X-FM 复合物（即前述 SFMC）有关。FM 是凝血过程中的中间产物，X 片段是纤溶系统激活后 Fbg 被 PLn 水解的产物，如果血浆中存在 X-FM 复合物，则反映体内有继发性纤溶的过程。因此，当 DIC 患者血浆加入硫酸鱼精蛋白后，由于 X-FM 被解离，游离 FM 重新发生聚集，使血浆出现丝状或絮状蛋白沉淀，此为 3P 试验阳性（图 13-9）。根据血浆蛋白析出的多少，可记录为"+~++++"，表示 X-FM 的多少，也说明继发性纤溶功能增强的程度。但是在 DIC 后期，当纤溶活性过强，而血浆中 FgDPs 的大分子成分如 X 片段被完全分解为小分子物质时，X-FM 就明显减少，3P 试验反而可转为阴性。

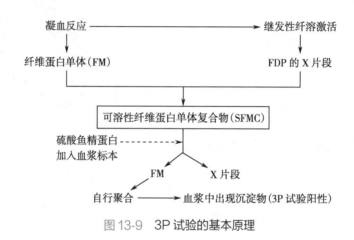

图 13-9　3P 试验的基本原理

（4）血浆中出现 Fbn 的特异降解产物：如前所述，存在继发性纤溶时，血浆中可出现各种 FDPs，如 D- 二聚体（D-dimer）和 Bβ$_{15-42}$ 小肽等，用特定的免疫学方法测定这些指标，可作为继发性纤溶的定性或定量分析。其中，由于 D- 二聚体是交联 Fbn 降解的特异产物，加之其检测方法快速敏感，目前已经成为临床诊断 DIC 的重要指标之一，其原理见图 13-10。

DIC 的病因、病程及严重程度不同，并不一定所有 DIC 患者均存在以上三期的临床表现。事实上，即使较为典型的 DIC，三期之间也可能存在交错与重叠。

（二）DIC 的分型

由于 DIC 的病因、机体的反应性及病情发展速度不同，DIC 的临床表现也可明显不同，一般按病情发展速度和机体的反应状况对 DIC 进行分型。2001 年，国际血栓与止血学会（International Society on Thrombosis and Haemostasis，ISTH）的 DIC 专业委员会根据机体内环境的稳定调节功能紊乱情况，将 DIC 分为两类：非显性 DIC（non-overt DIC）和显性 DIC（overt DIC）。

1. 按 DIC 发生、发展的速度分型

（1）急性型：见于严重感染、创伤、羊水栓塞、异型输血、急性移植排异反应等，DIC 可在数小时或 1~2d 内发生。临床表现以休克和出血为主，病情迅速恶化，分期不明显，实验室检查明显异常。此型占 DIC 80% 以上。

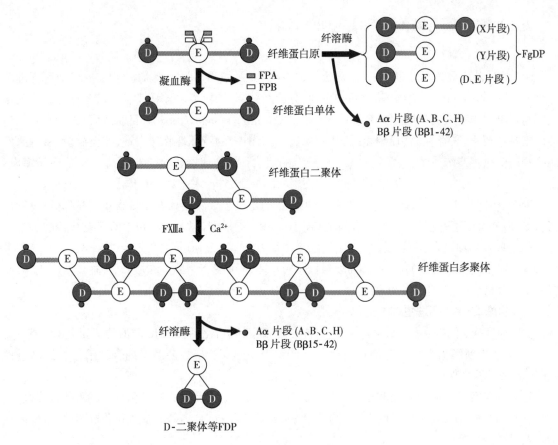

图 13-10 纤维蛋白原、纤维蛋白的降解及 D- 二聚体的形成

（2）亚急性型：见于恶性肿瘤转移、宫内死胎等患者。可于数天内逐渐形成 DIC，临床表现介于急性与慢性型之间。

（3）慢性型：见于恶性肿瘤、结缔组织病、慢性溶血性贫血等。发病缓慢、病程较长，临床表现不明显，常以某器官功能不全为主要表现。有时仅有实验室检查异常，尸检时才被证实存在慢性 DIC。

2. 按 DIC 的代偿情况分型 在 DIC 发生、发展过程中，随着血浆凝血因子和血小板的不断消耗，机体也存在一定的代偿性反应，例如骨髓生成和释放血小板，肝脏产生 Fbg 和其他凝血因子等。根据机体代偿状况可将 DIC 分为以下三型。

（1）失代偿型：即显性 DIC，多为急性。体内凝血因子和血小板的消耗超过生成与释放的速度，故机体来不及进行代偿。实验室检查 Fbg 含量明显降低，血小板计数显著减少。患者多有明显的临床症状与体征。

（2）代偿型：即非显性 DIC 或 DIC 前状态（pre-DIC），多见于轻型或者慢性 DIC。凝血因子和血小板的消耗与代偿性生成之间呈平衡状态。患者临床表现不明显或只有轻度出血和血栓形成症状。实验室检查凝血因子和血小板可在正常范围，但血小板活化产物（如 PF4、β-TG 等）、凝血因子激活标志物（如 TAT、F_{1+2}、FPA 等）和纤溶相关产物（如 D- 二聚体等）可明显增高。

（3）过度代偿型：见于慢性 DIC 后期或急性 DIC 恢复期。此时 DIC 病理过程趋缓或逐渐停止，机体代偿引起的凝血因子和血小板生成、释放可超过其消耗或降解的速度。患者临床症状与体征逐步减轻或消失。实验室检查凝血因子和血小板可高于正常，但血小板活化产物、凝血因子激活标志物和纤溶相关产物仍明显高于正常。

另外，局部 DIC 是指局限于某一脏器的多发性微血栓和微小血管出血，多见于静脉瘤、主动脉瘤、心脏室壁瘤、人造血管、体外循环、器官移植后的排异反应等。其凝血激活主要发生在局部，但有时也存在轻微的全身性 DIC 样病理改变。

五、DIC 诊断与防治的病理生理学基础

(一)DIC 的诊断

DIC 的诊断主要依据原发疾病、临床表现以及出、凝血相关实验室检查综合判断,各地区标准不完全相同。2001 年 ISTH 提出国际性的 DIC 积分诊断系统;2017 年中华医学会血液学分会血栓与止血学组提出中国 DIC 的诊断积分系统(Chinese DIC scoring system,CDSS)。目前认为,诊断 DIC 须包括以下基本要素:①存在易引起 DIC 的基础疾病;②有 DIC 的特征性临床表现,如出血、不易以原发病解释的微循环衰竭或休克、多发性微血管栓塞的症状和体征或器官功能不全;③充分的实验室出、凝血指标检查的阳性结果。只有通过这三方面资料的综合分析,才能对 DIC 作出明确的诊断。

诊断 DIC 时,实验室指标十分重要,其中最基本的是血小板明显减少,Fbg 含量明显降低(过度代偿型除外)和 PT 明显延长。一般结合病史和临床表现,这三项异常就可作出 DIC 的初步诊断。如果这三项中只有两项符合,必须增加一项纤溶指标,如 3P 试验、凝血酶时间或 D- 二聚体的定性 / 定量分析等。对于病情较复杂的病例,还需要对血小板功能、凝血激活状况(FPA 水平、血浆 TAT、F_{1+2})和抗凝因子含量(如 AT)作进一步测定。

(二)DIC 防治的病理生理学基础

去除原发病、维护器官功能、纠正凝血与抗凝血(纤溶)功能紊乱是 DIC 防治的病理生理学基础。

1. 早期诊断和治疗 早期治疗需以早期诊断为基础。及早诊断和早期合理治疗是提高急性 DIC 救治率的根本保证。

2. 积极防治原发病 预防和迅速去除引起 DIC 的病因是防治 DIC、提高治愈率的重要措施之一。例如,对孕妇进行出、凝血指标检查和产程监护;针对病因作抗白血病和抗癌治疗,抗菌治疗,抗休克治疗及保肝治疗等。

3. 抗凝治疗 DIC 发病机制的起始环节是凝血系统激活和大量血栓形成,故使用 AT、肝素或其他新型抗凝剂等以阻断凝血反应的恶性循环,并从根本上抑制继发性纤溶的强度,就成为 DIC 的主要治疗手段之一。

4. 器官功能的维持和保护 严重 DIC 患者发生死亡常与 MODS 有关,故 DIC 防治需注意重要脏器的功能保护。补充血容量、解除血管痉挛、应用阿司匹林稳定血小板等可以改善脏器微循环。发生器官功能衰竭时,则应采用适当的人工辅助装置,如血液透析、人工心肺机等来维持其功能。

5. 补充支持疗法 在充分抗凝血治疗、较好阻断凝血反应恶性循环的基础上,应用新鲜全血或血浆、浓缩血小板血浆、冷沉淀物(补充纤维蛋白原)或各种凝血因子制剂,有助于纠正恢复机体凝血与抗凝血之间的平衡状态。

6. 抗纤溶治疗 抗纤溶药物一般仅用于 DIC 的继发性纤溶亢进期,并且必须在使用抗凝剂 AT 和 / 或肝素治疗的基础上应用,否则将引起 DIC 恶化和器官功能衰竭。但在急性早幼粒细胞白血病患者,由于其出血常与血浆 PA 水平增高引起原发性纤溶有关,所以用抗纤溶疗法常能取得较好的效果。

Summary

Maintaining the balance of coagulation and anticoagulation is essential for physiological hemostasis and normal blood circulation in body,which is finely regulated by four steps including coagulation system,anticoagulation and fibrinolysis system,blood vessels and blood cells(especially platelets). Once this dynamic balance is disrupted by various etiologies,it will lead to bleeding or thrombosis tendency. Disseminated intravascular coagulation(DIC)is an acquired clinical syndrome,characterized by widespread activation of coagulation leading to fibrin deposition in the vasculature,organ dysfunction, consumption of clotting factors and platelets, and life-threatening hemorrhage. The occurrence of DIC often associates with the underlying diseases and conditions, such as sepsis, surgery, trauma, cancer, and serious complications of pregnancy, et al. Mechanism investigation shows that DIC is caused by the aberrant activation of the clotting cascade together with the relatively compromised anticoagulation function, leading to fibrin deposition in vessels, accompanied with the secondary activation of fibrinolytic system. Thus, the clinical presentation in DIC patients includes bleeding, circulatory dysfunction, multiple organ dysfunction and microvascular hemolytic anemia. The diagnosis of DIC is mainly based on the basic diseases, clinical manifestations and coagulation related laboratory assays. The prevention and treatment principle of DIC is to treat underling diseases, maintain organ function and correct the disorder of coagulation and anticoagulation functions.

（黄　莺）

思考题

1. 如何理解 DIC 发生时，机体内凝血与抗凝血平衡紊乱的动态变化过程？
2. 脓毒症患者为何容易伴发 DIC？
3. 急性 DIC 患者为什么会发生休克？
4. 出血是 DIC 患者最突出的临床表现，试分析其发生机制。
5. 血小板异常引起机体止、凝血功能障碍的原因有哪些？

第十四章

休　克

　　休克(shock)是指机体在多种严重损伤性因素的作用下,有效循环血量急剧降低,使组织灌流量严重不足,导致细胞损伤,重要器官功能障碍、代谢紊乱甚至结构破坏的急性全身性病理过程。休克时,机体表现的主要特征是重要器官微循环灌流障碍和细胞结构功能损伤。

　　休克一词源于希腊文,是英语 shock 的音译,原意为"打击""震荡",最初用来表示人体受伤后的一种危重状态。1737 年法国医生 Henri Francois Le Dran 首次用法语 secousseuc 来描述患者因创伤而引起的临床危重状态,1743 年英国医生 Clare 将 secousseuc 翻译成英语的 shock,这是用休克一词来描述类似创伤休克症状的开始。至今人们对休克的认识和研究已有 200 多年的历史,大致经历了四个主要阶段:

　　1. 临床症状描述阶段　18~19 世纪,人们对休克本质的认识尚不清楚,主要是从整体水平描述休克患者的临床特征。19 世纪前半叶,俄国外科医生 Ⅱ Ирогов 所描述的创伤性麻木状态,非常形象地反映了创伤性休克患者的临床表现。19 世纪末,Warren 和 Crile 对休克的临床表现进行了经典的描述,"面色苍白或发绀、四肢湿冷、脉搏细速、脉压变小、尿量减少、表情淡漠,血压降低",并称为"休克综合征"。这是首次针对休克患者的临床表现进行描述,对其临床诊断具有重要的指导意义。

　　2. 急性循环衰竭的认识阶段　在第一、第二次世界大战期间,很多伤病员死于休克,促使医学界不断探索和研究休克的本质及发生机制。当时认为休克的本质是急性外周循环衰竭,关键环节是小动脉血管扩张和血容量不足引起的血压下降(收缩压 <80mmHg)。从而将休克的机制确立为循环系统功能急剧障碍,并主张用去甲肾上腺素类的血管收缩药物抢救休克患者。但是,在临床实践过程中采用缩血管药物治疗后,虽然血压回升使部分患者获救,但仍有患者的病情不但没有好转,反而进一步恶化甚至引起死亡。

　　3. 微循环学说的创立阶段　20 世纪 60 年代,美国外科医生 Richard C.Lillehei 等利用动物模型测定了不同类型休克发生时器官血流量和血流动力学的变化,发现休克发生过程中伴随血压、心排出量和中心静脉压的下降,外周血管阻力和儿茶酚胺浓度却是增加的。因此提出了休克的微循环障碍学说,认为休克可以强烈兴奋交感 - 肾上腺髓质系统,引起组织器官血液灌流量不足,导致细胞和器官功能障碍;即休克发生发展的关键环节是组织灌流量减少而不是血压降低,从而使人们对休克的认识从循环系统的整体表现深化到组织微循环水平。基于此认识,临床对休克的治疗措施发生了根本的改变,把补充血容量提到了首位,强调在补充血容量的基础上使用血管活性药物,必要时可使用血管扩张药物改善微循环。纠正了过去休克治疗中,以升高血压为目的,大量使用去甲肾上腺素等缩血管药的常规,从而明显提高了休克患者救治的成功率。

　　4. 细胞分子水平研究阶段　随着疾病谱的变化,20 世纪 80 年代以来,休克研究的热点从低血容量性休克转向脓毒性休克。很多学者从细胞、亚细胞和分子水平研究休克的发生机制,发现脓毒性休克和严重炎症性疾病休克的发生发展与细胞损伤、促炎和抗炎因子大量释放导致炎症风暴形成有关,并研究了这些体液因子对微循环、组织细胞和器官系统功能的影响。目前认为休克的发生、发展,除了与微循环障碍有关外,还存在一定的细胞、分子机制,并在临床上开始试用细胞能量合剂、稳膜措施及某些促炎因子的拮抗剂治疗脓毒性休克,取得了一定的效果。

总之,人类对休克的认识越来越深入,经历了一个由浅入深,从现象到本质的认识过程,即由整体到组织(微循环学说)、细胞(休克细胞)、分子水平的认知过程。

第一节　休克的病因及分类

• 维持血液循环的三个因素包括心脏功能、血容量和血管床容量。因此根据休克的原始病因对三个因素的影响,将休克分为低血容量性休克、心源性休克和血管源性休克。

• 休克发生时,根据心功能和外周阻力的变化,可以将休克分为低动力型休克、高动力型休克和低排低阻性型休克。

一、病因

休克的特征是组织血液灌流障碍,而组织血液灌流量取决于微循环本身状态及其灌注压,后者又取决于血容量、心泵功能和血管容积。各种强烈的致病因子作用于机体,损害这些因素中的一个或多个环节均可引起休克。常见的病因有以下几种。

（一）失血与失液

1. 失血　大量失血可引起失血性休克(hemorrhagic shock)。常见于外伤出血、胃溃疡出血、食管下端静脉曲张破裂出血及产后大出血等。失血后休克是否发生,不仅取决于失血量,还取决于失血速度。一般15min内失血量少于全血量10%时,机体可通过自身代偿使血压和组织灌流量保持稳定;当快速、大量失血,失血量超过总血量的15%~25%,而又得不到及时补充,即可发生休克;失血超过全血量的45%~50%,可迅速导致死亡。老年患者由于各器官储备功能下降,代偿能力低,对失血量更敏感,更易发生休克和死亡。

2. 失液　剧烈呕吐、腹泻、肠梗阻、大量出汗、糖尿病时的多尿等,均可导致大量体液丢失,或因为失液(fluid loss)使有效循环血量锐减而发生休克,也称为虚脱(collapse)。现在认为,虚脱与失血性休克的本质和表现相似,都是由于低血容量所致。

（二）烧伤

大面积烧伤可以通过损伤内皮细胞或者炎症因子增加血管通透性,从而导致血浆大量渗出,有效循环血量急剧减少,组织器官灌流量严重不足,可引起烧伤性休克(burn shock)。烧伤性休克早期,与疼痛及低血容量有关,后期可因继发感染而发展为脓毒性休克。

（三）感染

细菌、病毒、真菌、立克次体等病原微生物引起的严重感染(infection),可引起脓毒性休克(septic shock),常见的是革兰氏阳性和阴性细菌感染。在革兰氏阴性细菌引起的休克中,内毒素(endotoxin)起着重要的作用,因此又称为内毒素性休克(endotoxic shock)。该型休克常常合并脓毒血症性心肌病(septic cardiomyopathy),后者是休克难以纠正的重要因素。

（四）严重创伤

严重创伤引起的疼痛、大量失血、大面积组织坏死可导致创伤性休克(traumatic shock),尤其在战时(战伤休克)或自然灾害、意外事故中多见。

（五）心脏功能障碍

大面积急性心肌梗死、暴发性心肌炎、应激性心肌病、严重的心律失常(室颤和/或快室率型房颤)、心脏破裂等心脏病变,可引起原发性心脏功能障碍,使心排出量(cardiac output,CO)急剧降低,导致有效循环血量和组织灌流量显著减少,出现心源性休克(cardiogenic shock)。同时,主动脉瓣狭窄、肺动脉高压等增加心脏的射血阻力,以及心包填塞、张力性气胸、肺栓塞等阻碍心室舒张期充盈,均可使心排出量减少,有效循环血量下降,引起心源性休克的发生。

(六) 过敏

见于给过敏体质的人注射某些药物(如青霉素)、血清制品或疫苗后,或进食某些食物(如牛奶、虾)、接触某些物质(如花粉)等,可引起过敏性休克(anaphylactic shock)。这种休克属Ⅰ型变态反应,其发生与IgE和抗原在肥大细胞表面结合,使组胺和缓激肽大量释放入血,引起血管床容积扩大、毛细血管壁通透性增加有关。

(七) 强烈的神经刺激

剧烈疼痛、过深的全身麻醉、高位脊髓麻醉或损伤、脑干损伤等,均可引起神经源性休克(neurogenic shock)。其发生与血管运动中枢抑制、阻力血管扩张、循环血量相对不足有关。但此时的血压下降往往是短暂的,组织的血液灌流也不一定明显减少,并且预后较好,常不需治疗而自愈。因此有人称这种状况为低血压状态(hypotensive state),而不是真正的休克。

二、分类

为了更好地治疗休克,通常将休克按照不同的方法分为不同类型。

(一) 按病因分类

按照病因可以将休克分为失血性休克、失液性休克、烧伤性休克、创伤性休克、脓毒性休克、过敏性休克、心源性休克、神经源性休克等。这种分类方法有利于及时认识并清除病因,是目前临床上常用的分类方法。

学科的定义和诊断标准:虽然不同类型的学科有所不同,但是基本定义是严重血容量不足或/和分布异常导致氧的运输和/或利用障碍,引起组织缺氧。患者收缩期血压<90mmHg,或平均动脉压<65mmHg达30min以上或者需要缩血管药或机械循环装置支持才能维持此基本水平。

(二) 按始动环节分类

良好的心脏功能、正常的血管容积和充足的循环血量是保障循环系统正常工作的三个基本条件。这三个条件可以保证在血管中流动的血液量(有效循环血量)维持在正常范围内,而有效循环血量减少是各种休克共同的发病基础,可使各重要器官灌流量急剧减少,最终引起休克的发生。因此,将心泵功能障碍、血管床容量增加、循环血量减少,称为休克发生的三个始动环节(图14-1)。根据各种病因引起休克发生的起始环节不同,可以将休克分为三类,有助于认识各种病因引起休克的发病基础。

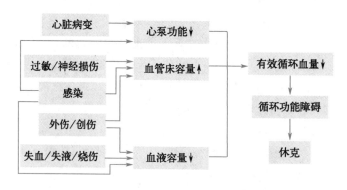

图14-1 休克发生的始动环节

1. 低血容量性休克　由于血容量减少引起的休克称低血容量性休克(hypovolemic shock)。见于失血、失液或烧伤等使血容量急剧减少所引起的休克。由于血容量减少导致静脉血回流不足,心排出量减少,血压下降。随后减压反射受抑制,交感神经兴奋,外周血管收缩,血压得以暂时维持的同时组织灌流量进一步减少。临床出现三低一高表现,即中心静脉压(central venous pressure,CVP)、心排出量和血压下降,而总外周阻力(peripheral resistance,PR)增高。

2. 血管源性休克　是指外周血管床容量显著增加,大量血液淤滞在扩张的血管内,有效循环血量明显低于血管床容量,血液分布出现异常,导致组织器官血液灌流量减少的休克。血管源性休克(vasogenic shock)常见于过敏、神经应激及部分感染(外周血管扩张,但是心功能正常或增加,即高排低阻型休克)患者。机体毛细血管床的容积很大,正常情况下仅有 20% 交替开放,其中的血量占全身总血量的 5%~6%,其他大部分毛细血管处于关闭状态。毛细血管合理的交替开放、闭合,既不会引起组织细胞的缺血缺氧,又保证了有效循环血量的充足。如果毛细血管全部开放,仅肝脏毛细血管就可以容纳全身血量。

3. 心源性休克　是指由于急性心泵功能衰竭导致心排出量急剧减少,有效循环血量和组织器官的血液灌流量下降所引起的休克。心源性休克(cardiogenic shock)发病急,死亡率高达 80%。其发病的中心环节是心排出量迅速减少,血压显著下降。多数患者外周阻力增高,这是由于血压降低,反射性引起交感神经兴奋,外周小血管收缩所致,可在一定程度上恢复血压,有代偿意义。心源性休克分为心肌源性和非心肌源性两种类型。心肌源性心源性休克常见于大面积急性心肌梗死、心肌缺血再灌注损伤、心外科手术、暴发性心肌炎和心肌疾病晚期等,是由心肌本身舒缩功能障碍所致;非心肌源性心源性休克又称为心外阻塞性休克(extracardiac obstructive shock),常见于心脏瓣膜狭窄、心包填塞、张力性气胸、肺动脉高压等,是由于心室充盈或心脏射血阻力增加,致使心排出量和有效循环血量明显减少,组织器官血液灌注严重不足所致。

（三）按血流动力学特点分类

休克发生时,除血液容量不可能在短时间内发生改变外,心排出量和外周血管阻力可以发生不同程度的自身调节性变化。根据心排出量与外周阻力变化的特点,可以将休克分为三类,有助于对休克的认识。

1. 低动力型休克　低动力型休克(hypodynamic shock)又称为低排高阻型休克。其血流动力学特点为:心排出量减少,心排血指数降低,总外周阻力升高。主要临床表现为平均动脉压降低不明显,但脉压显著缩小;尿量明显减少;皮肤苍白、温度降低,故又称为"冷休克"(cold shock)。临床上大部分休克患者属于此类型。常见于低血容量性休克、心源性休克、创伤性休克和大多数脓毒性休克。心排出量减少的机制是:①休克晚期内毒素、心肌抑制因子(myocardial depressant factor, MDF)和酸中毒等使心肌收缩力减弱,心排血量减少;②微循环血液淤滞,有效循环血量下降,回心血量减少,致使心排血量减少。外周阻力增高的机制是:①交感 - 肾上腺髓质系统兴奋,缩血管物质如TXA$_2$、内皮素、血管升压素及血管紧张素等生成增多;②内毒素等损伤血管内皮细胞,释放组织因子,促进弥散性血管内凝血(disseminated intravascular coagulation,DIC)形成,同时舒血管物质 PGI$_2$ 的生成减少。

2. 高动力型休克　高动力型休克(hyperdynamic shock)又称为高排低阻型休克。其血流动力学特点是:心排出量增加,心排血指数升高,总外周阻力降低。主要临床表现为血压略低,脉压可增大;动静脉血氧差明显缩小;由于皮肤血管扩张或动 - 静脉短路开放,血流量增多,皮肤潮红、温暖,故又可称为"暖休克"(warm shock)。常见于过敏性休克、神经源性休克和部分脓毒性休克。心排出量增加的机制是:①休克早期心功能尚未受到抑制,交感 - 肾上腺髓质系统兴奋,心肌收缩力增强、心率加快,使心排血量增加;②外周血管阻力降低,使回心血量增加。外周血管阻力降低的机制是:①儿茶酚胺作用于动 - 静脉吻合支的 β 受体,使动静脉短路开放;②感染灶释放的扩血管物质,如组胺、激肽、PGI$_2$、NO、TNF-α、IL-1、内啡肽等,引起外周血管高度扩张。该型休克尽管心排出量增加,但由于动 - 静脉短路开放,真毛细血管网内血液灌流量仍然减少。

3. 低排低阻型休克　常见于各种类型休克的晚期阶段,为休克的失代偿表现。其血流动力学特点是心排出量和总外周阻力都降低,收缩压、舒张压和平均动脉压均明显下降。

第二节　休克的临床表现及其发病机制

- 休克早期血压不降反升;进展期血压明显下降;终末阶段出现血压下降及 DIC。
- 休克早期微循环少灌少流、灌小于流,组织缺血缺氧;休克期微循环灌而少流,灌大于流,组织淤血性缺氧;晚期微循环不灌不流,循环衰竭。
- 微循环变化的机制主要是儿茶酚胺增加与局部代谢物质对微循环不同部位作用不同引起。
- 休克早期微循环改变具有"自我输血"和"自我输液"的代偿作用。
- 休克晚期内皮细胞损伤、血液流变学改变及组织损伤可以导致 DIC 发生。

一、休克的临床表现

休克的临床表现比较复杂,一般分为三个阶段。

休克早期患者表现为面色苍白、四肢湿冷、出冷汗、心率加快、脉搏细速、尿量减少、直肠温度下降、烦躁不安,血压可骤降(如大失血),也可略降,甚至正常或稍高,但脉压明显缩小,患者神志一般还清醒。

随着休克的进展,休克进入第二阶段。患者可以表现为皮肤颜色由苍白逐渐转变为发绀或花斑,特别是口唇和指端尤为明显;同时患者还可以出现静脉萎陷,充盈缓慢,中心静脉压降低;进而出现动脉血压进行性下降,脉压缩小,脉搏细速或脉快而弱;心脏出现心肌收缩力减弱,心搏无力、心音低钝;神经系统则表现为表情淡漠或神志不清。严重的还可发生肺、肾、心力衰竭。

如果休克一直得不到有效治疗,在休克的最终阶段则表现为:①浅表静脉严重萎陷,使静脉输液十分困难;②心音低弱,脉细如丝而频速,甚至摸不到,中心静脉压降低;③血压显著降低,甚至测不到,给予升压药也难以恢复;④呼吸困难、表浅或不规则;⑤少尿或无尿;⑥并发 DIC,常出现贫血、皮下瘀斑、点状出血;⑦脑严重缺血、缺氧,皮质发生重度抑制,患者常表现为感觉迟钝、反应性降低、嗜睡、意识模糊甚至昏迷。

基于休克不同阶段的临床表现,大量研究深入探讨了休克发生发展的机制,形成了以微循环为主的多种机制学说。本章主要以微循环机制和细胞机制阐述休克发生发展的过程。

二、休克的微循环机制

虽然休克的发病机制尚未完全阐明,不同病因引起的休克有不同的发病过程,但有效循环血量减少所致的微循环障碍是多数休克发生的共同基础。

微循环是指微动脉和小静脉之间的血液循环。通常由微动脉、后微动脉、毛细血管前括约肌、真毛细血管、微静脉、小静脉和直捷通路组成,部分器官的微循环还包动 - 静脉吻合支,直接参与组织、细胞的物质交换、能量的传递过程。血液微循环有三条通路:①营养通路:包括微动脉、后微动脉、真毛细血管及微静脉,它保证血液与组织细胞间的物质交换,是维持组织器官正常功能的前提。休克发病机制的微循环障碍学说提出的组织微循环有效血液灌流量严重不足,主要是指营养通路的灌流改变。②动 - 静脉短路或称动 - 静脉吻合支:位于微动脉与微静脉或小静脉之间,正常情况下多关闭,休克时交感 - 肾上腺髓质系统兴奋,作用于 β 肾上腺素受体使动 - 静脉吻合支开放,导致微循环缺血。③直捷通路:是后微动脉的延续,直接与微静脉相通,肌肉中较多,当局部血流量增多时,该通路血流量增多,具有减轻毛细血管网负担的生理作用。

毛细血管内的血流量除取决于心排出量、血容量及血压外,还与微动脉、毛细血管前括约肌及小静脉的舒缩状态有关。微动脉或毛细血管前括约肌收缩使微循环血流减少,毛细血管内流体静压降低,有利于液体进入血管;而小静脉收缩,可使血液淤滞,毛细血管内流体静压升高,有利于液体从血管流出。血管口径的变化对微循环血流量有很大的影响。

微循环的血管舒缩状态及血管口径变化主要受神经体液的调节。交感神经支配微动脉、后微动脉和微静脉平滑肌上的 α- 肾上腺素受体，α- 受体兴奋时微血管收缩，血流减少。微血管壁上的平滑肌（包括毛细血管前括约肌）也受体液因素的调节，儿茶酚胺、血管紧张素 II、血栓素 A_2（thromboxane A_2，TXA_2）、内皮素等引起微血管收缩，组胺、激肽、腺苷、前列环素、β- 内啡肽和一氧化氮等，引起微血管舒张。生理情况下，全身血管收缩物质浓度很少发生变化，微循环血液灌流情况主要由局部产生的舒血管物质对微循环血管平滑肌，特别是毛细血管前括约肌的舒缩活动进行反馈调节，以保证毛细血管交替性开放。

微动脉和小静脉之间存在的动 - 静脉吻合支，有丰富的平滑肌，受交感神经支配，以 β- 肾上腺素能受体占优势，一般处于关闭状态，但交感神经强烈兴奋时，动 - 静脉吻合支可以大量开放，因而血流可不经真毛细血管而直接经动 - 静脉吻合支返回心脏，导致毛细血管灌流不足，严重影响细胞代谢。

休克时，局部产生大量的血管活性物质，以及炎症介质等体液因子对微循环血流的影响，加剧了微循环紊乱，促进休克发展。主要的体液因子及其在休克发生发展中的作用见表 14-1。

表 14-1 参与休克发病机制的主要体液因子及其作用

名　称		在休克中的作用
血管活性胺	儿茶酚胺	①收缩血管平滑肌，特别是皮肤和腹腔内脏血管，增加外周阻力；②收缩微血管，使动静脉吻合支开放，微循环缺血；③血液重新分布
	组胺	①舒张毛细血管前微血管平滑肌，增加毛细血管后阻力，开放真毛细血管；②增加毛细血管通透性
	5- 羟色胺	①舒张毛细血管前微血管，收缩微静脉；②增加毛细血管通透性
生物活性肽	激肽	①增强凝血系统功能；②增加毛细血管通透性；③舒张微血管
	心肌抑制因子（MDF）	①抑制心肌收缩力；②收缩腹腔内脏血管；③抑制单核 - 吞噬细胞系统功能
	内源性阿片肽	脑啡肽类、β- 内啡肽、强啡肽：抑制心血管中枢和交感神经，降低血压
	内皮素（ET）	①强大收缩小血管及冠状动脉的作用；②减少心、脑灌流，导致心脑损伤；③促进钠水潴留
	血管紧张素 II	①显著收缩小血管及冠状动脉；②促进醛固酮分泌，钠潴留
细胞因子	肿瘤坏死因子（TNF）	①刺激 IL-1、IL-2 和 PAF 释放；②刺激内皮细胞产生 iNOS，引起 NO 释放；③增加黏附分子的表达；④激活凝血和补体系统；⑤增加毛细血管通透性；⑥导致低血压和发热
	白细胞介素类（ILs）	IL-1：①刺激 TNF-α、IL-1、IL-6、IL-8、PAF 和 PGs 的释放；②激活 T 和 B 淋巴细胞；③导致发热；④增加黏附分子的表达；⑤刺激内皮细胞，增强凝血活性；⑥刺激急性期蛋白的生成和释放 IL-6：①刺激急性期蛋白的生成和释放；②导致发热；③激活中性粒细胞自分泌，产生 PAF
补体		①促进白细胞呼吸爆发，释放氧自由基和溶酶体酶等；②刺激碱性粒细胞和肥大细胞释放组胺；③扩张血管，增加毛细血管通透性
脂质因子	花生四烯酸代谢产物（AA）	前列腺素类（PGs）：①发热和致痛；② TXA_2/PGI_2 平衡失调；③ TXA_2 促进血小板和白细胞聚集，收缩血管平滑肌 白三烯类（LTs）：①损伤溶酶体膜；②激活中性粒细胞；③增加毛细血管通透性
	血小板活化因子（PAF）	①促进血小板聚集；②刺激血小板释放血小板因子和组胺、5- 羟色胺；③激活中性粒细胞等炎症细胞；④显著增加毛细血管通透性
一氧化氮（NO）		①舒张血管平滑肌，导致血管扩张和低反应性；②减少白细胞和血小板的黏附；③稳定溶酶体膜，抗氧自由基损伤

续表

名　称	在休克中的作用
氧自由基	①通过脂质过氧化作用损伤生物膜;②抑制 ATP 的合成;③氧化损伤 DNA、蛋白质和氨基酸;④干扰细胞钙离子转运,导致细胞内钙超载;⑤消耗还原型辅酶
黏附分子(CAMs)	CAMs 以配体受体相对应的形式介导细胞与细胞间或细胞与基质间相互接触和结合
	ICAM-1:促进白细胞与血管内皮细胞间黏附,并迁移至炎症部位,促进炎症及器官损伤
	VCAM-1:介导淋巴细胞与血管内皮细胞间的黏附
	PECAM-1:在炎症过程中白细胞向血管外迁移的黏附级联中起重要作用
高迁移率族蛋白 1 (HMGB1)	作用于单核 - 巨噬细胞、内皮细胞,产生多种炎症介质,促进器官损伤

　　根据休克时微循环的变化特点,可将休克大致分为三个阶段。以失血性休克为例,阐述休克微循环障碍的发展过程及变化机制(图 14-2)。

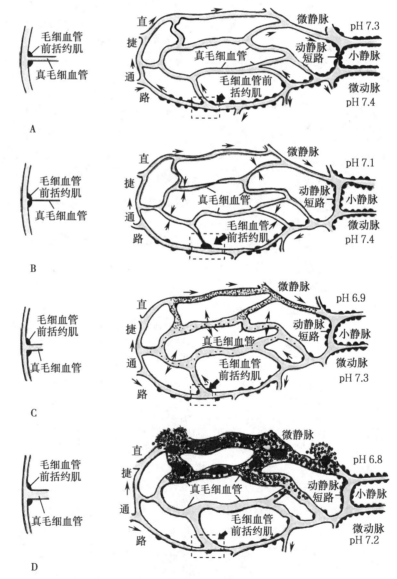

图 14-2　休克时微循环障碍发展过程模式图
A. 正常微循环;B. 缺血缺氧期;C. 淤血性缺氧期;D.DIC 期。

（一）休克代偿期，又称为缺血缺氧期

缺血性缺氧期（ischemic anoxia phase）又称为休克代偿期（compensatory stage of shock），是休克的早期阶段。机体处于应激反应早期阶段，动员多种代偿机制维持血压稳定和重要器官的血液灌流。

1. 微循环变化特点 主要表现为微血管痉挛：①小动脉、微动脉、后微动脉、毛细血管前括约肌强烈收缩，使毛细血管前阻力增加，大量真毛细血管网关闭。微循环灌流量急剧减少，压力降低，血流速度减慢，轴流消失，细胞出现齿轮状运动。由直捷通路回流的血量增加，导致微循环营养通路血流减少，组织严重缺血、缺氧。②微静脉和小静脉对儿茶酚胺敏感性较低，收缩较轻。③动静脉吻合支不同程度的开放，血液从微动脉经动静脉吻合支直接流入小静脉。所以，此期微循环灌流的特点为"少灌少流，灌少于流"，组织细胞呈现缺血、缺氧状态（图 14-2B）。

2. 微循环变化的机制 交感 - 肾上腺髓质系统兴奋和缩血管物质增多是微循环缺血的主要发生机制。

（1）交感 - 肾上腺髓质系统兴奋：各种致休克因素，通过不同途径均可引起交感 - 肾上腺髓质系统的强烈兴奋，儿茶酚胺大量释放入血，已证明血中儿茶酚胺的含量可比正常高几十倍甚至几百倍。不同的病因引起交感 - 肾上腺髓质系统兴奋的机制可不同，低血容量性休克、心源性休克由于血压低，减压反射被抑制，引起心血管运动中枢及交感 - 肾上腺髓质系统兴奋，儿茶酚胺大量释放，使小血管收缩；烧伤性或创伤性休克是由于疼痛刺激引起交感 - 肾上腺髓质系统兴奋，血管收缩往往比单纯失血时更严重；脓毒性休克时，血浆儿茶酚胺的浓度也明显升高，可能与内毒素有拟交感神经系统的作用有关。去甲肾上腺素（norepinephrine）与血管壁平滑肌细胞的 α 受体结合，引起外周血管收缩。微动脉、后微动脉和毛细血管前括约肌对儿茶酚胺的敏感性高于微静脉，因此毛细血管前阻力增加更为显著，大量真毛细血管网关闭。而儿茶酚胺与 β 受体结合，则使动静脉吻合支开放，血液通过开放的动静脉吻合支和直捷通路回流，导致组织发生严重的缺血缺氧。

（2）其他缩血管体液因子的释放：休克早期，体内产生的其他体液因子，如血管紧张素 Ⅱ、TXA₂、内皮素等，也促进微血管收缩。①血管紧张素 Ⅱ（angiotensin Ⅱ，Ang Ⅱ）：交感 - 肾上腺髓质系统兴奋，肾小动脉强烈收缩，肾血流量减少，肾素 - 血管紧张素 - 醛固酮系统激活，血浆中血管紧张素 Ⅱ 含量明显增多，引起血管强烈收缩，其缩血管作用比去甲肾上腺素强 10 倍。②血管升压素（vasopressin）：即抗利尿激素（antidiuretic hormone，ADH）：血容量减少、疼痛和血管紧张素 Ⅱ 增多时，可引起血管升压素大量分泌，对内脏小血管和微血管有收缩作用。③血栓素 A₂（thromboxane A₂，TXA₂）：儿茶酚胺可刺激血小板产生具有强烈缩血管作用的血栓素。④内皮素（endothelin，ET）：血管紧张素 Ⅱ、血管升压素、TXA₂、肾上腺素及缺血缺氧等，可刺激血管内皮细胞，使内皮素的合成、分泌增多，内皮素具有强烈而持久地收缩小血管和微血管的作用。⑤白三烯（leukotriene）：内毒素可激活白细胞，产生并释放白三烯，引起肺、腹腔内脏小血管收缩，促进白细胞黏附、贴壁，并增加毛细血管壁的通透性。由于这些缩血管物质还可以引起冠状动脉和脑动脉的收缩，可能在促进休克由早期代偿向失代偿转变时起重要作用。

3. 微循环变化的代偿意义 休克早期微循环的血流量减少，一方面引起皮肤、腹腔内脏、肾脏、骨骼肌等器官的缺血、缺氧，但另一方面可以增加回心血量，在一定程度上缓解有效循环血量减少对机体的影响，对整体具有重要的代偿意义和调整作用，所以该期又称为休克的代偿期。其代偿意义表现在几个方面。

（1）维持有效循环血量和血压：此代偿措施是机体各种调整性变化及总外周血管阻力增高等多种因素综合作用的结果。其主要机制是以下几方面。

1）回心血量增加：表现在：①自身输血：儿茶酚胺等缩血管物质的大量释放，使肌性微静脉、小静脉及肝脾储血库收缩，可以迅速而短暂地增加回心血量，减少血管床容积。由于静脉系统是容量血管，血液总量的 60%~70% 是在静脉内，当小静脉和微静脉收缩时，静脉容量缩小，加之肝、脾储血库释放储存血液,迅速起到快速"自身输血"的作用,构成休克早期增加回心血量的"第一道防线"。②自身输液:由于微动脉、后微动脉和毛细血管前括约肌比微静脉对儿茶酚胺的敏感性高 2~3 倍,使毛细血管前阻力比后阻力升高更显著,毛细血管流体静压下降,组织液由组织间隙大量进入微血管内;另外,醛固酮和抗利尿激素释放增多,促进肾小管对钠、水的重吸收,均起到缓慢"自身输液"的作用,构成休克早期增加回心血量的"第二道防线"。

　　2)心排出量增加:除心源性休克外,休克早期一般尚未发生心肌损伤,在回心血量增加的基础上,交感神经兴奋和儿茶酚胺释放增多,使心率加快,心肌收缩力加强,心排出量增加。

　　3)总外周阻力增高:交感神经兴奋和儿茶酚胺等缩血管物质释放增多,通过自身输血、自身输液及心排出量的增加,可使有效循环血量得到补充,外周阻力增加,心功能增强,从而有助于维持动脉血压。可维持血压不降低或不出现明显下降,有时甚至比正常略为升高。

　　(2)血液重新分布:有助于维持心脑的血液供应。由于皮肤和腹腔脏器的血管具有丰富的交感缩血管纤维,α 受体占优势,故可引起皮肤、腹腔内脏小血管明显收缩,而脑血管的交感缩血管纤维分布较少,α 受体密度低,在平均动脉压 60~140mmHg 范围内,脑的灌流量可稳定在一定水平;冠状动脉虽然也由交感神经支配以及有 α 和 β 受体分布,但 β 受体兴奋的扩血管效应强于 α 受体兴奋的缩血管效应,而且由于休克早期交感神经兴奋和儿茶酚胺增多,使心脏活动加强、代谢水平提高,导致大量扩血管代谢产物生成并在局部堆积,特别是腺苷的增多使冠状动脉扩张,增加了心肌灌流量;因而脑动脉和冠状动脉的血流量变化不明显。微循环反应的这种不均一性,使减少了的有效循环血量重新分布,起到"移缓就急"的作用,有助于保证心、脑重要生命器官的血液供应。

　　4. 临床应用　鉴于缺血缺氧期微循环的代偿反应,虽然全身有效循环血量下降,但是不一定出现血压下降的表现。因此血压下降与否,并不是判断早期休克的指标。而微血管收缩虽然有减轻血压下降的代偿作用,却可引起某些内脏器官血液灌流不足,组织缺血、缺氧。同时微循环血管收缩的代偿反应使得血管外周阻力增加,存留在大血管中的血液很难在心脏舒张期流入外周组织,从而增加舒张期动脉血压。在收缩压变化不明显的情况下,舒张压增加,机体即表现为脉压减少,所以脉压减小比血压下降更具早期诊断意义。(图 14-3)

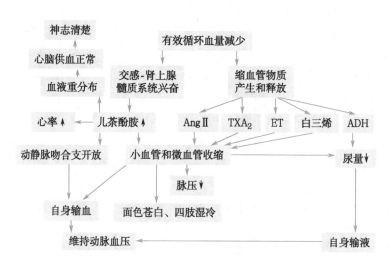

图 14-3　缺血缺氧期的临床表现及代偿机制

　　休克早期为休克的可逆性代偿期(reversible compensatory stage),如能尽早消除休克的病因,及时补充血容量,恢复有效循环血量,患者可较快恢复健康,如未能及时抢救,改善微循环,则因微血管持续痉挛、组织长期缺血缺氧,而使组胺、激肽、乳酸、腺苷等局部舒血管物质增多,后微动脉和毛细血管前括约肌舒张,微循环容量扩大、淤血,发展到休克的失代偿期。

（二）淤血性缺氧期

淤血性缺氧期（stagnant anoxia phase）又称为休克期、休克进展期（progressive stage of shock）或可逆性失代偿期（reversible decompensatory stage of shock）。

1. 微循环变化的特点　主要表现为微循环的淤血：①微动脉痉挛较前期减轻，后微动脉和毛细血管前括约肌舒张，血液大量涌入真毛细血管，毛细血管大量开放，有的呈不规则囊型扩张，而使微循环容积扩大；②微静脉和小静脉仍保持收缩状态，而且组胺还可使肝、肺等脏器微静脉和小静脉收缩，使毛细血管后阻力增加，微循环血流缓慢；③微血管壁通透性升高，血浆渗出，血液浓缩，血流淤滞；④血液浓缩和微循环后阻力增加，致使微循环血液流变学发生改变，微血管内红细胞聚集、变形能力降低；细胞间黏附分子（cell adhesion molecules，CAMs）的作用及白细胞变形能力下降，使白细胞滚动、贴壁、嵌塞；休克病因引起的应激反应，使纤维蛋白原增多，血浆黏稠度增大，血流缓慢、淤泥化，甚至血流停止（图 14-2C），导致组织灌流量进一步减少，缺氧更加严重。微循环淤血、压力升高、血液流变学改变，致使进入微循环的动脉血更少。所以，此期微循环灌流的特点为"多灌少流，灌大于流"，组织细胞呈现淤血、缺氧状态。

2. 微循环变化机制　微循环的变化与长时间微循环收缩和缺血、缺氧、酸中毒及多种体液因子的作用有关。其主要机制是：微循环血管对缩血管物质的反应性下降、扩血管物质大量生成，引起微循环血管扩张；血细胞黏附及聚集，引起血液淤滞。

（1）微循环血管扩张的机制：①微循环血管对缩血管物质的反应性下降：血管反应性是指动脉血管平滑肌对缩血管物质的收缩反应。重症休克时，动脉血管平滑肌的超极化是引起反应性下降的重要原因。休克代偿期，动脉血管平滑肌细胞的 ATP 减少、氧自由基生成增多、局部酸中毒等，引起 ATP 敏感 K^+ 通道开放，K^+ 外流增加，引起细胞膜的超极化。细胞膜超极化使电压依赖性 Ca^{2+} 通道受抑制，Ca^{2+} 内流减少，使血管反应性及收缩性降低，引起微血管扩张。在缩血管物质刺激时，细胞内 Ca^{2+} 浓度升高不足（仅为正常 50%），导致动脉收缩反应下降。②局部产生扩血管物质增多：长期缺血、缺氧、酸中毒可刺激肥大细胞释放组胺；在缺氧和儿茶酚胺的刺激下，血管内皮细胞、血小板、肥大细胞和肠道的嗜铬细胞释放 5- 羟色胺；ATP 分解增强，其代谢产物腺苷在局部堆积；激肽释放酶被激活，使激肽类物质生成增多等；均可引起后微动脉和毛细血管前括约肌舒张。③酸中毒：长期微血管收缩、微循环缺血引起组织持续严重缺氧，葡萄糖无氧酵解增强，大量乳酸堆积，血液中［H^+］增高，导致代谢性酸中毒。酸中毒使血管平滑肌对儿茶酚胺的反应性降低。尽管此时交感 - 肾上腺髓质系统仍持续兴奋，血中儿茶酚胺浓度进一步增高，但微血管却由收缩转向扩张。④内毒素的作用：革兰氏阴性菌感染引起脓毒性休克，直接使血液中内毒素增多；出血、创伤等引起的非脓毒性休克，由于腹腔内脏长时间缺血、缺氧，继而淤血缺氧，引起胃肠道功能紊乱，肠道细菌繁殖引起菌群失调，肠壁通透性增高，肠源性毒素（内毒素）可被吸收入血，引起肠源性内毒素血症。内毒素通过激活激肽系统、补体系统，同时激活单核吞噬细胞和中性粒细胞、损伤血管内皮细胞等多种途径，引起血管扩张，血液流变学性质改变，导致持续性低血压及其他损害。⑤内源性阿片肽（β- 内啡肽、脑啡肽），抑制心血管中枢和交感神经纤维，使心排出量降低、血管扩张、血压下降；一氧化氮（nitric oxide，NO）舒张血管平滑肌，引起血管扩张和低反应性。

（2）血液淤滞的机制：血液流变学（hemorheology）的改变对休克失代偿期微循环淤血的发生发展具有非常重要的作用。表现为：①白细胞滚动、黏附于内皮细胞：在缺氧、酸中毒、感染等因素刺激下，细胞黏附分子（cell adhesion molecules，CAMs）表达增多；炎症细胞活化，释放大量炎症因子。在肿瘤坏死因子（tumor necrosis factor，TNF）、白介素 1（interleukin 1，IL-1）、白三烯 B1（leukotrienes B1，LTB1）、血小板活化因子（platelet activating factor，PAF）等体液因子作用下，P 选择素和 E 选择素介导白细胞与血管内皮细胞（vascular endothelial cell，VEC）的起始黏附。白细胞在 VEC 上黏附、脱落、再黏附，称为白细胞滚动（rolling）。白细胞的牢固黏附及向血管外移动是在 β2 整合素（CD11/CD18）与其内皮细胞上的受体细胞间黏附分子 -1（intercellular adhension molecule-1，ICAM-1）相互作用下完成的。白细胞黏附于静脉,增加了微循环流出通路的血流阻力,导致毛细血管中血流淤滞(图14-4)。②氧自由基的作用:激活的白细胞可释放氧自由基和溶酶体酶,导致内皮细胞和其他组织细胞的损伤。血管内皮细胞损伤,血管内液体外流进入组织间隙,血液浓缩;红细胞损伤,膜的变形能力降低并高表达黏附蛋白、红细胞膜表面负电荷减少,致使红细胞聚集成串甚至形成团状,血流缓慢。③缺血、缺氧所致的组胺、激肽等物质生成增多,可使毛细血管通透性增加、血浆外渗。大量血浆外渗致使血液浓缩,血细胞比容上升,红细胞、血小板聚集,血液黏稠度增加。这些因素可进一步减慢循环血流速度,加重血液泥化淤滞,甚至血流停止。④ TXA_2 促进血小板聚集和微血栓形成。

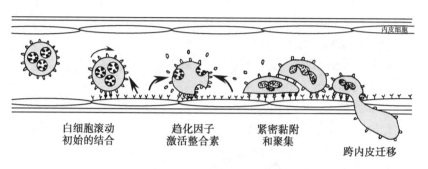

图 14-4　白细胞与血管内皮细胞黏附示意图

3. 微循环改变的后果　淤血缺氧期微血管反应性降低,丧失参与重要生命器官血流调节的能力,大量血液淤积在微循环中,循环系统功能恶化,机体由代偿反应演变为失代偿。

（1）有效循环血量急剧减少:①休克失代偿期小动脉、微动脉扩张,外周阻力下降,真毛细血管网大量开放,血液被分隔并淤滞在内脏器官;②白细胞黏附和嵌塞、静脉回流受阻等致使回心血量急剧减少;③微循环淤血,微血管内流体静压升高,酸中毒,以及组胺、激肽等作用,使毛细血管壁通透性增高,不仅"自身输液""自身输血"停止,而且血浆外渗,引起血液浓缩,全血黏度增高,使有效循环血量进一步减少,形成恶性循环;④具有主动回吸收蛋白作用的微淋巴管重吸收及转运功能出现障碍,自微血管漏出的液体和蛋白回吸收困难,加之酸性代谢产物及溶酶体酶水解产物使组织间质胶原蛋白的亲水性增强,水分封闭在组织间隙,进一步使有效循环血量减少。因而快速补充循环血量,是治疗休克的关键措施之一。

（2）血压进行性下降:毛细血管网广泛开放,血液淤滞在肠、肝、肺等内脏器官,血浆渗出,血液浓缩和血细胞聚集等,均使回心血量进一步减少、心排出量降低,引起血压进行性下降。患者的收缩压、舒张压均降低,而收缩压降低尤为显著,致使脉压减小。血压的下降使交感 - 肾上腺髓质系统兴奋,组织有效血液灌流量进行性减少,组织严重缺氧,导致细胞损伤和器官功能障碍。

（3）器官功能障碍:随着有效循环血量、平均动脉压进行性下降,心、脑血管失去自我调节能力,导致血液灌注减少,出现器官功能障碍。当收缩压低于 70mmHg 时,脑组织的血流难以保证,患者开始出现神志淡漠,随着血压的进行性降低,可出现意识障碍,甚至昏迷;当收缩压低于 60mmHg时,肾血流量减少,肾小球滤过率显著降低,肾小管重吸收功能障碍,甚至发生急性肾衰竭;当收缩压低于 50mmHg 时,冠状动脉血液灌注减少,心肌因缺氧而发生严重的病理变化,甚至出现心力衰竭。

休克由代偿期进入失代偿期后,微循环由缺血转变为淤血。如果治疗正确、有力,休克仍是可逆的。如不及时、正确的治疗,上述各种改变形成恶性循环,使病情不断恶化,则进入休克晚期。

4. 临床应用　微循环血管床扩张、大量血液淤积,使循环血量与血管容量不相适应的矛盾加剧、回心血量急剧减少。机体重要器官的功能受损,例如,心和脑因长时间缺氧,ATP 生成减少,出现严重功能障碍甚至衰竭(图14-5)。这个阶段休克的治疗应该以恢复组织供血供氧为主要目的。

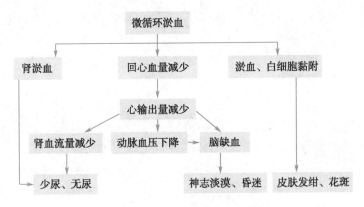

图 14-5 休克进展期临床表现及机制

(三) 微循环衰竭期

此期为微循环障碍的晚期,又称为休克难治期(refractory stage of shock)、或不可逆性休克期(irreversible stage of shock)。此时,微循环淤滞更加严重,发生全身细胞、器官功能严重障碍和损伤,采用输血等多种抗休克措施,仍难以纠正休克状态。

1. 微循环变化的特点 特征是微循环中广泛微血栓形成。在微循环淤血的基础上,微小血管发生麻痹性扩张,毛细血管大量开放,微循环内有纤维蛋白性血栓形成,使微循环出现不灌不流,血流停滞。组织得不到氧气和营养物质,物质交换不能进行。甚至出现毛细血管无复流现象(no-reflow phenomenon),即在输血补液后,虽血压可一度回升,但微循环灌流量无明显改善,毛细血管中的血液仍淤滞停止,不能恢复(图 14-2D)。

2. 休克难治的机制 血管反应性降低、DIC 形成及重要器官功能衰竭起重要的作用。

(1) 微血管反应性降低:缺氧和酸中毒的加重,使血管对儿茶酚胺的反应性显著下降。虽然去甲肾上腺素等缩血管物质的浓度越来越高,但血管收缩反应却越来越不明显,致使血压进行性下降。血管对缩血管物质的低反应性,既与平滑肌细胞内酸中毒有关,也可能与炎症介质刺激 NO 和氧自由基生成增多有关。血管平滑肌细胞膜上 ATP 敏感性 K^+ 通道(K_{ATP})激活、开放,细胞内 K^+ 外流增多,使细胞膜超极化、抑制电压依赖性钙通道(POC),使钙内流减少,导致微血管对儿茶酚胺的反应性降低,而呈现麻痹、扩张的状态。

(2) DIC 形成:微循环淤血期不断发展,凝血系统被激活,可通过多种途径导致 DIC:①血液流变学变化:微循环障碍,组织缺氧、局部组胺、激肽、乳酸等增多。这些物质一方面可引起毛细血管扩张淤血、通透性增高,血流缓慢,血浆渗出,血液浓缩,红细胞黏滞性增加,有利于血栓形成;另一方面损伤毛细血管内皮细胞,胶原暴露,活化凝血因子Ⅻ,激活内源性凝血系统,以及血小板黏附与聚集,促进凝血过程。②外源性凝血系统的激活:肠源性内毒素或脓毒性休克的病原微生物及毒素,可直接刺激或通过单核 - 巨噬细胞分泌的细胞因子(cytokine),使单核细胞和内皮细胞释放组织因子;创伤、烧伤时受损伤的组织释放出大量的组织因子,启动外源性凝血过程;大面积烧伤使红细胞大量破坏,释放磷脂、红细胞素和 ADP,启动血小板释放反应,促进微血栓形成。③促凝物质增多:致休克动因和休克本身对机体都是一种强烈的刺激,可引起应激反应,交感 - 肾上腺髓质系统兴奋性增强,使血液中血小板和凝血因子增加,血小板黏附和聚集能力加强,为凝血提供必要的基础,促进 DIC。④ TXA_2-PGI_2 平衡失调:休克时内皮细胞的损伤一方面使 PGI_2 生成释放减少,另一方面由于胶原暴露可使血小板激活、黏附、聚集,生成和释放 TXA_2 增多。PGI_2 有抑制血小板聚集和扩张小血管的作用,而 TXA_2 则有促进血小板聚集和收缩小血管的作用。因此 TXA_2-PGI_2 平衡失调,可促进 DIC 的发生。⑤单核 - 吞噬细胞系统功能下降:休克原始病因的作用和休克时血液灌流量减少,单核 - 巨噬细胞系统功能降低,不能及时清除激活的凝血因子和已形成的纤维蛋白,也可促使 DIC 的形成。

3. 微循环改变的后果 由于严重的微循环灌流障碍,使休克恶化,全身细胞、组织、器官发生多种损害,给临床治疗带来极大困难。

(1)进行性血压下降:由于血管对儿茶酚胺的低反应性和有效循环血量进一步减少,虽给予升压药治疗,但血压难以恢复,出现循环衰竭。

(2)无复流现象:补液治疗后,关闭的毛细血管中也无红细胞流动,功能性毛细血管密度(单位面积中有红细胞流动的毛细血管节段长度)下降,是休克预后不良的一个重要指标。用微泡超声对比剂证明,心源性休克患者治疗后,无复流患者的住院死亡率比没有无复流者高 10 倍。

(3)合并 DIC:通过多种途径促使休克不可逆:①微血栓阻塞微血管,使微循环血流停滞,回心血量急剧减少;②纤维蛋白(原)降解产物(fibrinogen and fibrin degradation products,FDPs)、缺氧、酸中毒等,可以使血管内皮细胞受损,毛细血管壁通透性增高,导致血浆渗出和漏出性出血;③出血使有效循环血量进一步减少,促进循环衰竭;④器官栓塞梗死,导致器官功能障碍或衰竭。

(4)细胞损伤和器官功能衰竭:①严重持续的全身器官低灌流、内环境紊乱和体内大量损伤性体液因子生成,特别是溶酶体酶的释放,细胞因子、活性氧和大量炎症介质的产生,造成器官严重的代谢障碍和结构损伤,发生多个重要生命器官功能衰竭。②正常情况下,肠黏膜上皮具有防御屏障功能,防止肠腔内的细菌和内毒素进入血液循环。随着休克的发展,微循环淤血、缺氧,肠屏障作用减弱,肠腔的内毒素或细菌进入血流,作用于 CD14$^+$ 细胞,引起全身炎症反应综合征。③休克时单核 - 吞噬细胞系统功能降低,也使来自肠道的内毒素不能被充分清除,使休克更加复杂,甚至引起多器官功能障碍综合征(multiple organ dysfunction syndrome,MODS),从而使休克治疗十分困难,甚至不可逆,导致死亡。

4. 临床应用 由于淤血时间的延长,休克症状进一步加重。出现各种器官功能损伤,并且损伤具有不可逆性(图 14-6)。

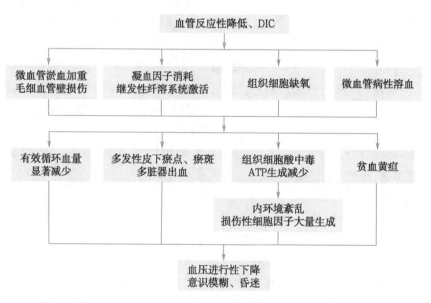

图 14-6 休克晚期临床表现及机制

由于引起休克的病因和始动环节不同,休克三期的出现也不完全遵循循序渐进的发展规律。不是所有类型休克的晚期都会出现 DIC,而且不同原因所引起的休克,DIC 形成的早晚也不相同,如失血失液性休克常从缺血缺氧期开始,逐渐发展;严重脓毒性休克,可能从微循环衰竭期开始,很快发生 DIC 和多器官功能衰竭;而严重过敏性休克,由于微血管大量开放和毛细血管壁通透性增加,微循环障碍可能一开始就从淤血性缺氧期开始。可见不同原因和不同程度的休克,体内微循环变化可处在不同阶段。休克微循环的三期变化,既有区别,又相互联系,其间并无明显的界限(图 14-7)。

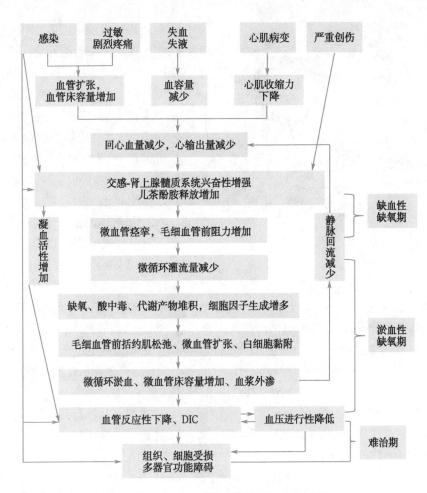

图 14-7　休克发生发展及微循环变化机制

三、休克的细胞机制

20 世纪 60 年代微循环障碍学说的提出,虽然使休克的发病机制和临床治疗取得了突破性的进展,但并不完善。微循环障碍学说认为,细胞代谢障碍是继发于微循环障碍之后,由缺氧、酸中毒引起细胞损伤。但休克时有些细胞代谢变化难以用微循环障碍来解释。如休克时的细胞功能代谢变化,往往发生在血压降低和微循环紊乱之前;细胞代谢、功能的恢复可促进微循环的改善;器官微循环灌流恢复后,器官功能并未随之好转;促进细胞代谢、功能恢复的药物具有很好的抗休克疗效。因此,休克时的细胞和器官功能障碍,既可继发于微循环障碍之后,也可由休克的原始病因直接损伤引起。所以休克发生发展过程中,细胞损伤是引起器官功能障碍的基础。

(一) 细胞损伤

细胞损伤是各器官功能衰竭的共同基础。休克时细胞发生功能、形态、代谢改变,称为休克细胞(shock cell)。休克时细胞的损伤首先发生在生物膜,包括细胞膜、线粒体膜和溶酶体膜等,继之细胞器发生功能障碍和结构损伤,直至细胞坏死或凋亡(图 14-8),因此,细胞损伤也是各器官功能衰竭的共同基础。

1. **细胞膜的变化**　细胞膜是休克时细胞最早发生损害的部位之一。主要表现为:①细胞膜通透性增高:细胞膜内外 Na^+、Ca^2、K^+ 分布异常,细胞内 Na^+、Ca^{2+} 浓度增加,而 K^+ 外流加速,跨膜电位明显下降。引起内皮细胞肿胀,毛细血管管腔狭窄,加重微循环障碍,甚至使微循环无复流。②膜磷脂微环境改变:膜磷脂分解使细胞膜流动性下降,红细胞和白细胞变形性减弱,细胞脆性增加,加重微循环障碍。③ ATP 生成减少:能量供给不足,使 cAMP 的底物匮乏,cAMP 含量减少,导致细胞

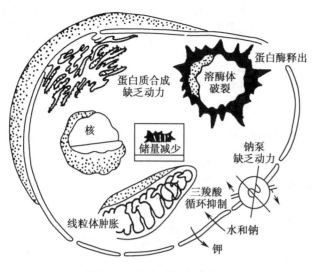

图 14-8　休克时细胞的变化

代谢过程紊乱,细胞膜上相关受体蛋白的功能受损。当腺苷酸环化酶系统的受体损伤时,可使血管平滑肌细胞对儿茶酚胺的反应性降低。④细胞膜完整性破坏:缺氧、ATP 生成不足、高血钾、酸中毒、氧自由基、内毒素,以及溶酶体酶释放和细胞因子等均可破坏细胞膜的功能与结构。膜完整性的破坏是细胞不可逆性损伤的开始,最终导致细胞坏死。

2. 线粒体的变化　线粒体是细胞进行有氧氧化和氧化磷酸化的场所,是细胞内能量产生的主要部位。线粒体是休克时最先发生变化的细胞器。线粒体功能变化包括:①线粒体结构损伤引起功能障碍:线粒体可出现不同程度的基质颗粒减少或消失;嵴内腔扩张,嵴明显肿胀;后期线粒体肿胀,基质半透明,结构稀疏化,嵴消失,膜完整性破坏,基质外溢,最后线粒体崩解。引起细胞电子传递链中细胞色素 C 氧化酶、琥珀酸细胞色素 C 还原酶、氧化型辅酶 Q 活性下降,线粒体的生物氧化作用减弱,葡萄糖经呼吸链的氧化磷酸化过程障碍,ATP 生成减少甚至停止,导致细胞坏死。②线粒体损伤启动细胞凋亡与坏死:线粒体内含有细胞凋亡启动因子,正常时封闭于线粒体内没有活性,而在 TNF-α、IL-1、活性氧等诱导和细胞因子的作用下,线粒体跨膜电位降低,线粒体通透性转换孔(mitochondrial permeability transition pore,MPTP)开启,膜通透性增高,离子、大分子物质、代谢产物漏出,导致线粒体膜电位变化和肿胀,进而损伤线粒体使线粒体释放凋亡诱导因子(apoptosis inducing factor,AIF)、细胞色素 C 及凋亡蛋白酶激活因子,从而快速激活核酸内切酶和 caspase-9,启动细胞凋亡。

休克时线粒体损伤机制:①酸中毒及内毒素等毒性物质对线粒体呼吸酶的直接抑制作用;②酸中毒、钙超载等改变细胞内环境,使线粒体摄钙增多,Ca^{2+} 与线粒体内含磷酸根的化合物结合形成不溶性磷酸钙,干扰线粒体的氧化磷酸化过程;③氧自由基对线粒体膜磷脂的过氧化作用;④缺血导致线粒体合成 ATP 的辅助因子(如 NAD、CoA 和腺苷等)不足。所以,线粒体功能障碍,既可以引起细胞能量供给严重缺乏,又可以启动细胞凋亡过程,参与了休克后期各器官功能衰竭的发生。

3. 溶酶体的变化　休克时缺血缺氧、酸中毒、氧自由基的作用等可损伤溶酶体膜,使溶酶体膜的通透性增高,溶酶体肿胀、空泡形成并释放溶酶体酶。溶酶体酶包括酸性蛋白酶(组织蛋白酶)、中性蛋白酶(胶原酶和弹性蛋白酶)和 β 葡糖醛酸糖苷酶等。其主要危害是:①水解蛋白质,引起细胞自溶。②破坏线粒体膜的完整性,引起线粒体功能障碍。③溶酶体酶进入血液循环后,可收缩微血管,直接损害血管内皮细胞和平滑肌细胞、消化基底膜;激活激肽系统、纤溶系统、促进组胺释放,使毛细血管壁通透性增高,导致血浆外渗、出血和血小板黏附、聚集,促进 DIC 发生。④产生心肌抑制因子(myocardial depressant factor,MDF):休克时由于胰腺低灌流和缺氧,胰腺外分泌细胞的溶酶体破裂,使溶酶体酶释放,其中的组织蛋白酶可水解胰腺的结构蛋白,形成分子量约 500~1 000Da 的多肽,它具有抑制心肌收缩力的作用,所以称为心肌抑制因子。MDF 除具有直接抑制心肌收缩性的作用外,还可引起内脏小血管痉挛。肠系膜上动脉收缩时,胰腺血流量进一步减少,又促进溶酶体酶释放和 MDF 生成。MDF 还具有抑制单核 - 吞噬细胞系统功能的作用,使已生成的 MDF 清除减少,体内 MDF 不断生成和积聚,强烈抑制心肌收缩,加重循环紊乱。因此,休克时溶酶体的损伤和溶酶体酶的大量释放,加重了休克时的循环紊乱,并引起细胞和器官功能衰竭,在休克的发生发展和恶化中起重要的作用。

4. 细胞死亡　休克时的细胞死亡是细胞损伤的最终结果,包括细胞坏死和细胞凋亡两种形式。

（1）细胞坏死（necrosis）：休克原发致病因素的直接损伤、严重缺血、缺氧、酸中毒、代谢障碍、能量供应不足、溶酶体酶释放、氧自由基损伤、炎症介质等作用，均可导致细胞坏死。细胞坏死后，各种合成代谢停止，但参加分解代谢的酶类仍有活性，尤其是溶酶体破裂后，大量水解酶释放，逐渐破坏细胞的各种微细结构。细胞坏死的主要标志是细胞核的变化，表现为核固缩、核碎裂、核溶解。核染色质凝集、浓染或崩解成小块，分散在胞质中，最终核染色质被 DNA 酶分解而消失。坏死是细胞损伤的死亡过程，是休克时细胞死亡的主要形式，也是发生器官功能障碍和衰竭的基础。

（2）细胞凋亡（apoptosis）：休克过程中内皮细胞、单核吞噬细胞和脏器实质细胞均有凋亡。细胞凋亡是一种由基因控制的自主性死亡，非致死程度的缺血、TNF-α、IL-1、氧自由基等均可激活细胞的凋亡基因，发生细胞凋亡。细胞凋亡的特征是细胞膜和细胞器相对完整，早期核染色加深、染色质浓缩，DNA 断裂，电泳呈梯状条带；进而细胞膜内陷将细胞自行分割为多个外有膜包裹、内涵物不外泄的凋亡小体。虽然凋亡是发生于单个细胞，胞质不外泄的细胞死亡方式，但在休克时，组织器官中有较多数量的细胞通过此种方式死亡，同样可导致器官、系统功能严重障碍，是重要器官功能衰竭的基础。

（二）炎症细胞活化及炎症介质表达过多

致病因子如创伤及坏死组织，可引起全身性炎症反应。脓毒性休克时，在内毒素的作用下，可引起炎症反应，促使中性粒细胞、内皮细胞、单核 - 巨噬细胞释放细胞因子。随着休克进展，产生炎症介质的种类及量逐渐增多，其中有些炎症介质具有促炎作用，如 TNF-α、IL-1、IL-2、IL-6、IL-8、IFN、PAF、活性氧、溶酶体酶等，可引起发热，白细胞活化，血管壁通透性增加和组织损伤。同时，体内也具有复杂的抗炎机制，可生成具有抑炎作用的炎症介质，防止过度的炎症反应对机体的损害，如 IL-4、IL-10、IL-13、PGI_2、PGE_2、脂氧素、NO 等。在脓毒性休克、创伤性休克和烧伤性休克时，这些抗炎介质产生过多，则可使机体出现免疫抑制。休克晚期，这些以细胞因子为代表的多种炎症介质大量释放，可形成炎症瀑布反应，最终导致全身炎症反应综合征（systemic inflammatory response syndrome，SIRS），引起严重的微循环障碍、细胞损伤和多器官功能障碍综合征的发生，加重休克时细胞代谢障碍和损伤，使休克恶化（详见多器官功能障碍内容）。

第三节　不同病因所致休克的特点

- 低血容量性休克一般由 15min 内失血超过 15%~25% 引起。
- 脓毒性休克由感染引起，可以引起高动力型休克、低动力型休克和内毒素性休克。
- 过敏性休克和神经源性休克的发病机制是血管床容量增加，其治疗的首选药物是使用缩血管药物。

由于引起休克的病因不同，始动环节不同，各型休克除了有共同规律之外还各有特点。现将低血容量性休克、脓毒性休克、心源性休克、过敏性休克、神经源性休克的特点简述如下。

一、低血容量性休克

低血容量性休克（hypovolemic shock）在临床十分常见，见于大失血、失液、严重创伤、大面积烧伤、严重腹泻、呕吐等所致血浆或其他液体丧失。低血容量性休克的发生，主要取决于循环血量的丧失量和速度，以及机体的代偿能力。

机体代偿主要通过继发的血管收缩和缓慢的"自体输液"两种方式：①血管收缩：有效循环血量减少，回心血量不足，导致心排出量和动脉血压降低。颈动脉窦及主动脉弓上的压力感受器对平均动脉压及脉压下降甚为敏感，反射性引起交感神经张力增高。肾上腺髓质系统兴奋，引起小血管收缩，外周阻力增高，同时对心肌有正性肌力作用，出现代偿性心动过速和收缩力增加。②自体输液：微动脉、毛细血管前括约肌、小静脉收缩,真毛细血管网内血流减少、压力降低,组织液进入微血管中,有利于增加有效循环血量。

如果循环血量减少的量和速度未超过机体的代偿程度,基本无不良后果。一般 15min 内的失血量少于全身血量的 10%,机体通过代偿可使平均动脉压及组织灌流量维持稳定。但若快速失血占全血量的 15%~25%,尽管机体充分发挥代偿,仍不能维持平均动脉压和组织灌流量,随即出现休克表现。当急性失血量超过全血量的一半可致迅速死亡。因此,防治休克的发生、发展,必须补足液体。

创伤性休克和烧伤性休克虽属于低血容量性休克,但由于存在大量的组织损伤,其发生、发展要比单纯失血性休克更复杂。

二、脓毒性休克

脓毒性休克(septic shock)是指由细菌、病毒、真菌、立克次体等病原微生物感染所引起的休克,其中以革兰氏阴性菌最为常见。脓毒性休克是临床常见的休克类型,死亡率很高。常见于细菌性痢疾、腹膜炎、流行性脑脊髓膜炎、大叶性肺炎等严重感染性疾病。

脓毒性休克的发病机制极为复杂,不可能是一个模式。主要发病机制:①病原微生物及其毒素对组织细胞的直接损伤作用。②病原微生物及其释放的各种外毒素和内毒素,刺激单核吞噬细胞、肥大细胞、内皮细胞和中性粒细胞等,生成并激活多种内源性炎症介质,如 TNF、IL-1、IL-2、IL-6 等。其中最早出现、生物活性最强的是 TNF-α。③感染灶内氧自由基产生增多,导致花生四烯酸代谢产物 TXA2 和 LTs、补体成分 C3a、C5a、活化的凝血因子、激肽等局部生物活性物质增多,引起血管舒缩反应障碍,微循环血流紊乱。④炎症介质通过对心血管和血液中细胞成分的影响,引起微循环障碍,导致休克发展的恶性循环。

(一)脓毒性休克的分类

由于引起脓毒性休克的感染源不同,作用不同,因而各种脓毒性休克的表现也有很大差异,根据血流动力学的特点,脓毒性休克可分为高动力型休克和低动力型休克两种类型。

1. 高动力型休克　高动力型休克(hyperdynamic shock)血流动力学的特点是:外周阻力低,心排出量增加。临床表现为皮肤呈粉红色、温热而干燥,少尿,血压下降,乳酸酸中毒等,又称为"暖休克"。本型休克的发生发展与下列因素有关。

(1)微血管扩张:引起微血管扩张的机制:①细菌内毒素激活炎性细胞,生成大量 TNF、IL-1 等炎症介质作用于内皮细胞,引起血管内皮细胞生成和释放 NO、PGI$_2$、IL-2、PGE$_2$、缓激肽、内啡肽、组胺等,进而导致血管扩张;②脓毒性休克时血管平滑肌细胞膜上的 ATP 敏感性 K$^+$ 通道被激活,使细胞膜超极化,减少 Ca^{2+} 通过电压依赖性通道进入细胞,从而使血管扩张,外周阻力降低。③休克早期,交感 - 肾上腺髓质系统兴奋,儿茶酚胺释放增加,可作用于动静脉吻合支的 β 受体,动静脉短路开放,真毛细血管网血液灌注量明显下降,组织缺血缺氧,乳酸性酸中毒,引起微血管扩张。

(2)心排出量增加:脓毒性休克早期,心功能尚未受到明显损害,交感 - 肾上腺髓质系统兴奋,使心肌收缩力加强,心排出量增加;外周血管扩张、心脏射血阻力减小,也可使心排出量增加。

高动力型休克时,虽然心排出量增加,但由于动 - 静脉短路开放,真毛细血管网血液灌流量仍然减少,组织细胞缺血缺氧。一般情况下,脓毒性休克早期表现为高动力型休克,继而可逐渐发展成为低动力型休克。

2. 低动力型休克　低动力型休克(hypodynamic shock)血流动力学的特点是:外周阻力高,心排出量减少,血压下降。临床表现与一般低血容量性休克相似,皮肤黏膜苍白、四肢湿冷,少尿,血压下降,乳酸酸中毒等,又称为冷休克。本型休克的发生、发展与下列因素有关。

(1)微血管收缩:严重感染引起交感 - 肾上腺髓质系统强烈兴奋,去甲肾上腺素、血管紧张素 Ⅱ、血栓素 A2、内皮素等缩血管物质大量释放;增多的氧自由基可结合 NO,产生氮氧自由基、损伤血管内皮细胞,使 PGI$_2$ 合成减少,扩血管物质不足,均可导致外周血管包括小动脉和小静脉广泛收缩。

（2）心排出量减少：内毒素、酸中毒及心肌抑制因子可直接抑制心肌，使心肌收缩力减弱；微循环淤血，大量血液淤积在真毛细血管网中，回心血量减少，导致心输量下降。

（二）内毒素性休克

临床大多数脓毒性休克的患者属于内毒素性休克。这型休克的特点是：外周血管阻力往往是先降低后升高。内毒素引起微循环障碍和血流动力学变化的机制可能与以下因素有关（图14-9）。

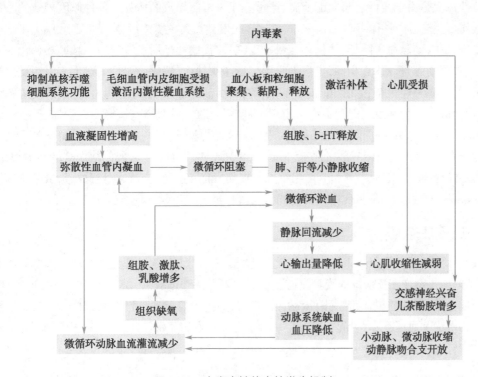

图 14-9　内毒素性休克的发生机制

1. **血管过度扩张**　可引起顽固性低血压，这是内毒素患者早期死亡的主要原因。其机制：① NO 在内毒素性血管过度扩张发病机制中发挥重要作用。内毒素血症时，诱导型一氧化氮合酶（inducible NOS，iNOS）合成大量的 NO，引起血管平滑肌松弛、对缩血管物质的反应性降低，从而导致顽固性低血压的发生。②内毒素激活补体，产生 C3a、C5a；促进组胺和 5- 羟色胺释放，激活激肽系统，产生缓激肽，这些血管活性物质均可引起血管扩张，毛细血管开放数目增多，大量血液淤积在微循环内，导致回心血量和心排出量减少，血压降低。

2. **真毛细血管血液灌流减少**　由于心排出量减少，使交感神经兴奋和儿茶酚胺增多；内毒素还具有拟交感作用，可引起小动脉收缩和动静脉吻合支开放，真毛细血管内血液灌流减少。

3. **血液黏滞度增加**　内毒素性休克易发生 DIC，其机制为：①内毒素损害血管内皮细胞，激活内、外源性凝血系统，并促使血小板聚集和释放，发生微循环弥散性血管内凝血。②内毒素作用于血管内皮细胞、血小板和中性粒细胞，并使大量的血小板和中性粒细胞聚集和黏附在微循环内，特别是肝和肺内，循环血流受阻。③微循环淤血，毛细血管壁通透性升高，血液浓缩，血液凝固性增高。

4. **细胞损伤**　除了由于微循环动脉血灌流不足，使细胞代谢发生障碍外，内毒素还可直接损伤细胞，引起线粒体肿胀，抑制氧化磷酸化过程，引起细胞代谢和功能紊乱。如给动物注射内毒素后，在未出现严重的微循环障碍之前，就可发现血浆内溶酶体酶活性升高。

5. **心肌功能障碍**　除内毒素本身对心肌细胞的损伤作用外，内毒素还能引起：①诱导心脏、肺等重要器官表达 ET-1，ET-1 可引起冠状动脉收缩、心排出量减少和心律失常。②内毒素刺激心肌细胞合成 TNF-α，可抑制心肌的收缩性并诱导心肌细胞凋亡，心肌细胞过度表达 TNF-α 的转基因小鼠会出现扩张性的心肌病和严重的心力衰竭。心肌 NF-κB/TNF-α 通路参与了内毒素性心肌功能障碍的发生机制。③白细胞激活、氧自由基增加、β- 肾上腺素能受体的下调和肺动脉高压也是内毒素性心功能障碍的重要因素。

三、心源性休克

心源性休克是由于急性心泵功能障碍、严重心律失常而导致的休克。各种原因导致的心排出量急剧降低均可引起心源性休克(cardiogenic shock)的发生。其主要特点是:①心肌收缩力下降引起心排出量急剧减少,动脉血压降低,体循环灌流减少,引起代偿性外周血管收缩。微循环变化的发展过程,基本上和低血容量性休克相同,但患者常因早期组织缺血、缺氧而死亡。②由于应激反应和动脉充盈不足,使交感神经兴奋和儿茶酚胺增多,小动脉、微动脉等收缩,外周阻力增加,致使心脏后负荷加重,表现为高动力型休克。但少数患者由于心室容量增加,刺激心室壁压力感受器,反射性地引起心血管运动中枢的抑制,外周阻力是降低的,表现为低动力型休克。③由于血压下降导致冠状动脉血液灌流量减少、心排出量下降导致的肺循环淤血、组织缺氧等,加重了心肌的缺血缺氧性损伤,引起进行性的心功能障碍。④心肌梗死引起的组织细胞损伤,可引起炎症介质大量释放,形成细胞因子风暴(cytokine storm),导致心肌细胞代谢改变、功能抑制,甚至焦亡和坏死,形成心源性休克。

四、过敏性休克

过敏性休克(anaphylactic shock)是由严重过敏反应引起的休克,只发生于对某些变应原有超敏反应的机体,属 Ⅰ 型变态反应即速发型变态反应。主要是由于过敏原引起组胺、PAF、激肽、5-HT 等血管活性物质生成增多,使微血管扩张、微循环血流量增加、血管壁通透性增高、血浆外渗,结果导致回心血量急剧减少和血压下降,引起休克发生。过敏性休克发病非常迅速,治疗过程中如不及时使用缩血管药物如肾上腺素、异丙肾上腺素等抢救,患者可在数秒钟至数分钟内死亡。

五、神经源性休克

神经源性休克(neurogenic shock)是指由于血管运动张力丧失,大量血管扩张所引起的休克。强烈的疼痛刺激、严重的脑损伤、缺血、深度麻醉、脊髓损伤、高位脊髓麻醉等都可引起神经源性休克。在正常情况下,血管运动中枢不断发放冲动沿传出的交感缩血管纤维到达全身小血管,使其维持一定的血管紧张度。当血管运动中枢发生抑制或传出的交感缩血管纤维被阻断时,小血管因紧张性丧失而发生扩张,结果使外周血管阻力降低,大量血液淤积在微循环中,回心血量急剧减少,血压下降,引起神经源性休克。然而这种血压降低有时不需要治疗即可自愈,必要时可使用缩血管药物。预后较好。

第四节   机体代谢与功能变化

- 休克时组织缺氧,糖酵解增强,出现糖原、脂肪和蛋白质分解增加,组织酸中毒。
- 休克容易造成代谢性酸中毒,同时由于呼吸中枢兴奋,通气量增加,可出现呼吸性碱中毒。
- 休克可以造成急性呼吸窘迫综合征和休克肾。

休克时由于微循环灌流减少,能量和营养物质供应不足,神经内分泌紊乱、炎症介质泛滥,使细胞代谢发生广泛的紊乱。重要的改变是糖酵解加强,脂肪代谢障碍和酸中毒。

一、物质代谢紊乱

1. 糖、脂肪和蛋白质分解代谢增强   休克时,一方面由于应激反应,使分解代谢加强,血糖和游离脂肪酸增多;另一方面由于微循环动脉血灌流急剧减少,组织缺氧,而引起氧化过程障碍。总的代谢变化为氧耗减少,糖酵解作用加强、糖原、脂肪和蛋白分解增加,合成减少。主要表现与应激和缺氧的代谢改变类似。

2. 高代谢状态　休克时微循环低灌注和大量儿茶酚胺、糖皮质激素、生长素和胰高血糖素的分泌增加,而胰岛素分泌减少,炎性细胞因子表达过高,可以对机体代谢产生共同的影响,部分脓毒性休克和创伤性休克患者出现高代谢状态(hypermetabolism)。其特点是:①机体耗氧量和能量消耗增加,出现高分解代谢和高循环动力。出现心排出量增加,心率加快,代谢速率加快,体温升高,基础代谢率增高,耗氧量和 CO_2 生成量增多,通气量增加。②糖酵解过程增强,蛋白质和脂肪分解加速,可出现一过性高血糖、糖尿,血中游离脂肪酸增多,血清尿素氮水平增高,尿氮排泄增多,出现负氮平衡。③持续性高代谢使蛋白质和脂肪消耗增多,导致患者消瘦、机体免疫力和组织修复能力降低。

二、电解质与酸碱平衡紊乱

(一) 电解质代谢紊乱

休克时由于ATP供给不足,使细胞膜上的钠泵(Na^+-K^+-ATP酶)运转失灵,复极化时细胞内 Na^+ 泵出减少,导致细胞内钠水潴留,细胞水肿;细胞外 K^+ 增多,引起高钾血症。酸中毒还可加重高钾血症。

(二) 酸碱平衡紊乱

休克时微循环障碍及组织缺氧,使线粒体氧化磷酸化受抑、葡萄糖无氧酵解增强,肝脏又不能及时充分摄取乳酸转化为葡萄糖;加上组织灌流障碍和肾功能受损,代谢产物不能及时清除,因此发生代谢性酸中毒。

休克早期,由于呼吸中枢兴奋,通气增多,可引起呼吸性碱中毒。呼吸性碱中毒一般发生在血压下降和血中乳酸盐增高之前,可作为休克早期的诊断指标之一。

三、器官功能障碍

休克时各器官功能都可发生改变,由于组织长期缺氧,根据组织对缺氧耐受性的不同,各个器官都可能都出现功能障碍,包括:①急性呼吸衰竭,以前称为休克肺(shock lung),属急性呼吸窘迫综合征(acute respiratory distress syndrome,ARDS)的范畴;②急性肾衰竭,称为休克肾(shock kidney);③心肌收缩性减弱,对儿茶酚胺反应性降低,甚至发生急性心力衰竭;④脑功能障碍:表现为应激引起的烦躁不安,甚至导致死亡;⑤肝功能障碍:表现为血清中丙氨酸氨基转移酶、天门冬氨酸氨基转移酶和胆红素增高,出现黄疸;⑥胃肠道功能障碍:主要表现为胃黏膜损害、应激性溃疡和肠缺血;⑦免疫系统功能障碍:机体特异性免疫功能降低。易导致感染容易扩散,引起菌血症甚至脓毒症,促使休克难治,甚至死亡;⑧凝血 - 纤溶系统功能的变化:表现为凝血 - 抗凝血平衡紊乱,部分患者出现DIC;⑨多器官功能障碍综合征(参见第二十章)。

第五节　休克防治的病理生理学基础

- 休克的病因学防治包括,补血、补液、止痛、控制感染、抗过敏和强心等。
- 除心源性休克外,补充血容量提高心排出量和改善组织血液灌流的根本措施。
- 休克进入淤血性缺氧期,补液量应大于失液量,"需多少,补多少"。
- 过敏性休克和神经源性休克首选缩血管药物治疗。
- 扩血管药物必须在充分扩容的基础上使用。

休克是严重的急性全身性病理过程,务必尽早救治。休克的防治均应针对病因和发病环节,在去除病因的前提下采取综合治疗措施,以恢复重要器官血液灌流和防止细胞损伤为目的,以反复监测临床重要指标为治疗依据,最大限度地保护各器官系统的功能。

一、病因学防治

重视预防,积极处理引起休克的原始病因,如止痛、止血、补液和输血、控制感染、修复损伤、抗过敏、强心治疗等。

二、发病学治疗

(一) 改善微循环

改善和恢复微循环血液灌流,是治疗休克的中心环节。其中主要包括输液以补充血容量,纠正酸碱平衡紊乱、选用血管活性药物以调节血管舒缩功能。

1. 扩充血容量　除心源性休克外,补充血容量是提高心排出量和改善组织血液灌流的根本措施。在休克缺血性缺氧期,应强调及时和尽早输液,以降低交感 - 肾上腺髓质系统的兴奋性,减少儿茶酚胺的释放缓解微循环血管的收缩程度,提高微循环灌流量,阻止休克进一步发展。在淤血性缺氧期,由于微循环淤血及血浆外渗,补液量应大于失液量,"需多少,补多少"。而脓毒性休克和过敏性休克时,虽然无明显的液体丢失,但由于血管床容量扩大,有效循环血量显著减少,也必须补充血容量。

补充血容量要适度,超量输液可诱发肺水肿。因此在扩容时,正确估计补液的总量,量需而入。动态地观察静脉充盈程度、尿量、血压和脉搏等指标,可作为监护输液量多少的参考指标。有条件时应动态地监测中心静脉压(central venous pressure,CVP)和肺动脉楔压(pulmonary artery wedge pressure,PAWP)。如 CVP 和 PAWP 超过正常,说明补液过多;如 CVP 和 PAWP 低于正常,说明血容量不足,可以继续补液。

2. 纠正酸中毒　酸中毒可加重微循环障碍,促发 DIC 的形成;H^+ 和 Ca^{2+} 的竞争作用将直接影响血管活性药物的疗效并抑制心功能;酸中毒时的血钾增高和酶活性的抑制等对机体的危害都很大,因而血管活性药物的使用,必须首先纠正酸中毒。

3. 合理使用舒缩血管药物　血管活性药物必须在纠正酸中毒的基础上使用,选用血管活性药物的前提必须是提高组织微循环血液灌流量。不能单纯追求升高血压而长时间大量使用血管收缩药,否则,将导致组织灌流量的进一步下降。

(1) 缩血管药物选择:缩血管药因减少微循环的灌流量,加重组织缺氧,因此目前不主张在各类休克患者特别是低血容量性休克患者中大量和长期使用。但对过敏性休克和神经源性休克,使用缩血管药物是最佳的选择。高排低阻型休克,在综合治疗的基础上,也可采用缩血管药物。当血压过低,降低到心脑血管临界关闭压(50mmHg)以下,而又不能迅速进行扩容时,应考虑使用缩血管药物升压,用来保证心、脑重要器官的灌流。

(2) 扩血管药物选择:休克早期可选择性地舒张微血管,缓解微血管因过度代偿而出现的强烈收缩。对低排高阻型休克,或应用缩血管药物后血管高度痉挛的患者,以及休克中晚期体内儿茶酚胺浓度过高的患者,在扩容纠酸的基础上可使用血管扩张剂。扩血管药物可以解除小血管痉挛,减轻微循环的淤滞,提高组织灌流,但可使血压出现一过性降低,因此必须在充分扩容的基础上使用。对心源性休克的治疗,目前也强调舒血管药物的应用,不仅能改善微循环的灌流,而且可以减轻心脏的负担。

(二) 抑制过度炎症反应

应用炎症介质的阻断剂和拮抗剂,阻断炎症介质的有害作用,采用血液净化的方法清除患者体内过多的炎症介质和毒素,可以有效防治休克时多器官功能障碍综合征的发生。

1. 抗 TNF-α、IL-1　等炎症因子的单克隆抗体,尤其是抗 IL-6 单克隆抗体对逆转休克具有一定的作用。

2. 激素类药物的应用　对脓毒性休克患者长期、小剂量使用糖皮质激素治疗,有一定效果,但一定要在使用了足量抗生素的前提下使用。由于脓毒性休克患者常伴有肾上腺功能不全,而糖皮质激素通过稳定溶酶体膜、抗炎抗过敏、降低血管通透性和促进血管收缩的功效,起到改善微循环血液灌流的作用。但大剂量糖皮质激素在抑制炎症反应的同时,也可降低机体的免疫功能,削弱机体的抗感染能力,并且抑制创面的再生和修复。对重症休克患者可应用胰岛素控制血糖浓度,以纠正患者体内胰岛素分泌减少、胰岛素抵抗等代谢紊乱,对于抑制细胞凋亡和防治细胞损伤有积极的意义。

3. 非类固醇抗炎药　前列腺素环氧酶抑制剂布洛芬、吲哚美辛等可抑制 TXA_2 产生,对治疗脓毒性休克、改善创伤和感染时的肺损伤都有效果,而且不抑制免疫功能,可提高 MODS 患者的生存率。

4. 血液滤过或血浆交换法除去过多的炎症介质　由于炎症介质种类繁多,用单一或几种阻断剂、拮抗剂仍不能很好地阻断炎症介质的损害作用。对于严重的全身性感染和 MODS 患者,可以使用血液滤过或血浆交换法除去体内过多的炎症介质和毒素,有一定的临床疗效。

（三）细胞保护

休克时的细胞损伤可原发,也可继发于微循环障碍之后。改善微循环是防止细胞损伤的重要措施,还可采用稳膜剂以稳定溶酶体膜、补充葡萄糖以改善细胞能量代谢、使用抗氧化剂以清除自由基等治疗措施,减轻细胞损伤,恢复细胞功能。

三、防治器官功能障碍与衰竭

防治器官功能障碍是降低死亡率的关键。通过补液和舒缩血管药物的合理应用,及时改善微循环灌流,纠正缺氧和酸中毒,是保护各器官功能,防治 MODS 的最有效措施。如一旦出现重要器官功能衰竭,除采取一般的治疗措施外,还应针对不同器官衰竭采取不同的治疗措施。

四、营养与代谢支持

对严重创伤、感染的患者要进行代谢支持疗法以维持正氮平衡。在摄入的营养中,应提高蛋白质和氨基酸的量,尤其是提高支链氨基酸的比例。应尽可能经口摄食,并尽量缩短禁食时间,将静脉营养作为胃肠摄食的补充。临床发现经胃肠适当补充谷氨酰胺,可提高机体对创伤和休克的耐受力。

改善氧供,以增加组织对氧的摄取。由于 MODS 患者对氧的利用有障碍,氧耗随氧供而变化,所以治疗中可采取输血、输液、吸氧,提高氧供和组织灌流,增强患者对氧的利用能力。

Summary

Shock could be described as a pathophysiological process for the circulatory system, which may be caused by kinds of dangerous factors and resulted in decreased blood supply to the peripheral tissues, leading to the dysfunction or destruction of organs in the body. Shock is not a specific disease but might be life threatening, and hypoperfusion is the core of shock. According to the cause of hypoperfusion, shock could be classified as three main types: hypovolemic shock, distributive shock (vasogenic shock, excessive vasodilation with maldistribution of blood flow) and cardiogenic shock. According to the changes of blood flow during shock , the shock may go through three phases: ischemic hypoxia phase, congestive hypoxia phase and microciruculatory failure phase. During ischemic hypoxia phase, both perfusion and out flow in microcirculation was decreased, which resulted in the redistribution of the blood all over the body; blood returned to the heart might be increased to compensate for the decreased blood volume in the body. During congestive hypoxia phase, perfusion was increased but out flow in the microcirculation was still decreasing; most of the blood stay in the microcirculation, which decreased the preload of the heart and resulted in decreased cardiac output and blood pressure; perfusion to the brain and heart may decreased significantly. During microcirculatory failure phase, arterioles and capillary were all dilated, which resulted in the disruption of microcirculation and may cause DIC or MODS. The mechanisms for the shock is complex, besides many tissue factors and RAAS, the cell injuries during shock were also involved in the process. Therefore, reversing the causes, microcirculation and recovering the cell or organ function as early as possible were the primary therapy for shock.

（曾翔俊）

思考题

1. 休克发生的始动环节是什么？
2. 休克三期微循环变化的机制是什么？
3. 休克早期机体代偿的机制及其意义是什么？
4. 休克晚期为什么会引起 DIC？
5. 为什么脓毒性休克患者在心排出量增高的情况下，仍有明显的微循环功能障碍？

第十五章
心功能障碍

随着生活水平的不断提高和人均寿命的延长,心血管疾病作为一种慢性病逐渐成为危害人类健康和社会劳动力的重要疾病。而心功能障碍是多种心血管疾病发展到终末的共同结果。本章主要介绍心脏结构和功能变化引起的心功能障碍。

心脏和血管组成机体的血液循环系统,通过心脏协调的收缩与舒张(即心泵功能)推动血液在血管内循环流动,将含氧和营养物质丰富的血液运送至全身并及时带走各种代谢产物,以保证机体新陈代谢等多种生理功能的需要,维持正常的生命活动。除了泵功能外,心脏还能分泌多种生物活性物质,调节自身和其他器官的功能。心脏的正常功能对于机体来说其重要性不言而喻,所有动物的生命活动无时无刻不依赖于心脏功能的协调运行,任何先天和后天的心脏疾病或损害都可能对机体造成严重后果,影响正常的生命活动和生活质量。在我国2000多年前的医书《黄帝内经》中对此就已经有非常深刻的认识,认为心脏为"君主之官",对人体正常生命活动起决定性作用,在人体所有脏器中处于极其重要的地位。

协调、正常的心脏功能其排血量可随机体的代谢需要而变化,满足机体在静息和运动时的需要。但在病理条件下,各种致病因素引起心脏结构和功能的改变,导致心室充盈或射血功能受损,以至不能满足组织代谢需要的病理生理状态称为心功能障碍(cardiac dysfunction),在临床上表现为在运动甚至静息时发生呼吸困难、乏力(活动耐量降低)以及液体潴留(肺淤血和外周水肿)等的综合征。心功能障碍包括心脏泵血或/和充盈功能受损后由完全代偿直至失代偿的全过程,而心力衰竭(heart failure)则是指心功能障碍的失代偿阶段,为心功能障碍的晚期,两者在本质上是相同的,只是在程度上有所区别。部分患者由于钠、水潴留和血容量增加,出现心腔扩大,静脉淤血及组织水肿的表现,称为充血性心力衰竭(congestive heart failure)。

据世界卫生组织统计,心脑血管疾病近年来已成为全球第一大致死致残因素,占我国城乡总死亡构成的42%~45%,而心力衰竭是各种心血管疾病最终出现的共同的病理过程,其患病率逐年增加。心力衰竭病死率较高,5年病死率为50%,各年龄段心力衰竭的病死率均高于同期其他心血管病。2018年出版的《中国心力衰竭诊断和治疗指南2018》显示,高血压和冠心病是我国导致心力衰竭的最主要病因。在我国35~74岁成年人群中心力衰竭的患病率约为0.9%。据国内外统计资料显示,成人心力衰竭的患病率约为1%~2.0%,70岁以上老年人群心力衰竭患病率大于10%。美国有心力衰竭临床表现的患者超过500万,每年有65万新增心力衰竭的病例,而且这个数字还在继续增加。心力衰竭的防治已成为关系人口健康的重要公共卫生问题。为了降低心力衰竭的发病,提高心力衰竭的治疗效果,改善患者的生活质量,深刻理解心力衰竭的病理生理学变化是非常重要的。

第一节　心功能障碍的病因和分类

- 心功能障碍的发生主要是由于心肌舒缩功能障碍、心室负荷过重及心室充盈受限造成的。
- 90%心力衰竭的发病都有诱因的存在,它们通过不同途径和作用方式诱发心力衰竭。
- 心力衰竭按照发病部位,心排出量高低、发生速度、舒缩特性及病情轻重可以分为不同类别。

心力衰竭的根本问题是心脏泵血和 / 或舒张功能下降。引起心脏功能下降的原因是多方面的,主要分为心肌收缩和 / 或舒张功能障碍和心脏负荷长期过重及心室充盈受限。

一、病因

(一)心肌舒缩功能障碍

心肌的结构损伤或代谢障碍可引起心肌的整体收缩和舒张功能降低,心排血量下降,这是引起心力衰竭特别是收缩性心力衰竭最主要的原因。

1. 心肌结构损伤　如心肌缺血或梗死、心肌炎、心肌病等造成心肌病变,由于心肌细胞变性、坏死及心肌组织纤维化,引起心肌结构异常(心肌重构),导致心肌舒缩功能障碍。

2. 心肌代谢障碍　肺心病、严重贫血等可造成心肌细胞缺氧,使心肌细胞能量代谢障碍;糖尿病及肥胖等由于代谢异常和脂质中毒致细胞凋亡而出现舒张和收缩功能障碍。

硒缺乏、表柔比星、锑等药物中毒和酒精等也会造成心肌的代谢和结构损伤,糖原储存疾病、淀粉样变性和老化等抑制心肌的收缩和舒张性能。

(二)心脏负荷过重

1. 压力负荷过重　压力负荷(pressure load)又称后负荷(afterload),是指心室射血时所承受的阻力负荷,它与输出道的口径、外周阻力等因素有关。造成左室压力负荷过重的原因有:高血压、主动脉瓣狭窄、主动脉缩窄等;造成右室压力负荷过重的原因有肺动脉高压和肺动脉瓣狭窄等。

2. 容量负荷过重　容量负荷(volume load)又称前负荷(preload),是指心脏舒张时所承受的容量负荷。左室容量负荷过重常见于主动脉瓣和二尖瓣关闭不全等;右室容量负荷过重常见于肺动脉瓣或三尖瓣关闭不全和房间隔、室间隔缺损伴左向右分流等。动静脉瘘、严重贫血及甲状腺功能亢进等,由于外周血管阻力降低,回心血量增加,左、右心室容量负荷都增加。

(三)心室充盈受限

缩窄性心包炎、心包填塞等心包疾病,心肌本身无明显损伤,但由于心包伸缩性降低,导致心室充盈减少。心肌纤维化、肥厚型心肌病和限制型心肌病使心肌的顺应性(compliance)减退,心室充盈障碍。以上均造成心排血量降低。

二、诱因

临床上有许多因素可在心力衰竭基本病因的基础上诱发心力衰竭,这些因素称为心力衰竭的诱因。据统计约 90% 心力衰竭的发病都有诱因的存在,它们通过不同途径和作用方式诱发心力衰竭。如能控制诱发因素,就可减少心力衰竭的发生。常见的诱因有以下几种。

(一)感染

感染,特别是全身感染,可通过多种途径加重心脏负荷,易诱发心力衰竭。主要机制为:①发热时,交感神经系统兴奋,代谢增加,加重心脏负荷;②交感神经兴奋,心率加快,既加剧心肌耗氧,又通过缩短舒张期降低冠脉血液灌流量而减少心肌供血供氧;③内毒素、或微生物核酸或蛋白等病原相关分子通过直接心肌细胞模式识别受体损伤其功能;④若发生肺部感染,则进一步减少心肌供氧。此外,脓毒血症性心肌病还可导致慢性心功能不全。

(二)心律失常

心律失常既是心力衰竭的原因,也是心力衰竭的诱因。尤其以心房纤颤、房性和室性心动过速等快速型心律失常为多见。其诱发心力衰竭的机制主要为:①房室协调性紊乱,导致心室充盈不足,射血功能障碍;②舒张期缩短,冠脉供血不足,心肌缺血缺氧;③心率加快,耗氧量增加,加剧缺氧。

(三)妊娠与分娩

妊娠期血容量增多,至临产期可比妊娠前增加 20% 以上,特别是血浆容量增加比红细胞增加更多,可出现稀释性贫血,加之此时心率加快、心排出量增多使机体处于高动力循环状态,心脏负荷加重,这在妊娠中晚期更加明显。分娩时由于用力、精神紧张和疼痛的刺激,使交感-肾上腺髓质系统兴奋,一方面回心血量增多,增加了心脏的前负荷;另一方面外周小血管收缩,射血阻抗增大,使心脏后负荷加重,加上心率加快使心肌耗氧量增加、冠脉血流不足,从而诱发心力衰竭。此外,围生期心肌病较常见,通常发生于妊娠第三孕期或分娩前,与16kDa的催乳素片段产生有关。

(四) 酸中毒和电解质紊乱

酸中毒、高血钾、低血钙可减弱心肌收缩能力。酸中毒时 H^+ 竞争性抑制 Ca^{2+} 与心肌肌钙蛋白的结合并抑制肌球蛋白 ATP 酶活性,造成心肌收缩力减弱和收缩功能障碍。钾离子可通过干扰心肌兴奋性、传导性和自律性引起心律失常,诱发心力衰竭。

(五) 其他

任何加重心脏负荷的因素,如劳累、环境温度变化、强烈情绪波动、甲亢、不恰当补液、外伤与手术等均可诱发心力衰竭。防止这些诱因对于减缓或阻止心功能的恶化有重要的意义。

三、分类

心力衰竭按照发病部位,心排出量高低、发生速度、舒缩特性及病情轻重可以分为不同类别。

(一) 根据心力衰竭的发病部位分类

1. 左心衰竭(left heart failure)　左心衰竭是临床上常见的类型。高血压、冠心病、扩张型心肌病、主动脉(瓣)狭窄及关闭不全等是左心衰竭的常见病因。由于左心室受损或负荷过度导致搏出功能障碍,心排出量降低,造成肺循环淤血甚至肺水肿。

2. 右心衰竭(right heart failure)　常见于肺动脉狭窄、肺动脉高压、房室间隔缺损、慢性阻塞性肺疾病等。急性右心衰见于急性肺栓塞、急性右心梗死等。由于肺循环阻力增加,右心室搏出功能障碍,右心室不能将体循环回流的血液充分输送至肺循环,右心室压力增加,故导致体循环淤血和静脉压升高,常表现有下肢水肿甚至全身性水肿、因肝脏及胃肠淤血而食欲减退。另外,右心衰竭更常继发于左心衰竭。左心衰竭肺淤血时由于缺氧导致肺动脉压增高,右心负荷加重,久之即可出现右心衰竭,因而出现全心衰竭。当出现右心衰竭时,左心衰竭症状可减轻。

3. 全心衰竭(whole heart failure)　左、右心室同时发生衰竭称为全心衰竭。心肌炎、心肌病等疾病发生时,常同时累及左右心而引起全心衰竭。但全心衰竭也可继发于一侧心力衰竭,例如长期左心衰竭继发性引起肺循环阻力增加,进而导致右心衰竭。

(二) 根据心排出量的高低分类

1. 低心排出量性心力衰竭(low output heart failure)　在静息状态下,心排出量低于正常群体的平均水平。常见于冠心病、高血压病、心肌炎及心肌病、某些心脏瓣膜病等。

2. 高心排出量性心力衰竭(high output heart failure)　此类心力衰竭发生时心排出量较发生前有所下降,但其值仍属于正常,或高于正常,故称为高排出量性心力衰竭。继发于主动脉瓣和二尖瓣关闭不全、左向右分流的先天性心脏病、代谢增高或心脏后负荷降低的疾病,如甲状腺功能亢进、严重贫血、维生素 B_1 缺乏和动静脉瘘等。上述疾病由于外周血管阻力降低、血容量扩大或循环速度加快,心排血量明显高于正常,处于高动力循环状态。高心排出量性心力衰竭虽然其心排出量可稍高于正常水平,但比心力衰竭发生前有所降低,对于患者本身而言其心排出量是相对减少,不能满足上述病因造成的机体高水平代谢的需求。

(三) 根据心力衰竭的发生速度分类

1. 急性心力衰竭　常见于急性大面积心肌梗死、暴发性心肌炎等,也常见慢性心衰在原发病急性加重或强烈诱因作用下急性发作而引起。特点为发病急,发展迅速,机体来不及充分发挥代偿功能,因心排出量在短时间内急剧减少,故动脉血压进行性降低,常可导致心源性休克。

2. 慢性心力衰竭　常见于冠心病、扩张型心肌病、高血压病、心脏瓣膜病、肺心病和肺动脉高压等。临床常见,发病缓慢,病程较长,心衰发生前机体有较长的代偿期,在此阶段患者心力衰竭症状往往不

NOTES

明显。随着疾病发展,机体代偿能力逐渐丧失,心力衰竭症状逐渐表现出来,心功能进入失代偿期。

（四）根据射血分数是否正常分类

射血分数(ejection fraction,EF)是每搏排出量与心室舒张末期容积的比值,能较为准确地反映心脏的泵血功能。EF 是目前绝大多数心力衰竭临床研究对患者进行分类的指标。

1. **低射血分数型心力衰竭（heart failure with reduced ejection fraction,HFrEF）** 也称为收缩性心力衰竭(systolic heart failure)。这一类型的心力衰竭其左心室射血分数低于正常值,EF<40%,大约占所有心力衰竭病例的 50%。因心肌收缩功能受损或压力负荷过重而致泵血量减少引起心力衰竭,常见于冠心病和扩张型心肌病等。

2. **正常射血分数型心力衰竭（heart failure with preserved ejection fraction,HFpEF）** 也称为舒张性心力衰竭(diastolic heart failure)。左心室射血分数正常,EF ≥ 50%,统计数据估算此型心力衰竭病例占 50% 左右,有数据显示此型心力衰竭发病率正逐年增加。因心肌舒张功能受损、室壁顺应性下降而造成心室充盈降低,在心肌收缩功能相对正常的情况下,需要提高心室充盈压达到正常的心排血量,常见于糖尿病、高血压和肥厚型心肌病等。

3. **射血分数中间值的心衰（heart failure with mid-range ejection fraction,HFmrEF）** 是新近将其分出来的,这一类型心力衰竭其左心室射血分数 EF 处于 40%~49% 之间,属于临界范围的心衰。射血分数临界范围的提出有利于我们早期干预疾病,有利于延缓心衰的发生,甚至可逆转。

（五）根据心力衰竭的病情分类

在心力衰竭的临床诊疗过程中,常按纽约心脏学会(New York Heart Association,NYHA)与美国心脏病学院 / 美国心脏学会(American College of Cardiology Foundation/American Heart Association,ACCF/AHA)的分类标准对心力衰竭的病情轻重程度进行分类。NYHA 的心力衰竭分类标准按照患者症状的轻重程度将心力衰竭分为四级(表 15-1),是目前临床研究选择患者比较公认的标准：Ⅰ 级：体力活动不受限,正常体力活动不会引发心力衰竭的症状；Ⅱ 级：体力活动轻度受限,静息时无症状,但正常体力活动引起心力衰竭症状；Ⅲ 级：体力活动明显受限,在静息时无症状,轻度活动即引起心力衰竭症状；Ⅳ 级：任何体力活动甚至静息时也引起心力衰竭症状。ACCF/AHA 发布的慢性心力衰竭诊疗指南则将患者分为四期：A 期,有发生心力衰竭的高危因素,如高血压,动脉粥样硬化患者,但尚无心脏结构性损伤或心力衰竭症状；B 期,心脏有一定结构性损伤,但无心力衰竭的临床表现,如陈旧性心梗、左室重构、无症状性瓣膜病；C 期,心脏有结构性损伤,以往或目前有心力衰竭的临床表现,呼吸困难、乏力等；D 期,难治性终末期心力衰竭,需要积极的内科治疗以改善症状。这种心力衰竭的新分期法是对 NYHA 分级的补充,更加强调心力衰竭的危险因素,有利于在心功能受损前对心力衰竭进行早期预防和干预,降低其发病率与病死率。

第二节　心功能障碍的发生机制

- 心肌细胞死亡及心肌纤维结构异常、心肌能量代谢障碍与心肌兴奋 - 收缩偶联障碍是导致心肌收缩性减弱从而导致心功能障碍发生的基础。
- 各种原因导致的心室舒张功能障碍或心室顺应性下降导致心室充盈不足也是导致心功能障碍发生的机制。
- 心室舒缩活动不协调,从而影响心脏收缩和舒张的协调和泵血功能,导致心功能障碍发生。

心力衰竭为心脏结构和功能异常所致的复杂的临床综合征,其发生机制至今没有完全阐明,心力衰竭的发生发展也是全身多个系统共同作用的结果,不能简单地理解为心脏单个器官的问题。不同原因引起的心力衰竭或心力衰竭的不同发展阶段其机制有所不同,目前认为其基本机制为心脏收缩和 / 或舒张功能障碍及心脏各部舒缩活动失调。

一、心肌收缩性减弱

原发或继发的心肌收缩性(myocardial contractility)下降,是绝大多数心力衰竭发生的基础(图15-1),其直接后果是心脏泵血功能减低、心排出量减少。可以由心肌细胞丢失(凋亡、坏死等)、心肌纤维结构异常、心肌能量和/或代谢障碍和心肌兴奋 - 收缩偶联障碍分别或共同引起。

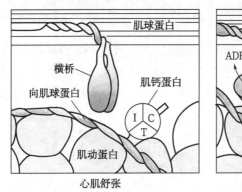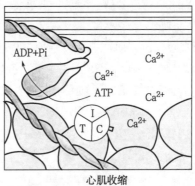

图 15-1　心肌舒缩的分子生物学机制

(一)心肌细胞丢失(死亡)与纤维结构异常

在急性心肌梗死和慢性缺血、心肌炎和心肌病时,由于心肌缺血缺氧、中毒、病毒感染等,可导致心肌细胞的变性、坏死、凋亡和纤维化,造成原发性心肌收缩能力下降。如果心脏负荷长期过重,久之也会导致心肌结构异常。即心肌组织为了适应过度的负荷而发生了增生性的变化,心肌细胞体积增大(肥大)、心肌间质的成纤维细胞也发生转分化,细胞体积增大并增殖和合成分泌基质胶原。心肌过度肥大时,心肌线粒体数量不能随心肌肥大成比例地增加,以及肥大心肌线粒体氧化磷酸化水平下降,导致能量生成不足。肥大心肌因毛细血管数量增加不足或心肌微循环灌流不良,常处于供血供氧不足的状态。在分子水平上,肥大心肌的表型改变,胎儿期基因过表达,肥大心肌的胎儿型肌球蛋白ATP酶活性下降,心肌能量利用障碍。在失代偿阶段,衰竭时的心脏表现为心腔扩大而室壁变薄,也导致心肌收缩能力下降。另外,遗传性心肌病患者中,一些在结构和功能上重要的心肌纤维蛋白,比如肌球蛋白重链与肌钙蛋白等,其关键氨基酸位点发生突变,可以导致心肌纤维对钙离子的敏感程度的降低或能量利用的异常,从而导致心肌纤维收缩功能发生障碍,降低了心肌收缩性。

(二)心肌能量代谢障碍

心肌能量代谢过程包括能量生成、储存和利用三个阶段,以上任何一个环节发生障碍,都可影响心肌的收缩性,而以能量生成和利用障碍最为重要。例如严重的贫血和冠状动脉供血不足可使心肌缺血缺氧,心肌细胞内氧化磷酸化障碍,ATP 生成减少,由于心肌细胞能量生成不足,导致心肌收缩力减弱。

1. 心肌能量生成障碍　心脏是绝对需氧器官,ATP 是心肌唯一能够直接利用的能量形式,心脏活动所需的 ATP 几乎全部来自有氧氧化。心肌在充分供氧的情况下,可利用多种能源物质如脂肪酸、葡萄糖、乳酸、酮体和氨基酸等氧化产生 ATP,正常心肌 60%~90% 的 ATP 来源于游离脂肪酸的 β- 氧化,10%~40%ATP 由乳酸氧化及葡萄糖等分解产生。临床上引起心能量生成障碍最常见的原因是心肌缺血缺氧和糖尿病时的代谢障碍。缺血、缺氧使上述物质的氧化发生障碍,ATP 的产生可迅速减少;糖尿病和肥胖时,AMP 激活的蛋白激酶(AMPK)活性降低、脂肪酸增加,线粒体功能障碍,也可导致 ATP 产生减少。常温下,心肌缺血 15min,ATP 含量降到对照水平的 35%,缺血 40min 可进一步下降到对照水平的 10% 以下。

2. 能量储备减少　磷酸肌酸(creatine phosphate,CP)是心肌细胞内储存能量的主要形式。静息时,磷酸肌酸激酶(creatine phosphate kinase)能催化 ATP 将高能磷酸键转移至肌酸,生成磷酸肌酸,后者作为心肌细胞胞质内的能量储存形式可在磷酸肌酸激酶的催化下将高能磷酸键转移给心肌细胞胞质内的 ADP,从而在剧烈运动时迅速生成 ATP。各种原因引起的心肌肥大,导致心肌细胞消耗能量的增加,磷酸肌酸激酶发生同工型转换,导致磷酸肌酸激酶活性降低,使储能形式的磷酸肌酸含量减少,作为能量储备指数的 CP/ATP 比值明显降低。AMPK 通过防止细胞膜上葡萄糖转运体 Glut4 从细胞膜上内吞和抑制糖原合成,促进其利用,心衰时 AMPK 活性降低将使心肌能量储备不足也会导致心肌收缩性的下降。

3. 能量利用障碍 心肌对能量的利用过程是心肌肌球蛋白利用 ATP 储存的化学能转化成为心肌收缩的机械做功的过程。临床上,由于能量利用障碍而发生心力衰竭的最常见的原因是长期心脏负荷过重而引起心肌过度肥大。过度肥大的心肌其肌球蛋白头部 ATP 酶的活性下降,即使心肌 ATP 含量是正常的,该酶也不能有效利用(水解)ATP,将化学能转为机械能,供肌丝滑动。心力衰竭时肌质网中 Ca^{2+} 调控障碍,进一步减低 ATP 酶效率,心肌细胞对能量的利用发生障碍,导致心肌收缩性的下降,同时舒张功能也减低。

(三) 心肌兴奋 - 收缩偶联障碍

心肌的兴奋是由动作电位引起的电活动,而收缩是心肌纤维产生的机械活动,心肌的电活动与机械活动的偶联是通过钙离子流诱导的肌质网钙释放(calcium-induced calcium release)机制完成的。Ca^{2+} 在心肌兴奋 - 收缩偶联过程中发挥着极为重要的作用,可通过多个机制影响心肌的兴奋 - 收缩偶联,进而调控心肌的收缩与舒张(图 15-2)。心肌细胞兴奋时,膜去极化激活细胞膜 L 型钙通道开放,少量细胞外 Ca^{2+} 迅速进入胞质,并结合肌质网上的雷诺丁受体(ryanodine receptor,RyR)触发肌质网内储存的 Ca^{2+} 大量释放入胞质,胞质 Ca^{2+} 浓度快速上升,Ca^{2+} 与肌钙蛋白 C(troponin C)结合,引起心肌纤维滑动收缩。当心肌开始舒张时,肌质网 Ca^{2+}-ATP 酶(Sarcoplasmic reticulum calcium ATPase,SERCA)利用 ATP 将 Ca^{2+} 转运至肌质网内储存。此外,还有少量胞质内 Ca^{2+} 经细胞膜上的 Na^+-Ca^{2+} 交换蛋白与钙泵转运到细胞外及线粒体内。任何影响心肌对 Ca^{2+} 转运和分布的因素都会影响心肌兴奋 - 收缩偶联过程,导致心肌收缩发生障碍。例如心肌肥大时肌质网摄取、贮存、释放 Ca^{2+} 减少和 Ca^{2+} 内流减慢引起心肌细胞质中的 Ca^{2+} 浓度降低;酸中毒时可影响 Ca^{2+} 与肌钙蛋白的结合。

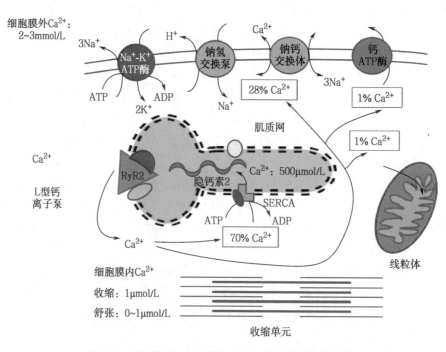

图 15-2 钙离子在心肌细胞兴奋 - 收缩偶联中的作用

二、心室舒张功能异常

心室舒张功能是保证血液流入心脏的基本因素,与心肌的收缩功能同等重要。约30%心力衰竭的发生与此有关。心脏的射血功能不但取决于心肌的收缩性,还取决于心室的舒张功能,舒张功能的正常保证了心室有充足的血液充盈。心肌收缩后,胞质内Ca^{2+}大部分被Ca^{2+}-ATP酶重新摄取入肌质网,少量运出细胞外,从而使胞质中Ca^{2+}浓度迅速从$10^{-5}mol/L$降至$10^{-7}mol/L$,Ca^{2+}与肌钙蛋白解离,肌纤维恢复到放松状态下的构型,心肌达到正常的舒张状态。Ca^{2+}被重新转运至肌质网内的过程是依赖ATP的,当心肌缺血、严重贫血或心肌肥大时,ATP供应不足或消耗过度,使心肌细胞胞质中Ca^{2+}浓度不能迅速下降,肌球蛋白与肌动蛋白脱离困难,导致心室舒张功能障碍。

另外,心室顺应性(ventricular compliance)是降低心室舒张功能也是致其障碍的原因。心室顺应性指心室在单位压力变化下所引起的容积改变(dv/dp),其倒数dp/dv即为心室僵硬度(ventricular stiffness)。P-V曲线(心室舒张末期压力-容积曲线)可反映心室的顺应性和僵硬度,当顺应性下降(僵硬度增大)时,曲线左移,反之则右移(图15-3)。

在心肌肥大或心肌炎等病变时,由于心肌细胞肥大、间质增生伴有细胞浸润及心肌纤维化,使心室壁增厚,僵硬度增大,导致心室顺应性降低,影响心室舒张期充盈,导致心排出量下降。由于P-V曲线左移,当左室舒张末期容积扩大时,左室舒张末期的压力会进一步增大,肺静脉压随之上升,从而出现肺淤血、肺水肿等左心衰竭的临床表现。因此,心室顺应性下降可诱发或加重心力衰竭。

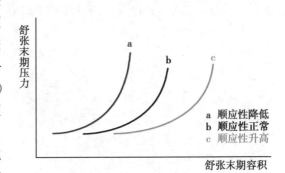

图15-3　心室压力-容积(P-V)曲线

（图中纵轴：舒张末期压力；横轴：舒张末期容积；a 顺应性降低；b 顺应性正常；c 顺应性升高）

三、心脏各部舒缩活动失调

心排血量不仅与心室收缩性相关,心房、心室、房室之间等心脏各部位的收缩与舒张的协调也是保证心脏正常排血的前提。如果这种协调性被打破,将使心排出量下降。破坏心脏舒缩活动协调性最常见的原因包括各种类型的心律失常、心脏扩大导致心室内传导障碍和不同部位间收缩和舒张不协调。另外,各种引起心力衰竭的病因如心肌炎、严重贫血、高血压心脏病、肺心病、冠心病、心肌梗死,由于其导致的心脏病变往往呈区域性分布,病变轻重不一的区域和无病变的区域,心肌收缩功能处于不同的状态,病变和非病变区的心肌在兴奋性、自律性、传导性、收缩和舒张性方面都存在差异,在此基础上也易诱发心律不齐,使心脏各部分舒缩活动的协调性遭到破坏。特别是病变面积较大时必然使整个心脏的舒缩活动不协调,导致心排血量下降。如心肌梗死的心肌缺血区和非缺血区,尤其是心肌梗死的梗死区与非梗死区,因受损程度不同,则导致两个区域的舒缩活动失去协调,心泵功能降低。度过心肌梗死的急性期后,死亡的心肌被胶原蛋白等基质取代,产生纤维化,该处心肌层变薄,收缩时可向外膨出,形成室壁瘤,影响心脏收缩和舒张的协调和泵血功能。

第三节　心功能障碍时机体发生的适应性变化与代偿反应

- 心功能障碍时心脏本身发生心率加快、心肌收缩力增强、心肌肥大和心肌细胞分子水平的一系列适应性变化与代偿反应。
- 心功能障碍时心脏外发生神经-体液调节机制激活、血容量增加与血液重新分布等一系列适应性变化与代偿反应。

人体有许多反应机制来适应心功能下降的状态并对心功能不全进行代偿,以维持正常的生命活动。最初的短期急性代偿可在数分钟至数小时内完成,且代偿反应的强度与心力衰竭是否发生、发生速度以及严重程度密切相关。从心功能不全的早期代偿到晚期的心力衰竭,是机体从完全代偿、不完全代偿到失代偿的连续的动态发展过程。就急性心力衰竭患者而言,由于机体的代偿反应不能及时动员,患者常在短时间内即可表现出严重的心力衰竭表现。反之,慢性心力衰竭发生时,机体可通过心脏代偿和心外代偿使这个过程的持续时间长达数年甚至更久,以致患者在相当长的时间内维持相对正常的生命活动。如果通过代偿,心排出量尚可满足机体的代谢需要,患者未表现出心力衰竭的表征,此为完全代偿(complete compensation);若心排出量仅能满足机体在静息状态下的代谢需要,患者有轻度的心力衰竭表现,称为不完全代偿(incomplete compensation);严重时,心排出量甚至不能满足机体在静息状态下的代谢需要,患者有明显的心力衰竭症状和体征,此为失代偿(decompensation),是心功能障碍的最后阶段。各种导致心力衰竭的致病因素引起心功能损害、心排出量减少,进一步引发机体产生复杂的综合反应,包括心脏本身与心脏外两类适应性变化与代偿反应:心脏本身发生一系列从分子、细胞、组织一直到器官的各个层面上的适应性病理变化,直至完全失代偿,这样的过程称为病理性心脏重构(pathological cardiac remodeling)。早期的心脏重构对于维持较正常的心功能有积极的意义。但如果导致心力衰竭的根本病因未能去除,长期的病理性心脏重构导致的一系列不利结果(如心肌肥大、心室扩张、心肌纤维化)往往又成为加速心力衰竭发展的因素;在心脏外则发生神经 - 体液调节机制等方面的适应性变化与代偿反应,最终也作用于心脏,增加心脏的前后负荷和促进重构。此外,在心衰时心肌细胞膜上 β 受体也发生重构,表现为 β1/β2 受体比例由 4/1 变成 3/2,这也是分子重构的一部分。

一、心脏本身的适应性变化与代偿反应

由于心力衰竭组织供血不足,神经体液系统发生明显变化以代偿和适应机体需要,最突出的变化是交感神经兴奋、肾素 - 血管紧张素 - 醛固酮系统激活,从而引起一系列变化。

(一) 心率加快

心率加快是心力衰竭早期心脏最易迅速动员的一种代偿机制,主要由于心排出量不足通过心脏和动脉的压力和容量感受器反射性刺激交感神经 - 肾上腺髓质系统,儿茶酚胺大量释放所致。由于心排出量 = 每搏排出量 × 心率(heart rate),所以在一定的范围内,在每搏排出量(stroke volume)不变的情况下,心率增快可提高心排出量。但这种代偿方式有限,且不经济。当心率过快时,因心肌耗氧量增加、舒张期缩短及心脏充盈不足,心排出量反而减少。由此可见,心率加快既是一种迅速的代偿方式,又可以成为加重心力衰竭的不利因素。

(二) 心肌收缩力增强

1. 正性肌力作用　心力衰竭时由于交感 - 肾上腺髓质系统兴奋,儿茶酚胺分泌增多,通过激活心肌细胞膜表面 β- 肾上腺素受体,发挥正性肌力作用,增强心肌细胞的收缩力。在心功能损害的急性期,心肌收缩性增强对于维持心排血量和血流动力学稳态是十分必要的代偿和适应机制。当慢性心力衰竭时,长期的儿茶酚胺激活导致膜表面 β- 肾上腺素受体敏感程度下降,血浆中虽存在大量儿茶酚胺,但正性肌力作用的效果显著减弱。

2. 心肌紧张源性扩张　根据 Frank-Starling 定律,肌节长度在 1.7~2.2μm 范围内,心肌收缩力与心肌纤维的初长度成正比。即随着心室舒张末期容积的增大,肌小节的初长度拉长,心肌收缩力增加,每搏排出量增多。当肌节长度达到 2.2μm 时,粗、细肌丝处于最佳重叠状态,形成有效横桥的数目最多,产生的收缩力最大。当心脏收缩功能受损时,心脏本身会发生快速的、应急性的调节反应。这种容量加大并伴有收缩力增强的心脏扩张称为紧张源性扩张。紧张源性扩张有利于心排出量的增加,有重要代偿意义。但是,心脏紧张源性扩张的代偿能力也是有限的,当前负荷过大,舒张末期容积

或压力过高时,心室扩张使肌节长度超过 2.2μm,有效横桥的数目反而减少,心肌收缩力降低,每搏排出量减少。例如长期前负荷过重引起的心力衰竭与扩张型心肌病,心肌细胞肌节过度拉长,心肌收缩力显著下降,心腔明显扩大。这种心肌过度拉长并伴有心肌收缩力减弱的心腔扩大称为肌源性扩张,其已失去增加心肌收缩力的代偿意义。

（三）心肌肥大

心肌肥大(myocardial hypertrophy)是指心肌细胞体积增大,重量增加,通常心肌纤维的数量并不增加。心肌肥大是心力衰竭的一种代偿机制,也是心脏重构的重要表现形式之一。心肌肥大有两种截然相反的表现形式:向心性肥大(concentric hypertrophy)与离心性肥大(eccentric hypertrophy)(图15-4)。

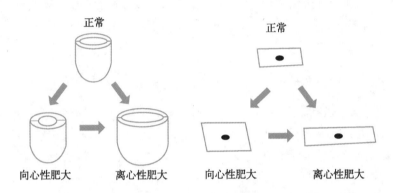

图 15-4　病理性心肌重构下心脏(左)及心肌细胞(右)的向心性和离心性肥大

1. 向心性肥大　心脏在长期过度的压力负荷作用下(如高血压),心肌细胞代偿性的增粗变宽,体积增大,心肌纤维平行性增多,以增加心肌收缩力,保证心排出量。但长期代偿的结果是左心室壁增厚,心腔容积变小,表现为向心性肥大。

2. 离心性肥大　心脏在长期过度的容量负荷作用下(如二尖瓣或主动脉瓣关闭不全),舒张期室壁张力持续增加,心肌细胞拉伸延长,心肌纤维串联性增多,心室肌壁厚度变化早期可表现为不明显,晚期变薄,心腔容积变大。

心肌肥大在一定范围内,可增加心脏泵血功能,发挥代偿作用。但当心肌过度肥大时反而会促进心力衰竭的发展。因为心肌过度肥大时,其毛细血管数目、线粒体数量、心肌交感神经元轴突的生长等均不能随心肌肥大成比例地增加。这种不平衡生长反而促进了心功能不全的发展。

（四）心肌细胞分子水平的适应性变化

心力衰竭发生后通常会引起心肌细胞中心肌纤维蛋白、离子通道蛋白和兴奋 - 收缩偶联相关蛋白等在表达水平和性状上发生一系列特定的改变。这些变化又往往最终成为参与损害心功能的因素。

1. 肌小节蛋白(sarcomeric proteins)　肌小节蛋白是心肌细胞表达的主要蛋白之一,对应心肌细胞的收缩功能,占心肌细胞所含蛋白总量的一半以上。肌球蛋白组成了肌小节的粗肌丝(thick filament),是主要的肌小节蛋白之一。心肌细胞表达两种同工型肌球蛋白重链(myosin heavy chain, MHC),α-MHC 和 β-MHC,两种肌球蛋白重链的酶活性不同,其在心肌细胞中的比例是精确调控的。长期的压力负荷作用下,β-MHC 含量增多,有利于心肌细胞更有效的利用 ATP,降低心肌收缩的速率,提高收缩的质量与效率以应对增加的心脏负荷。但长期看来,心肌收缩与舒张速率下降会加剧心脏舒张功能障碍,促进心力衰竭的发展。除了肌球蛋白重链外,肌球蛋白轻链、肌钙蛋白等其他肌小节蛋白液会发生相应的特定改变。

2. 膜蛋白　心力衰竭时,心肌细胞膜表面的电压门控离子通道蛋白,例如钠通道蛋白与钾通道

NOTES

蛋白活性降低,钠离子内流与钾离子外流下降,导致心力衰竭时常见心肌细胞动作电位时程的延长。这些离子通道蛋白的异常易引发动作电位异常,诱发心律失常,成为导致心力衰竭患者死亡的重要原因之一。

3. 兴奋 - 收缩偶联相关蛋白(excitation-contraction coupling proteins) 心力衰竭时,尤其是心力衰竭晚期,心肌细胞膜与肌质网 Ca^{2+} 转运功能存在障碍。在兴奋 - 收缩偶联中起重要作用的一些蛋白也发生相应的改变,例如肌质网 Ca^{2+}-ATP 酶活性下降,受磷蛋白(phospholamban)对肌质网 Ca^{2+}-ATP 酶活性的抑制增加。雷诺丁受体的过度磷酸化导致肌质网 Ca^{2+} 信号通路发生改变,肌质网 Ca^{2+} 储存下降,兴奋 - 收缩偶联过程中肌质网 Ca^{2+} 释放下降,进一步降低心力衰竭患者心肌细胞的收缩功能。

值得注意的是,以上这些蛋白表达与性状的变化大多发现于心脏移植后替换下来的病变心脏,此时的病变已处于终末期。这些变化是导致疾病的原发因素还是疾病本身导致的结果,目前还没有明确定论。

二、心脏外的代偿

(一)神经 - 体液调节机制激活

心力衰竭时,心排出量显著下降,周围组织器官灌流不足而缺血、缺氧,这对机体是一个严重的应激信号,引起一系列神经 - 体液调节机制的代偿反应。心力衰竭时有很多神经激素在血液中的分泌水平异常,例如儿茶酚胺、血管紧张素、醛固酮、内皮素、心房钠尿肽、脑钠肽等。这些激素的分泌绝大多数起到收缩血管与重吸收水钠的作用,以增加血容量,维持组织器官正常的灌注压(图 15-5)。在神经 - 体液调节机制中,最为重要的是交感 - 肾上腺髓质系统和肾素 - 血管紧张素 - 醛固酮系统(renin-angiotensin-aldosterone system,RAAS)的激活。

1. 交感 - 肾上腺髓质系统激活 交感 - 肾上腺髓质系统最先被激活,大量儿茶酚胺分泌,其有利的一面是使心率加快,心肌收缩力增强,心排出量迅速回升,外周血管收缩,血压上升,组织灌注压也随之升高,有利于组织灌流的改善。与此同时在"血流重分布"效应中,肝、脾等贮血脏器通过血管收缩将血液挤入循环中,肾血管收缩减少了水盐的排出,这样确保有足够的循环血量来维持心排出量,使生命重要器官,特别是心、脑等重要脏器的供血得到保证。据测定心力衰竭时去甲肾上腺素(norepinephrine,NE)的释放量比正常时增加 50 倍,相当于一个健康人作极限运动时的水平。因此,血浆去甲肾上腺素水平通常是心力衰竭患者较好的临床研究和预后的指标。交感 - 肾上腺髓质系统长期过度地激活也会对机体造成不利影响,去甲肾上腺素长期升高具有心肌毒性并且是促使渐进性心脏重构的重要因素之一。特别需要指出的是,持续交感神经兴奋和心肌 β1 受体激活可通过钙调蛋白激酶Ⅱ(CaMK-Ⅱ)导致心肌细胞凋亡甚至坏死,从而促进心衰发展。

2. 肾素 - 血管紧张素 - 醛固酮系统激活 肾素 - 血管紧张素 - 醛固酮系统在心力衰竭的发病中扮演非常重要的角色。长期临床的观察也发现使用血管紧张素转化酶抑制剂(angiotensin-converting enzyme inhibitor,ACEI)对心力衰竭患者有明显的疗效,能够有效改善心力衰竭患者的症状。交感神经系统兴奋、肾脏低灌流及低钠血症可以激活机体的肾素 - 血管紧张素 - 醛固酮系统。肾素与血管紧张素原(angiotensinogen)结合催化后者形成血管紧张素Ⅰ(Ang Ⅰ)。Ang Ⅰ随后被广泛存在于血管系统内的 ACE 催化切割形成血管紧张素Ⅱ(Ang Ⅱ),Ang Ⅱ可以激活肾上腺皮质释放醛固酮,后者促使水钠的重吸收及心脏重构,参与心力衰竭的发生发展。目前已经发现的 Ang Ⅱ 受体有四种,主要行使功能的是 AT1 受体,Ang Ⅱ 与其受体 AT1 结合后具有收缩血管、促进心肌肥大与凋亡及炎症反应、促使去甲肾上腺素与醛固酮释放和作用于肾小管上皮细胞促进水钠重吸收,增加血容量等作用。肾素 - 血管紧张素 - 醛固酮系统的长期过度激活也有明显的副作用,如造成血管过度收缩加重心室压力负荷,加重心肌纤维化,直接和间接促使心肌细胞肥大等。

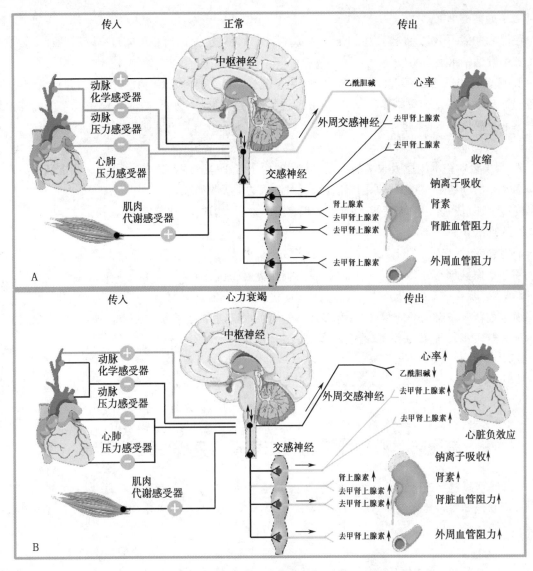

图 15-5 心力衰竭时，心排出量显著下降，周围组织器官灌流不足而缺血、缺氧，引起一系列神经 -
体液调节机制的代偿反应

3. 钠尿肽 钠尿肽家族包括主要由心房肌及部分由心室肌合成与分泌的心房钠尿肽（心房肽）
（artrial natriuretic peptide，ANP），由心室肌合成与分泌的 B 型钠尿肽（脑钠肽）（brain-type natriuretic
peptide，BNP），以及由血管内皮合成与分泌的 C 型钠尿肽（C-type natriuretic peptide，CNP）。ANP、
BNP、CNP 在心力衰竭患者中表达升高，它们都具有利钠排尿，扩张血管，降低肾素 - 血管紧张素 - 醛
固酮系统激活与去甲肾上腺素释放，降低心肌肥大的作用。因此钠尿肽家族在心力衰竭中被认为
具是 "负向调控激素"。目前临床联合运用 ACEI 与抑制钠尿肽降解的药物对心力衰竭患者有较好
疗效。另外，B 型钠尿肽原在体内被分解生成 BNP 与 NT-proBNP（（N-terminal pro B-type natriuretic
peptide）。生理状态下，循环血中可检测到低水平的 BNP/NT-proBNP。心力衰竭患者心脏负荷增加，
分泌 BNP/NT-proBNP 随着心肌张力增高而显著增高，其血浆水平与心功能分级呈显著正相关。目前，
动态监测血中 BNP/NT-proBNP 浓度已成为心力衰竭诊断和鉴别诊断、风险分层以及评估预后最重要
的生物标志物。

4. 其他 神经 - 体液机制激活还能产生一系列其他因子的释放，如内皮素、神经肽 Y、前列环素、
缓激肽、肾上腺髓质激素、嗜心素 1（cardiotropin-1）和尿紧张素等。在心力衰竭过程中起到不同的促
进或延缓疾病发生发展的作用，不同程度上参与心功能不全的代偿以及失代偿过程。

（二）血容量增加

慢性心功能不全时,血容量增加是其主要代偿方式之一。是由肾小球滤过率降低和肾小管重吸收增加引发的钠水潴留所致。

1. 降低肾小球滤过率　心力衰竭时心排出量减少,有效循环血量下降,可直接引起肾血流减少,还通过入球动脉处致密斑细胞感受到低钠,传递给球旁细胞分泌肾素,激活 RAAS;儿茶酚胺和血管紧张素 II 分泌增多,可引起肾血管收缩。由于肾血流减少及肾血管收缩导致肾小球滤过率下降,钠水潴留。

2. 肾小管对钠水的重吸收增加　心力衰竭时由于肾小球滤过分数增加、醛固酮和抗利尿激素分泌增多及心房利钠因子减少等原因,使肾小管对钠水的重吸收增加。

通过上述机制引起钠水潴留,使血容量增多,回心血量增加,心排出量得到一定的恢复。

（三）血液重新分布

心力衰竭时,交感 - 肾上腺髓质系统兴奋,儿茶酚胺大量释放,由于各脏器血管 α 受体分布不同,因而引起了血液重新分布。皮肤黏膜、腹腔内脏和骨骼肌血管具有丰富的 α 受体,因此,这些部位的小动脉收缩,既有利于血压的维持,又保证心、脑等重要器官的血液供应。

血液重新分布只是一种暂时的代偿,因为外周血管长期收缩,会加重心脏负荷;内脏长期缺血将导致该脏器功能紊乱;皮肤血管收缩,机体散热功能减弱。

（四）其他

心功能不全时,导致循环性缺氧,刺激骨髓造血功能增强,血红蛋白和红细胞数增加;线粒体数量及线粒体的呼吸酶活性增强,使组织对氧利用能力增强。

第四节　心功能障碍临床表现的病理生理学基础

- 心功能障碍导致心脏泵血功能障碍,发生动脉系统灌注不足的各类表现。
- 心功能障碍导致体循环与肺循环血液淤滞,发生心慌心悸与呼吸困难、心性水肿和脏器淤血等静脉系统血液淤滞的表现。

心力衰竭的根本原因在于心脏泵血功能障碍,因此,心力衰竭的临床表现可分为两大类:动脉系统灌注不足和静脉系统血液淤滞。

一、动脉系统灌注不足表现的病理生理学基础

（一）动脉血压的变化

急性心力衰竭时,由于心排出量急剧减少,机体来不及代偿,可引起动脉血压的下降,甚至发生心源性休克,威胁生命。慢性心力衰竭时,机体可通过压力感受器反射使外周小动脉收缩、心率加快及循环血量增多等代偿活动,使血压维持相对正常水平。慢性心力衰竭出现心功能急剧恶化而入院的患者中,由于交感神经 - 体液调节系统的过度激活,约 50% 的患者出现动脉血压升高。

（二）头痛头昏、乏力及思维迟缓

心功能不全早期,由于各脏器的血管对交感神经兴奋的反应性不同而进行了血液重新分布,皮肤黏膜、骨骼肌、腹腔内脏血流量明显减少,而脑、心的血液供应可不减少。但心功能代偿失调后,脑血流也发生减少,中枢神经系统对缺氧十分敏感,脑血流量下降,供氧不足,必然导致中枢神经系统功能紊乱。患者出现头痛、头晕及全身乏力等症状,思维敏捷性降低,严重者发生嗜睡,甚至昏迷。

（三）皮肤苍白或发绀

心力衰竭患者由于心排出量不足,加上交感神经兴奋,皮肤血管收缩,因而皮肤的血液灌流减少,患者皮肤苍白,皮温降低,出冷汗等。严重时,患者肢端皮肤呈现斑片状或网状青紫。这是由于血流

速度下降,循环时间延长,组织摄氧过多,使静脉血氧含量下降,当毛细血管中脱氧血红蛋白平均浓度增加到 5g/dl 以上时,皮肤黏膜呈青紫色,这种现象称为发绀。

（四）肾功能障碍

心力衰竭时由于心排出量下降,加上交感神经兴奋使肾动脉收缩,使肾血液灌流减少,另外,由于静脉系统淤血,从而出现肾脏功能减退而出现少尿、蛋白尿和氮质血症。早期是功能性的,及时治疗后可逆转。随着时间延长,肾缺血缺氧加重可使肾小球滤过率降低和肾小管上皮细胞变性、坏死,可以逐渐加重而不可逆。尿量在一定程度上可反映心功能状况,心功能改善时,尿量增加。

二、静脉系统血液淤滞表现的病理生理学基础

静脉淤血包括肺循环淤血和体循环静脉淤血。

（一）肺循环淤血

由于肺脏和心脏的解剖及血流动力学的联系,心脏功能异常可在呼吸功能的变化上最先得到反应,特别是左心衰竭的患者,可引起不同程度的肺淤血,严重时可出现肺水肿（pulmonary edema）。主要临床表现为心慌、气急（呼吸困难）、咳嗽、咳痰和甚至咯血等。

1. 心慌、心悸（fluster and palpitation）　由于缺氧导致交感神经兴奋,儿茶酚胺增高,患者心率加快,收缩力增强而出现的异常感受。

2. 呼吸困难　随着病情的进展,呼吸困难可表现为劳力性呼吸困难、端坐呼吸和夜间阵发性呼吸困难等几种形式。

（1）劳力性呼吸困难（dyspnea on exertion）:呼吸困难开始时多在剧烈运动或劳动后出现,常为心功能失代偿的早期表现,以后逐渐发展至轻体力劳动时也出现呼吸困难。造成劳力性呼吸困难的原因是:①体力活动时机体需氧增加,但衰竭的左心不能提供与之相适应的心排出量,机体缺氧加剧,CO_2 潴留,刺激呼吸中枢产生"气急"的症状。②体力活动时,心率加快,舒张期缩短,一方面冠脉灌注不足,加剧心肌缺氧,另一方面左室充盈减少加重肺淤血。③体力活动时,回心血量增多,肺淤血加重,肺顺应性降低,通气做功增大,患者感到呼吸困难。

（2）夜间阵发性呼吸困难（paroxysmal nocturnal dyspnea）:夜间阵发性呼吸困难是左心功能不全的特征性表现,左心衰竭患者在入睡后突然憋醒,被迫坐起,感到胸闷、气急并伴有阵咳、喘息,咳出泡沫样痰。其发生机制如下:①患者平卧后,胸腔容积减少,不利于通气。②入睡后,迷走神经相对兴奋,使支气管收缩,气道阻力增大。③入睡后由于中枢神经系统处于相对抑制状态,反射的敏感性降低,只有当肺淤血使 PaO_2 下降到一定程度时,才刺激呼吸中枢,使通气增强,患者也随之被惊醒,并感到气促。若发作时伴有哮鸣音,则称为心性哮喘（cardiac asthma）。

（3）端坐呼吸（orthopnea）:心衰患者平卧可加重呼吸困难而被迫采取端坐或半卧体位以减轻呼吸困难的状态称为端坐呼吸。出现端坐呼吸提示心衰已引起明显的肺循环淤血。端坐体位可减轻肺淤血,从而使患者呼吸困难减轻,这是因为:①端坐时部分血液因重力关系转移到躯体下半部,使肺淤血减轻。②端坐时膈肌位置相对下移,胸腔容积增大,肺活量增加;特别是心衰伴有腹腔积液和肝脾大时,端坐体位使被挤压的胸腔得到舒缓,通气改善。③平卧时身体下半部的水肿液吸收入血增多,而端坐位则可减少水肿液的吸收,肺淤血减轻。

肺水肿是指过多的液体在肺组织间隙和肺泡内积聚的现象。肺组织具有抗水肿的能力,如果有肺水肿的发生意味着左心衰竭已进入较严重阶段。患者表现为端坐呼吸、发绀、气促、咳嗽、咳粉红色泡沫痰等,听诊双肺闻及中、小水泡音。

（二）体循环淤血

发生于右心衰竭及全心衰竭。由于右心排血障碍,造成静脉回流受阻,体循环静脉系统淤血,压力升高,出现水肿及腹腔脏器功能障碍等临床表现。

1. 静脉淤血及静脉压力升高　由于右心衰竭,右心室、右心房内血液淤积,压力升高,导致体循

环静脉系统的血液回流阻力增大,造成静脉淤血及静脉压升高。临床表现为颈静脉怒张、肝颈静脉反流征阳性等。

2. 心性水肿(cardiac edema) 一般指右心衰竭引起的全身水肿,水肿首先见于身体的低垂部位。在能起床活动的患者,水肿以足、踝及胫骨前区明显;卧床患者则以腰骶部显著。严重右心衰竭患者,皮下水肿可波及全身,甚至出现胸水、腹水和心包积液。其发生机制主要是心力衰竭时静脉压升高、低蛋白血症引起组织液生成增多以及醛固酮、抗利尿激素分泌增多引起的钠水潴留所致。

3. 腹腔脏器淤血、功能障碍 右心衰竭引起体循环淤血,门静脉压升高,继而引起肝、胃肠等腹腔脏器淤血、功能障碍。肝淤血表现为肝大,肝区压痛,黄疸和肝功能障碍,久之可发展为淤血性肝硬化。脾也继发性肿大。胃肠道淤血水肿可引起消化、吸收功能减退,出现食欲缺乏、恶心和腹泻等症状。胰腺淤血可降低其内分泌和外分泌功能,使糖代谢发生障碍并影响食物的消化。肾脏淤血而出现少尿、肾功能受损。

第五节 心功能障碍的防治原则

• 心功能障碍的防治原则包括防治原发病,消除诱因;减轻心脏前负荷与后负荷,改善心功能;延缓与逆转心肌重构;改善组织供氧与心肌代谢等方面。

随着对心力衰竭发病机制认识的逐步深入,治疗措施也在不断地改进、完善,提高了心力衰竭抢救的成功率。但是,目前除了心脏移植外,还没有根治心力衰竭的措施。心力衰竭的治疗原则仍然是以预防为主,其根本在于早期针对其危险因素进行有效干预,如在高血压和冠心病患者使用血管紧张素转换酶抑制剂,糖尿病人使用二甲双胍和钠糖共转运体抑制剂。对于心力衰竭患者尽可能防治原发病和消除诱发因素,避免疾病加重。而对于心衰本身治疗目标除改善症状外,主要是通过抑制神经-体液系统的过度激活,逆转或延缓心肌重构的发展,从而降低心力衰竭的死亡率或心脏移植率和住院率,提高患者的生活质量和延长寿命。

一、防治原发病,消除诱因

必须采取积极措施防治心力衰竭的病因,如做冠脉搭桥术来解除冠脉堵塞,用药物控制严重的高血压,有规律的运动,改变不良生活习惯如戒烟限制饮酒等。由于大多数急性心力衰竭的发作都有诱因,所以及时控制和消除诱因的作用也可减轻症状,控制病情,如控制感染、避免过度紧张劳累、合理补液、纠正水、电解质和酸碱平衡紊乱等。

二、减轻心脏前、后负荷,改善心功能

(一)调整前负荷

心脏前负荷过高可引起或加剧心力衰竭,因此降低前负荷是治疗心衰的重要措施。对有液体潴留的心力衰竭患者,应使用利尿剂排出多余的水钠,降低血容量;并适当控制钠盐的摄入。也可用扩张静脉血管的药物如硝酸甘油等以减少回心血量,降低前负荷。应慎重掌握输液的速度和总量,可以通过测定中心静脉压作为输液时的重要参考指标。

(二)降低心脏后负荷

心脏后负荷增大可增加心肌耗氧,加大心室的射血阻抗和降低心排出量。血管紧张素转化酶抑制剂(ACEI)、血管紧张素受体拮抗剂(ARB)等降低外周阻力,不仅能减轻后负荷,还可以减少心肌耗氧量,增加心搏出量。硝普钠能同时扩张动脉和静脉,可降低心脏的前后负荷。

(三)改善心脏舒缩功能

对于因心肌收缩性减弱所致的心力衰竭,可选用正性肌力药物如洋地黄类药物(阻断钠泵,使细

胞内钙浓度升高)来提高心肌收缩性,增加心排出量。多巴酚丁胺是非洋地黄类正性肌力药物,通过刺激 β 受体发挥作用,常被用于急性心力衰竭。

三、延缓与逆转心肌重构

1. RAAS 抑制剂 包括 ACEI、ARB,通过抑制 RAAS 系统的过度激活,减轻心力衰竭时心肌肥大、心肌纤维化,延缓心肌重构;ACEI 可促进一氧化氮和前列环素产生,改善急性心肌梗死后冠状动脉血流,抑制缓激肽的降解和增加血管紧张素水平,减少胶原沉积。ACEI 不仅能减轻症状,还可降低死亡风险,是治疗慢性心力衰竭的"基石"。当 ACEI 不能耐受时可使用 ARB 替代。

2. 选择性 β1- 肾上腺素能受体阻断剂 心力衰竭时 β1- 肾上腺素能受体(β1-adrenergic receptors,β1-ARs)的持续过度激活对心脏有害。β1-ARs 阻断剂可降低交感神经的过度激活。在使用 ACEI 基础上,选择性应用 β1 受体阻断剂能进一步降低(33%~42%)5 年死亡风险。此外,β2 受体能通过激活 Gi-Akt 通路而保护心肌,故联合使用 β1 受体阻断剂和 β2 受体激动剂(尤其是 Gi 偏心激动剂)可进一步提高治疗效果。因此,应该创造条件使用 β 受体阻断剂,通过基因分型还能够实现 β1 受体阻断剂精准使用。

3. 醛固酮受体拮抗剂 小剂量醛固酮受体拮抗剂螺内酯(20mg/d)或依普利酮(eplerenone,25mg/d)通过阻断心肌和血管醛固酮受体而抗心肌重构,证明能显著降低心功能 Ⅲ、Ⅳ 级患者的死亡风险。但是要特别注意血清钾增高的问题。另外,利尿剂如噻嗪利尿剂和袢利尿剂能改善症状。

4. 基因编辑治疗 遗传性心血管疾病在心力衰竭中占有相当比例,尤其是扩张型心肌病。近些年来,基因编辑技术有长足发展,不久的将来可在明确基因诊断基础上进行基因编辑治疗。

5. 细胞治疗(cell therapy) 近 20 年来,人们尝试用细胞治疗,尤其是干细胞治疗,但至今为止没有见到确切有效的结果。

以上主要是针对慢性左心衰竭的治疗,而对于急性左心衰的治疗在于去除病因和挽救生命,如对急性心肌梗死患者,需积极实现血管再通,在严重心衰甚至心源性休克时,还需在机械循环和呼吸机支持下进行;对于暴发性心肌炎患者,应立即行机械循环支持和用足够剂量糖皮质激素和足够剂量的免疫球蛋白调节免疫、治疗心肌炎症及水肿。

四、改善组织供氧和心肌代谢

吸氧是临床上对心力衰竭患者的常规治疗措施之一,正压通气给氧对于重症心衰患者有显著治疗效果。对严重心力衰竭或急性心肌梗死伴有休克的患者,间断应用高压氧治疗有一定的疗效。另外,可给予能量合剂、葡萄糖、氯化钾等以改善心肌代谢。

Summary

Heart failure is a severe pathological condition caused by various etiologies that altered myocardial energy metabolism, excitation contraction coupling and cardiac structure, resulting in cardiac diastolic and systolic dysfunction and decreased cardiac output. In order to maintain cardiac output, the body activates neurohumoral systems including the sympathetic adrenal medullary system and the renin angiotensin aldosterone system, so as to start the structural and functional compensation such as heart rate increase, cardiac tensinogenic dilation, myocardial contractility enhancement and ventricular remodeling, as well as ex-cardiac compensation mechanisms. However, long-term compensation will further aggravate heart failure due to the progress of ventricular remodeling, resulting in decreased cardiac output, congestion of pulmonary and systemic circulation, as well as the symptoms of dyspnea and edema. The prevention and treatment of heart failure should mainly delay the occurrence of ventricular remodeling and improve the pumping function of the heart.

（孙 宁 汪道文）

思考题

1. 试述心功能不全引起的持久神经 - 体液代偿反应对心力衰竭的影响。
2. 试述心肌梗死引起心力衰竭的发病机制。
3. 心肌肥大有哪两种不同的表现形式？二者的区别是什么？
4. 简述心力衰竭时，肌质网 Ca^{2+} 摄取和释放能力明显降低的机制。

第十六章

肺功能障碍

呼吸是肺的主要功能,完整的呼吸包括外呼吸、气体在体内的运输以及内呼吸三个过程。肺通过外呼吸维系机体获得氧气,呼出二氧化碳,保持机体血气平衡和内环境稳定。此外,肺还具有代谢、防御、免疫等非呼吸功能(non-respiratory function)。本章主要介绍肺外呼吸功能障碍引起的呼吸衰竭。

正常人动脉血氧分压(PaO_2)随年龄、运动及所处海拔高度而异,成年人在海平面静息时吸入气的氧浓度(FiO_2)为20.9%,PaO_2的正常范围为$(100-0.32 \times$ 年龄$) \pm 4.97mmHg$。呼吸衰竭(respiratory failure)指外呼吸功能严重障碍,导致PaO_2低于正常范围,伴有或不伴有动脉血二氧化碳分压($PaCO_2$)升高的病理过程。临床上,一般以成人在海平面静息状态吸入空气的情况下,以PaO_2低于60mmHg(8kPa)作为呼吸衰竭的判断标准。$PaCO_2$极少受年龄影响,正常范围为35~45mmHg,当$PaCO_2>50mmHg$(6.67kPa)时为高碳酸血症。因此,呼吸衰竭可分为不伴有$PaCO_2$升高的 I 型呼吸衰竭(亦称低氧血症型呼吸衰竭,hypoxemic respiratory failure)和伴有$PaCO_2$升高的 II 型呼吸衰竭(亦称高碳酸血症型呼吸衰竭,hypercapnic respiratory failure)。

当吸入气的氧浓度不足20.9%时,可用呼吸衰竭指数(respiratory failure index,RFI)作为诊断呼吸衰竭的指标。$RFI=PaO_2/FiO_2$,如 RFI ≤ 300 可诊断为呼吸衰竭。

第一节　病因和发生机制

- 肺功能障碍的主要病因分为肺通气障碍和肺换气障碍。
- 限制性通气不足和阻塞性通气不足引起肺通气功能障碍。
- 弥散障碍、通气/血流比例失调、解剖分流增加可导致肺换气功能障碍。

肺的外呼吸包括通气和换气两个基本过程,肺通气指肺泡气与外界气体交换的过程,肺换气指肺泡气与血液之间的气体交换过程。任何引起通气和/或换气功能障碍的因素均有可能引起流经肺泡毛细血管的静脉血充分动脉化过程受阻,引起PaO_2降低,从而导致呼吸衰竭的发生。

一、肺通气功能障碍

肺通气障碍可由限制性通气不足和阻塞性通气不足引起。

(一)限制性通气不足(restrictive hypoventilation)

限制性通气不足主要指的是吸气时肺泡的扩张受限所致的肺泡通气不足。吸气过程依赖于呼吸中枢发放冲动、神经传导、呼吸肌收缩、横膈下移、胸廓扩大以及肺泡的扩张,是一系列主动耗能的过程。正常平静呼气则是肺泡弹性回缩和肋骨与胸骨借重力作用复位的被动过程。主动过程更易发生障碍,因此,引起限制性通气不足的主要原因有:①呼吸肌活动障碍:中枢或周围神经的器质性病变如脑外伤、脑血管意外、脑炎、脊髓灰质炎、多发性神经炎等;由过量镇静药、安眠药、麻醉药所引起的呼吸中枢抑制;呼吸肌本身的收缩功能障碍如由长时间呼吸困难和呼吸运动增强所引起的呼吸肌疲劳、由营养不良所致呼吸肌萎缩、由低钾血症、缺氧、酸中毒等所致呼吸肌无力等。②胸廓的顺应性降低:

如严重的胸廓畸形、胸膜纤维化等可限制胸部的扩张。③肺的顺应性降低:如严重的肺纤维化或肺泡表面活性物质减少可降低肺的顺应性,使肺泡扩张的弹性阻力增大而导致限制性通气不足。④胸腔积液和气胸:胸腔大量积液或张力性气胸压迫肺,使肺扩张受限(图 16-1)。

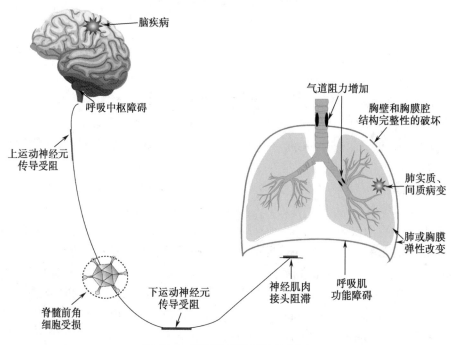

图 16-1　限制性通气不足的病因

(二) 阻塞性通气不足(obstructive hypoventilation)

阻塞性通气不足指的是由气道狭窄或阻塞所导致的气道阻力增加引起的通气障碍。影响气道阻力的因素有气道内径、长度和形态、气流速度和形式等,其中最主要的是气道内径。气管痉挛、管壁肿胀或纤维化,管腔被黏液、渗出物、异物等阻塞,肺组织弹性降低以致对气道管壁的牵引力减弱等,均可使气道内径变窄或不规则而增加气流阻力,从而引起阻塞性通气不足。生理情况下气道阻力 80%以上产生于直径大于 2mm 的支气管与气管,直径小于 2mm 的外周小气道阻力占总阻力不足 20%。气道的高阻力引起机体吸气或呼气不畅,导致呼吸困难。气道阻塞可分为中央性气道阻塞与外周性气道阻塞,气道阻塞部位的不同可引起不同形式的呼吸困难。

1. **中央性气道阻塞**　中央气道指气管分叉处以上的气道,包括胸外段和胸内段。①阻塞若位于胸外(如声带麻痹、炎症、水肿等),吸气时气道内压明显低于大气压,导致阻塞加重,引起吸气困难;呼气时则因气道内压大于大气压,阻塞减轻。故患者表现为吸气性呼吸困难(inspiratory dyspnea)。②阻塞若位于中央气道的胸内部位,吸气时由于气道内压大于胸膜腔内压;呼气时由于胸膜腔内压升高而压迫气道,使气道狭窄加重,故患者表现为呼气性呼吸困难(expiratory dyspnea)(图 16-2)。

2. **外周性气道阻塞**　广义上,外周气道指气管分叉处以下的气道。临床上外周性气道阻塞指发生在内径小于 2mm 的小支气管和细支气管等小气道的阻塞。内径小于 2mm 小支气管壁仅有不规则的软骨块片,细支气管壁薄且无软骨支撑,与管周的肺泡结构紧密相连,因此随着肺泡的吸气扩张与呼气回缩,外周气道的内径也随之扩大和缩小。慢性阻塞性肺疾患主要侵犯小气道,不仅可使管壁增厚或痉挛和顺应性降低,而且管腔也可被分泌物堵塞,肺泡壁的损坏还可降低对细支气管的牵引力,因此小气道阻力大大增加,患者主要表现为呼气性呼吸困难。

正常人用力呼气时,胸膜腔内压和气道内压均高于大气压,在呼出气道上,压力由肺泡、小气道至中央气道逐渐下降,通常将气道内压与胸膜腔内压相等的气道部位称为"等压点"(equal pressure point)。

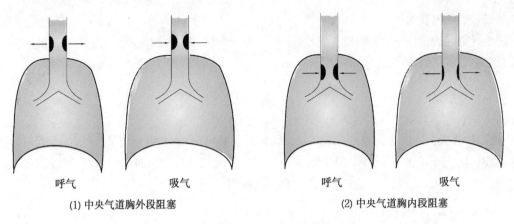

呼气　　　　　　　吸气
(1) 中央气道胸外段阻塞

呼气　　　　　　　吸气
(2) 中央气道胸内段阻塞

图 16-2　不同部位气道阻塞呼吸困难的特征

正常人气道的等压点位于有软骨环支撑的大气道,因此即使气道外压力大于气道内压力,也不会使大气道闭合。

　　慢性支气管炎时,大支气管内黏液腺增生,小气道壁炎性充血水肿、炎症细胞浸润、上皮细胞与成纤维细胞增生、细胞间质增多,可引起气道管壁增厚狭窄;气道高反应性和炎症介质可引起支气管痉挛;炎症累及小气道周围组织,引起组织增生和纤维化可压迫小气道;气道炎症使表面活性物质减少,表面张力增加,使小气道缩小而加重阻塞;黏液腺及杯状细胞分泌增多可加重炎性渗出物形成黏痰堵塞小气道。由于小气道的阻塞,患者在用力呼气时,气体通过阻塞部位形成的压差较大,使阻塞部位之后的气道压低于正常,以致等压点由大气道上移至无软骨支撑的小气道,导致小气道闭合,发生呼气困难。

　　肺气肿时,由于蛋白酶与抗蛋白酶失衡,如炎症细胞释放的蛋白酶过多或抗胰蛋白酶不足,可导致细支气管与肺泡壁中弹性纤维降解,肺泡弹性回缩力下降,同时,肺气肿患者肺泡扩大而数量减少,使细支气管壁上肺泡的附着点(alveolar attachments)减少,肺泡壁通过密布的附着点牵拉支气管壁是维持细支气管的形态和口径的重要因素,附着点减少则牵拉力减少,可引起细支气管缩小变形、阻力增加、气道阻塞,用力呼气时使等压点上移至无软骨支撑的小气道,引起小气道闭合(图 16-3)而出现呼气性呼吸困难。

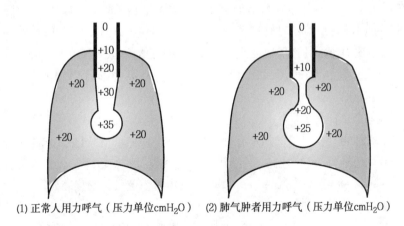

(1) 正常人用力呼气(压力单位cmH$_2$O)　　　(2) 肺气肿者用力呼气(压力单位cmH$_2$O)

图 16-3　气道等压点上移与气道闭合

（三）肺泡通气不足时的血气变化

　　总肺泡通气量不足会使肺泡气氧分压(alveolar PO$_2$, P$_A$O$_2$)下降和肺泡气二氧化碳分压(alveolar PCO$_2$, P$_A$CO$_2$)升高,因而流经肺泡毛细血管的血液不能被充分动脉化,导致 PaO$_2$ 降低和 PaCO$_2$ 升高,

NOTES

最终出现Ⅱ型呼吸衰竭。

在呼吸空气的条件下,肺泡内二氧化碳分压P_ACO_2取决于每分肺泡通气量(V_A,L/min)与体内每分钟产生的二氧化碳量(carbon dioxide production,VCO_2,ml/min),可以用下式表示:

$$P_ACO_2 = \frac{0.863 \times VCO_2}{V_A}$$

一般情况,成人体内每分钟产生的二氧化碳保持相对恒定,故P_ACO_2与V_A成反比。同时,在气体交换后,$PaCO_2$与P_ACO_2达到平衡,因此,$PaCO_2$与V_A成反比,即高$PaCO_2$表示低通气,低$PaCO_2$表示高通气,所以,$PaCO_2$是反映总肺泡通气量变化的最佳指标。

二、肺换气功能障碍

肺换气功能障碍包括弥散障碍、肺泡通气与血流比例失调以及解剖分流增加。

(一)弥散障碍(diffusion impairment)

肺泡气与肺泡毛细血管血液之间的气体交换是一个物理弥散过程。气体弥散速度与量取决于肺泡膜两侧的气体分压差、气体的分子量和溶解度、肺泡膜的面积和厚度、血液与肺泡接触的时间等。弥散障碍主要指由肺泡膜面积减少、肺泡膜异常增厚或弥散时间缩短引起的气体交换障碍。

1. 弥散障碍的常见原因

(1)肺泡膜面积减少:正常成人肺泡总面积约为80m²。静息时参与换气的面积约为35~40m²,运动时增大以满足机体用氧需求。由于储备量大,只有当肺泡膜面积减少一半以上时,才会发生换气功能障碍。肺泡膜大面积减少见于肺实变、肺不张、肺叶切除等。

(2)肺泡膜厚度增加:肺泡膜是气体交换的部位,由肺泡上皮、毛细血管内皮及两者共有的基底膜所构成,其厚度不到1μm。虽然气体从肺泡腔到达红细胞内需经过肺泡表面的液体层、肺泡膜、血管内血浆和红细胞膜,但总距离不到5μm,故正常气体交换很快。当肺水肿、肺泡透明膜形成、肺纤维化及肺泡毛细血管扩张或稀血症导致血浆层变厚时可因弥散距离增加使弥散速度减慢。

2. 弥散障碍时的血气变化　肺泡膜病变患者一般不出现血气异常。因为静息时,血液流经肺泡毛细血管的时间约为0.75s,而氧气从肺泡腔到达红细胞充分氧合血红蛋白只需0.25s。通常情况下的肺泡膜病变虽然会导致弥散速度减慢,但静息时红细胞内血红蛋白有足够的时间被氧合,因而氧含量正常,所以PaO_2也正常。在体力负荷增加等使心排出量增加和肺血流加快时,血液和肺泡接触时间过于缩短,血红蛋白没有足够的时间被氧合,因而氧含量降低,PaO_2也降低,导致低氧血症。由于CO_2在水中的溶解度比O_2大,其弥散速度比O_2快,故能较快地弥散入肺泡使$PaCO_2$与P_ACO_2取得平衡。只要患者肺泡通气量正常,就可保持$PaCO_2$与P_ACO_2正常。如果存在代偿性通气过度,则可使P_ACO_2与$PaCO_2$低于正常。

(二)肺泡通气与血流比例失调

血液流经肺泡时能否获得足够的氧和充分地排出CO_2,使血液动脉化,还取决于肺泡通气量与血流量的比例。如肺的总通气量和总血流量正常,但肺通气或/和血流不均匀,造成部分肺泡通气与血流比例失调(ventilation-perfusion imbalance)(图16-4),也可引起气体交换障碍,导致呼吸衰竭。这是肺部疾患引起呼吸衰竭最常见和最重要的机制。

正常成人在静息状态下,肺泡每分钟通气量(V_A)约为4L,每分钟肺血流量(Q)约为5L,通气血流比值(V_A/Q)约为0.8,其生理意义为:4L肺通气正好满足5L静脉血流经肺泡毛细血管被充分动脉化。健康人肺各部分通气与血流的分布是不均匀的。直立位时,由于重力的作用,胸腔内负压上部比下部大,故肺尖部的肺泡扩张的程度较大,肺泡顺应性较低,因而吸气时流向上肺肺泡的气量较少,使肺泡通气量自上而下递增。重力对血流的影响更大,上肺与下肺血流量的差别比通气量的差别更明显,故使肺部的 V_A/Q 自上而下递减。正常青年人肺尖部 V_A/Q 可高达 3.0,而肺底部仅有 0.6,且随年龄的增长,这种差别更大。这种生理性的肺泡通气与血流比例不协调是造成 PaO_2 比 P_AO_2 稍低的主要原因(图 16-5)。当肺发生病变时,由于病变轻重程度与分布的不均匀,使各部分肺的通气与血流的分布不一,可能造成严重的肺泡通气与血流比例失调,导致换气功能障碍。肺泡通气血流比例失调有两种基本形式。

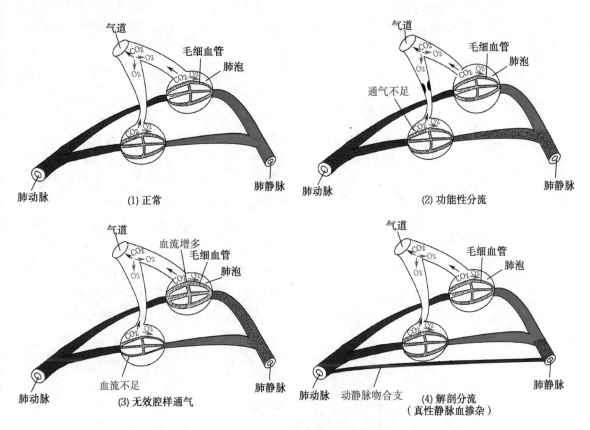

图 16-4　肺泡通气与血流关系的模式图

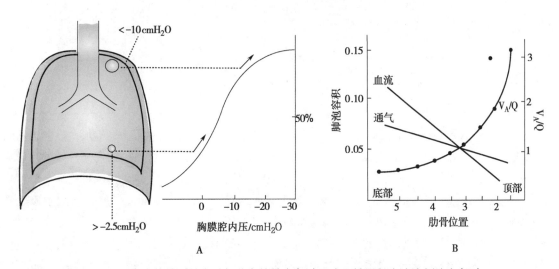

图 16-5　直立体位时肺泡通气分布的特点(A)及生理性通气血流比例改变(B)

1. 功能性分流——部分肺泡通气不足　无论是支气管哮喘、慢性支气管炎、阻塞性肺气肿等引起的局部气道阻塞性通气障碍,还是肺纤维化、肺水肿等引起的局部限制性通气障碍,均可造成局部肺泡通气明显减少,而流经相应部位的血流未减少,甚至还可因炎性充血等使血流增多(如大叶性肺炎早期),使患肺区 V_A/Q 显著降低,以致流经这部分肺泡毛细血管的静脉血未经充分动脉化便掺入动脉血内。这种情况类似动静脉短路,故称功能性分流(functional shunt),又称静脉血掺杂(venous admixture)。正常成人由于肺内通气分布不均匀形成的功能性分流约占肺血流量的 3%,慢性阻塞性肺疾患严重时,功能性分流可增加到占肺血流量的 30%~50%,从而严重地影响换气功能。

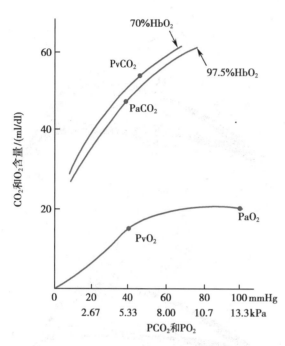

图 16-6　血液氧和二氧化碳解离曲线

部分肺泡通气不足时动脉血的血气变化:部分肺泡通气不足时,病变肺区的 V_A/Q 可低达 0.1 以下,流经此处的静脉血不能充分动脉化,其氧分压与氧含量降低而二氧化碳分压与含量则增高。这种血气变化可引起代偿性呼吸运动增强和总通气量恢复正常甚至增加,因此,通气障碍较轻或无通气障碍的健肺肺泡通气量增加,而血流量未变,以致该部分肺泡的 V_A/Q 显著大于 0.8。流经这部分肺泡毛细血管的血液 PO_2 显著升高,但氧含量增加很少(氧离曲线特性决定图 16-6),而二氧化碳分压与含量均明显降低(二氧化碳解离曲线决定,图 16-6)。因此,混合自患肺与健肺的全肺动脉血氧含量降低,则血氧饱和度降低,导致氧分压降低;如全肺 V_A/Q 正常,则二氧化碳分压和含量则可正常。当代偿性通气增强过度时,$PaCO_2$ 低于正常。如肺通气障碍的范围较大,加上代偿性通气增强不足,使总的肺泡通气量低于正常,则 $PaCO_2$ 高于正常(表 16-1)。

表 16-1　功能性分流时的动脉血血气变化

指标	病变的肺区	健康的肺区	全肺		
V_A/Q	<0.8	>0.8	=0.8	>0.8	<0.8
PaO_2	↓↓	↑↑	↓	↓	↓
CaO_2	↓↓	↑	↓	↓	↓
$PaCO_2$	↑↑	↓↓	N	↓	↑
$CaCO_2$	↑↑	↓↓	N	↓	↑

2. 无效腔样通气——部分肺泡血流不足　肺动脉栓塞、弥散性血管内凝血、肺动脉炎、肺血管收缩等,都可使部分肺泡血流减少,而相应部位肺通气正常,V_A/Q 可显著大于正常,流经此处的静脉血可充分动脉化,但部分肺泡通气未能利用,类似于无效腔(dead space,V_D),这种情况称为无效腔样通气(dead space like ventilation)。正常人生理情况下的无效腔约占潮气量(tidal volume,V_T)的 30%,疾病时可显著增多,使 V_D/V_T 高达 60%~70%,从而导致呼吸衰竭。

部分肺泡血流不足时动脉血的血气变化:部分肺泡血流不足时,患肺肺泡 V_A/Q 可高达 10 以上,流经此处的血液 PaO_2 显著升高,但其氧含量却增加很少;健肺区流量增加、通气正常使其 V_A/Q 低于 0.8,流经此处的静脉血不能充分动脉化,其氧分压与氧含量均显著降低,二氧化碳分压与含量均明显增高。最终来自患肺与健肺混合而成的全肺动脉血 PaO_2 降低,$PaCO_2$ 的变化则取决于代偿性呼吸增强的程度,可以降低、正常或升高(表 16-2)。

表16-2　无效腔样通气时动脉血的血气变化

指标	病变的肺区	健康的肺区		全肺	
V_A/Q	>0.8	<0.8	=0.8	>0.8	<0.8
PaO_2	↑↑	↓↓	↓	↓	↓
CaO_2	↑	↓↓	↓	↓	↓
$PaCO_2$	↓↓	↑↑	N	↓	↑
$CaCO_2$	↓↓	↑↑	N	↓	↑

总之,无论是部分肺泡通气不足引起的功能性分流增加,还是部分肺泡血流不足引起的无效腔样通气,均可导致 PaO_2 降低,而 $PaCO_2$ 可正常或降低,极严重时也可升高。

（三）解剖分流增加

生理情况下,肺内也存在解剖分流,即一部分静脉血经支气管静脉和极少的肺内动-静脉交通支直接流入肺静脉。这些解剖分流（anatomic shunt）的血流量正常约占心排出量的 2%~3%。支气管扩张症可伴有支气管血管扩张和肺内动-静脉短路开放,使解剖分流量增加,静脉血掺杂异常增多,引起 PaO_2 降低,$PaCO_2$ 变化不大,而导致Ⅰ型呼吸衰竭。解剖分流的血液完全未经气体交换过程,故称为真性分流（true shunt）。在肺实变和肺不张时,病变肺泡完全失去通气功能,但仍有血流,流经的静脉血完全未进行气体交换而掺入动脉血,类似解剖分流。吸入纯氧可有效地提高功能性分流的 PaO_2,而对真性分流的 PaO_2 则无明显作用,用这种方法可对二者进行鉴别。

在呼吸衰竭的发病机制中,单纯通气不足或单纯弥散障碍,单纯肺内分流增加或单纯死腔增加的情况较少见,往往是几个因素同时存在或相继发生作用。例如在急性呼吸窘迫综合征（acute respiratory distress syndrome,ARDS）时,既有由肺不张引起的肺内分流,又有微血栓形成和肺血管收缩引起的无效腔样通气,还有由肺水肿引起的气体弥散功能障碍等。

三、常见呼吸系统疾病导致呼吸功能衰竭的机制

（一）急性肺损伤（acute lung injury,ALI）和急性呼吸窘迫综合征（acute respiratory distress syndrome,ARDS）

ALI 是各种直接和间接致伤因素导致的肺泡上皮细胞及毛细血管内皮细胞损伤,造成弥漫性肺间质及肺泡水肿,导致的急性低氧性呼吸功能不全。ARDS 是 ALI 的严重阶段,是由 ALI 引起的一种急性呼吸衰竭。急性肺损伤的病因很多,如严重肺部感染、肺挫伤、吸入毒气烟雾或胃内容物、淹溺、肺栓塞、肺移植后再灌注损伤等。

ALI 和 ARDS 的发生机制很复杂,尚未完全阐明。有些致病因子可直接作用于肺泡膜引起肺损伤;有的则主要通过激活白细胞、巨噬细胞和血小板间接地引起肺损伤。大量中性粒细胞在趋化因子（TNF-α、IL-8、IL-6 等）作用下聚集于肺、黏附于肺泡毛细血管内皮,释放氧自由基、蛋白酶和炎症介质等,损伤肺泡上皮细胞及毛细血管内皮细胞;血管内膜的损伤和中性粒细胞浸润及肺组织释放的促凝物质,导致血管内凝血,形成微血栓,后者通过阻断血流进一步引起肺损伤,通过形成纤维蛋白降解产物及释放 TXA_2 等血管活性物质进一步使肺血管通透性增高。

ARDS 引起呼吸衰竭的机制十分复杂,主要机制是由于肺泡-毛细血管膜的损伤及炎症介质介导的损伤反应所致。一方面,肺泡Ⅱ型上皮细胞损伤使表面活性物质生成减少,使肺泡表面张力增高,肺的顺应性降低,形成肺不张。另一方面,炎症介质的作用使肺泡上皮和毛细血管内皮通透性增高,引起渗透性肺水肿,致肺弥散功能障碍。无论是肺不张、肺水肿引起局部肺泡限制性通气不足,还是炎症介质引起的支气管痉挛、炎性渗出物形成黏痰堵塞小气道导致的局部肺泡阻塞性通气不足,二者均能导致肺内功能性分流;肺内 DIC 及炎症介质引起的肺血管收缩,可导致无效腔样通气。肺弥散

功能障碍、肺内功能性分流和无效腔样通气均使 PaO_2 降低,导致 I 型呼吸衰竭。在上述机制中,肺泡通气血流比例失调是 ARDS 患者呼吸衰竭的主要发病机制。患者由于 PaO_2 降低对血管化学感受器的刺激,和肺充血、水肿对肺毛细血管旁感受器[juxtacapillary(J)receptor,J 感受器]的刺激,使呼吸运动加深加快,导致呼吸窘迫和 $PaCO_2$ 降低。故 ARDS 患者通常发生 I 型呼吸衰竭;如病情进一步加重,导致肺部病变广泛,肺总通气量减少,则进展为 II 型呼吸衰竭(图 16-7)。

(二)慢性阻塞性肺疾病(chronic obstructive pulmonary disease,COPD)

COPD 指由慢性支气管炎和肺气肿引起的慢性气道阻塞,简称"慢阻肺",其共同特征是管径小于 2mm 的小气道阻塞和阻力增高。COPD 是引起慢性呼吸衰竭(chronic respiratory failure)的最常见的原因。其机制涉及:①阻塞性通气障碍:因炎细胞浸润、充血、水肿、黏液腺及杯状细胞增殖、肉芽组织增生引起的支气管壁肿胀;因气道高反应性、炎症介质作用引起的支气管痉挛;因黏液分泌增多、纤毛细胞损伤引起的支气管腔堵塞;因小气道阻塞、肺泡弹性回缩力降低引起患者用力呼气时气道等压点上移。②限制性通气障碍:因 II 型上皮细胞受损及表面活性物质消耗过多引起的肺泡表面活性物质减少;因营养不良、缺氧、酸中毒、呼吸肌疲劳引起的呼吸肌衰竭。③弥散功能障碍:因肺泡壁损伤引起的肺泡弥散面积减少和肺泡膜炎性增厚。④肺泡通气与血流比例失调:因气道阻塞不均引起的部分肺泡低通气;因微血栓形成引起的部分肺泡低血流(图 16-8)。

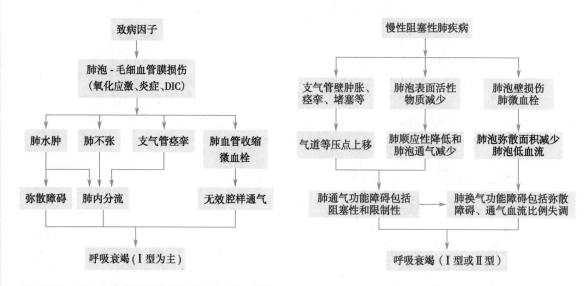

图 16-7 ARDS 患者呼吸衰竭的发病机制示意图　　图 16-8 COPD 引起呼吸衰竭的机制

第二节　肺功能障碍的主要功能代谢变化

- 呼吸衰竭时发生的低氧血症和高碳酸血症可广泛影响全身各系统。
- 呼吸衰竭时机体失代偿后会导致严重的水电解质、酸碱等物质的代谢紊乱和呼吸、循环、中枢等多个器官系统的功能紊乱。

呼吸衰竭时发生的低氧血症和高碳酸血症可影响全身各系统的代谢和功能,首先是引起一系列代偿适应性反应,以改善组织的供氧,调节酸碱平衡,和改变组织器官的功能和代谢以适应新的内环境。呼吸衰竭严重时,如机体代偿不全,则可出现严重的功能代谢紊乱。

一、酸碱平衡及电解质紊乱

I 型和 II 型呼吸衰竭时均有低氧血症,因此均可引起代谢性酸中毒;II 型呼吸衰竭时低氧血症和高碳酸血症并存,因此可有代谢性酸中毒和呼吸性酸中毒;ARDS 患者由于代偿性呼吸加深加快,可出现代谢性酸中毒和呼吸性碱中毒;若给呼吸衰竭患者应用人工呼吸机、过量利尿剂或 $NaHCO_3$ 等则可引起医源性呼吸性或代谢性碱中毒。一般而言,呼吸衰竭时常发生混合性酸碱平衡紊乱。

（一）代谢性酸中毒

严重缺氧时无氧代谢加强,乳酸等酸性产物增多,可引起代谢性酸中毒。此外,呼吸衰竭时可能出现功能性肾功能不全,肾小管排酸保碱功能降低,以及引起呼吸衰竭的原发疾病或病理过程,如感染、休克等均可导致代谢性酸中毒。此时血液电解质主要有以下变化:①血清钾浓度增高:由于酸中毒可使细胞内 K^+ 外移及肾小管排 K^+ 减少,导致高血钾;②血清氯浓度增高:代谢性酸中毒时由于 HCO_3^- 降低,可使肾排 Cl^- 减少,故血 Cl^- 常增高。

（二）呼吸性酸中毒

Ⅱ型呼吸衰竭时,大量二氧化碳潴留可引起呼吸性酸中毒,此时可有高血钾和低血氯。造成低血氯的主要原因是:高碳酸血症使红细胞中 HCO_3^- 生成增多,后者与细胞外 Cl^- 交换使 Cl^- 转移入细胞;酸中毒时肾小管上皮细胞产生 NH_3 增多,$NaHCO_3$ 重吸收增多,使尿中 NH_4Cl 和 $NaCl$ 的排出增加,均使血清 Cl^- 降低。当呼吸性酸中毒合并代谢性酸中毒时,血 Cl^- 可正常。

（三）呼吸性碱中毒

Ⅰ型呼吸衰竭时,因缺氧引起肺过度通气,可发生呼吸性碱中毒。此时患者可出现血钾降低,血氯增高。

二、呼吸系统变化

当 PaO_2 低于 60mmHg 时,低氧可刺激颈动脉体与主动脉体化学感受器,反射性引起呼吸中枢兴奋,增强呼吸运动,机体可代偿性增加肺通气。然而,低氧对呼吸中枢的直接作用是抑制效应,当 PaO_2 低于 30mmHg 时,此作用可大于反射性兴奋作用而使呼吸抑制。$PaCO_2$ 升高主要作用于中枢化学感受器,使呼吸中枢兴奋,引起呼吸加深加快。但当 $PaCO_2$ 超过 80mmHg 时,则抑制呼吸中枢,此时呼吸运动主要靠动脉血低氧分压对血管化学感受器的刺激得以维持。在这种情况下,吸氧浓度不宜过高(一般 30% 的氧),以免缺氧完全纠正后反而呼吸抑制,加重高碳酸血症而使病情更加恶化。

引起呼吸衰竭的呼吸系统疾病本身也会导致呼吸运动的变化。如中枢性呼吸衰竭时呼吸浅而慢,可出现潮式呼吸、间歇呼吸、抽泣样呼吸、叹气样呼吸等呼吸节律紊乱。其中最常见者为潮式呼吸,可能由于呼吸中枢兴奋过低而引起呼吸暂停,从而使血中 CO_2 逐渐增多,$PaCO_2$ 升高到一定程度使呼吸中枢兴奋,恢复呼吸运动,从而排出 CO_2,使 $PaCO_2$ 降低到一定程度又可导致呼吸暂停,如此形成周期性呼吸运动。在肺顺应性降低所致限制性通气障碍的疾病,因牵张感受器或 J 感受器受刺激而反射性地引起呼吸运动变浅变快。阻塞性通气障碍时,由于气流受阻,呼吸运动加深,由于阻塞的部位不同,表现为吸气性呼吸困难或呼气性呼吸困难。

在生理情况下,肺通气 1L 呼吸肌耗氧约 0.5ml。在静息时呼吸运动的耗氧量约占全身耗氧量的 1%~3%。呼吸衰竭时,如存在长时间增强的呼吸运动,使呼吸肌耗氧增加,加上血氧供应不足,可能导致呼吸肌疲劳,使呼吸肌收缩力减弱,呼吸变浅变快。呼吸浅则肺泡通气量减少,可加重呼吸衰竭。

三、循环系统变化

一定程度的 PaO_2 降低和 $PaCO_2$ 升高可反射性兴奋心血管运动中枢,使心率加快、心收缩力增强、外周血管收缩,加上呼吸运动增强使静脉回流增加,导致心排出量增加。但缺氧和二氧化碳潴留对心、血管的直接作用是抑制心脏活动,并使血管扩张(肺血管例外)。一般器官的血管运动通常主要受神经调节,但脑血管与冠脉在呼吸衰竭时则主要受局部代谢产物,如 H^+、K^+、腺苷等的调节,从而导致血流分布的改变,有利于保证心、脑的血液供应。

严重的缺氧和 CO_2 潴留可直接抑制心血管中枢和心脏活动,扩张血管,导致血压下降、心收缩力下降、心律失常等严重后果。

呼吸衰竭可累及心脏,主要引起右心肥大与衰竭,即肺源性心脏病。肺源性心脏病的发病机制较复杂:①肺泡缺氧和CO_2潴留所致血液H^+浓度过高,可引起肺小动脉收缩,使肺动脉压升高,从而增加右心后负荷。②肺小动脉长期收缩,以及缺氧的直接作用均可引起无肌型肺微动脉肌化,肺血管平滑肌细胞和成纤维细胞肥大增生,胶原蛋白与弹性蛋白合成增加,导致肺血管壁增厚和硬化,管腔变窄,由此形成持久而稳定的慢性肺动脉高压。③长期缺氧引起的代偿性红细胞增多可使血液的黏度增高,也会增加肺血流阻力和加重右心的负荷。④有些肺部病变如肺小动脉炎、肺毛细血管床的大量破坏、肺栓塞等进一步促进肺动脉高压的形成。⑤缺氧和酸中毒降低心肌舒、缩功能。⑥呼吸困难时,用力呼气则使胸膜腔内压异常增高,心脏受压,影响心脏的舒张功能,用力吸气则胸膜腔内压异常降低,即心脏外面的负压增大,可增加心脏收缩的负荷,促使心力衰竭。

呼吸衰竭是否累及左心尚有争论,目前倾向于可累及左心。肺源性心脏病患者心功能失代偿时有半数肺动脉楔压增高,说明有左心功能不全,其中也可能有部分病例合并有冠心病;ARDS的死亡病例中也有半数发生左心衰竭,这些都支持肺部疾病可累及左心的观点。其机制可能为:①低氧血症和酸中毒同样能使左心室肌收缩性降低;②胸膜腔内压的高低同样也影响左心的舒缩功能;③右心扩大和右心室压增高将室间隔推向左侧,可降低左心室的顺应性,导致左室舒张功能障碍。

四、中枢神经系统变化

中枢神经系统对缺氧最敏感,当PaO_2降至60mmHg时,可出现智力和视力轻度减退。如PaO_2迅速降至40~50mmHg以下,就会引起一系列神经精神症状,如头痛、不安、定向与记忆障碍、精神错乱、嗜睡,以致惊厥和昏迷等。$PaCO_2$超过80mmHg时,可引起头痛、头晕、烦躁不安、言语不清、扑翼样震颤、精神错乱、嗜睡、抽搐、呼吸抑制等,称CO_2麻醉(carbon dioxide narcosis)。

由呼吸衰竭引起的脑功能障碍称为肺性脑病(pulmonary encephalopathy)。Ⅱ型呼吸衰竭患者肺性脑病的发病机制为:

(一) 酸中毒和缺氧对脑血管的作用

酸中毒和缺氧均使脑血管扩张,还能损伤血管内皮使其通透性增高,导致脑间质水肿。脑充血、水肿使颅内压增高,压迫脑血管,更加重脑缺氧,由此形成恶性循环,严重时可导致脑疝形成。此外,脑血管内皮损伤尚可引起血管内凝血,这也是肺性脑病的发病因素之一。

(二) 酸中毒和缺氧对脑细胞的作用

正常脑脊液的缓冲作用较血液弱,其pH也较低,PCO_2比动脉血高。因血液中的HCO_3^-及H^+不易通过血脑屏障进入脑脊液,故脑脊液的酸碱调节需时较长。呼吸衰竭时脑脊液的pH变化比血液更为明显。当脑脊液pH低于7.25时,脑电波变慢,pH低于6.8时脑电活动完全停止。神经细胞内酸中毒一方面可增加脑谷氨酸脱羧酶活性,使γ-氨基丁酸生成增多,导致中枢抑制;另一方面增强磷脂酶活性,使溶酶体水解酶释放,引起神经细胞和组织的损伤。缺氧使细胞ATP生成减少,影响钠泵功能,可引起细胞内Na^+及水增多,形成脑细胞水肿。

部分肺性脑病患者表现为神经兴奋、躁动,可能因发生代谢性碱中毒所致。然而酸中毒的患者也有1/3表现为神经兴奋,其机制尚不清楚。

五、肾功能变化

呼吸衰竭时,可引起肾受损,轻者尿中出现蛋白、红细胞、白细胞及管型等,严重时可发生急性肾衰竭,出现少尿、氮质血症和代谢性酸中毒。此时肾结构往往并无明显改变,为功能性肾衰竭。肾衰竭的发生是由于缺氧与高碳酸血症反射性地通过交感神经使肾血管收缩,肾血流量严重减少所致。

六、胃肠变化

严重缺氧可使胃壁血管收缩,因而能降低胃黏膜的屏障作用,CO_2潴留可增强胃壁细胞碳酸酐酶活性,使胃酸分泌增多,加之有的患者还可合并弥散性血管内凝血、休克等,故呼吸衰竭时可出现胃肠黏膜糜烂、坏死、出血与溃疡形成等病变。

第三节 肺功能障碍防治的病理生理学基础

- 消除病因和诱因、提高 PaO_2、降低 $PaCO_2$ 和器官功能支持治疗是呼吸衰竭防治的基本原则。
- Ⅰ型呼吸衰竭和Ⅱ型呼吸衰竭患者的氧疗原则存在差别。

呼吸衰竭虽为外呼吸功能严重障碍所引起的病理过程,但由于缺氧、高碳酸血症和酸碱平衡紊乱以及肺循环障碍,常累及循环系统、肾脏、中枢神经系统和胃肠道等,因此必须采取综合治疗,纠正酸碱、水电解质紊乱,改善血流动力学和器官功能。其基本原则包括以下几项。

一、消除病因与诱因

治疗原发疾病,去除增加机体耗氧的因素。慢性呼吸衰竭应减少呼吸做功,防止诱因作用以防急性加重。如慢性阻塞性肺疾病的患者若发生感冒与急性支气管炎,可诱发呼吸衰竭和右心衰竭,故应注意预防,一旦发生呼吸道感染应积极进行抗感染治疗。

二、提高 PaO_2

呼吸衰竭者必有低张性缺氧。低氧血症是危及生命的最重要因素,氧疗对任何类型呼吸衰竭都是必需的,但应控制性给氧。一般而言,应尽快将呼吸衰竭患者 PaO_2 提高到 50mmHg 以上,从而使血红蛋白携带的氧量能够基本满足机体代谢需求。Ⅰ型呼吸衰竭只有缺氧而无 CO_2 潴留,可吸入较高浓度的氧(一般不超过 50%)。Ⅱ型呼吸衰竭患者 $PaCO_2$ 大于 80mmHg 时,机体主要通过低氧维系呼吸兴奋,因此其吸氧浓度不宜超过 30%,并控制流速,使 PaO_2 上升到 50~60mmHg 即可。因为Ⅱ型呼吸衰竭,除缺氧外,还存在 CO_2 潴留,而此时血中 CO_2 浓度的升高是刺激呼吸中枢兴奋而维持呼吸运动的主要因素,一旦解除这种作用,则会出现呼吸抑制甚至暂停而加重高碳酸血症,故只能持续吸入较低浓度的氧。

三、降低 $PaCO_2$

提高肺泡通气是降低 $PaCO_2$ 的关键。增加肺通气的方法包括:①解除呼吸道阻塞:如用抗生素治疗气道炎症,用平喘药扩张支气管,用体位引流、必要时行气管插管以清除分泌物。②增强呼吸动力:如用呼吸中枢兴奋剂尼可刹米等,对原发于呼吸中枢抑制所致限制性通气障碍是适用的,但对一般慢性呼衰者用中枢兴奋剂,在增加肺通气的同时也增加呼吸肌耗氧量和加重呼吸肌疲劳,反而得不偿失。③人工辅助通气:用人工呼吸维持必需的肺通气量,同时也使呼吸肌得以休息,有利于呼吸肌功能的恢复,这也是治疗呼吸肌疲劳的主要方法。呼吸肌疲劳是由呼吸肌过度负荷引起的呼吸肌(主要是膈肌)衰竭,表现为收缩力减弱和收缩与舒张速度减慢,往往出现在 $PaCO_2$ 升高之前,是Ⅱ型呼吸衰竭的重要发病因素;体外膜氧合器(extracorporeal membrane oxygenation,ECMO)主要用于对重症心肺功能衰竭患者提供持续的体外呼吸与循环,以维持患者生命。④补充营养:慢性呼衰患者由于呼吸困难影响进食量和胃肠消化及吸收功能差,常有营养不良,导致体重和膈肌重量减轻,膈肌萎缩也可使其收缩无力,更易发生呼吸肌疲劳,故除呼吸肌休息外,还应补充营养以改善呼吸肌功能。

四、改善内环境及重要器官的功能

如纠正酸碱平衡及电解质紊乱,保护心、脑、肝、肾等重要脏器的功能,预防与治疗严重并发症,如肺源性心脏病与肺性脑病等。

Summary

Respiratory failure refers to a pathological process in which PaO_2 is lower than 60mmHg or accompanied by $PaCO_2$ higher than 50mmHg due to severe external respiratory dysfunction. The main causes and mechanisms of respiratory failure are as follows: ① Respiratory muscle activity disorder, decreased thoracic compliance, decreased lung compliance, pleural effusion and pneumothorax and other factors can cause inspiration restricted, resulting in restrictive hypoventilation. ② Bronchospasm, swelling or fibrosis of the bronchus, obstruction of the bronchus by mucus, exudate, foreign materials, reduction of the elasticity of the lung tissue so that the traction force on the airway wall is weakened, etc. All these reasons can make the inner diameter of the airway narrow or irregular, resulting in increased airflow resistance and obstructive hypoventilation. Inspiratory dyspnea occurs when the obstruction is located in the extrathoracic segment, and expiratory dyspnea can be caused when the obstruction is located in the intrathoracic segment. When patients with emphysema exhale forcefully, the equal pressure point may move up to the small airway without cartilage, causing the small airway to close and resulting in severe expiratory dyspnea. The whole lung ventilation disorder caused by both restrictive and obstructive hypoventilation can lead to the decrease of PaO_2 and the increase of $PaCO_2$, resulting in type II respiratory failure. ③ Any factor that causes the exchange of venous blood gas in the alveolar capillaries and the gas in the alveoli can lead to diffusion disorders. ④ Various reasons cause the local alveolar ventilation significantly reduced, but the blood flow of the alveolar capillary is not reduced, and even the blood flow can be increased due to inflammatory congestion (such as early lobar pneumonia), which makes the V_A/Q in the sick lung significantly reduced, so that the venous blood flowing through this part of the alveolar capillaries is mixed into the arterial blood without adequate arterialization, contributing to functional shunt. ⑤ Pulmonary embolism, disseminated intravascular coagulation, pulmonary arteritis, pulmonary vasoconstriction, etc., some alveolar blood flow can be reduced, while the corresponding parts of lung ventilation are normal, V_A/Q can be significantly higher than normal, and the venous blood flowing through sick lung can be fully arterialization, but partial alveolar ventilation is not fully utilized, similar to dead space, resulting in dead space-like ventilation. Bronchiectasis, lung consolidation, and atelectasis can increase the flow of anatomic shunts, causing true shunts. Clinically, functional shunts can be effectively differentiated from true shunts by inhaling pure oxygen or high-concentration oxygen. Usually, the increase of functional shunt, dead space-like ventilation and anatomical shunt lead to the occurrence of type I respiratory failure, but the further aggravation of the disease leads to extensive lung lesions and a decrease in total pulmonary ventilation, which progresses to type II respiratory failure .

Hypoxemia and hypercapnia can affect the metabolism and function of various systems in the body. Firstly, a series of compensatory adaptive responses may occur to adapt to the new internal environment, including improved tissue oxygen supply, acid-base balance, and altered tissue organ function and metabolism. Severe respiratory failure may lead to insufficient body compensation and serious metabolic dysfunction. Therefore, in order to prevent and treat of respiratory failure, the first treatment is to eliminate the cause and precipitating factor, increase PaO_2 and reduce $PaCO_2$. secondly, it is also necessary to improve the internal environment and the function of important organs.

（李菲菲　沈华浩）

思考题

1. 一侧肺叶不张和一侧肺叶切除,何者更易引起呼吸衰竭,原因如何?
2. Ⅰ型呼吸衰竭为什么只有 PaO_2 降低?
3. 试述 ARDS 引起呼吸衰竭的发病机制。
4. 试述肺水肿引起呼吸衰竭机制。
5. 什么是功能性分流和真性分流? 如何鉴别?

第十七章

肝功能障碍

　　肝脏具有分泌、排泄、合成、生物转化及免疫等多种功能,各种致肝损害因素作用于肝脏后,可导致上述各项肝功能发生程度不等的障碍,本章将围绕肝功能障碍的病因与分类、肝功能障碍的主要功能代谢变化,以及肝纤维化、肝性脑病及肝肾综合征的发生机制以及肝功能障碍防治的病理生理学基础等内容加以阐述。

　　肝脏是人体内最大的腺体,由肝实质细胞(肝细胞)和非实质细胞组成。肝非实质细胞包括肝星状细胞(hepatic stellate cells,HSC)又称贮脂细胞(lipocytes,fat-storing cells)、窦内皮细胞(sinusoidal endothelial cell,SEC)、库普弗细胞(Kupffer cells)及肝脏相关淋巴细胞(liver-associated lymphocytes,LAL)。肝脏具有分泌、排泄、合成、生物转化及免疫等多种功能,是体内单核-巨噬细胞系统的主要器官,具有肝动脉和门静脉双重血供系统。较严重的各种致肝损害因素作用于肝脏,或长期、反复作用于肝脏后,一方面可引起肝脏细胞变性、坏死、纤维化及肝硬化等结构的改变,同时导致上述各项肝功能发生程度不等的障碍,患者会出现黄疸、出血、继发感染、肾功能障碍、顽固性腹腔积液及肝性脑病等一系列临床综合征,这种综合征被称为肝功能障碍(hepatic dysfunction)。肝功能衰竭(hepatic failure)是指肝功能障碍的晚期阶段,临床上以肝肾综合征和肝性脑病为主要特征。

第一节　病因与分类

* 肝功能障碍的原因主要包括生物性、化学性、药物性、营养性、遗传性以及免疫性等因素。
* 肝功能障碍分为急性和慢性两种类型。

　　引起肝功能障碍的原因有很多,致病机制也很复杂,其主要病因如下:①生物性因素:细菌、病毒、寄生虫等均可造成肝脏损害,尤以肝炎病毒最常见。②化学性因素:化学药品中毒如四氯化碳、氯仿、磷、锑、砷剂等,可破坏肝细胞的酶系统,导致中毒性肝炎。酒精及其衍生物均能导致肝脏损伤,尤其是乙醛对肝细胞具有很强的毒性作用。③药物性因素:许多药物本身或其代谢产物对肝脏具有明显的毒性作用,可造成肝脏的损害和病变。④营养性因素:一方面,长期营养缺乏对肝病的发生、发展可能有促进作用;另一方面,由于营养过剩使脂肪在体内过多堆积而发生超重和肥胖,也是造成脂肪肝不可忽视的因素之一。⑤遗传性因素:遗传代谢障碍性肝病通常是指遗传性酶缺陷所致物质代谢紊乱引起的疾病,主要表现有肝脏结构和功能改变,常伴有其他脏器的损害。遗传代谢障碍导致的肝功能障碍主要见于儿童。⑥免疫性因素:严重免疫抑制状态可诱发感染有乙型或丙型肝炎病毒的患者发生肝衰竭。另外,肝损伤后的免疫激活又可促进肝病的发生、发展。而自身免疫性肝炎是机体自身免疫反应过度造成肝组织损伤。

　　根据病情经过将肝功能障碍分为急性和慢性两种类型。

　　急性肝功能障碍起病急骤(又称为暴发性肝衰竭)、进展快、病死率高。发病数小时后出现黄疸,很快进入昏迷状态,有明显的出血倾向并常伴发肾衰竭。病毒、药物及中毒等所致的急性重症肝炎是急性肝功能障碍的常见病因。

　　慢性肝功能障碍病程较长,进展缓慢,呈迁延性过程,临床上常因上消化道出血、感染、碱中毒、服用镇静剂等诱因的作用使病情突然恶化,进而发展为肝性脑病,严重时发生昏迷。慢性肝功能障碍多见于各种类型肝硬化的失代偿期和部分肝癌的晚期,经有效、及时治疗可获得缓解。

第二节 肝功能障碍的主要功能代谢变化

• 肝功能障碍的功能代谢变化主要体现在物质、激素与胆汁代谢障碍,凝血功能、生物转化功能与免疫功能代谢障碍,以及水、电解质与酸碱平衡紊乱。

肝脏是维持生命活动必不可少的器官,具有多种重要的生理功能,也是体内新陈代谢的中心站。当肝脏因受到损害导致肝功能障碍时,机体可出现许多功能代谢变化,有以下主要表现。

一、物质代谢障碍

(一)糖代谢障碍

肝脏通过调节糖原的合成与分解、糖酵解与糖异生和糖类的转化来维持血糖浓度的相对稳定。肝功能障碍时,由于糖原合成障碍、糖异生能力下降及肝细胞坏死使肝糖原储备减少,患者空腹时易发生低血糖。另外,因糖原合成障碍,患者在饱餐后可出现持续时间较长的血糖升高,即糖耐量降低。

(二)脂类代谢障碍

肝脏是脂类代谢的重要场所,在脂类的消化、吸收、运输、分解与合成等过程中均发挥重要的作用。胆汁酸盐有助于脂类的消化与吸收。肝功能障碍时,由于胆汁分泌减少引起脂类吸收障碍,患者可出现脂肪泻、厌油腻食物等临床表现。

(三)蛋白质代谢障碍

肝脏是合成蛋白质的主要场所,除合成它本身的结构蛋白质外,还合成多种蛋白质分泌到血浆中而发挥不同的作用。肝功能障碍可导致:血浆白蛋白浓度的下降,出现血浆胶体渗透压的降低,导致腹腔积液形成;由于缺少造血原料导致贫血;凝血因子合成减少,造成出血倾向;应激时由于急性期反应蛋白的产生不足,使机体的防御功能下降。

(四)维生素代谢障碍

肝脏在维生素的吸收、储存和转化方面均起着重要的作用。脂溶性维生素的吸收需要有胆汁酸盐的协助;维生素 A、D、E、K 等主要储存在肝脏;肝脏还参与多种维生素的代谢过程。因此,维生素代谢障碍在肝功能障碍时较为常见,患者可出现暗适应障碍(夜盲症)、出血倾向及骨质疏松等变化。

二、激素代谢障碍

多种激素如性激素、醛固酮、抗利尿激素、甲状腺素、胰岛素等在发挥其调节作用后,主要在肝内被灭活。当肝功能障碍,激素灭活能力不足时可造成内分泌功能紊乱,会出现一系列临床表现。如低血糖及糖耐量降低,女性患者可出现月经失调、闭经、不孕等,男性患者常有性欲减退、睾丸萎缩、乳房发育等表现。患者还可出现蜘蛛痣、肝掌。肝功能障碍使醛固酮及抗利尿激素灭活减弱,促进钠水潴留,对腹水的形成及加重起重要的作用。

三、胆汁代谢障碍

肝脏不断生成和分泌胆汁,肝功能障碍时,可发生高胆红素血症和肝内胆汁淤积。

(一)高胆红素血症

胆红素为体内铁卟啉化合物的主要代谢产物,是一种脂溶性很强的有毒物质,容易通过生物膜造成危害,尤其对神经组织影响很大,严重者可发生不可逆性损伤。肝脏是处理胆红素的主要器官,肝功能障碍时,肝细胞对胆红素的摄取、结合及排泄等各环节障碍,发生高胆红素血症

（hyperbilirubinemia），血中以酯性胆红素增多为主，患者常伴有皮肤、黏膜及内脏器官等黄染的表现，临床上称为黄疸（jaundice）。

（二）肝内胆汁淤积

肝内胆汁淤积（intrahepatic cholestasis）是指肝细胞对胆酸摄取、转运和排泄功能障碍，以致胆盐和胆红素等胆汁成分在血液中潴留。血清胆盐含量增高，常伴有黄疸，也有少数患者没有黄疸。肝内胆汁淤积的发生可能与肝细胞对胆汁酸的摄取、胆汁在肝细胞内的转运、胆小管的通透性及胆小管内微胶粒的形成等多个环节功能异常有关。

四、凝血功能障碍

因肝病引起凝血功能障碍十分常见，临床上常表现为自发性出血，如鼻出血、皮下瘀青等。其发生原因可能与：①凝血因子合成下降；②抗凝血因子减少；③纤溶蛋白溶解功能异常；④血小板数量及功能异常等因素有关。

五、生物转化功能障碍

体内生物活性物质生成与灭活的动态平衡，以及对代谢中生成或进入体内的毒性物质的及时清除，是维持机体自稳态的重要机制。这些物质在排出体外之前，常需要对其进行生物转化，使它们转变为无毒或毒性小而水溶性较高的物质。肝脏是体内生物转化过程的主要场所。肝功能障碍时，由于其生物转化功能障碍，可造成上述物质在体内蓄积，从而影响机体的正常生理功能。许多药物是在肝脏代谢的，因此肝病患者血中药物的半衰期会延长，易发生药物中毒。

六、免疫功能障碍

肝脏是人体免疫防御的重要器官。库普弗细胞是全身单核 - 巨噬细胞系统的重要组成部分，也是肝脏防御系统主要成员，在全身和肝脏疾病发生发展中起到重要作用。库普弗细胞不仅能非特异性地吞噬和清除血流中的细菌、异物等抗原性物质，而且还具有特异性的免疫应答、抗肿瘤免疫、内毒素解毒、抗感染、调节微循环及物质代谢等方面的作用，从而维持机体的内环境稳定。当肝功能障碍时，由于库普弗细胞功能障碍及补体水平下降，故常常伴有免疫功能低下，易发生肠道细菌移位、内毒素血症及感染等。

七、水、电解质及酸碱平衡紊乱

（一）水肿

由于肝原发疾病引起的体液在组织间隙或体腔内积聚，被称为肝性水肿（hepatic edema）。早期主要表现为腹腔积液，随着病情的加重，患者可出现尿量减少，下肢水肿，甚至全身水肿。肝性水肿的发生机制可能与下列因素有关：①门静脉高压及淋巴回流受阻；②血浆胶体渗透压下降；③钠、水潴留。

（二）低钠血症

肝功能障碍时因有效循环血量减少，引起抗利尿激素分泌增加或肝脏灭活功能减退，使肾小管及集合管对水重吸收增多；限盐饮食、钠摄入不足或长期使用利尿药导致钠丢失过多等，常发生低钠血症。由于细胞外液低渗状态，水分向渗透压相对较高的细胞内转移，引起脑细胞水肿，严重时可出现颅内压增高等中枢神经系统症状。

（三）低钾血症

重症肝功能障碍患者易发生低钾血症，主要是由于食欲缺乏、厌食等导致钾摄入不足以及由于醛固酮增多，经尿排钾增加所引起的。血钾降低，使细胞外氢离子进入细胞内，引起的低钾性代谢性碱中毒，从而促进氨在肠道的吸收，可诱发或加重肝性脑病。

NOTES

(四)碱中毒

肝功能障碍时可发生各种酸碱平衡紊乱,以呼吸性碱中毒最为常见,其次是代谢性碱中毒。肝功能障碍时常合并高氨血症、贫血及低氧血症,这些因素均可导致通气过度,引起呼吸性碱中毒。代谢性碱中毒发生的原因主要与尿素合成障碍使血氨升高、利尿药应用不当及低钾血症没有得到及时纠正等因素有关。碱中毒促进氨在肠道的吸收,可诱发或加重肝性脑病。

肝功能障碍时,除引起上述复杂的多种代谢紊乱外,还常伴有全身各系统功能障碍的症状,其中中枢神经系统(肝性脑病)和泌尿系统(肝肾综合征)的并发症最严重,成为肝衰竭的重要临床指征。

第三节　肝纤维化

- 肝纤维化是肝内纤维结缔组织异常沉积的病理过程。
- 肝星状细胞的活化、细胞外基质合成增多、细胞外基质的降解减少、细胞因子的作用以及自噬等因素均参与肝纤维化的发生发展。

一、概念

肝纤维化(hepatic fibrosis)是指各种病因引起肝细胞发生炎症及坏死等变化,进而刺激肝脏中细胞外基质(extracellular matrix,ECM)的合成与降解平衡失调,导致肝内纤维结缔组织异常沉积的病理过程。肝纤维化时,纤维结缔组织主要在汇管区和肝小叶内广泛增生和大量沉积,但尚未形成小叶内间隔。若肝纤维化持续发展,使肝小叶结构改建、假小叶及结节形成,则称为肝硬化(cirrhosis of liver)。

肝纤维化在早期阶段是可逆的,如及早加以干预,可有效阻止甚至逆转肝纤维化进程,对肝纤维化患者病情的有效控制具有非常重要的意义。但如若不能加以及时干预,肝纤维化则会逐步进展为肝硬化、肝癌,甚至引起肝功能衰竭。因此,临床上应当重视抗肝纤维化的治疗,以阻止其发展。近年来,西医治疗、中医中药治疗及中西医结合治疗均取得了许多重要的进展。如何将有关肝纤维化基础研究的发现转化为临床有效的治疗手段,将是广大科研人员未来亟待解决的课题。

二、发生机制

肝纤维化的发生机制是十分复杂的病理过程,主要由于肝细胞外基质的过度增生及降解减少。正常情况下,肝细胞外基质的合成与降解处于动态平衡;若平衡失调,细胞外基质的合成增多和/或降解减少,则造成细胞外基质沉积引起肝纤维化。肝实质细胞和间质细胞均参与肝纤维化的形成,其中肝星状细胞在肝纤维化的发生发展过程中起着十分重要的作用。

(一)肝星状细胞的活化

肝星状细胞在肝纤维化的发生发展中起重要作用。正常情况下肝星状细胞处于静止状态,当致肝病因子造成肝细胞损伤时,激活的 Kupffer 细胞、窦内皮细胞、血小板以及损伤的肝细胞等均可以分泌血小板衍生生长因子(platelet-derived growth factor,PDGF)、转化生长因子 -β(transforming growth factor β,TGF-β)、TNF、IL-1 等细胞因子和某些化学介质,它们共同作用于肝星状细胞,经多种信号转导途径使肝星状细胞激活,并转化为肌成纤维细胞(myofibroblasts,MFB)。活化的 HSC 的主要特征包括 HSC 增殖和 HSC 内 α- 平滑肌肌动蛋白(α-smooth muscle actin,α-SMA)的表达。活化的 HSC 通过自分泌和旁分泌,促进肝星状细胞增殖分化,合成大量的细胞外基质(Ⅰ型和Ⅲ型胶原等)并在肝内沉积,导致肝纤维化。

多数研究表明肝星状细胞在肝纤维化的发生发展中起重要作用。有关肝星状细胞活化的确切机制尚不清楚,可能与细胞因子和氧化应激等多种因素有关(图 17-1)。

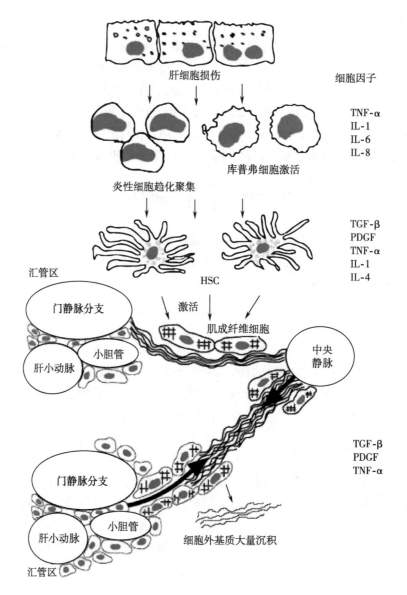

图 17-1　肝星状细胞的激活与肝纤维化

（二）细胞外基质合成增多

细胞外基质主要由胶原（collagen）、非胶原糖蛋白（non-collagen glycoprotein）、蛋白多糖（proteoglycan，PG）三种成分构成，均为不溶性蛋白，分布在肝脏间质、肝细胞及血管的基底膜上。肝损害时，细胞外基质合成增多，同时各组分比例与分布也发生变化。

各种致病因子均可激活肝组织中多种细胞因子生成，细胞因子刺激产生胶原的细胞（主要是位于 Disse 间隙内的肝星状细胞）增殖、活化，使胶原合成增加，以Ⅰ、Ⅲ型胶原增加为主，而Ⅰ型胶原在肝纤维化及肝硬化发生发展中增加最为显著。非胶原糖蛋白包括纤维连结蛋白、层黏蛋白、副纤维连结蛋白、粗纤维调节素、细胞黏合素、副层黏蛋白、血栓黏合素等，其中研究较多的是纤维连结蛋白（fibronectin，Fn）和层黏蛋白（laminin，LN）。纤维连结蛋白在肝纤维化的形成中可能起多种作用。层黏蛋白为基底膜的特有成分，具有连接细胞外基质中的大分子的作用，从而参与基底膜的形成及肝窦的毛细血管化。蛋白多糖主要由肝星状细胞产生，是一类含有蛋白骨架和在骨架侧链上连接有大量糖胺聚糖（glycosaminoglycan，GAG）的大分子物质，蛋白多糖的含量随肝纤维化的加重而增加，早期是透明质酸和硫酸软骨素增多，晚期以硫酸角质素增多为主。肝纤维化活动期，血清中透明质酸的含量明显增高，在肝病的诊断中具有一定的意义。

（三）细胞外基质的降解减少

细胞外基质主要由基质金属蛋白酶（matrix metalloproteinases，MMP）降解。MMP 是一组锌与钙依赖的肽链内切酶，通常提及的细胞外基质降解酶是锌依赖的 MMP。MMP 按其作用底物不同可被分为三类：①胶原酶（collagenases）：包括间质胶原酶（MMP-1）和胶原酶 3（MMP-13），主要降解 Ⅰ、Ⅱ、Ⅲ型胶原；②明胶酶（gelatin）：包括明胶酶 A（MMP-2）和明胶酶 B（MMP-9），主要降解基底膜胶原（Ⅳ）和变性胶原（明胶）；③基质分解素（stromelysin）：MMP-3 在人体被称为基质分解素，在大鼠称作transin。基质分解素的作用底物广泛，包括对蛋白多糖、层黏蛋白、纤维连结蛋白、Ⅳ型胶原、明胶等分解。

细胞外基质中还存在 MMP 抑制物，主要有组织金属蛋白酶抑制剂（tissue inhibitors of metalloproteinase，TIMP）与 α₂ 巨球蛋白，它们对细胞外基质的降解起重要调节作用。目前已知 TIMP 家族是一个多基因编码的蛋白群，主要有四个成员组成，即 TIMP-1、TIMP-2、TIMP-3、TIMP-4，它们均可与 MMP 成员1∶1 的结合而抑制 MMP 的活性。α₂ 巨球蛋白主要与间质型胶原酶和基质分解素结合并抑制其活性。在肝纤维化形成过程中，血清 TIMP-1 的含量与肝纤维化的严重程度呈平行关系，而与 MMP-1 的含量负相关，故血清中 TIMP-1 的含量可作为肝纤维化的一个重要标志。

（四）细胞因子的作用

细胞因子通过旁分泌形式介导细胞 - 细胞相互作用或通过自分泌形式作用于自身，多种细胞因子同时是组织生长的重要调控活性分子。已证实，转化生长因子 -β 和血小板衍生生长因子是参与肝纤维化最重要的细胞因子。

1. 转化生长因子 -β　TGF-β 对多种组织、细胞的生长分化具有调控作用。其在肝纤维化中的作用可归纳为以下几方面：① TGF-β 可激活肝星状细胞增殖、活化，分泌 Ⅰ、Ⅲ、Ⅳ型胶原、透明质酸、纤维连结蛋白和层黏蛋白。活化的肝星状细胞又可分泌大量的 TGF-β，这种自分泌的正反馈机制，可能是肝纤维化持续发展的原因之一。②促进淋巴细胞分泌肿瘤坏死因子、转化生长因子 -α、成纤维细胞生长因子、白介素 -1、转化生长因子 β 和血小板衍生生长因子等多种细胞因子，从而对肝纤维化的调控起到逐级放大的作用。③促进成纤维细胞和内皮细胞合成细胞外基质。④抑制金属蛋白酶的表达，刺激金属蛋白酶抑制因子的表达，使细胞外基质降解减少。⑤增强血小板衍生生长因子和细胞黏附受体的表达。

2. 血小板衍生生长因子　血小板衍生生长因子是一种强效的丝裂原和趋化因子，在早期发育、组织修复和创伤愈合中起着重要的作用。在肝纤维化中的作用可概括如下：①促进肝星状细胞分裂和增殖：血小板衍生生长因子是目前已知的体外肝星状细胞最强的丝裂原，肝损伤后，炎症部位浸润的血小板和活化的库普弗细胞释放血小板衍生生长因子和其他细胞因子，刺激肝星状细胞增殖并向肌成纤维细胞转化，血小板衍生生长因子对经 TGF-β 或其他细胞因子活化后的肝星状细胞有促分裂作用；②促进胶原合成和抑制胶原降解：血小板衍生生长因子及其受体的表达与组织改建和胶原沉积的严重程度密切相关；③趋化性：血小板衍生生长因子是中性粒细胞、巨噬细胞和肝星状细胞的趋化剂。

3. 其他细胞因子　转化生长因子 -α（TGF-α）、上皮生长因子（EGF）、胰岛素样生长因子（IGF）和成纤维细胞生长因子（FGF）等都是肝星状细胞的有丝分裂原。肿瘤坏死因子（TNF）和白介素 -1 主要作为炎症介质参与肝纤维化的形成，内皮素 -1 可使肝星状细胞收缩，并促进早期活化的肝星状细胞增殖。

（五）自噬对肝纤维化的影响

自噬是细胞将其变性的蛋白质、受损和老化的细胞器运输到溶酶体进行消化和降解的过程。细胞自噬具有重要的生理作用，通过自噬可以保护受损细胞，实现对各种外界刺激及压力的适应性反应，同时为细胞的活动提供能量。自噬受到多种自噬相关基因（autophagy related gene，ATG）的调节，也影响了多种肝脏疾病的发生发展及转归，尤其是对肝纤维化的作用更是具有双向性，其调节机制极

NOTES

为复杂,迄今为止,尚未完全清楚。

1. 自噬与肝星状细胞　有研究发现自噬可以促进人和小鼠体外培养的肝星状细胞活化,而用自噬抑制剂处理或敲低自噬相关基因 *Atg5/Atg7*,肝星状细胞的生长及活化都会受到抑制,促肝纤维化生成的相关基因的表达也有所下降;还有学者用小鼠作了体内实验,发现从硫代乙酰胺或四氯化碳诱导的急性肝损伤小鼠体内分离出的活化的肝星状细胞中有 LC3 Ⅱ 的上调、p62 的下调、自噬流的上调及自噬泡数量的增加。而在以上处理的小鼠肝星状细胞内敲除自噬相关基因 *Atg7*,发现肝星状细胞的激活减少,肝纤维化的发生有所缓解。

静息状态的肝星状细胞胞质内储存着大量的脂滴,其主要成分是甘油三酯。自噬通过脂噬的方式分解脂滴内的甘油三酯而产生大量的游离脂肪酸,为生成 ATP 提供原料,而大量 ATP 的产生为肝星状细胞的活化及分泌 ECM 提供了足够的能量,因此猜测自噬对肝纤维化的发生有促进作用;然而,对于上述观点目前还存在争议,有关自噬对肝星状细胞活化的作用仍需进一步验证。

2. 自噬与肝细胞　肝细胞的凋亡和坏死在肝纤维化的发生发展中也起着重要作用,肝细胞损伤导致氧化应激、内质网应激及线粒体损伤的发生,这些都是引起肝星状细胞活化的主要因素。因此,在肝损伤过程中,受损的肝细胞主要起促进肝纤维化的作用。而自噬在肝脏受损时,通过降解错误折叠的蛋白、积累的脂类、损伤的线粒体以及减少氧化应激和脂质过氧化等途径来保护肝细胞,减少肝细胞坏死和凋亡以及炎性浸润,从而抑制 HSC 的激活并缓解肝纤维化的发生。

有研究发现自噬还可以通过调节巨噬细胞炎症因子的分泌及 T 细胞的活化等来影响肝纤维化的发生发展。此外,肝血窦内皮细胞的自噬水平也与肝纤维化发生有着一定的联系。综上所述,自噬在肝纤维化中的作用具有细胞特异性,其具体调控机制仍需进一步探讨。

近年来,越来越多的证据表明 DNA 甲基化、组蛋白修饰以及非编码 RNA 等表观遗传修饰对肝纤维化的发生与发展也起到一定的调节作用。同时,还有研究发现趋化因子对肝纤维化的形成也存在着一定的影响。

第四节　肝 性 脑 病

- 肝性脑病是指在排除其他已知脑疾病的前提下,由于严重急性或慢性肝功能障碍,使大量毒性代谢产物在体内聚集,经血液循环入脑,引起的神经精神综合征。
- 肝性脑病分为 A、B、C 三种类型。临床上根据肝性脑病的主要症状,将肝性脑病分为四期。
- 目前解释肝性脑病发病机制的学说主要有氨中毒学说、假性神经递质学说、血浆氨基酸失衡学说及 γ- 氨基丁酸等多种学说。
- 肝性脑病的影响因素主要包括血脑屏障通透性增加、脑敏感性增高以及氮的负荷增加。

一、概念、分类与分期

（一）概念

肝性脑病（hepatic encephalopathy）是指在排除其他已知脑疾病的前提下,由于严重急性或慢性肝功能障碍,使大量毒性代谢产物在体内聚集,经血循环入脑,引起的神经精神综合征。可出现性格行为改变、智力障碍、昏睡甚至昏迷等一系列临床表现。

（二）分类

1998 年维也纳第 11 届世界胃肠病学大会研究并统一了肝性脑病的定义及分类,按肝脏功能障碍的性质将肝性脑病分为三种类型:A 型为急性肝衰竭相关肝性脑病,常于起病 2 周内出现肝性脑病。B 型为单纯门体旁路所引起肝性脑病,无明确的肝细胞损害,临床表现与肝硬化伴肝性脑病的患者相同,见于先天性血管畸形和门静脉血管的部分阻塞,以及淋巴瘤、转移性肿瘤、胆管细胞癌引起的压迫产生的门静脉高压，而造成门体旁路。C 型为肝性脑病伴肝硬化和门静脉高压和 / 或门体分流，是肝性脑病中最为常见的类型。这些患者通常已进展至肝硬化期，并已建立了较为完整的门体侧支循环。

（三）分期

临床上根据肝性脑病的主要症状，即意识障碍程度、神经系统症状和脑电图的变化，将肝性脑病分为四期：一期（前驱期），可出现性格改变、抑郁或欣快、精神异常、无意识动作、睡眠时间昼夜颠倒，有扑翼样震颤，生理反射（+），病理反射（-）；二期（昏迷前期），一期症状加重、行为异常、言语不清，定向力、书写障碍，肌张力增强，仍有扑翼样震颤，生理反射（+），病理反射（-）；三期（昏睡期），昏睡但可唤醒、语无伦次、明显精神错乱，肌张力明显增强，有扑翼样震颤，生理反射（+），病理反射（-）；四期（昏迷期），完全昏迷、一切反应均消失，可有阵发性抽搐，无扑翼样震颤，生理反射（-），病理反射（±）。

二、发生机制

普遍认为严重肝功能障碍和门 - 体静脉之间侧支循环形成和 / 或手术分流是发生肝性脑病的病理生理基础。由于肝功能衰竭，尤其是暴发性病毒性肝炎或中毒性肝炎引起大面积肝细胞坏死所致的肝性脑病，因大量肝细胞死亡，残存肝细胞不能代偿而致代谢失衡或代谢毒物不能有效地被清除，导致中枢神经系统的功能紊乱。另外肝内、肝外的门 - 体静脉之间存在分流，从肠道吸收入门脉系统的毒性物质，通过分流绕过肝脏进入体循环血流而入脑，引起大脑功能障碍。肝性脑病时体内的功能、代谢紊乱是多方面的，肝性脑病的发生也是多种因素综合作用的结果，其发病机制迄今尚未完全明了，目前提出氨中毒、假性神经递质、血浆氨基酸失衡及 γ- 氨基丁酸等多种学说解释肝性脑病的发病机制，现简述如下。

（一）氨中毒学说（ammonia intoxication hypothesis）

临床上 60%~80% 的肝硬化和肝性脑病患者可检测到血氨增高，经降血氨治疗后，其肝性脑病的症状明显得到缓解，表明血氨增高对肝性脑病的发生发展起十分重要作用。正常人体内氨的生成和清除保持着动态平衡，严重肝脏疾病时，由于氨的生成增多而清除不足，引起血氨增高及氨中毒。增多的血氨可通过血脑屏障进入脑内，干扰脑细胞的代谢和功能，导致肝性脑病。

1. 血氨增高的原因　正常人氨的生成与清除保持动态平衡，血氨浓度 <59μmol/L。血氨增高主要是由于氨生成过多或清除不足所致，其中肝脏清除血氨功能发生障碍是血氨明显增高的重要原因。

（1）肝脏鸟氨酸循环障碍，血氨清除不足：肝内鸟氨酸循环合成尿素是机体清除氨的主要代谢途径，每生成 1 分子尿素能清除 2 分子的氨，消耗 3 分子的 ATP，如图 17-2 所示。肝功能严重障碍时，由于肝细胞的能量代谢障碍，供给鸟氨酸循环的 ATP 不足；催化鸟氨酸循环的有关酶的活性降低；鸟氨酸循环所需底物的严重缺乏；以及肠道吸收的氨经门体分流直接进入体循环等多个环节共同作用，使血氨清除障碍，成为血氨增高的重要机制。

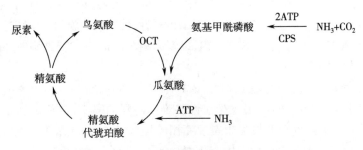

图 17-2　**肝脏合成尿素的鸟氨酸循环**
OCT，鸟氨酸氨基甲酰转移酶；CPS，氨基甲酰磷酸合成酶。

（2）氨产生增多：肠道是血氨产生增多的主要途径。肝硬化时由于门静脉高压，使肠黏膜淤血、水肿，或由于胆汁分泌减少，食物的消化、吸收和排空均发生障碍，造成大量的蛋白质成分潴留在肠道；同时因胆汁分泌减少使胆汁酸盐的抑菌作用降低，造成细菌繁殖旺盛。肠菌分泌的氨基酸氧化酶和尿素酶增多，作用于肠道积存的蛋白质及尿素，使氨的产生明显增多，特别是在高蛋白饮食或上消化道出血后更是如此。此外，慢性肝病晚期，常伴有肾功能减退，血液中的尿素等非蛋白氮含量高于正常，经肠壁弥散入肠腔内的尿素显著增加，经肠菌分解使产氨增多。临床上肝性脑病患者，可出现躁动不安、震颤等肌肉活动增强的症状，因此肌肉中的腺苷酸分解代谢增强，也是血氨产生增多的原因之一。

除了上述因素影响血氨的水平外，肠道和尿液中 pH 的变化也是导致血氨增高的重要因素之一。当尿液中的 pH 偏低时，则进入肾小管腔内的 NH_3 与 H^+ 结合以 NH_4^+ 盐的形式随尿排出体外。由于肝功能障碍时常常伴有呼吸性碱中毒，使肾小管上皮向管腔分泌的 H^+ 减少，这样，随尿排出 NH_4^+ 的量明显降低，而肾小管上皮 NH_3 弥散入血增多。肠道中 NH_3 的吸收也与肠道中 pH 的高低有关，当肠道中的 pH 较低时，NH_3 与 H^+ 结合成不易被吸收的 NH_4^+ 随粪便排出体外。根据这一特性，临床上常给患者口服不被小肠双糖酶水解的乳果糖，在肠腔内被细菌分解为乳酸和醋酸，酸化肠道，从而减少氨的吸收。

2. 氨对脑的毒性作用　增多的血氨可通过血脑屏障进入脑内，干扰脑细胞的代谢、功能及结构。随着对氨中毒理论的进一步深入研究，发现氨可通过多种途径影响脑细胞，并产生神经毒性作用，主要的可能机制简述如下：

（1）氨与星形胶质细胞：星形胶质细胞是脑内唯一能合成谷氨酰胺的细胞，氨在脑内的清除主要靠星形胶质细胞内的谷氨酰胺合成酶的作用与谷氨酸合成谷氨酰胺。肝功能障碍时，增多的血氨可通过血脑屏障进入脑内的星形胶质细胞，并与谷氨酸合成谷氨酰胺。谷氨酰胺具有渗透分子作用，细胞内谷氨酰胺增多可继发细胞内水分积聚，引起星形胶质细胞水肿，因此脑内谷氨酰胺蓄积可能是氨增高时脑水肿发生的主要机制之一。星形胶质细胞虽然没有神经传导功能，但对神经元的代谢活动具有重要帮助作用，星形胶质细胞损伤可引起神经系统功能紊乱。

（2）脑内兴奋与抑制神经递质平衡紊乱：大量实验证实，脑内氨增高可直接影响脑内神经递质的含量及神经传递。血氨增高在引起脑能量代谢障碍的同时也引起脑内谷氨酸、乙酰胆碱等兴奋性神经递质减少，同时可加强 γ- 氨基丁酸能神经元的活动，引起谷氨酰胺、γ- 氨基丁酸等抑制性神经递质增多或抑制性神经元活动增强，从而造成中枢神经系统功能障碍，使中枢抑制作用增强（图 17-3）。

（3）干扰脑细胞的能量代谢：氨主要干扰脑细胞的葡萄糖生物氧化过程，可能包括以下几个环节：氨可抑制丙酮酸脱氢酶的活性，使乙酰 CoA 生成减少，还可抑制 α- 酮戊二酸脱氢酶的活性，从而影响三羧酸循环的正常进行；与三羧酸循环的中间代谢产物 α- 酮戊二酸结合生成谷氨酸的过程中，还原型辅酶 I（NADH）转变为 NAD^+，因而消耗了大量 α- 酮戊二酸和还原型辅酶 I（NADH），造成 ATP 产生不足；氨与谷氨酸结合生成谷氨酰胺的过程中又消耗了大量的 ATP（图 17-3）。

（4）对神经细胞膜有抑制作用：有学者认为血氨增高可能通过以下两个环节影响脑神经细胞膜的功能：氨增高干扰神经细胞膜上的 Na^+-K^+-ATP 酶的活性，使复极后膜的离子转运障碍，导致膜电位改变和兴奋性异常；NH_4^+ 与 K^+ 竞争进入细胞内，以致影响 Na^+、K^+ 在神经细胞内外的正常分布，从而干扰神经细胞的兴奋及传导活动。

（二）假性神经递质学说（false neurotransmitterhypothesis）

氨中毒在肝性脑病发生中的作用还存在许多难以解释的事实，如约 20% 肝昏迷患者血氨是正常的；暴发性肝炎患者血氨水平与临床表现无相关性，降氨疗法无效等。为此有学者认为严重肝病时，假性神经递质在脑干网状结构中堆积，使神经冲动的传递发生障碍，引起神经系统的功能障碍。

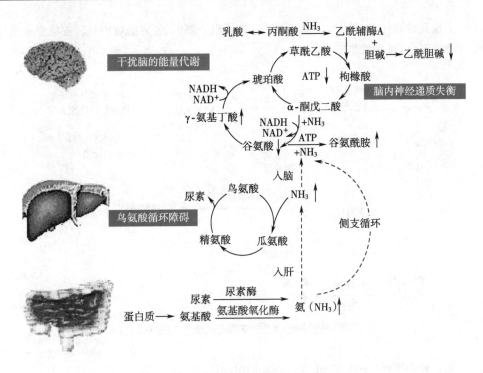

图 17-3 血氨增高引起肝性脑病的机制

1. 假性神经递质的形成过程 食物中的蛋白质在消化道中分解产生氨基酸,其中芳香族氨基酸如苯丙氨酸及酪氨酸,在肠道细菌氨基酸脱羧酶的作用下分别生成苯乙胺和酪胺,吸收入肝,经单胺氧化酶分解。严重肝功能障碍时,由于肝细胞单胺氧化酶的活性降低,这些胺类不能有效地被分解,进入体循环;和 / 或经门体分流直接进入体循环,并通过血脑屏障进入脑组织。苯乙胺和酪胺在脑细胞非特异性 β- 羟化酶的作用下,经羟化分别生成苯乙醇胺(phenylethanolamine)和羟苯乙醇胺(octopamine),这两种物质的化学结构与脑干网状结构中的真正神经递质去甲肾上腺素和多巴胺极为相似(图 17-4),但生理作用却远较去甲肾上腺素和多巴胺弱,因此,将苯乙醇胺和羟苯乙醇胺称为假性神经递质(false neurotransmitter)。

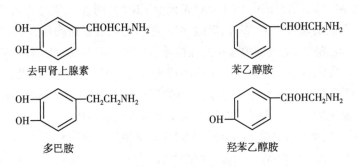

图 17-4 正常及假性神经递质的结构

2. 假性神经递质的致病作用 去甲肾上腺素和多巴胺是脑干网状结构中上行激动系统的重要神经递质,对维持大脑皮质的兴奋性,即机体处于清醒状态起着十分重要的作用。当脑干网状结构中假性神经递质增多时,则竞争性地取代上述两种正常神经递质而被神经元摄取、储存、释放,但其释放后的生理作用较正常神经递质弱得多,从而导致网状结构上行激动系统的功能障碍,使机体处于昏睡乃至昏迷状态。脑内的多巴胺主要由黑质产生,是调节肢体精细运动的锥体外系的主要神经递质,当假性神经递质取代多巴胺时,肢体运动的协调性障碍,出现扑翼样震颤(图 17-5)。外周交感神经末梢递质去甲肾上腺素被取代时,可引起小动脉扩张,外周阻力降低,使肾脏特别是肾皮质血液量减少,导致功能性肾功能不全(见本章第五节)。

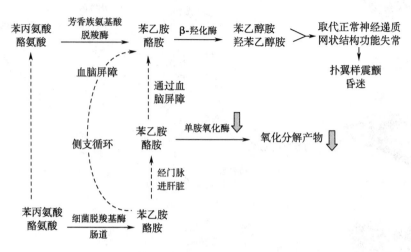

图 17-5　假性神经递质的来源与引起肝性脑病的机制

(三) 氨基酸失衡学说(amino acids imbalance hypothesis)

1. 血浆氨基酸失衡的主要原因　正常情况下,血浆中支链氨基酸(branched-chain amino acids,BCAA)(缬氨酸、亮氨酸、异亮氨酸等)与芳香族氨基酸(aromatic amino acids,AAA)(苯丙氨酸、酪氨酸、色氨酸等)的比值接近 3~3.5;肝功能障碍时,两者比值可降至 0.6~1.2。其主要原因为肝功能障碍或有门体分流时肝脏对胰岛素和胰高血糖素的灭活减弱导致两种激素含量升高,但以胰高血糖素升高更为显著,故胰岛素与胰高血糖素的比值下降,使机体(肌肉和肝脏)分解代谢增强,大量芳香族氨基酸释放入血,而肝脏对其分解能力降低;同时,由于糖异生途径异常,芳香族氨基酸转变为糖的能力下降,致使血浆芳香族氨基酸含量增高。另外,胰岛素可促进肌肉和脂肪组织对支链氨基酸的摄取和利用,使血浆中支链氨基酸含量下降,同时,血氨的增高也可以增强骨骼肌及脑组织支链氨基酸的代谢,促使支链氨基酸的水平进一步下降。

2. 芳香族氨基酸增多的毒性作用　芳香族氨基酸和支链氨基酸均为电中性氨基酸,两者借助同一种载体通过血脑屏障。当血浆中 BCAA/AAA 比值下降时,则 AAA 竞争进入脑组织增多,其中以苯丙氨酸、酪氨酸、色氨酸增多为主。苯丙氨酸、酪氨酸在脑内经脱羧酶和 β- 羟化酶的作用下,分别生成苯乙醇胺和羟苯乙醇胺,造成脑内这些假性神经递质明显增多,从而干扰正常神经递质的功能。进入脑内的色氨酸在羟化酶和脱羧酶的作用下,生成大量的 5- 羟色胺(5-HT)及 5- 羟吲哚乙酸。5-HT 是中枢神经系统中重要的抑制性神经递质,能抑制酪氨酸转变为多巴胺;同时 5-HT 也可作为假性神经递质被肾上腺素能神经元摄取、储存、释放,从而干扰脑细胞的功能。

如此可见,氨基酸失衡学说,实际上是假性神经递质学说的补充和发展。

(四) γ- 氨基丁酸学说(γ-aminobutyric acid hypothesis,GABA hypothesis)

γ- 氨基丁酸(γ-aminobutyric acid,GABA)是中枢神经系统中的主要抑制性神经递质,与突触后神经元的特异性受体结合。突触后神经膜表面上的 GABA 受体是由超分子复合物组成,包括 GABA受体、苯二氮䓬(benzediazepine,BZ)受体、巴比妥类受体和氯离子转运通道(图 17-6)。三种受体的配体,即 GABA、BZ(如地西泮)、巴比妥类与相应的受体结合时,引起氯离子通道开放,增加氯离子内流,从而发挥其生物学效应。三种配体彼此有协同性非竞争性结合位点,已证实 GABA 可引起 BZ 和巴比妥类药物的催眠作用,而地西泮和巴比妥类药物则能增强 GABA 的效应,由此可以解释临床上应用地西泮和巴比妥类药能诱发肝性脑病的原因。当脑内 GABA 增多时,与突触后神经元的特异性GABA 受体结合,引起氯离子通道开放,氯离子进入神经细胞内增多,使神经细胞膜的静息电位处于超极化状态,从而引起突触后的抑制作用,产生肝性脑病。

血中 γ- 氨基丁酸主要来源于肠道,由谷氨酸经肠道细菌脱羧酶催化形成,被肠壁吸收经门静脉入肝,被肝脏摄取、清除。以往曾认为肝功能障碍时,肝脏对 GABA 的清除能力下降,导致血中 GABA 含量增加,同时严重肝功能障碍所致的内环境紊乱使血脑屏障对 GABA 的通透性明显增高,致使进入脑内的 GABA 增多,导致了肝性脑病的发生。但最新的研究却得出了与以往不同的结果,提出了新的观点,指出肝性脑病时,血氨增高可通过增强 GABA 能神经元活动,引起中枢抑制性作用增强。

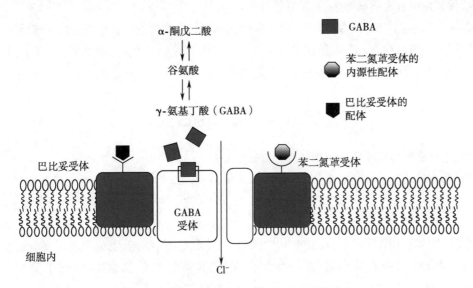

图 17-6　突触后膜 GABA 氯离子复合体

除上述因素在肝性脑发病中起重要作用外,许多蛋白质和脂肪的代谢产物如硫醇、短链脂肪酸、酚等对肝性脑病的发生、发展也有一定作用。目前还没有一种机制能完满地解释临床上所有肝性脑病的发生机制,可能是多种毒物共同作用的后果。近年来,氨中毒学说已经受到学术界越来越多的关注,目前普遍认为其在肝性脑病的发病机制中占据着核心地位,也有学者甚至提出氨中毒学说可能是肝性脑病发病的唯一机制。但肝性脑病发病机制极为复杂,其确切病理生理过程仍有待于进一步研究探索。

三、影响因素

凡能增加血脑屏障通透性、提高脑对毒性物质的敏感性及增加体内毒性物质生成和 / 或加重脑代谢与功能障碍的因素,都可成为肝性脑病的诱发因素。

(一)血脑屏障通透性增加

TNF-α、IL-6 等细胞因子的作用可增强血脑屏障通透性。肝功能障碍合并的高碳酸血症、脂肪酸以及饮酒等都可使血脑屏障通透性增强。

(二)脑敏感性增高

脑对药物或氨等毒性物质的敏感性增强。因此使用止痛、镇静、麻醉以及氯化铵等药物时,易诱发肝性脑病。感染、缺氧、电解质紊乱也可以增高脑对毒性物质的敏感性。

(三)氨的负荷增加

1. 消化道出血　肝硬化患者由于食管和胃底静脉曲张,最易发生食管曲张静脉破裂,引起上消化道出血,是肝性脑病的重要诱因。上消化道大出血时除有大量血液吐出外,会有很多血液流入胃肠道。每 100ml 血含有 15~20g 蛋白质,故消化道出血可导致血氨及其他有毒物质明显增高;加之出血造成低血容量、低血压、低血氧,可加重肝脏损害和脑功能障碍,从而诱发肝性脑病。

2. 碱中毒　肝功能障碍时,体内易发生呼吸性和代谢性碱中毒,碱中毒可促进氨的生成与吸收,引起血氨增高,诱发肝性脑病。

3. 高蛋白饮食　肝功能障碍时,尤其是伴有门体分流的慢性肝病患者,肠道对蛋白质的消化吸收功能降低,若一次摄入较多蛋白质食物,蛋白被肠道细菌分解,产生大量氨及有毒物质,吸收入血增多,从而诱发肝性脑病。

4. 肾功能障碍　肝功能障碍晚期常伴发肝肾综合征,一旦发生,则使经肾脏排出的尿素等毒性物质减少,导致血中有毒物质增多,诱发肝性脑病。

5. 感染　肝功能障碍时,由于肝脏巨噬细胞功能减弱,常常伴发严重感染及内毒素血症,如自发性细菌性腹膜炎、败血症以及各系统细菌感染等。严重感染诱发肝性脑病的主要原因为:细菌及其毒素加重肝实质损伤;体内分解代谢增强导致产氨增多及血浆氨基酸失衡。

第五节　肝肾综合征

- 继发于严重肝功能障碍的肾衰竭称为肝肾综合征。
- 肝肾综合征的发生机制主要与有效循环血容量减少和血管活性物质使肾血管收缩有关。

一、概念

严重急、慢性肝功障碍患者,在缺乏其他已知肾衰竭病因的临床、实验室及形态学证据的情况下,可发生一种原因不明的肾衰竭,表现为少尿、无尿、氮质血症等,将这种继发于严重肝功能障碍的肾衰竭称为肝肾综合征(hepatorenal syndrome)。肝肾综合征是一种极为严重的并发症,其死亡率较高。

目前治疗手段主要是针对循环动力学改变及肾灌注不足等环节,选择具有较强的全身血管收缩作用,而对肾动脉无影响的血管活性药,以改善肾血流,增加肾小球滤过率。肝移植是最有效和永久的治疗措施。

多数肝肾综合征为功能性肾衰竭,临床表现为少尿、低钠尿、高渗透压尿、氮质血症等。肾脏仍保留一些浓缩功能,尿几乎不含钠是其特点。一旦肾灌流量恢复,则肾功能也迅速恢复。若功能性肝肾综合征得不到及时治疗或病情进一步发展,可发生器质性肝肾综合征,其主要病理变化是肾小管坏死,发生机制可能与内毒素血症有关。

二、发生机制

肝肾综合征的发病机制较为复杂,随着对肝功能障碍的研究不断深入,逐渐揭示了门静脉高压、腹腔积液形成、消化道出血、感染及血管活性物质平衡紊乱等,在肝肾综合征的发病中起着重要的作用。近年来,也有研究提出了外周动脉血管扩张学说,认为各种肝脏疾病可引起门静脉高压,外周血管局部扩血管物质增加,导致外周动脉扩张以及外周阻力下降,血液淤积于外周血管床,进而动脉压和有效循环血容量下降。

大量研究证实肝肾综合征的发生机制主要与有效循环血容量减少和血管活性物质使肾血管收缩有关。

(一)有效循环血容量减少

严重肝功能障碍患者,常合并门静脉高压、腹水、消化道出血、感染等,使有效循环血量下降,肾灌注量减少,肾小球毛细血管血压降低,导致肾小球有效滤过压减小而发生少尿。

(二)肾血管收缩

肝功能障碍时,由于有效血容量减少,使平均动脉压降低,导致肾血流减少,其结果引起血管活性物质的变化,作用于肾血管使肾血流发生重新分布,即皮质肾单位的血流明显减少,而较大量的血流转入近髓肾单位,最终造成肾小球滤过率下降,肾小管对钠、水的重吸收增加,这可能是发生功能性肝肾综合征的重要原因。

1. **交感神经系统活动增强** 肝功能障碍时,由于有效血容量减少,反射性使交感神经系统兴奋。交感神经系统活动增强不仅造成肾灌流减少使肾小球滤过率降低,同时引起肾内血流重分配使肾小球滤过分数增加,导致近曲小管对钠、水的重吸收增多;而肾交感神经的活化,会造成肾血流减少及肾血流的重新分布,进一步加重钠、水潴留。

2. **肾素 - 血管紧张素 - 醛固酮系统活性增强** 有效血容量下降、肾血流减少及交感神经兴奋等均可激活肾素 - 血管紧张素 - 醛固酮系统,使醛固酮分泌增多,加之肝功能障碍对醛固酮的灭活减少,而加重醛固酮在体内蓄积。Ang Ⅱ增高促进肾血管收缩,肾小球滤过率降低;高醛固酮血症则促进钠、水潴留。

3. **激肽释放酶 - 激肽系统活性降低** 激肽原经激肽释放酶水解为缓激肽,缓激肽具有明显的拮抗 Ang Ⅱ 对肾血管的收缩作用。由于肝功能障碍时激肽释放酶的生成减少,使肾内缓激肽及其他激肽类等肾内扩血管物质相对缺乏,成为使缩血管物质效应明显增强的另一因素。

4. **前列腺素类与血栓素 A_2 平衡失调** 肾脏是产生前列腺素(prostaglandins,PGs)的主要器官,其代谢产物 PGE_2 和前列环素 I_2(prostacyclin I_2,PGI_2)具有强烈的扩血管作用,并可使血小板解聚。血栓素 A_2(thromboxane A_2,TXA_2)主要在血小板内合成,具有强烈的缩血管作用及促使血小板集聚的作用。当肝功能障碍时,由于肾缺血使肾脏合成 PGs 减少;而血小板易发生集聚反应,释放 TXA_2 增多,导致肾内缩血管因素占优势,使肾血管收缩,加重肾缺血。

5. **内皮素增加** 内皮素(endothelin,ET)是缩血管活性最强的多肽物质,急性肝衰竭和肝硬化腹水患者的血浆 ETs 水平显著增高,肾脏局部内皮素也可能增加。ETs 介导血管收缩,使肾血流减少;并刺激肾小球系膜细胞收缩,减少滤过面积,促使肾小球滤过率下降。肝肾综合征患者应用内皮素受体拮抗剂,可使肾功能改善。

6. **内毒素血症** 内毒素(endotoxin)血症在功能性和器质性肝肾综合征的发生发展中起重要的作用。其作用机制可能是:内毒素使交感神经兴奋,儿茶酚胺释放增加,肾动脉发生强烈收缩,导致肾缺血;内毒素损伤血管内皮细胞并促进血小板释放凝血因子,造成肾微血管内凝血,引起肾功能障碍及肾小管坏死等。

第六节 肝功能障碍防治的病理生理学基础

- 消除引起肝功能障碍的致病因素,注意保护肝脏功能。
- 针对不同肝脏疾病的病因、诱因及发病机制,进行综合治疗。

肝功能障碍防治的原则主要是消除引起肝功能障碍的致病因素,保护肝脏功能。如抗肝炎病毒,特别是乙型肝炎病毒,防治慢性酒精中毒,慎用或禁止使用对肝脏功能造成不利影响的药物,注意健康饮食等。

对于肝纤维化的患者目前主要采取中医中药及中西医结合等治疗手段,目前抗肝纤维化的中药主要有以下几类:活血化瘀类、健脾益气类、疏肝理气类、补肾类等。随着医学技术的不断发展,各种新的治疗方法仍然在不断探索中,如将纳米颗粒及间充质干细胞等应用于肝纤维化的治疗中。

而对于肝性脑病的患者则应遵循以下的治疗原则:①清除和预防诱因:包括预防上消化道出血、一旦出血应及时止血并给以泻药或清洁灌肠、控制蛋白质的摄入、纠正碱中毒以及防治便秘等;②针对肝性脑病发病机制进行治疗:通过抑制肠道菌群繁殖、酸化肠道等方法降低血氨、应用左旋多巴取代假性神经递质、应用氨基酸混合液，纠正氨基酸失衡以及应用苯二氮䓬受体拮抗剂，阻断 GABA 的毒性作用等；③肝移植是晚期肝硬化治疗的最佳手段，但肝性脑病发病机制复杂多样，要依据患者的具体情况采取有效措施。

　　临床上治疗肝肾综合征可应用卡托普利等抑制肾素分泌药物；同时也可以应用乳果糖及中药来预防或减轻内毒素血症；另外，还要注意积极纠正水、电解质和酸碱平衡紊乱。当有氮质血症、高钾血症和酸中毒发生时，通常以高热量、高维生素、低盐、高糖饮食为宜，严格控制蛋白质摄入量。病情严重者应用人工透析治疗。

Summary

Various factors causing damage on the liver, on the one hand can cause liver tissue degeneration, necrosis, fibrosis and structure of cirrhosis, on the other hand can also lead to a variety of dysfunction in liver synthesis, secretion, excretion, biological transformation and immunity, manifesting as jaundice, bleeding, secondary infection, renal dysfunction, refractory ascites and hepatic encephalopathy and a series of clinical syndrome, termed all together syndrome of hepatic dysfunction. Biological, chemical, drug, nutritional, genetic and immune factors can cause liver dysfunction. According to the course of the disease, liver dysfunction can be divided into acute and chronic types. Liver dysfunction can be manifested as metabolic disorders of substances such as sugar, fat, protein and vitamins; hormone metabolism disorder; bile metabolism disorder; coagulation dysfunction; biotransformation dysfunction; water, electrolyte and acid-base imbalance; organ dysfunction, etc. Liver fibrosis refers to the pathological process in which various etiologies cause inflammation and necrosis of hepatocytes, which in turn stimulate the imbalance between the synthesis and degradation of extracellular matrix, and lead to abnormal deposition of fibrous connective tissue in the liver. If liver fibrosis continues to develop, it will eventually lead to cirrhosis. The pathogenesis of liver fibrosis is a very complicated pathological process, which is mainly related to the activation of hepatic stellate cells, the increased synthesis and the reduction of degradation of hepatic extracellular matrix, the role of cytokines and autophagy. Hepatic encephalopathy is due to severe acute or chronic liver dysfunction, which causes a large number of toxic metabolites to accumulate in the body and circulate into the brain through blood circulation, causing central nervous system dysfunction (neuropsychological abnormal syndrome excluding other known encephalopathy). Clinically, there are a series of neuropsychiatric symptoms dominated by consciousness disorders, and eventually coma. Hepatic encephalopathy is the most serious manifestation of liver dysfunction and one of the most common causes of death. The accurate pathogenesis of hepatic encephalopathy has not been fully elucidated so far. At present, the hypotheses to explain the pathogenesis of hepatic encephalopathy mainly include: Ammonia intoxication hypothesis, false neurotransmitter hypothesis, amino acid imbalance hypothesis and gamma aminobutyric acid hypothesis. The influencing factors of hepatic encephalopathy include increased permeability of the blood-brain barrier, increased sensitivity of the brain to toxic substances, and increased nitrogen load. The principles of prevention and treatment of hepatic encephalopathy are involved in eliminating precipitating factors, reducing plasma ammonia, taking mixed amino acid with branched chain amino acids and liver transplantation. In the case of clinical, laboratory and morphological evidence with unknown causes of renal failure, patients with severe acute and chronic liver dysfunction can have an unexplained renal failure. It is characterized by oliguria, anuria and azotemia. This renal failure secondary to severe liver dysfunction is called hepatorenal syndrome. Hepatorenal syndrome is a very serious complication of liver dysfunction, with a high incidence. Its mechanism is mainly related to the decrease of effective circulating blood volume and insufficient renal perfusion caused by renal vasoconstriction in liver disease.

(李　骢　樊　嘉)

思考题

1. 为何大量放腹腔积液或者放腹腔积液过快会诱发肝性脑病?
2. 对肝硬化晚期患者,请问应该叮嘱其日常应注意哪些事项?
3. 上消化道出血为何容易引起肝性脑病?

第十八章
肾功能障碍

　　肾脏是机体排泄代谢废物,维持水、电解质和酸碱平衡以及产生多种激素的重要器官。当各种病因引起肾脏泌尿功能严重损伤时,机体出现多种代谢产物、药物和毒物蓄积,水、电解质和酸碱平衡紊乱,以及肾脏内分泌功能障碍,从而出现一系列症状和体征,这种临床综合征称为肾功能不全(renal insufficiency)。肾衰竭(renal failure)是肾功能不全的晚期阶段。在临床应用中,二者均可为疾病诊断名称,没有本质上的区别。

　　根据病因与发病的急缓,肾衰竭又可分为急性和慢性两种。一般而言,急性肾衰竭(acute renal failure,ARF)时,因为机体来不及代偿适应,代谢产物骤然在体内堆积可导致严重的后果。然而,大多数的ARF是可逆的,这与慢性肾衰竭(chronic renal failure,CRF)的不可逆进展明显不同。无论是急性还是慢性肾衰竭发展到严重阶段时,均以终末期肾病(end-stage renal disease,ESRD)尿毒症(uremia)而告终。因此,尿毒症可看作是肾衰竭的最终表现。本章将在简述肾功能障碍的基本发病环节的基础上,着重论述急性肾衰竭、慢性肾衰竭和尿毒症。

第一节　肾功能障碍的基本发病环节

　　• 肾小球滤过、肾小管的重吸收与分泌以及肾内各种细胞的内分泌与生物代谢活动是肾脏发挥排泄与调节作用的基本环节。

　　肾功能障碍的基本发病环节主要包括肾小球滤过、肾小管的重吸收以及肾脏内分泌功能三个环节,其中任何一个环节发生异常都可导致肾功能障碍甚至肾衰竭。

一、肾小球滤过功能障碍

　　正常情况下,成人肾小球每天通过超滤形成180L的超滤液(120ml/min),其中99%又被重吸收回血。肾小球仅允许水和小分子物质自由通过,而没有血浆蛋白等大分子的丢失,表现为选择性滤过功能。如果肾小球滤过率(glomerular filtration rate,GFR)下降和/或肾小球滤过膜通透性的改变,均可导致肾小球滤过功能障碍。

　　1. 肾小球滤过率降低　肾小球滤过率是衡量肾脏滤过功能的重要指标。肾小球滤过率 = 超滤系数(filtration coefficient,Kf) × 有效滤过压。超滤系数代表肾小球的通透能力,与滤过膜的面积及其通透性的状态有关。一般在生理情况下,较少发生肾小球超滤系数改变。因此GFR降低主要与以下因素有关:①肾小球有效滤过压降低:有效滤过压是决定肾小球滤过率的主要因素。有效滤过压 = 肾小球毛细血管血压 –(肾小囊内压 + 血浆胶体渗透压);肾小球毛细血管的血压明显高于其他毛细血管动脉端的血压,这是由于皮质肾单位的入球小动脉粗而短,血流阻力较小,而出球小动脉细而长,血流阻力较大。据估计,肾小球毛细血管血压约为主动脉平均压的60%,即8.87kPa(66mmHg)左右。当全身动脉血压波动于10.64~23.94kPa(80~180mmHg)范围内时,通过肾血管的自身调节可维持肾血流量和肾小球滤过率的恒定。但当大量失血、严重脱水等引起动脉血压降到10.7kPa(80mmHg)以下时,肾小球毛细血管血压将相应下降,于是有效滤过压降低,肾小球滤过率也减少。当动脉血压降到 5.3~6.7kPa（40~50mmHg）以下时,肾小球滤过率将降到零,因而无尿。正常情况下,肾小囊内压是比较稳定的。但是,肾盂或输尿管结石、肿瘤压迫或其他原因引起的输尿管阻塞,都可使肾盂内压显著升高。此时,囊内压也将升高,致使有效滤过压降低,肾小球滤过率降低。人体血浆胶体渗透压在正常情况下不会有很大变动,当其降低时,会引起组织液生成增多,循环血量减少,进而通过肾素 - 血管紧张素系统（renin-angiotensin system,RAS）引起肾小球入球小动脉收缩,结果导致肾小球毛细血管血压亦下降,可能影响 GFR。当大量输注生理盐水,引起循环血量增多和血浆胶体渗透压下降时,则会造成肾小球有效滤过压升高,导致 GFR 升高,出现利尿效应。②肾血流量减少:当休克、心力衰竭等使动脉压降低或肾血管收缩时,肾脏血流量显著减少,GFR 随之降低。在严重缺氧、中毒性休克等病理情况下,由于交感神经兴奋,肾血流量和肾血浆流量将显著减少,肾小球滤过率也因此显著减少。③肾小球滤过面积减少:肾脏储备功能强大,切除一侧肾脏使肾小球滤过面积减少 50%,健侧肾脏往往可代偿其功能。但是,肾单位大量破坏时,肾小球滤过面积极度减少,GFR降低。

2. 肾小球滤过膜通透性改变 肾小球滤过膜由毛细血管内皮细胞、基底膜及肾小囊脏层上皮细胞（足细胞）三层所组成。基底膜和足突缝隙覆有的薄膜富含黏多糖并带有负电荷,其通透性大小与滤过膜的结构和电荷屏障有关。炎症、损伤和免疫复合物可破坏滤过膜的完整性或降低其负电荷而导致通透性增加,这是引起蛋白尿和血尿的重要原因。

二、肾小管功能障碍

肾小管具有重吸收、分泌和排泄功能。对调节水、电解质、酸碱平衡,维持机体内环境的恒定有重要作用。缺血、感染和毒物可引起肾小管上皮细胞变性坏死,醛固酮、抗利尿激素（antidiuretic hormone,ADH）、尿钠肽（natriuretic peptide）、甲状旁腺激素等也可导致肾小管功能改变。不同区段的肾小管功能特性各异,损伤后所表现的功能障碍也有所不同。

1. 近端小管功能障碍 近端小管主要负责滤过液的重吸收,其中滤过的葡萄糖、氨基酸几乎全部被重吸收,碳酸氢根 85%,水、NaCl 约 67% 被重吸收,进入滤过液中的微量蛋白则通过肾小管上皮细胞的吞饮作用而被重吸收。因此,近端小管功能障碍可引起肾性糖尿、氨基酸尿、肾小管性蛋白尿和近端肾小管性酸中毒（renal tubular acidosis,RTA）。此外,近端小管具有排泄功能,能排泄对氨马尿酸、酚红、青霉素及某些泌尿系造影剂等,故其障碍时可导致上述物质在体内潴留。

2. 髓袢功能障碍 髓袢重吸收水和各种电解质,但水和 NaCl 在髓袢被分隔性地重吸收。髓袢升支粗段对 Cl$^-$ 主动重吸收,伴有 Na$^+$ 被动重吸收,但对水的通透性低,因此形成肾髓质间质的高渗状态,这是原尿浓缩的重要条件。髓袢功能障碍导致肾髓质高渗环境的破坏,影响尿液浓缩,表现为多尿（polyuria）、低渗尿（hyposthenuria）和等渗尿（isosthenuria）。

3. 远端小管和集合管功能障碍 远端小管在醛固酮作用下,分泌 K$^+$、H$^+$ 和 NH$_4^+$,并与原尿中 Na$^+$ 交换,在调节电解质和酸碱平衡中起着重要作用。远端小管功能障碍可导致酸碱平衡紊乱和钠、钾代谢障碍。集合管是尿液最终成分调节的主要场所,远端小管和集合管在 ADH 作用下,对尿液进行浓缩和稀释。集合管损害主要使尿液浓缩功能受损,引起多尿甚至肾性尿崩症。

三、肾脏内分泌功能障碍

肾脏可以合成、分泌、激活或降解多种激素和生物活性物质,在调节血压、维持水电解质平衡、促进红细胞生成与调节钙磷代谢等过程中起重要作用。肾脏受损可以影响其内分泌功能,并引起机体出现一系列功能代谢紊乱,如高血压、贫血和骨营养不良等。

1. 肾素（renin）分泌增多 肾素主要由肾小球球旁细胞（juxtaglomerular cell）合成和分泌的一种蛋白水解酶,能催化血浆中的血管紧张素原生成血管紧张素 I,再经肺等部位的转化酶作用而生成血

NOTES

管紧张素Ⅱ,后者具有使血管收缩与增加醛固酮分泌的作用。肾素的分泌受肾内入球小动脉处的牵张感受器、致密斑和交感神经三方面的调节。在全身平均动脉压降低、脱水、肾动脉狭窄、低钠血症、交感神经紧张性增高等情况下,均可引起肾素释放增多,激活肾素-血管紧张素-醛固酮系统(renin-angiotensin-aldosterone system,RAAS)从而可提高平均动脉血压和促进钠水潴留。

2. 肾激肽释放酶-激肽系统(renal kallikrein kinin system,RKKS)功能障碍　肾脏含有激肽释放酶(kallikrein)可以催化激肽原(kininogen)生成激肽(kinin)。激肽可以对抗血管紧张素的作用,扩张小动脉,使血压下降,同时还可作用于肾髓质乳头部的间质细胞,引起前列腺素释放。如果RKKS发生障碍,则易促进高血压发生。在慢性肾功能不全时,RKKS活性下降,进而引起前列腺素(prostaglandin,PG)活性下降,是引起肾性高血压的因素之一。

3. 前列腺素(prostaglandin,PG)合成不足　肾内产生的PG主要有PGE_2、PGI_2和PGF_2,主要由肾髓质间质细胞和髓质集合管上皮细胞合成。PGE_2、PGI_2主要具有以下两种作用:①作用于平滑肌,增加细胞内cAMP浓度,抑制结合钙转变为游离钙,从而抑制平滑肌收缩,使血管扩张,外周阻力降低。此外,它可抑制交感神经末梢释放儿茶酚胺,降低平滑肌对缩血管物质的反应性,间接使血管舒张,外周阻力降低。②抑制抗利尿激素(antidiuretic hormone,ADH)对集合管的作用,减少集合管对水的重吸收,促进水的排泄。肾脏功能障碍、肾脏受损时可使PG合成不足,这可能是肾性高血压的另一个重要发病环节。

4. 促红细胞生成素(erythropoietin,EPO)合成减少　促红细胞生成素90%由肾脏(毛细血管丛、肾小球近球细胞、肾皮质和髓质)产生,是一种多肽类激素,与受体结合能促进、加速骨髓干细胞分化为原红细胞,且能缩短红细胞成熟时间,并促进骨髓内网织红细胞释放入血,使红细胞生成增多。慢性肾病患者,由于肾组织进行性破坏,EPO生成明显减少,导致红细胞生成减少,进而出现肾性贫血。

5. 1,25二羟基维生素D_3(1,25-dihydroxycholecalciferol,1,25-$(OH)_2$-D_3)减少　肾脏是体内唯一能生成1,25-$(OH)_2$-D_3的器官。1,25-$(OH)_2$-D_3具有以下两方面作用:①促进小肠对钙磷的吸收。②在动员骨钙和使骨盐沉积方面都起重要作用,是骨更新、重建的重要调节因素。一方面,它通过加强肠道的钙磷吸收,加快钙磷通过成骨细胞膜进入骨组织的速度,加强成骨细胞的活动,而促进骨盐沉积和骨形成;另一方面,血钙下降时,它又促使骨间叶细胞向破骨细胞转化,动员骨钙入血以维持血钙稳态。肾脏器质损害时,由于1α-羟化酶生成障碍,可使1,25-$(OH)_2$-D_3生成减少,从而诱发肾性骨营养不良。

第二节　急性肾衰竭

- 急性肾衰竭是指各种原因引起的肾小球滤过率迅速下降,由此发生的机体内环境严重紊乱的临床综合征。
- 急性肾小管坏死是引起肾性急性肾衰竭的最常见、最重要的原因。

急性肾衰竭(acute renal failure,ARF),简称急性肾衰,是指各种原因引起的肾小球滤过率迅速下降,导致代谢产物在体内迅速积聚,水、电解质和酸碱平衡紊乱,出现氮质血症和代谢性酸中毒,并由此发生的机体内环境严重紊乱的临床综合征。多数患者伴有少尿(成人每日尿量<400ml)或无尿(成人每日尿量<100ml),即少尿型急性肾衰竭(oliguric ARF)。少数患者尿量不减少,称为非少尿型急性肾衰竭(nonoliguric ARF)。ARF是临床较为常见的一种危重症,病情凶险,但早期诊断、及时治疗,大多数ARF患者的肾功能可以恢复正常。

尽管ARF概念明确,但缺乏统一的诊断标准。2005年9月国际肾脏病学界和急诊医学界提出了急性肾损伤(acute kidney injury,AKI)的概念,建议将ARF更名为AKI。2012年,KDIGO(Kidney

Disease Improving Global Outcomes）推出了 AKI 的临床实践指南，为临床认识和处理 AKI 提供了详细的循证医学证据。AKI 的定义为：与基线相比，血清肌酐（Scr）上升 ≥ 0.3mg/dl（26.5μmol/L），或增高至 ≥ 1.5 倍基础值；或尿量 <0.5ml/（kg·hr）持续 6h（排除梗阻性肾病或脱水状态）。AKI 的分期见表 18-1。与 ARF 相比，AKI 的提出更强调对这一综合征的早期诊断、早期处置的重要性。

表 18-1　AKI 的分期

血清肌酐	尿量
Ⅰ. 与基线相比，升高 ≥ 0.3mg/dl（≥ 26.5μmol/L）或增至 ≥ 1.5~1.9 倍	6~12h 内，<0.5ml/（kg·h）
Ⅱ. 与基线相比，增至 >2.0~2.9 倍	超过 12h，<0.5ml/（kg·h）
Ⅲ. 与基线相比，增至 >3.0 倍或 ≥ 4.0mg/dl（≥ 353.6μmol/L），或者开始肾脏替代治疗，或者 18 岁以下患者 eGFR<35ml/（min·1.73m²）	超过 24h，<0.3ml/（kg·h），或无尿 12h

一、分类和病因

引起急性肾衰竭的病因多样，一般根据发病环节可分为肾前性（prerenal）、肾性（intrarenal）和肾后性（postrenal）三大类，但又常相继出现，如：肾前性急性肾衰和缺血性急性肾小管坏死（肾实质性急性肾衰竭）发生在一个相同的连续的病理生理过程中，当严重或持续的肾脏血流低灌注时肾小管上皮细胞发生严重的损伤，即使纠正了低灌注也难以改善这些病变，临床上就是急性肾小管坏死。

（一）肾前性急性肾衰竭

肾前性肾衰（prerenal failure）是指肾脏血液灌流量急剧减少所致的急性肾衰竭。肾脏无器质性病变，一旦肾灌流量恢复，则肾功能也迅速恢复，又称功能性肾衰（functional renal failure）或肾前性氮质血症（prerenal azotemia）。

肾前性肾衰的病因常见于低血容量性休克、心泵功能障碍、血管床容积扩大等，引起有效循环血量减少和肾血管收缩，导致肾血液灌流量和肾小球滤过率急剧降低，而肾小管功能尚属正常；同时，因继发性醛固酮和抗利尿激素分泌增加，又可加强远端小管和集合管对钠水的重吸收，因而其临床出现少尿（尿量 <400ml/d），尿钠浓度低（<20mmol/L），尿比重较高（>1.020）和氮质血症。

（二）肾性急性肾衰竭

肾性肾衰（intrarenal failure）是由于各种原因引起肾实质病变而产生的急性肾衰竭，又称器质性肾衰（parenchymal renal failure）。肾性肾衰是临床常见的危重疾病，根据损伤的组织血部位可分为肾小球、肾间质、肾血管和肾小管损伤，其主要病因概括如下。

1. 肾小球、肾间质和肾血管疾病　见于急性肾小球肾炎、狼疮性肾炎、多发性结节性动脉炎和过敏性紫癜性肾炎等引起的肾小球损伤；急性间质性肾炎、药物过敏和感染等导致的肾间质损伤；肾小球毛细血管血栓形成和微血管闭塞等微血管疾病，以及肾动脉粥样栓塞和肾动脉狭窄等大血管病变。

2. 急性肾小管坏死（acute tubular necrosis，ATN）　ATN 是引起肾性 ARF 的最常见、最重要的原因，占所有 ARF 的 40%~50%。引起 ATN 的因素主要包括以下几种。

（1）肾缺血和再灌注损伤：肾前性肾衰的各种病因在病程早期未能得到及时的抢救，因持续的肾缺血而引起 ATN，即由功能性肾衰转为器质性肾衰。此外，缺血后的再灌注损伤也是导致 ATN 的主要因素之一。

（2）肾中毒：某种类型的肾毒素直接或间接造成肾小管上皮中毒性损伤而导致 ATN。引起肾中毒的毒物很多，可概括为外源性肾毒素和内源性肾毒素两类。常见的外源性肾毒素包括以下几种。

1）药物：如氨基糖苷类抗生素、四环素族和两性霉素 B 等，静脉注射或口服 X 线对比剂等。

2）有机溶剂：如四氯化碳、乙二醇和甲醇等。

3）重金属：如汞、铋、铅、锑、砷等化合物。

4）生物毒素：如生鱼胆、蛇毒、蜂毒等。

5）微生物毒素或其代谢产物：可见于严重的细菌感染导致的脓毒血症、深部真菌感染、重症病毒感染以及钩端螺旋体感染等。常见的内源性毒素包括：①血红蛋白和肌红蛋白：如溶血、挤压综合征、横纹肌溶解症等因素从红细胞和肌肉分别释出的血红蛋白和肌红蛋白，经肾小球滤过而形成肾小管色素管型，堵塞并损害肾小管引起 ATN。②其他内源性肾毒素：因尿酸、钙、磷或其他体内代谢物结晶在肾小管内大量沉积、造成管腔梗阻和肾小管上皮损伤导致 ATN。

在许多病理条件下，肾缺血与肾毒素常同时或相继发生作用。例如肾毒素可引起局部血管痉挛而致肾缺血，反之，肾缺血时也常伴有毒性代谢产物在体内蓄积。

（三）肾后性急性肾衰竭

由肾以下尿路（即从肾盏到尿道口任何部位）梗阻引起的急性肾功能急剧下降称肾后性急性肾衰竭（postrenal failure），又称肾后性氮质血症（postrenal azotemia）。

常见于双侧输尿管结石、盆腔肿瘤和前列腺肥大等引起的尿路梗阻。尿路梗阻使梗阻上方的压力升高，可引起肾盂积水，肾间质压力升高，肾小球囊内压升高，导致肾小球有效滤过压下降，而引起肾小球滤过率降低，出现少尿、氮质血症和酸中毒等。肾后性 ARF 早期并无肾实质损害，如及时解除梗阻，肾功能可迅速恢复正常。如长期梗阻，可发展到尿毒症而死亡。

二、发生机制

急性肾衰的发病机制十分复杂，不同原因引起 ARF 的发病机制不尽相同，但其中心环节均为 GFR 降低所致的少尿或无尿。肾前性和肾后性 ARF 时 GFR 降低的机制如前所述，本节主要围绕 ATN 引起的 ARF，而且主要针对其少尿型的发病机制进行论述。

（一）肾脏血流动力学改变

临床和动物实验研究表明，在急性肾衰的初期，有肾血流量减少和肾内血液分布异常，而且肾缺血的程度与形态学损害及功能障碍之间存在着平行关系。肾缺血及血流动力学异常是 ARF 初期 GFR 降低和少尿的主要发病机制。

1. 肾灌注压降低　当动脉血压波动在 80~160mmHg 范围内时，通过肾脏的自身调节，肾血流量和 GFR 可维持相对恒定。但当动脉血压低于 50~70mmHg 时，有效循环血量减少程度超过肾脏自身调节的范围时，肾脏血液灌流量即明显减少，可导致 GFR 降低。

2. 肾血管收缩　肾皮质血管收缩的机制主要与以下因素有关。

（1）交感 - 肾上腺髓质系统（sympathetico-adrenomedullary system）兴奋：在 ATN 时，因有效循环血量减少或毒物的作用，致使交感 - 肾上腺髓质系统兴奋，血中儿茶酚胺水平升高，通过刺激 α- 受体使肾血管收缩，肾血流量减少，GFR 降低。皮质肾单位分布在肾皮质外 1/3，其入球小动脉对儿茶酚胺敏感，因而皮质呈缺血改变。

（2）肾素 - 血管紧张素系统（renin-angiotensin system，RAS）激活：①有效循环血量减少使肾血管灌注压降低，入球小动脉壁受牵拉程度减少，可刺激入球小动脉球旁细胞分泌肾素。②交感神经兴奋时释放肾上腺素和去甲肾上腺素，也可以刺激球旁细胞分泌肾素。肾素产生增多，促使肾内血管紧张素Ⅱ生成增加，引起入球小动脉及出球小动脉收缩。因肾皮质中的肾素含量丰富，故 RAS 系统激活，致使肾皮质缺血更甚。③管 - 球反馈（tubuloglomerular feedback，TGF）作用。当近端小管和髓袢升支粗段受损时，对 Na^+ 和 Cl^- 重吸收减少，到达远端小管致密斑处的 NaCl 增多，可通过管 - 球反馈作用刺激肾素分泌和 Ang Ⅱ 生成，并收缩入球、出球小动脉使 GFR 降低。

（3）肾内收缩及舒张因子释放失衡：肾缺血或肾中毒使肾血管内皮细胞受损，可引起血管内皮源性收缩因子（如内皮素）病理性分泌增多以及血管内皮源性舒张因子（如 NO）释放减少。在 ATN 时，血浆内皮素（endothelin，ET）水平的增高程度与血浆肌酐上升水平相一致。在缺血缺氧情况下，肾细胞膜上的内皮素受体结合 ET 的能力亦明显增强。ET 不仅能直接引起肾血管收缩,而且具有间接的缩血管效应:①通过系膜细胞收缩,使超滤系数(Kf)下降,GFR 减少;②通过受体介导的细胞内磷酸肌醇途径,促使肌质网中 Ca^{2+} 释放,激活花生四烯酸代谢途径;③促进肾素分泌,诱发儿茶酚胺分泌增多。此外,ATN 早期血管内皮舒张因子 NO 的释放障碍,缺血 - 再灌注后氧自由基增多亦影响舒张因子的释放,而且 ARF 时肾内产生的 PGE_2 和 PGI_2 减少。收缩与舒张因子调节失衡可加强肾血管持续收缩,使 GFR 降低。

3. 肾毛细血管内皮细胞肿胀　肾缺血、缺氧及肾中毒时,肾脏细胞代谢受影响,使 ATP 生成不足,Na^+-K^+-ATP 酶活性减弱,细胞内钠、水潴留,细胞发生水肿。随着细胞水肿的发生,细胞膜通透性改变,大量的 Ca^{2+} 涌入细胞内,形成细胞内 Ca^{2+} 超载。同时,Ca^{2+} ATP 酶活性减弱也使肌质网摄取 Ca^{2+} 受限以及细胞胞浆内游离钙增加。细胞内游离钙增加又可妨碍线粒体的氧化磷酸化功能,使 ATP 生成更加减少,从而形成恶性循环。此外,由于缺氧时大量增加的 ADP 可由线粒体进入胞质并直接抑制 Na^+-K^+-ATP 酶的活性,而且肾毒物(如氨基糖苷抗生素)也可直接使 Na^+-K^+-ATP 酶活性减弱,这更加重了细胞内 Na^+、水潴留及细胞水肿,妨碍细胞的代谢与功能。当肾细胞水肿,特别是肾毛细血管内皮细胞肿胀,可使血管管腔变窄,血流阻力增加,肾血流量减少。

4. 肾血管内凝血　急性肾衰竭患者血液黏度升高,血和尿中纤维蛋白降解产物(FDP)增多,部分患者的肾小球毛细血管内有纤维蛋白和血小板沉积。应用抗凝剂(肝素)对某些急性肾衰竭患者有一定疗效。这些都提示肾内 DIC 可能在急性肾衰竭的发病机制中起一定作用。

(二)肾小管损伤

20 世纪 40 年代已证明,ATN 是以肾小管细胞损伤为主的病理过程。肾组织的缺血和中毒将导致肾小管上皮细胞的代谢异常、生化紊乱、结构和功能受到损伤。

1. 细胞代谢异常　在缺血或中毒时,细胞代谢异常主要影响细胞内的生物膜结构,尤其是线粒体,主要有以下特征性病理生理过程。

(1)细胞内三磷酸腺苷耗竭(ATP depletion):在缺血或缺氧早期,肾小管上皮细胞内的 ATP 迅速降解为二磷酸腺苷(ADP)和一磷酸腺苷(AMP),这些核苷酸分子不易通过肾小管上皮细胞膜,一旦恢复供氧,细胞仍能利用它们再合成 ATP。如果缺氧持续,AMP 可进一步代谢成核苷(腺苷、肌苷)和次黄嘌呤,这些代谢物可通过细胞膜向外弥散而丢失,由于总腺苷库缺乏,可导致血液再供时 ATP 重新合成受阻。中毒性肾损伤时,毒物(或药物)可能是通过不同机制直接破坏细胞及亚细胞膜的结构或直接影响线粒体的功能,进而造成细胞内 ATP 的耗竭。

(2)细胞内游离钙超载($[Ca^{2+}]_i$ overload):缺氧或中毒性损伤的早期随着细胞膜结构的损伤和 ATP 消耗,由于 Ca^{2+}-ATP 酶、Na^+-K^+-ATP 酶和 Ca^{2+}-ATP 酶活性受抑制、胞膜对 Ca^{2+} 通透性增加,因此细胞外 Ca^{2+} 向胞内转移增多、$[Ca^{2+}]_i$ 从细胞向外主动泵出的能力下降、内质网和线粒体内 Ca^{2+} 逸出,因此导致细胞内 Ca^{2+} 超载而加重细胞损伤。

2. 细胞生化紊乱　缺血的持续存在及中毒性损伤本身均可引起肾小管上皮细胞的生化紊乱(表18-2),这些细胞生物学的变化是造成 ATN 时肾小管结构与功能损伤的基础。

(1)氧化性损伤:活性氧(reactive oxygen species,ROS)大部分是氧自由基,主要包括超氧阴离子(O_2^-)及其代谢反物过氧化氢(H_2O_2)和羟自由基($\cdot OH$)。缺血再灌注损伤时,细胞内 ATP 下降、酸中毒及细胞内 Ca^{2+} 浓度增高导致多种磷脂酶、蛋白酶激活,并促进缺氧组织产生氧自由基。中毒性损伤时,肾毒性物质也可通过增加自由基与活性氧的生成或使其代谢障碍引起氧化应激性损伤。

(2)磷脂酶(phospholipases)活化:在肾脏缺血或中毒性损伤中,血浆和组织中的多种磷脂酶(如 PLA_2、PLD、PLC)被激活,分别作用于磷脂的不同部位,导致细胞质膜和亚细胞器的磷脂水解。例如 PLA_2 活性增高,分解膜磷脂,使细胞骨架结构解体,释放大量脂肪酸,其中花生四烯酸在脂加氧酶(lipoxygenase)和环加氧酶(cyclooxygenase)作用下生成的 PG、白三烯(leukotriene,LT)等,可影响血管张力、血小板聚集及肾小管上皮细胞的功能,影响酶和转运系统的功能。

3. 肾小管上皮结构和功能丧失　若上述肾小管上皮细胞的代谢和生化紊乱持续存在,则细胞进一步发生结构破坏,包括:细胞的极性丧失、细胞间紧密联接功能丧失、细胞与基质间黏合松解,最终导致细胞从基底膜上剥脱、在肾小管腔内无序黏合形成管型,造成肾小管腔阻塞、原尿反漏和管 - 球反馈机制失调。

（1）肾小管阻塞:肾缺血、肾毒物引起肾小管坏死时的细胞脱落碎片,异型输血时的血红蛋白、挤压综合征时的肌红蛋白,均可在肾小管内形成各种管型,阻塞肾小管管腔,使原尿不易通过,引起少尿。同时,由于管腔内压增高,使肾小囊内压增加,有效滤过压降低,导致 GFR 减少。目前认为,肾小管阻塞可能在某些急性肾衰竭持续少尿中时导致 GFR 降低的重要因素。

（2）原尿反漏:在持续肾缺血和肾毒物作用下,肾小管上皮细胞变性、坏死、脱落,原尿通过受损肾小管壁处反漏入周围肾间质,除直接造成尿量减少外,还引起肾间质水肿,压迫肾小管,造成囊内压力增高,使 GFR 下降而出现少尿。

（3）管 - 球反馈机制失调:当肾小管液中溶质浓度和流量改变时,其信号通过致密斑和肾小球旁器感受、放大和传递,从而改变肾小球的灌流和 GFR,达到平衡,即管 - 球反馈。肾缺血或肾毒物对肾小管各段损伤的程度不同,近曲小管和髓袢容易受到损害,因而对 Na^+ 和 Cl^- 的重吸收减少,使远曲小管内液中的 NaCl 浓度升高,刺激远曲小管起始部的致密斑,从而引起肾小球旁器分泌肾素,促进 Ang Ⅱ 生成并收缩入球小动脉及出球小动脉,使 GFR 降低。除 Ang Ⅱ 外,腺苷也可能作为管 - 球反馈作用的介导因子,腺苷作用于 A1 受体使入球小动脉收缩,而作用于 A2 受体则扩张出球小动脉,该发现促使人们研究其在 ATN 发病中的作用。肾小管细胞受损时,释放大量的腺苷,从而收缩入球小动脉和扩张出球小动脉,因此明显降低 GFR。腺苷还可刺激肾小球旁器的肾素促进 Ang Ⅱ 的产生,加重入球小动脉收缩,但其收缩出球小动脉的效应可因腺苷通过 A2 受体介导的作用被拮抗,因此加重了 GFR 下降。这种腺苷的产生直至肾小管上皮细胞功能和结构完整性恢复后方可恢复正常,因而可持续降低 GFR。

（三）肾小球病变致超滤系数降低

超滤系数 Kf 是决定 GFR 的重要因素之一。Kf 代表肾小球的通透能力,与滤过膜的面积及其通透性的状态有关。肾缺血和肾中毒时,受肾小球内皮细胞肿胀、足细胞足突结构的变化、滤过膜上的窗孔大小及密度减少等因素影响,Kf 明显降低。此外,肾缺血或肾中毒促进多种内源性及外源性的缩血管活性因子释放增加,如 Ang Ⅱ 可使肾小球系膜细胞收缩,从而导致肾小球血管阻力增加以及肾小球滤过面积减少,从而降低 Kf。

总之,肾缺血和肾中毒等因素导致的肾血管及血流动力学改变、肾小管损伤和肾小球超滤系数降低,是 ATN 引起的少尿型急性肾衰竭的主要发病机制（图 18-1）。

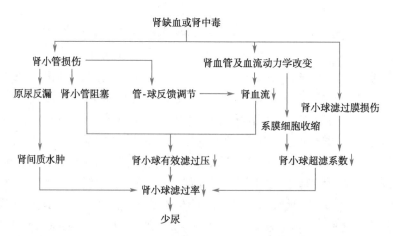

图 18-1　ATN 引起的少尿型 ARF 的主要发病机制

三、发病过程及功能代谢变化

急性肾衰竭按其发病时尿量是否减少,可分为少尿型 ARF 和非少尿型 ARF。

(一)少尿型急性肾衰竭

少尿型 ARF 的发病过程包括少尿期、多尿期和恢复期三个阶段。

1. 少尿期 在缺血、创伤、毒物等损害因素侵袭后 1~2d 内出现少尿(oliguria)。此期一般持续 1~2 周。持续时间愈短,预后愈好。少尿期超过 1 个月,常表示肾脏损害严重,肾功能较难恢复。少尿期是 ARF 病情最危重的时期,而且还伴有严重的内环境紊乱,常有以下主要的功能代谢变化。

(1)尿的变化:①少尿或无尿:发病后尿量迅速减少而出现少尿(<400ml/d)或无尿(<100ml/d)。少尿的发生是由于肾血流减少、肾小管损害及超滤系数降低等因素综合作用所致(见 ARF 发病机制);②低比重尿:尿比重低 <1.015,常固定于 1.010~1.012 之间,是由于肾小管损伤造成肾脏对尿液的浓缩和稀释功能障碍所致。③尿钠高:尿钠含量超过 40mmol/L(正常 <20mmol/L)。肾小管对钠的重吸收障碍,致尿钠含量增高。④血尿、蛋白尿、管型尿:由于肾小球滤过障碍和肾小管受损,尿中可出现红细胞、白细胞和蛋白质等;尿沉渣检查可见透明、颗粒和细胞管型。

功能性 ARF 时肾小管功能未受损,其少尿主要是由于低血容量导致的 GFR 显著降低,以及远端小管和集合管对钠水的重吸收所致,而 ATN 所致的器质性 ARF 则有严重的肾小管功能障碍。因此,功能性 ARF 和由 ATN 引起的急性肾衰虽然都有少尿,但尿液成分有本质上的差异,这是临床鉴别诊断的重要依据(表 18-2)。

表 18-2 功能性与器质性 ARF 尿液检查的不同特点

检测项目	功能性肾衰竭(肾前性)	器质性肾衰竭(ATN 少尿期)
1. 尿常规	正常,或微量蛋白尿	尿蛋白 +~++, 沉渣可见肾小管上皮细胞及管型、颗粒管型及少许红、白细胞等
2. 尿比重	>1.020	<1.015
3. 尿渗透压 /(mOsm/kg)	>400	<350
4. 尿钠 /(mmol/L)	<20	>40
5. 钠排泄分数(FeNa)/%[a]	<1	>2
6. 尿素排泄分数(FeUrea)/%[a]	<35	>35
7. 尿酸排泄分数(FeUA)/%[a]	<7	>15
8. 锂排泄分数(FeLi)/%[a]	<7	>20
9. 尿 / 血肌酐比	>40∶1	<10∶1
10. 肾衰指数(mmol/L)[b]	<1	>2
11. 尿低分子量蛋白	水平低	增高
12. 尿酶	水平低	增高
13. 甘露醇利尿实验	效果好	效果差

注:[a] 钠排泄分数(%)=(尿钠 × 血肌酐)/(血钠 × 尿肌酐)×100%,尿素、尿酸及锂排泄分数的计算可参照此公式;[b] 肾衰指数=尿钠浓度 /(尿 / 血肌酐)。

(2)水中毒:由于尿量减少,体内分解代谢加强以致内生水增多以及因治疗不当输入葡萄糖溶液过多等原因,可发生体内水潴留从而引起稀释性低钠血症。除可发生全身软组织水肿以外,水分还可向细胞内转移而引起细胞内水肿。严重时可发生脑水肿、肺水肿和心力衰竭,为 ARF 的常见死因之一。因此对急性肾衰竭患者,应严密观察和记录出入水量,严格控制补液速度和补液量。

（3）高钾血症:是急性肾衰竭最危险的并发症,常为少尿期致死的原因。高钾血症的主要原因有:①尿量减少和肾小管损害使钾随尿排出减少;②组织损伤和分解代谢增强,大量钾释放到细胞外液;③酸中毒时,K^+从细胞内溢出至细胞外液;④摄入含钾量高的饮食或服用含钾、保钾药物;输入库存血液。高钾血症可引起心脏传导阻滞和心律失常,严重时可导致心室纤维颤动或心脏停搏。

（4）代谢性酸中毒:具有进行性、不易纠正的特点,其发生原因:① GFR 降低以及体内分解代谢增加,使酸性代谢产物(硫酸、磷酸和氧化不全的有机酸)在体内蓄积;②肾小管分泌 H^+ 和 NH_4^+ 能力降低,使 $NaHCO_3$ 重吸收减少,引起代谢性酸中毒。酸中毒可抑制心血管系统和中枢神经系统,影响体内多种酶的活性,促进高钾血症的发生。

（5）氮质血症:血中尿素、肌酐、尿酸、肌酸等非蛋白氮(non protein nitrogen, NPN)含量显著增高,称为氮质血症(azotemia)。其发生机制主要是由于肾脏排泄功能障碍,不能充分排出体内蛋白质代谢产物。另一原因是体内蛋白质分解增加(如感染、中毒、组织严重创伤等)。ARF 少尿期时氮质血症进行性加重,严重可出现尿毒症。

2. 多尿期　当尿量增加到每日大于 400ml 时标志着患者已进入多尿期,说明病情趋向好转,尿量逐日增加,经 5~7d 达到多尿高峰,每日尿量可达 2 000ml 或更多。按一般规律,少尿期体内蓄积水分和尿素氮越多,多尿期尿量也越多。多尿期平均持续约 1 个月左右。

多尿期产生多尿的机制有:①肾血流量和肾小球滤过功能逐渐恢复正常;②肾小管上皮细胞开始再生修复,但是新生的肾小管上皮细胞功能尚不成熟,钠水重吸收功能仍低下;③少尿期潴留在血中的尿素等代谢产物经肾小球大量滤出,从而引起渗透性利尿;④肾间质水肿消退,肾小管内管型被冲走,阻塞解除。

在多尿期早期,因肾小管功能未恢复,GFR 仍然低于正常,因而氮质血症、高钾血症和代谢性酸中毒等还不能立即得到改善。至多尿期后期,这些变化才能逐渐恢复正常,但由于尿量明显增加,水和电解质大量排出,易发生脱水、低钾血症和低钠血症。

3. 恢复期　多尿期过后,肾功能已显著改善,尿量逐渐恢复正常,血尿素氮和血肌酐基本恢复到正常水平。水、电解质和酸碱平衡紊乱得到纠正。此时,坏死的肾小管上皮细胞已被再生的肾小管上皮细胞所取代,但肾小管功能需要数月甚至更长时间才能完全恢复。

ATN 引起的 ARF 病情虽然很严重,但是只要处理得当,情况是可以逆转的,多数患者肾功能逐渐恢复正常。少数患者由于肾小管上皮细胞和基底膜破坏严重,出现肾组织纤维化而转变为慢性肾衰竭。

（二）非少尿型急性肾衰竭

非少尿型 ARF,系指患者在进行性氮质血症期内每日尿量持续在 400ml 以上,甚至可达 1 000~2 000ml。近年来,非少尿型 ARF 有增多趋势,其原因在于:①血、尿生化参数异常的检出率提高;②药物中毒性 ARF 的发病率升高;③大剂量强效利尿药及肾血管扩张剂的预防性使用;④危重患者的有效抢救与适当的支持疗法;⑤与过去的诊断标准不同,过去常把内环境严重紊乱并需透析治疗作为诊断标准,目前采用血肌酐进行性增高来判断 ARF。由于上述综合因素使非少尿型 ARF 的发病率或检出率明显增加。

非少尿型 ARF 时,肾脏泌尿功能障碍的严重程度较少尿型 ARF 为轻,肾小管部分功能还存在,但尿浓缩功能障碍,所以尿量较多,尿钠含量较低,尿比重也较低。尿沉渣检查细胞和管形较少。然而,非少尿型急性肾小管坏死患者 GFR 的减少,已足以引起氮质血症,但因尿量不少,故高钾血症较为少见。其临床症状也较轻。病程相对较短。发病初期尿量不减少,也无明显的多尿期;恢复期从血尿素氮和肌酐降低时开始。其病程长短也与病因、患者年龄及治疗措施等密切相关。一般肾功能完全恢复也需数月。

少尿型与非少尿型 ARF 在临床中可以交替发生,少尿型经利尿或脱水治疗有可能转化为非少尿型;而非少尿型如果忽视而漏诊或治疗不当,可转变为少尿型,进而提示肾脏损害预后不良。

四、防治原则

急性肾衰竭的预防与治疗可分为三个环节:急性肾衰竭的一级预防,即在急性肾衰竭的高危人群中采取预防措施;出现急性肾衰竭后的早期发现及支持治疗;急性肾衰竭的病因治疗。

(一) 急性肾衰竭的预防

慎用对肾脏有损害的药物,避免接触肾毒性的理化因素,包括医源性因素。高危人群做好肾功能的筛查和复检,关注尿量变化。

(二) 积极治疗原发病或控制致病因素

首先是尽可能明确引起急性肾衰竭的病因,采取措施消除病因。如解除肾后性肾衰竭的尿路阻塞,解除肾血管的阻塞,尽快清除肾的毒物,纠正血容量不足,抗休克等;合理用药,避免使用对肾脏有损害作用的药物。

(三) 纠正内环境紊乱

1. 纠正水和电解质紊乱　在少尿期应严格控制体液输入量,以防水中毒发生。多尿期注意补充水和钠、钾等电解质,防止脱水、低钠和低钾血症。

2. 处理高钾血症　①限制含钾丰富的食物及药物;②给予钾离子拮抗剂;静脉滴注葡萄糖和胰岛素,促进钾离子自细胞外进入细胞内;③缓慢静脉注射葡萄糖酸钙,对抗高钾血症的心脏毒性作用;④应用钠型阳离子交换树脂,使钠和钾在肠内交换;⑤严重高钾血症时,采用透析治疗。

3. 纠正代谢性酸中毒。

4. 控制氮质血症　①滴注葡萄糖以减轻体内蛋白质的分解代谢;②静脉内缓慢滴注必需氨基酸,促进蛋白质合成,降低尿素氮产生的速度,并加快肾小管上皮再生;③采用透析疗法排除非蛋白氮物质。

5. 透析治疗　见本章第四节。

(四) 抗感染和营养支持

1. 抗感染治疗　急性肾衰竭易合并感染,而且急性感染是急性肾衰竭常见的原因之一,因而抗感染治疗极为重要。在应用抗生素时应避免肾毒性。

2. 饮食与营养　患者每日所需能量主要由碳水化合物和脂肪供应,蛋白质的摄入量应严格控制。对于高分解代谢、营养不良和接受透析的患者蛋白质摄入量可适当放宽。不能口服的则需要全静脉营养支持。

(五) 针对发生机制用药

自由基清除剂;RAAS 阻断剂;钙通道阻断剂;能量合剂;膜稳定剂等。

第三节　慢性肾衰竭

• 慢性肾衰竭是指各种原因造成慢性进行性肾实质损害,导致肾脏明显萎缩,不能维持基本功能,临床出现以代谢产物潴留,水、电解质、酸碱平衡失调,全身各系统受累的临床综合征。

各种慢性肾脏疾病引起肾单位慢性进行性、不可逆性破坏,以致残存的肾单位不足以充分排除代谢废物和维持内环境恒定,导致水、电解质和酸碱平衡紊乱,代谢产物在体内积聚,以及肾内分泌功能障碍,并伴有一系列临床症状的病理过程,被称为慢性肾衰竭(chronic renal failure,CRF)。

CRF 是各种慢性肾脏病持续进展的共同结局,发展呈渐进性,病程迁延,病情复杂,常以尿毒症为结局而导致死亡。2002 年美国肾脏病基金会(National Kidney Foundation,NKF)和肾脏病患者预后及生存质量(Kidney Disease Outcome Quality Initiative,K-DOQI)定义了慢性肾脏病(chronic kidney disease,CKD）。CKD 是指肾脏损害和 / 或肾小球滤过率（glomerular filtration rate,GFR）下降 <60ml/（min·1.73m^2），持续三个月以上,其中肾脏损害是指肾脏结构和功能异常,包括肾脏影像学检查异常、肾脏病理形态学异常、血和 / 或尿成分异常。目前国际公认的 CKD 分期按照 GFR 下降和白蛋白尿程度进行重新分期,分为 G1、G2、G3a、G3b、G4、G5（表 18-3）,代替了 CRF 传统的 4 期临床分期。该分期方法将 GFR 正常（≥ 90ml/min）,但伴有肾损伤表现（蛋白尿、镜下血尿）定义为 CKD1 期,有助于 CKD 的早期识别和防治。同时将终末期肾病（end-stage renal disease,ESRD）的定义放宽到 GFR<15ml/min,有助于晚期 CRF 及时诊治。

表 18-3　慢性肾脏病的分期　　　　　　　　　单位:ml/（min·1.73m^2）

分期	描述	GFR	相关术语
G1	肾损伤,GFR 正常或↑	≥ 90	白蛋白尿、蛋白尿、镜下血尿
G2	肾损伤,GFR 轻度↓	60~89	白蛋白尿、蛋白尿、镜下血尿
G3a	GFR 轻度 - 中度↓	44~59	早期肾功能不全
G3b	GFR 中度 - 重度↓	30~44	中期肾功能不全
G4	GFR 严重↓	15~29	晚期肾功能不全
G5	肾衰竭	<15 或透析	尿毒症、ESRD

一、病因和发病过程

（一）CRF 的主要病因

CRF 是多种肾脏疾病晚期的最终结局。凡是能引起肾单位慢性进行性破坏的疾患均能引起 CRF,包括原发性肾脏病和继发性肾脏病。引起 CRF 的原发性肾脏疾病包括原发性肾小球肾炎、特发性慢性间质性肾炎等。继发于全身性疾病的肾损害如糖尿病肾病、高血压性肾损害、狼疮性肾炎、高血脂、肥胖相关性肾损害、药物相关肾损害,以及肿瘤相关肾病等。CRF 的病因因国家、地区、民族有所不同。在我国原发性肾小球疾病是导致 CRF 的最常见病因,但近年来糖尿病肾病、高血压性及高血脂、肥胖相关肾损害所导致的 CRF 逐年增多。

（二）CRF 的发病过程

CKD 进展到 3 期以后患者将逐步出现慢性肾功能不全或慢性肾衰竭的临床表现,因此,CRF 的病程呈现为缓慢而渐进的发展过程。

1. 肾脏损伤伴 GFR 正常或上升　虽然多种病因作用于肾脏,肾脏可有血和 / 或尿成分异常,但由于肾脏具有强大的代偿适应能力,GFR>90ml/（min·1.73m^2）,故可在相当长的时间内维持肾功能于临界水平,使肾脏的排泄与调节水、电解质及酸碱平衡的功能维持正常,保持内环境相对稳定而不出现肾功能不全的征象。

2. 肾脏损伤伴 GFR 轻度下降　肾单位减少但 GFR 处于 60~89ml/（min·1.73m^2）时,肾脏仍能保持良好的排泄和调节功能,肾脏有血和 / 或尿成分异常,无明显临床症状,但肾单位不能耐受额外的负担。一旦发生感染、创伤、失血及滥用肾血管收缩药等导致组织蛋白分解加强而加重肾负担,或因肾血流量减少,肾小球滤过率进一步降低,均可诱发进入 GFR 的进一步降低。

3. 肾功能不全伴 GFR 中度下降　GFR 处于 30~59ml/（min·1.73m^2）时,肾排泄和调节功能下降,患者即使在正常饮食条件下,也可出现轻度的氮质血症和代谢性酸中毒。肾浓缩功能减退,可有夜尿和多尿。另外还可出现轻度贫血、乏力和食欲减退等临床症状。

4. 肾衰竭伴 GFR 严重下降　GFR 下降至 15~29ml/（min·1.73m^2）时,患者出现明显的氮质血症、代谢性酸中毒、高磷血症和低钙血症、高氯血症及低钠血症,亦可有轻度高钾血症,夜尿多,并出现严重贫血等肾衰竭的临床症状,及尿毒症部分中毒症状如恶心、呕吐和腹泻等。

5. 肾衰竭、ESRD GFR<15ml/(min·1.73m^2),大量毒性物质在体内积聚,出现全身性严重中毒症状,并出现继发性甲状旁腺功能亢进症,有明显水、电解质和酸碱平衡紊乱,常发生肾毒性脑病和多器官功能障碍和物质代谢紊乱,需进行肾脏替代治疗。

二、发生机制

CRF 发病机制复杂,目前认为,多种病理生理过程参与 CRF 进展,这一系列过程相互影响,导致肾单位不断损伤,肾功能进行性减退,即使解除原发病的始动因素,也不可避免地走向终末期肾衰竭。

（一）原发病的作用

各种慢性肾脏疾病或继发于其他疾病的肾损伤造成肾单位破坏而丧失功能,根据病因和发病机制,可分为以下方面:①炎症反应:包括免疫反应介导的局部炎症反应和病原菌感染相关的炎症,如 IgA 肾炎、慢性肾盂肾炎、肾结核等;②缺血:如肾小动脉硬化症、结节性动脉周围炎等;③免疫反应:如膜性肾病、狼疮性肾炎、微型多动脉炎、膜增生性肾小球肾炎等;④尿路梗阻:如尿路结石、前列腺肥大等;⑤异常物质沉积:如肾淀粉样变性、轻链沉积病、重链沉积病等。

（二）继发性进行性肾小球硬化

肾脏疾病进展至一定程度,即使去除原发病因,病情仍然进展。因此继发进行性因素导致肾单位进一步丧失是 CRF 病程的重要因素。

人们对 CRF 的发病机制,先后提出了各种各样的假说"尿毒症毒素学说""完整肾单位学说""矫枉失衡学说""肾小球高滤过学说""脂质代谢紊乱学说""肾小管高代谢学说""尿蛋白学说""慢性酸中毒学说"等,多种学说对 CRF 的进展起到共同作用。下面介绍三种主要关于 CRF 发病机制的假说。

1. 健存肾单位学说 20 世纪 60 年代初 Bricker 提出健存肾单位假说(intact nephron hypothesis),认为各种损害肾脏的因素持续不断的作用,造成病变严重部分的肾单位功能丧失,而另一部分损伤较轻或未受损伤的"残存"或"健存"肾单位通过加倍工作代偿以适应机体的需要,维持体液和内环境稳定,因而出现代偿性肥大和滤过功能增强。随着疾病的进展,健存的肾单位日益减少,即使加倍工作也无法代偿时,因此,健存肾单位的数量是决定 CRF 预后的重要因素。

2. 肾小球高滤过学说 20 世纪 80 年代初,Brenner 等将健存肾单位学说加以修正,提出了著名的"三高学说"或"肾小球高滤过学说",即单个肾单位肾小球滤过率(single nephron GFR,SNGFR)增高(高滤过)、血浆流量增高(高灌注)和毛细血管跨膜压增高(高压力)。该学说认为,当处于高压力、高灌注、高滤过的血流动力学状态下,肾小球可显著扩展,进而牵拉系膜细胞。再加以高血流动力学引起肾小球细胞形态和功能的异常,又会使肾小球进行性损伤,最终发展为不可逆的病理改变即肾小球硬化。另外,肾小球上皮细胞是一种高度分化的终末细胞,出生后在生理情况下它不再增殖。当肾小球处于高血流动力学状况下,可发生局部毛细血管襻的扩张,乃至整个肾小球的扩张和肥大。但肾小球上皮细胞不能增殖,与肾小球容积增加和毛细血管扩张很不适应,上皮细胞足突拉长、变薄和融合,甚至与肾小球基底膜(GBM)分离,形成局部裸露的 GBM,裸露的 GBM 处毛细血管跨膜压骤增,大大增加了大分子物质的滤过,引起大量蛋白尿。严重的上皮细胞损伤,GBM 裸露及毛细血管扩张,可引起肾小球毛细血管襻塌陷,最后导致局灶、节段性肾小球硬化发生。肾小球纤维化和硬化将进一步破坏健存肾单位,从而促进肾衰竭。肾小球过度滤过是 CRF 发展至尿毒症的重要原因之一。

3. 矫枉失衡学说 20 世纪 70 年代 Bricker 等提出矫枉失衡学说(trade-off hypothesis)进一步补充健存肾单位学说。该学说认为,某些引起毒性作用的体液因子,其浓度增高并非都是肾清除减少所致,而是肾小球滤过率降低时机体的一种代偿过程,或称"矫枉"过程。而在矫枉过程中出现了新的失衡(失代偿),使机体进一步受损。

（三）肾小管 - 间质损伤

近年来,肾小管间质病变引起的进行性肾损害引起了人们的广泛重视。肾小管 - 间质损伤与

CRF 发生发展具有密切相关性。主要的病理变化包括肾小管肥大或萎缩,肾小管腔内细胞显著增生、堆积、堵塞管腔、间质炎症与纤维化。肾小管 - 间质损伤是多种因素作用的结果,其机制主要包括以下几项。

1. 慢性炎症　CRF 患者常处于慢性炎症中。肾小管 - 间质病理可见单核 - 巨噬细胞浸润。巨噬细胞可与肾脏固有细胞及细胞外基质相互作用,通过产生活性氧、一氧化氮及多种细胞炎性因子,直接损伤肾脏固有细胞,促进细胞外基质聚集;还可通过转化因子 -β(transforming growth factor-β,TGF-β)作用于肾小管上皮细胞,诱导肾小管上皮细胞分化,从而加重肾脏损伤,促进肾间质纤维化。

2. 慢性缺氧　缺氧时 RAS 激活,增加的血管紧张素 Ⅱ 刺激出球小动脉收缩,使球后肾小管管周毛细血管灌注不足,导致下游肾小管间质缺氧。缺氧亦可刺激细胞凋亡、肾小管上皮细胞间充质转分化(epithelial mesenchymal transition,EMT),将加重肾脏纤维化和慢性缺氧,形成恶性循环,导致 ESRD。此外,氧化应激可妨碍肾小管细胞对氧的利用;肾性贫血可影响氧的运输,增加 CRF 病程的风险。

3. 肾小管高代谢　在 CRF 进展过程中,肾小管并不是处于被动的代偿适应或单纯受损状态,而是直接参与肾功能持续减低的发展过程。当部分肾单位破坏后,残存肾单位代谢增强。出现残余肾单位生长因子增加、溶质滤过负荷增加、脂质过氧化作用增强、多种酶活性增加、Na^+-H^+ 反向转运亢进和细胞内 Na^+ 流量增多。肾小管高代谢可引起剩余肾单位内氧自由基生成增多,自由基清除剂(如谷胱甘肽)生成减少,进一步引起脂质过氧化作用增强,进而导致细胞和组织的损伤,使肾单位进一步丧失。

除上述发病机制外,近年来,随着对肾脏疾病的独立风险因子研究深入,许多因素可以加重 CRF 的进展,主要包括:①蛋白尿:蛋白大量滤过,可形成管型阻塞肾小管,损伤肾小管细胞和间质;大量蛋白尿,可以通过介导肾小管上皮细胞释放蛋白水解酶,引起免疫反应;蛋白尿也可激活肾内补体级联反应,通过形成补体攻击复合物与特异受体相互作用从而导致肾脏损伤。②高血压:高血压既是肾脏疾病发展过程中的结果,也是加重 CRF 的独立危险因素。③高脂血症:高脂血症除引起动脉粥样硬化外,脂质在肾组织内沉积,可通过产生活性氧,释放多种细胞活性因子和各种蛋白酶,损伤内皮细胞功能及导致肾小球内纤维素沉积。脂蛋白亦可在肾小球系膜区沉积,刺激系膜细胞产生细胞外基质,并促进巨噬细胞聚集和活化,细胞炎症因子生成,导致肾小管间质炎症,并通过改变肾脏血液流变学和血流动力学异常等多种机制介导肾脏损伤。④尿毒症毒素、营养不良和高血糖等参与 CRF 进展。

三、机体的功能代谢变化

(一)尿的变化

1. 尿量的改变　CRF 的早期和中期主要出现为夜尿和多尿,晚期发展成为少尿。

(1)夜尿:正常成人每日尿量约为 1 500ml,白天尿量约占总尿量的 2/3,夜间尿量只占 1/3。CRF 患者早期即有夜间排尿增多的症状,夜间尿量和白天尿量相近,甚至超过白天尿量,这种情况称之为夜尿(nocturia)。夜尿的发生机制目前尚不清楚。

(2)多尿:成人每 24h 尿量超过 2 000ml 称为多尿(polyuria)。CRF 患者发生多尿的机制主要是由于尿液未经浓缩或浓缩不足所致,包括:①残存的有功能肾单位血流量增多,滤过的原尿量超过正常量,且在通过肾小管时因其流速加快,与肾小管接触时间缩短,重吸收减少;②在滤出的原尿中,溶质(尤其是尿素)浓度较高,可引起渗透性利尿;③髓袢和远端小管病变时,因髓质渗透梯度被破坏以及对抗利尿激素的反应降低,以致尿液浓缩能力减低。

在 CRF 时,多尿的出现能排出体内一部分代谢产物(如 K^+ 等),有一定代偿意义,但此时由于肾单位广泛破坏,肾小球滤过面积减少,滤过的原尿总量少于正常,不足以排出体内不断生成的代谢产物。因此,在出现多尿的同时,血中非蛋白氮(NPN)仍可不断升高。

(3)少尿:CRF 晚期,由于肾单位极度减少,尽管残存有功能的每一个肾单位生成尿液仍多,但

24h 总尿量还是少于 400ml。

2. 尿渗透压的变化

（1）低渗尿：因测定方法简便，临床上常以尿比重来判定尿渗透压变化。正常尿比重为 1.003~1.030。CRF 早期，肾浓缩能力减退而稀释功能正常，出现低比重尿或低渗尿（hyposthenuria）。

（2）等渗尿：CRF 晚期，肾浓缩功能和稀释功能均丧失，以致尿比重常固定在 1.008~1.012 之间，尿渗透压为 260~300mmol/L，因此值接近于血浆晶体渗透压，故称为等渗尿（isosthenuria）。等渗尿的出现，表明患者对水的调节能力很差，不能适应水负荷的突然变化，易发生水代谢紊乱。

3. 尿成分的变化

（1）蛋白尿：每日尿蛋白持续超过 150mg 称为蛋白尿。CRF 时，由于肾小球毛细血管壁屏障、足细胞的细胞骨架结构以及它们的裂隙膜或肾小球基底膜的损伤，导致大量蛋白质滤过，同时伴有肾小管重吸收功能受损，因此出现蛋白尿。蛋白尿的程度与肾功能受损程度成正相关。

（2）血尿：血尿是指尿沉渣镜检每高倍镜视野红细胞超过 3 个。若出血量达到或超过 1ml/L 则呈现肉眼血尿。CRF 时，由于肾小球基底膜断裂，红细胞通过该裂缝时受血管内压力挤压而受损，受损的红细胞通过肾小管各段时受不同的渗透压作用，表现为变形红细胞血尿。

（3）管型尿：尿中管型的出现表示蛋白质在肾小管内凝固，其形成与尿液酸碱度、尿蛋白的性质和浓度以及尿量有密切关系。CRF 时，肾小管内可形成各种管型，随尿排出，其中以颗粒管型最为常见。

（二）氮质血症

CRF 时，由于肾小球滤过下降导致含氮的代谢终产物，如血浆尿素氮、血浆肌酐、血浆尿酸氮等在体内蓄积，进而引起血中非蛋白氮（non-protein nitrogen，NPN）含量增高，即出现氮质血症。

1. 血浆尿素氮升高　CRF 患者血浆尿素氮（blood urea nitrogen，BUN）的浓度与 GFR 的变化密切相关，但不呈线性关系。GFR 减少到正常值的 50% 时，BUN 含量仍未超出正常范围。当 GFR 降至正常值 20% 以下时，BUN 可高达 71.4mmol/L（200mg/dl）以上。由此可见，BUN 浓度的变化并不能平行地反映肾功能变化，只有在较晚期才较明显地反映肾功能损害程度。BUN 值还受外源性（蛋白质摄入量）与内源性（感染、肾上腺皮质激素的应用、胃肠出血等）尿素负荷的大小影响，因此，根据 BUN 值判断肾功能变化时，应考虑这些尿素负荷的影响。

2. 血浆肌酐升高　血浆肌酐含量与蛋白质摄入量无关，主要与肌肉中磷酸肌酸分解产生的肌酐量和肾排泄肌酐的功能有关。当血浆肌酐 >133μmol/L 时，表明肾脏功能进入失代偿期。血肌酐含量改变在 CRF 早期也不明显，只是在晚期才明显升高。临床上常同时测定血浆肌酐和尿肌酐，根据计算的内生肌酐清除率（尿中肌酐浓度 × 每分钟尿量 / 血浆肌酐浓度）反映 GFR。内生肌酐清除率和肾的结构改变，如纤维性变、功能肾单位数减少等也有很大关系。因此，内生肌酐清除率与 GFR 的变化呈平行关系，可反映仍具有功能的肾单位数目。但是，临床实际检测时，内生肌酐清除率重复性不佳。目前多采用血清肌酐值代入公式（CKD-EPI），估计 GFR（estimated GFR，eGFR），其优点是不必留 24h 尿。

（三）水、电解质和酸碱平衡紊乱

1. 水钠代谢障碍　CRF 时，由于有功能肾单位的减少以及肾浓缩与稀释功能障碍，肾脏对水代谢的调节适应能力减退。如果此时水负荷发生变化，易引起水代谢紊乱。表现为：①在摄水不足或由于某些原因丢失水过多时，易引起血容量降低和脱水；②当摄水过多时，又可导致水潴留、水肿和水中毒。

水代谢紊乱可伴有血钠失衡。CRF 早期，由于 GFR 和肾小管重吸收功能虽然都减低，但两者之间处于暂时的平衡状态，故血钠水平在较长时间内仍可保持正常。随着 CRF 的进展，有功能的肾单位进一步破坏，肾储钠能力降低。如果钠的摄入不足以补充肾丢失的钠，即可导致机体钠总量的减少和低钠血症。其发生原因主要有：①通过残存肾单位排出的溶质（如尿素、尿酸、肌酐）增多，产生渗透性利尿作用,使近曲小管对水重吸收减少,而钠随水排出增多。同时残存肾单位的尿流速加快,妨碍肾小管对钠的重吸收。②体内甲基胍的蓄积可直接抑制肾小管对钠的重吸收。③呕吐、腹泻等可使消化道丢失钠增多。这些原因不仅引起低钠血症,还同时伴有水的丢失,造成血容量减少,导致肾血流量降低,残存肾单位的 GFR 下降,肾功能进一步恶化,甚至出现明显的尿毒症。CRF 晚期,肾已丧失调节钠的能力,常因尿钠排出减少而致血钠增高。如摄钠过多,极易导致钠、水潴留,水肿和高血压。

2. 钾代谢障碍　CRF 的早期和中期,由于患者尿量没有减少,而且醛固酮代偿性分泌增多、肾小管上皮和集合管泌钾增多以及肠道排钾增加可使血钾长期维持在正常水平。但如果机体出现内源性或外源性钾负荷剧烈变化的情况下,可出现钾代谢失衡。

低钾血症见于:①厌食而钾摄入不足;②呕吐、腹泻使钾丢失过多;③长期使用排钾类利尿剂。CRF 晚期易出现高钾血症,其机制有:①尿量减少导致排钾减少;②酸中毒;③长期使用保钾类利尿剂;④感染等使分解代谢增强;⑤溶血;⑥含钾饮食或药物摄取过多。高钾血症和低钾血症均可影响神经肌肉的应激性和心脏功能,严重时可危及生命。

3. 镁代谢障碍　CRF 晚期由于尿量减少,镁排出障碍导致高镁血症。常表现为恶心、呕吐、全身乏力、血管扩张、中枢神经系统抑制等。当血清镁浓度 >3mmol/L 时可导致反射消失、呼吸麻痹、神志昏迷和心搏停止等。CRF 患者很难排泄过量的镁,应当避免使用含镁的药物治疗,防止严重的高镁血症。

4. 钙磷代谢障碍　CRF 患者往往伴有高磷血症和低钙血症。

(1)高磷血症:人体正常时有 60%~80% 磷由尿排出。在 CRF 早期,尽管肾小球滤过率下降,可引起血磷浓度上升,但为维持钙磷乘积不变,血中游离 Ca^{2+} 减少,进而刺激甲状旁腺分泌 PTH,后者可抑制肾小管对磷的重吸收,使尿磷排出增多而维持血磷浓度在正常范围内。到 CRF 晚期,由于 GFR 极度下降(<30ml/min),继发性增多的 PTH 不能使磷充分排出,血磷水平明显升高。同时 PTH 的增多又增强溶骨活动,促使骨磷释放增多,从而形成恶性循环,导致血磷水平不断上升。

(2)低钙血症:其原因有:①为维持血浆[Ca]×[P]乘积不变,在 CRF 出现高磷血症时,必然会导致血钙下降;②肾功能受损使肾小管合成 $1,25\text{-}(OH)_2\text{-}D_3$ 减少,影响肠道对钙的吸收;③血磷增高时,肠道磷酸根分泌增多,磷酸根可在肠内与食物中的钙结合成难溶的磷酸钙,降低钙的吸收;④体内某些毒性物质损伤肠道,使小肠黏膜对钙的吸收减少。

CRF 患者血钙降低很少出现手足搐搦,主要因为患者常伴有酸中毒,使血中结合钙趋于解离,故而游离钙浓度得以维持。同时 H^+ 离子对神经肌肉的应激性具有直接抑制作用,因此在纠正酸中毒要注意防止低钙血症引起的手足搐搦。

5. 代谢性酸中毒　CRF 患者发生代谢性酸中毒的机制主要包括:①肾小管排 H^+ 减少:CRF 早期,肾小管上皮细胞 NH_3 生成障碍,泌 NH_4^+ 减少;② GFR 降低,硫酸、磷酸等酸性产物滤过减少,血中固定酸增多,H^+ 在体内大量积聚,此时 HCO_3^- 浓度下降,Cl^- 浓度无明显变化,则形成 AG 增高型正常血氯代谢性酸中毒;③肾小管重吸收 HCO_3^- 减少:PTH 继发性分泌增多可抑制近曲小管上皮细胞碳酸酐酶活性,使 H^+ 分泌减少,$H^+\text{-}Na^+$ 交换障碍,造成 HCO_3^- 重吸收减少。此外,Na^+ 随水经尿排出增多,使细胞外液容量降低,从而激活肾素 - 血管紧张素 - 醛固酮系统,使来自饮食中的 NaCl 潴留,引起血氯增高,结果发生 AG 正常型高血氯性酸中毒。

酸中毒除对神经和心血管系统有抑制作用外,尚可影响体内许多代谢酶的活性,并可导致细胞内钾外逸和骨盐溶解。

(四)肾性骨营养不良

肾性骨营养不良(renal osteodystrophy)又称肾性骨病,是指 CRF 时,由于钙磷及维生素 D 代谢障碍、继发性甲状旁腺功能亢进、酸中毒、铝中毒等所引起的骨病。可发生儿童的肾性佝偻病、成人的纤维性骨炎、骨软化、骨质疏松和骨硬化等。其发病机制如下(图 18-2)。

1. 钙磷代谢障碍和继发性甲状旁腺功能亢进　CRF 患者由于高血磷及低血钙,可刺激甲状旁腺引起继发性甲状旁腺功能亢进,分泌大量 PTH,血中 PTH 升高。PTH 持续增加与肾性骨病是肾衰竭矫枉失衡学说(trade-off hypothesis)的典型例子。当 GFR 下降时,尿磷排泄减少,出现血磷增高和血钙下降,后者使 PTH 分泌增加促进尿磷排泄,纠正高磷血症。当 GFR 进一步下降时,高磷低钙促使机体 PTH 水平持续升高,最终发生继发性甲状旁腺功能亢进。PTH 具有溶骨作用,导致骨磷释放增多,出现恶性循环,导致血磷和 PTH 不断上升。同时,持续升高的 PTH 也刺激前破骨细胞和间质细胞转化为破骨细胞,使骨质生成与改建活动加强,导致骨质疏松和纤维性骨病。因此 PTH 所致的肾性骨营养不良亦称为高代谢性骨病(high turnover bone disease)。

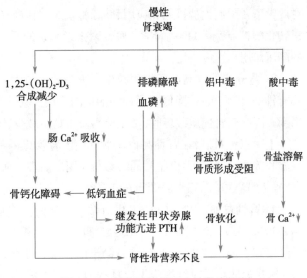

图 18-2　肾性骨营养不良的发生机制

2. 维生素 D 代谢障碍　$1,25\text{-}(OH)_2\text{-}D_3$ 具有促进骨盐沉着及肠吸收钙的作用。CRF 时,由于有功能的肾单位减少以及肾小管内磷浓度增加而使 $1,25\text{-}(OH)_2\text{-}D_3$ 生成减少,导致骨盐沉着障碍而引起骨软化症;同时,肠吸收钙减少,使血钙降低,并加重继发性甲状旁腺功能亢进而引起骨质疏松症和纤维性骨炎。

3. 酸中毒　CRF 多伴有长时间持续的代谢性酸中毒,可通过以下机制促进肾性骨营养不良的发生:①由于体液中 $[H^+]$ 持续升高,于是动员骨盐来缓冲,促进骨盐溶解;②酸中毒干扰 $1,25\text{-}(OH)_2\text{-}D_3$ 的合成;③酸中毒干扰肠吸收钙。

4. 铝中毒　CRF 患者肾排铝功能减弱。CRF 患者进入长期血液透析以及口服铝剂(结合肠道内磷的药物,如氢氧化铝、碳酸铝凝胶等),铝被吸收并在体内潴留,发生铝中毒。铝可直接抑制骨盐沉着,干扰骨质形成过程,导致骨软化。此外,铝在骨内沉积可抑制成骨细胞的功能,使骨质形成受阻,引起再生障碍性骨病,而 $1,25\text{-}(OH)_2\text{-}D_3$ 减少也可促进铝在骨内沉积,加重骨质软化。

(五) 肾性高血压

因肾脏疾病引起的高血压称为肾性高血压(renal hypertension),属于继发性高血压中最常见的一种类型。CRF 患者伴发高血压的机制主要包括以下几条。

1. 钠水潴留　CRF 晚期患者的血压与钠平衡存在直接关系。CRF 时肾脏对钠水排泄功能降低或患者对水、钠摄入过多,以及低蛋白血症可导致钠水潴留,从而引起:①血容量增多,心脏收缩加强,心排出量增加,血压升高;②动脉系统灌注压升高,反射性地引起血管收缩,外周阻力增加;③长时间血管容量扩张可刺激血管平滑肌细胞增生,血管壁增厚,血管阻力增加。上述这些因素共同促进了肾性高血压的发展。主要由钠水潴留所致的高血压称为钠依赖性高血压(sodium-dependent hypertension)。对该类高血压患者限制钠盐摄入和应用利尿剂以加强尿钠的排出,可以收到较好的降压效果。

2. 肾素-血管紧张素系统活性增高　主要见于慢性肾小球肾炎、肾小动脉硬化症、肾硬化症等疾病引起的 CRF,由于常伴随肾血液循环障碍,使肾相对缺血,激活肾素-血管紧张素系统,使血管紧张素 II 形成增多。血管紧张素 II 可直接引起小动脉收缩和外周阻力增加,又能促使醛固酮分泌,导致钠水潴留,并可兴奋交感-肾上腺髓质系统,引起儿茶酚胺释放和分泌增多,故可导致血压上升。这种主要由于肾素和 Ang II 增多引起的高血压称为肾素依赖性高血压(renin-dependent hypertension)。

对此类患者限制钠盐摄入和应用利尿剂,不能收到良好的降压效果。只有采用药物疗法(如血管紧张素转化酶抑制剂等)抑制肾素 - 血管紧张素系统的活性,消除血管紧张素Ⅱ对血管的作用,才有明显的降压作用。

3. 肾分泌的抗高血压物质减少　正常肾脏能生成激肽、PGE_2、PGI_2 等血管舒张物质。这些物质具有排钠、扩张血管、降低交感神经活性的作用。它们与肾素 - 血管紧张素系统既相互对抗又维持着平衡。因此当肾髓质破坏时,产生抗高血压物质减少,则可促使高血压的发生。

上述三种机制,在肾性高血压病程中因肾疾患的种类、部位和程度不同而异。但由于 CRF 病变性质和部位复杂,三种机制常同时参与作用。出现高血压后又可进一步损害肾功能,形成恶性循环。

(六) 肾性贫血和出血倾向

1. 肾性贫血　97% 的 CRF 患者常伴有贫血。贫血程度往往与肾功能损害程度一致。肾性贫血(renal anemia)发生机制如下:①促红细胞生成素减少:这是肾性贫血的主要原因。由于肾实质破坏,促红细胞生成素产生减少,致使骨髓干细胞形成红细胞受到抑制;②血液中潴留的毒性物质(如甲基胍):这些毒性物质对红细胞生成具有抑制作用;③造血原料不足:CRF 患者胃肠功能减退,导致铁和叶酸吸收减少、丢失过多,造血原料不足,影响红细胞生成。另外严重 CRF 患者还可出现铁的再利用障碍;④红细胞破坏增加:由于 ATP 生成不足以及红细胞膜上 ATP 酶活性下降,钠泵失灵,导致红细胞内钠、水含量增多,细胞脆性增加。PTH 也可增加红细胞脆性。胍类等毒性物质对红细胞有破坏作用。肾血管内常有纤维蛋白沉着,妨碍红细胞在血管内流动,使红细胞易受机械损伤而破裂。红细胞破损可引起溶血;⑤失血:肾衰竭患者常有出血倾向与出血,因而可加重贫血。

2. 出血倾向 CRF　约有 17%~20% 患者出现皮下瘀斑、紫癜、鼻黏膜出血、牙龈出血、胃肠道黏膜出血等症状。这主要是由于体内蓄积的毒性物质(如尿素、胍类、酚类化合物等)可抑制血小板功能。血小板功能异常表现为:①血小板的黏附性降低,使出血时间延长;②血小板聚集功能减退;③血小板第三因子释放受抑,使凝血酶原激活物形成减少。

四、防治原则

CRF 的防治是以 CKD 的发生发展为依据的,主要有以下有效的预防治疗原则。

(一) 积极治疗原发病与去除加重肾损伤因素

积极治疗某些原发病如慢性肾小球肾炎、肾结核、肾小管间质病变等慢性肾脏疾病,可防止肾实质的继续破坏,从而改善肾功能。控制加重肾损伤的因素如感染、高血压、糖尿病等,避免使用血管收缩药物与肾毒性药物,及时纠正水、电解质和酸碱平衡紊乱,可以明显改善 CRF 患者的临床症状,延缓疾病进展。

(二) 饮食控制与营养疗法

饮食控制与营养疗法是 CRF 非透析治疗最基本、有效的措施。其关键是蛋白质摄入量及成分的控制,要求采取优质低蛋白高热量饮食,保证足够的能力供给,减少蛋白质分解。其他方面还包括钠、盐、磷、嘌呤及脂质摄入的控制。

(三) 防治并发症

主要原则包括:①有效控制 CRF 患者的高血压,可延缓肾功能恶化,减少心力衰竭和脑血管意外的发生率,但又要注意降压速度不能太快,以保证肾灌注压不下降,避免肾功能急剧恶化;②根据发生心力衰竭的具体原因进行相应的处理:限制水、钠摄入和应用利尿剂,以降低心脏前负荷;应用血管扩张剂以降低心脏后负荷。纠正电解质紊乱和酸碱平衡紊乱,有利于控制心律失常和增强心肌收缩力。纠正贫血,改善心肌供养。血液净化治疗,减轻肾毒素对心肌细胞的损伤。③正确使用重组人红细胞生成素(rHuEPO),适当补充铁剂和叶酸,以治疗肾性贫血。④限制食物中磷的摄入,控制钙、磷代谢失调,用维生素 D 和甲状旁腺次全切除术以治疗肾性骨病。⑤选择有效的、肾毒性最小的抗生素控制可能出现的继发感染。

（四）透析疗法

CRF 患者每天可从肠道排出一定量的尿素、肌酐、肌酸和磷。可利用某些药物如大黄制剂和甘露醇等刺激肠蠕动增加或提高肠道内渗透压,促进有毒代谢产物从肠道排出。肾功能严重障碍患者需采用透析疗法。透析疗法是用人工方法部分代替肾的排泄功能,但不能代替肾内分泌和代谢功能。常用方法有血液透析和腹膜透析。

第四节　尿　毒　症

- 尿毒症是各种肾脏疾病发展的终末期。
- 尿毒症有效的治疗方法是透析和肾移植。

尿毒症(uremia)是各种肾脏疾病发展的最严重阶段,由于肾单位大量破坏,导致代谢终末产物和毒性物质在体内大量潴留,并伴有水、电解质和酸碱平衡的严重紊乱以及内分泌功能失调,从而引起一系列自体中毒症状。尿毒症也是终末期肾病(ESRD),患者需要依靠透析或肾移植来维持生命,其发病率逐年增高。

一、发生机制

尿毒症的发病机制非常复杂,目前认为可能是毒性物质在体内蓄积,水、电解质和酸碱平衡紊乱,以及内分泌功能障碍等多因素综合作用的结果,其中毒性物质蓄积在尿毒症的发病中起着重要作用。

（一）尿毒症毒素蓄积

自 1840 年 Piorry 和 Heritier 提出"尿毒症"(uremia)的概念以来,至今已有 180 余年。尿毒症(又称尿毒血症)最初的含义就是"尿(的毒素)留在血液中"(urine in blood)或"血液被尿液污染"(contaminating the blood with urine)。所谓尿毒症毒素(uremia toxin)是指肾衰竭患者体液中浓度明显增高、并与尿毒症代谢紊乱或临床表现密切相关的某些物质。

1. 尿毒症毒素来源　①体内正常代谢产物,因肾衰竭而造成浓度过度增高,如尿素、肌酐、尿酸、胍类、酚类、胺类等;②外源性毒物未经机体解毒、排泄,如铝的潴留等;③毒性物质经机体代谢又产生新的毒性物质;④正常生理活性物质、正常营养物质或稳定内环境的物质、体内微量元素,因肾衰竭而造成浓度过度增高,如 PTH 等。⑤体内某些物质,其分子结构因肾衰竭而发生变化或被修饰,如氨甲酰化氨基酸、氨甲酰化蛋白质、终末氧化蛋白产物(advanced oxidation protein products,AOPP)、晚期糖基化终产物(advanced glycation end products,AGEs)、脂质氧化终产物(advanced lipid oxidation end products,ALEs)等;⑥细菌代谢产物由肠道进入血液,如多胺、酚类、酚酸等。

2. 尿毒症毒素分类　根据尿毒症毒素分子量的大小来分可将尿毒症毒素分为小分子物质(分子量 <0.5kD)、中分子物质(分子量 0.5~10kD)和大分子物质(分子量 >10kD)。近几年根据毒素是否与蛋白结合的性质不同,又将其分为"蛋白结合毒素""非蛋结合的毒素"。

3. 常见的尿毒症毒素　尿毒症是一个复杂的临床综合征,因多种毒素蓄积而导致,是多因素综合作用的结果。下面介绍几种常见小分子(表 18-4)和中大分子(表 18-5)尿毒症毒素。

（1）尿素和尿酸:尿素是体内最主要的含氮代谢产物。尿素的毒性作用与其代谢产物即氰酸盐(cyanate)有关,氰酸盐与蛋白质作用后产生氨基甲酰衍生物,可抑制酶的活性。突轴膜蛋白发生氨基甲酰化后,高级神经中枢的整合功能可受损,产生疲乏、头痛、嗜睡等症状。尿毒症患者血浆中尿酸水平显著增高时,并发心包炎的情况增多,故尿酸在心包炎的发病中可能起一定作用。

表18-4 常见小分子尿毒症毒素

种类	包括
电解质和调节酸碱平衡的物质	H^+,钾,磷
微量元素	铝、钒、砷等
氨基酸及其类似物	色氨酸,同型半胱氨酸(homocysteine,Hcy),N-乙酰精氨酸,二甲基甘氨酸,脒基牛磺酸,苯乙酰谷酰胺(phenylacetylglutamine)
被修饰的氨基酸	氨甲酰化氨基酸,甲硫氨酸-脑啡肽(methionine-enkephalin)
氮代谢产物	尿素,肌酐,肌酸,尿酸,胍类(甲基胍,胍琥珀酸,胍乙酸),一氧化氮,黄嘌呤,次黄嘌呤,黄蝶呤(xanthopterin),尿嘧啶核苷,假性尿嘧啶核苷(pseudouridine),N-乙酰基丝氨酰-天冬氨酰-赖氨酰-脯氨酸(AcSDKP)
胺类	甲胺、二甲胺、多胺(尸胺、腐胺、精胺、精脒),氯胺(chloramine),不对称二甲氨酸(ADMA)
酚类	2-甲氧基间苯二酚,对苯二酚,对甲酚,苯酚,三氯甲烷(trichloromethane)
吲哚类	3-醋酸吲哚,犬尿素,喹啉酸,犬尿喹啉酸,褪黑激素,硫酸吲哚酚
马尿酸类	马尿酸,o-羟马尿酸,p-羟马尿酸
脂质类	3-羧-4-甲-5-丙-2呋喃丙酸(CMPF);ALEs:丙二酸乙醛赖氨酸(MDA-lyS)
其他	草酸,透明质酸,β-促脂解素(β-lipotropin)

表18-5 主要中大分子尿毒症毒素

种类	包括
多肽类	甲状旁腺素,胰高糖素,利钠激素,瘦素,内皮素,肾上腺髓质素,血管生成素,肾小球加压素,缩胆囊素,β-内啡肽,神经肽Y(NPY);delta-睡眠诱导肽
蛋白质类	β_2-微球蛋白(β_2-MG),白介素-1,白介素-6,肿瘤坏死因子,核糖核酸酶,免疫球蛋白轻链,趋化抑制蛋白(CIP),粒细胞抑制蛋白I(GIP-I),GIP-II,中性粒细胞脱颗粒抑制蛋白I(DIP-I),DIP-II,补体D因子,视黄素结合蛋白,半胱氨酸蛋白酶抑制物-C(cystatine C),克拉拉细胞蛋白(Clara cell protein)
被修饰的蛋白质类	氨甲酰化蛋白质或多肽,终末氧化蛋白产物(AOPP),AGEs修饰的蛋白质
脂质类	脂质氧化终产物(ALEs)修饰的蛋白质
其他	某些抑制激素活性的未知物质、抑制离子转运的未知物质等

（2）胺类和酚类:胺类包括脂肪族胺、芳香族胺和多胺。高浓度脂肪族胺可引起肌阵挛、扑翼样震颤和溶血。芳香族胺(苯丙胺、酪胺)对脑组织氧化过程、琥珀酸氧化过程以及多巴羧化酶活性均有抑制作用。多胺包括精胺、腐胺和尸胺。高浓度多胺可引起厌食、恶心、呕吐和蛋白尿,并能促进红细胞溶解,抑制促红素的生成,抑制 Na^+-K^+-ATP酶和 Mg^{2+}-ATP酶的活性,还能增加微血管通透性,促进尿毒症时肺水肿、腹水和脑水肿的发生。酚类可引起动物昏迷,可抑制血小板第三因子活性和阻碍血小板的集聚,因此酚类可能是导致尿毒症时出血倾向的原因之一。

（3）胍类化合物:胍类化合物是体内精氨酸的代谢产物。正常情况下精氨酸主要在肝脏通过鸟氨酸循环不断生成尿素、胍乙酸和肌酐。肾衰竭晚期,这些物质的排泄发生障碍,因而精氨酸通过另一种途径转变为甲基胍和胍基琥珀酸。甲基胍(methylguanidine)是毒性最强的小分子物质。正常人血浆中甲基胍含量甚微,约为 0.08mg/L,而尿毒症时可高达 6mg/L。甲基胍可引起体重减轻、血尿素氮增加、红细胞寿命缩短、呕吐、腹泻、便血、运动失调、痉挛、嗜睡、心室传导阻滞等。胍基琥珀酸(guanidinosuccinic acid)的毒性比甲基胍弱,它能抑制脑组织的转酮醇酶的活性,可影响脑细胞功能,引起脑病变。若将胍基琥珀酸注入动物体内,可引起抽搐、心动过速、溶血与血小板减少,且可抑制血小板第三因子释放,引起出血。

(4)甲状旁腺激素:甲状旁腺激素(parathyroid hormone,PTH)被认为是一种重要的尿毒症毒素。尿毒症患者 PTH 增高,PTH 能引起尿毒症的大部分症状和体征:①可引起肾性骨营养不良;②引起皮肤瘙痒,切除甲状旁腺后,瘙痒即可减轻;③可刺激促胃液素释放,刺激胃酸分泌,促使溃疡生成;④血浆 PTH 持久异常增高,可促进钙进入施万细胞或进入轴突,造成周围神经损害,PTH 还能破坏血脑屏障的完整性,使钙进入脑细胞。脑中铝的蓄积可产生尿毒症痴呆,而铝在脑的沉积又与 PTH 相关;⑤软组织坏死是尿毒症严重而危及生命的病变,这种病变只能在甲状旁腺次全切除后方能治愈;⑥ PTH 可增加蛋白质的分解代谢,从而使含氮物质在血内大量蓄积;⑦ PTH 还可引起高脂血症与贫血等。

(5)β_2- 微球蛋白:β_2- 微球蛋白(β_2-Microglobulin,β_2M)是由主要组织相容性复合物(major histocompatibility complex,MHC)轻链组成的分子量为 11.8kD 的蛋白质。循环血中的 β_2M 通过肾小球滤过,在近端小管重吸收并进行分解代谢。在肾功能减退时,血浆中的 β_2M 水平升高,并以淀粉样蛋白原纤维的形式在组织中沉积。β_2M 沉积引起的临床症状包括腕管综合征、骨囊肿、破坏性脊椎关节病、渗出性关节炎和肩周炎。

(6)瘦素:瘦素(leptin)是由肥胖基因编码,脂肪细胞分泌的肽类激素。瘦素主要由肾脏清除,因此尿毒症患者血中瘦素水平明显升高。瘦素可引起肾小球内皮细胞增生并增加 TGF 的表达和分泌,诱导血管系膜细胞合成 I 型胶原及肾小球内皮细胞合成 IV 型胶原,从而导致细胞外基质沉积、肾小球硬化症及蛋白尿。

(二)机体内环境严重紊乱

各种肾脏疾病发展到最严重阶段终末期肾病时,肾脏排泄和调节功能严重障碍,可导致水、电解质和酸碱平衡的严重紊乱,出现氮质血症、水钠潴留、高钾血症、高磷血症和低钙血症以及代谢性酸中毒等。此外,肾实质严重损伤可导致内分泌功能失调,如使 EPO 分泌减少导致贫血、1,25-$(OH)_2D_3$ 产生减少导致肾性骨病等。而且,不断积累的尿毒症毒素与严重紊乱的机体内环境相互作用,促进肾单位的进一步丧失,加速尿毒症的发展。

二、功能代谢变化

尿毒症时,患者出现严重的泌尿功能障碍,水、电解质和酸碱平衡紊乱、贫血、出血、高血压等体征,此外可出现全身各系统的功能障碍和物质代谢紊乱所引起的临床表现。

(一)全身多系统功能障碍

1. 神经系统　尿毒症患者可出现神经系统症状,其主要表现为中枢神经系统功能障碍和周围神经病变两种形式,其中中枢神经系统功能紊乱是尿毒症的主要表现。

(1)中枢神经系统功能障碍:表现为不安,思维不集中,记忆力减退,失眠等。严重者嗜睡甚至惊厥、昏迷,称为尿毒症性脑病。其发生机制尚不清楚,可能是血中尿毒症毒素的蓄积,脑循环与脑代谢障碍,水、电解质平衡失调和代谢性酸中毒等因素共同作用的结果。

(2)周围神经病变:尿毒症时周围神经病变较为常见,男性多见,经神经活检占有 75%。其表现为足部发麻,腱反射减弱或消失,甚至远侧肌肉麻痹等。病理形态变化为神经脱髓鞘和轴索变化。其原因是患者血中胍基琥珀酸或 PTH 增多,抑制了神经中的转酮醇酶,故髓鞘发生病变而表现外周神经症状。

NOTES

2. 心血管系统　主要表现为充血性心力衰竭和心律失常,晚期可出现尿毒症性心包炎。心血管功能障碍是由于肾性高血压、酸中毒、高钾血症、钠水潴留、贫血以及毒性物质作用的结果。尿毒症性心包炎(发生率为 40%~50%),多为纤维素性心包炎(尿素、尿酸渗出所致),患者有心前区疼痛,体检时可闻及心包摩擦音。

3. 呼吸系统　尿毒症时伴有酸中毒,引起呼吸加深加快,严重时可出现酸中毒固有的深大呼吸(Kussmaul 呼吸)甚至潮式呼吸。由于唾液中的尿素被细菌分解形成氨,故呼出气体有氨味。严重患者可出现肺水肿、纤维素性胸膜炎或肺钙化等病变。肺水肿的发生与心力衰竭,毒性物质使肺毛细血管通透性增高、低蛋白血症、钠水潴留等有关。纤维素性胸膜炎是尿素刺激引起的炎症。肺钙化是磷酸钙在肺组织内沉积所致。

4. 消化系统　消化系统的症状是尿毒症患者最早出现和最突出的症状。早期表现厌食,以后出现恶心、呕吐、腹泻、口腔黏膜溃疡,以及消化道出血等症状。其发生可能与消化道排出尿素增多,受尿素酶分解生成氨,刺激胃肠黏膜产生炎症甚至溃疡有关。此外,因肾实质破坏使促胃液素灭活减弱,PTH 增多又刺激促胃液素释放,故促胃液素增加,刺激胃酸分泌,促使溃疡发生。

5. 免疫系统　尿毒症患者极易发生感染,并常以感染为其主要死因之一。这可能是患者免疫功能低下之故。其主要表现为细胞免疫反应受到明显抑制,而体液免疫反应正常或稍减弱。血中中性粒细胞吞噬和杀菌能力减弱。尿毒症患者的皮肤和器官移植物存活期延长,迟发性变态反应降低,淋巴转化试验反应减弱。其之所以出现细胞免疫功能异常,可能因毒性物质对淋巴细胞分化和成熟有抑制作用,或者对淋巴细胞有毒性作用。

6. 皮肤变化　患者常出现皮肤瘙痒、干燥、脱屑和色素沉着等。其中皮肤瘙痒与毒性物质刺激皮肤感觉末梢以及继发性甲状旁腺功能亢进所致的皮肤钙沉积有关。皮肤色素主要为黑色素。尿素霜(urea cream)则是尿素随汗液排出时在汗腺开口处形成的细小白色结晶。

（二）物质代谢紊乱

1. 糖代谢紊乱　有 50% 尿毒症患者伴有糖耐量降低,表现为轻型糖尿病曲线,但空腹血糖正常,不出现尿糖。其机制与尿素、肌酐和中分子量毒物的作用有关:①使胰岛素分泌减少;②使生长激素(可拮抗胰岛素)分泌增多;③胰岛素与靶细胞受体结合障碍;④肝糖原合成酶活性降低。

2. 蛋白质代谢紊乱　患者常出现消瘦、恶病质、低蛋白血症等负氮平衡的体征。其发生机制包括:①患者摄入蛋白质减少或因厌食、恶心、呕吐、腹泻等使蛋白质吸收减少;②毒性物质(如甲基胍)使组织蛋白分解增强;③随尿丢失一定量蛋白质;④因出血丢失蛋白;⑤合并感染可导致蛋白质分解增强。

3. 脂肪代谢紊乱　患者常有高脂血症,主要为血清甘油三酯增高。这是由于胰岛素拮抗物使肝脏合成甘油三酯增加,周围组织脂蛋白酶活性降低导致清除甘油三酯减少所致。

三、防治原则

尿毒症的防治原则是积极治疗原发病,去除加剧肾衰的各种可逆因素,维持内环境稳定。比较有效的治疗方法是透析疗法和肾移植。

（一）透析疗法

透析疗法包括血液透析和腹膜透析两种。

1. 血液透析疗法(人工肾)　是根据膜平衡原理,将尿毒症患者血液与含一定化学成分的透析液同时引入透析器内,在透析膜两侧流过,两侧可透过半透膜的分子作跨膜移动,达到动态平衡。从而使尿毒症患者体内蓄积的毒素得到清除;而人体所需的某些物质也可从透析液得到补充。

2. 腹膜透析　其基本原理与血液透析法相同,但所利用的半透膜就是腹膜,而非人工透析膜。将透析液注入腹膜腔内,并定时更新透析液,便可达到透析的目的。

（二）肾移植

肾移植是目前治疗尿毒症最根本的方法。随着当代移植手段的不断提高，新的免疫抑制剂在临床应用，进一步提高了移植肾的存活率。但目前仍存在供肾来源困难、移植肾被排斥及移植受者感染等问题，因而限制了肾移植的广泛开展。随着移植技术不断提高，更有效的免疫抑制剂的应用以及异种器官移植研究的进展，将会对肾移植工作起到很大的推进作用。

Summary

The pathophysiological process of renal failure is a complex process involving changes in multi-system function. The incidence of renal dysfunction is related to glomerular filtration, renal tube and renal endocrine dysfunction. According to the etiology and the urgency of the disease, renal failure can be divided into acute and chronic. During acute renal failure, the double renal urinary function obstructs in a short period of time, product accumulates in the body, azotemia and metabolic acidosis, the body is internally disoriented. In the early stages of acute renal failure, changes in renal vascular and hemodynamics leads to a decrease in glomerular filtration rate (GFR) and the occurrence of oliguria, while the damage of the renal tube maintains a continuous GFR reduction and oliguria. Chronic renal failure is caused by chronic and irreversible destruction of nephron, so that the remaining nephron cannot completely discharge metabolic waste and maintain a constant internal environment leading to water, electrolyte and acid-base balance disorders, accumulation of metabolites in the body and renal endocrine dysfunction and a series of clinical syndromes. Chronic renal failure can be caused by primary kidney diseases such as chronic glomerular nephritis, or secondary to systemic diseases such as diabetes, hypertension, etc. Chronic renal failure is often accompanied by multiple systemic complications such as renal osteodystrophy, renal hypertension, renal anemia and bleeding. If acute and chronic renal failures progress to the late stage, the large number of metabolic end products and toxins including parathyroid hormones, methamphetamine, moderate molecular weight toxins, urea and uric acid will accumulate in the body, leading to multi-system dysfunction. Patients with uremia rely on dialysis therapy to maintain partial kidney function, but kidney transplants are the most effective treatment.

Renal failures caused by various complications have become one of the major reasons for human health deterioration. In our country, its morbidity is increasing year by year. Despite the improving treatment methods, the number of patients progressing to end-stage kidney failure is increasing, which is related to the fact that the pathogenesis of renal failure is not yet fully understood. In developed countries, about 70% of diabetes and hypertension cases are caused by chronic kidney disease. Diabetes and hypertension resulting from chronic kidney disease is also increasing year by year in China. At the same time, there is a great lack of understanding about toxic metabolites such as PTH, uric acid, methylguanidine and how it affects the body. In recent years, the role of cytokines, growth factors and chemokines in kidney injury has been paid more and more attention. Discovering ways to better understand the disease in order to control the development and to improve the quality of life of patients has become a priority. Although kidney transplants are the ultimate solutions for kidney failure, but the minimal number of donors and transplant rejections restrict the use of this technique. More research and a deeper understanding of renal failure could help the development of new treatments and drugs.

（梁秀彬　刘志红）

思考题

1. 慢性肾衰竭是各种慢性肾脏疾病引起肾单位慢性、进行性、不可逆性破坏，导致肾脏不能维持基本功能，临床出现全身各系统受累的临床综合征。根据慢性肾衰竭的发病机制，请思考保护肾功能的靶点和已经批准的临床药物有哪些？

2. 肾脏是一个多细胞族群的器官，随着单细胞测序技术的普及，在肾脏疾病发病机制研究中细胞类群的功能变化越来越多被关注，请思考肾脏有哪些细胞类型，各自的命名和标志性基因是什么？

第十九章
脑功能障碍

扫码获取
数字内容

人脑由数以十亿计的神经细胞组成,这些细胞通过突触(synapses)形成复杂的网络结构,具有极为复杂精细的功能。脑是调控各系统、器官功能的中枢,参与学习、记忆、综合分析、意识等高级神经活动。脑功能异常对人的精神、情感、行为、意识以及几乎所有的脏器功能都会产生不同程度的影响。

第一节 概 述

• 脑功能异常在疾病进程中呈现其特殊规律:病变定位和功能障碍之间关系密切;病变神经元得到恢复的可能性小;病程缓急常引起不同的后果。
• 大脑损伤的最主要表现是认知或意识的异常。

一、脑疾病发生发展的特殊规律

由于脑在解剖和生理学上的某些特殊性,故在疾病的表现上具有和其他实质性器官(如肝、肾)不同的一些特殊规律:①病变定位和功能障碍之间关系密切。例如,位于左大脑半球皮质的病变,可能有失语、失用、失读、失书、失算等症状;位于皮质下神经核团及其传导束的病变,可能出现相应的运动、感觉及锥体外系功能异常;位于海马区的病变可损伤学习与记忆,位于小脑的疾病可引起身体的平衡功能障碍或共济失调等;前额叶皮质主要参与复杂的决策过程,其损伤可导致严重的人格行为改变(如粗俗无礼、顽固、反复无常、缺乏耐心等),而不影响患者的学习记忆功能。②相同的病变发生在不同的部位,可出现不同的后果。例如,发生在额叶前皮质联络区的小梗死灶可不产生任何症状,但若发生在延髓则可导致死亡。③成熟神经元无再生能力。虽然近年来在成年大脑的室管膜下区(sub-ventricular zone,SVZ)和海马齿状回(dentate gyrus,DG)发现存在一些具分化潜能的神经祖细胞,但是,目前认为神经系统在老化过程中或受损伤后,神经细胞数量的减少基本不能从自身得到补充。神经细胞的慢性丢失将导致脑不同区域萎缩,从而出现相应的功能障碍。④病程缓急常引起不同的后果。一般而言,急性脑损伤常常导致意识障碍,而慢性脑损伤则主要表现为认知功能障碍。⑤在防治原则上,对急性脑损伤主要强调快速而准确的诊断和处理,而对慢性脑疾病应该强调预防或延缓疾病的发生发展。

二、脑对损伤的基本反应

脑对损伤的基本反应是神经元的坏死、凋亡、退行性变性(轴突和树突断裂,缩短,细胞萎缩);神经胶质细胞、星形胶质细胞炎性反应、增生、肥大;少突胶质细胞脱髓鞘等。由于脑的结构和功能极其复杂,故受损伤时的表现也千变万化,而且许多科学问题目前尚未能阐明。

大脑损伤的最主要表现是认知或意识的异常,本章将从这两个方面讨论脑功能不全的有关病理生理学问题。

第二节　认 知 障 碍

- 认知障碍的主要表现形式包括学习、记忆障碍、失语、失认、失用、其他精神、神经活动的改变以及痴呆等。
- 认知障碍的发生机制与神经调节分子及相关信号通路异常、蛋白质代谢紊乱、突触 - 神经环路损伤密切相关。

认知是机体认识和获取知识的智能加工过程，涉及学习、记忆、语言、思维、精神、情感等一系列随意、心理和社会行为。认知障碍（cognitive disorder）指与上述学习记忆以及思维判断有关的大脑高级智能加工过程出现异常，从而引起严重学习、记忆障碍（learning and memory impairment），同时伴有失语（aphasia）或失用（apraxia）或失认（agnosia）或失行（disturbance in executive functioning）等改变的病理过程。认知的基础是大脑皮质的正常功能，任何引起大脑皮质功能和结构异常的因素均可导致认知障碍。由于大脑的功能复杂，且认知障碍的不同类型互相关联，即某一方面的认知问题可以引起另一方面或多个方面的认知异常（例如，一个患者若有注意力和记忆方面的缺陷，就会出现解决问题的障碍）。因此，认知障碍是脑疾病诊断和治疗中最困难的问题之一。

一、认知障碍的主要表现形式和脑区特征

人脑所涉及的认知功能范畴极其广泛，包括学习、记忆、语言、运动、思维、创造、精神、情感等，因此，认知障碍的表现形式也多种多样，这些表现可单独存在，但多相伴出现。

（一）认知障碍的主要表现形式

1. 学习记忆障碍　学习、记忆是一种复杂的动态过程。记忆是处理、贮存和回忆信息的能力，与学习和知觉相关。记忆过程包括感觉输入（sensory inputs）→感觉记忆（sensory memory）→短时记忆（short-term memory）→长时记忆（long-term memory）→贮存信息的回忆（recall of storage information）等过程。从信息加工的角度，记忆过程就是对输入信息的编码（encoding）、储存（storage）和提取（retrieval）的过程。在大脑皮质不同部位受损伤时，可引起不同类型的记忆障碍，如颞叶海马区受损主要引起空间记忆障碍，而蓝斑、杏仁核等区域受损则主要引起情感记忆障碍等。

2. 失语　失语是由于脑损害所致的语言交流能力障碍。患者在意识清晰、无精神障碍及严重智能障碍的前提下，无视觉及听觉缺损，亦无口、咽、喉等发音器官肌肉瘫痪及共济运动障碍，却听不懂别人及自己的讲话，说不出要表达的意思，不理解亦写不出病前会读、会写的字句等。失语与大脑皮质语言区损害以及位于优势侧皮质下结构（如丘脑及基底节）的病变相关。

3. 失认　失认是指脑损害时患者并无视觉、听觉、触觉、智能及意识障碍的情况下，不能通过某一种感觉辨认以往熟悉的物体，但能通过其他感觉通道进行认识。例如，患者看到手表而不知为何物，通过触摸手表的外形或听表走动的声音，便可知其为手表。

4. 失用　要完成一个复杂的随意运动，不仅需要上、下运动神经元和锥体外系及小脑系统的整合，还须有运动的意念，这是联络区皮层的功能。失用是指脑部疾患时患者并无任何运动麻痹、共济失调、肌张力障碍和感觉障碍，也无意识及智能障碍的情况下，不能在全身动作的配合下，正确地使用一部分肢体功能去完成那些本来已经形成习惯的动作，如不能按要求做伸舌、吞咽、洗脸、刷牙、划火柴和开锁等简单动作，但患者在不经意的情况下却能自发地做这些动作。一般认为，左侧缘上回是运用功能的皮层代表区，由该处发出的纤维至同侧中央前回，再经胼胝体而到达右侧中央前回。因此左侧顶叶缘上回病变可产生双侧失用症，从左侧缘上回至同侧中央前回间的病变可引起右侧肢体失用，胼胝体前部或右侧皮质下白质受损时引起左侧肢体失用。

5. 其他精神、神经活动的改变　患者常常表现出语多唠叨（garrulous）、情绪多变（sentimental）、焦虑（anxiety）、抑郁（depression）、激越（agitation）、欣快（euphoria）等精神、神经活动方面的异常改变。

6. 痴呆　痴呆（dementia）是严重认知障碍的一种表现形式，是慢性脑功能不全产生的获得性和持续性智能障碍综合征。智能损害包括不同程度的学习记忆、语言、视空间功能障碍、人格异常及其他认知（概括、计算、判断、综合和解决问题）能力的降低，患者常常伴有行为和情感的异常，这些功能障碍导致患者日常生活、社会交往和工作能力明显减退或完全丧失。

（二）不同脑区损伤时认知障碍的特征

直到 20 世纪中期，人们一直认为记忆完全依附于感知觉、语言或运动，不可能以一种独立的脑功能定位于脑的特定区域，因而无法用实验进行研究。加拿大神经外科医师 Penfield（1891—1976）采用损毁性外科手术治疗重症癫痫时，发现电刺激大脑颞叶癫痫发作区神经细胞可使患者清晰地回忆起自己过去的经历，由此提出大脑颞叶可能是记忆的关键部位。后续的研究证明，在大脑皮质不同部位受损伤时，可引起不同类型的记忆障碍（图 19-1）。

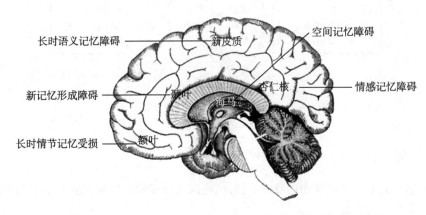

图 19-1　大脑皮质不同区域受损导致不同类型的记忆障碍

1. 大脑颞叶损伤与近期记忆障碍　大脑颞叶（temporal lobe）的主要功能是处理听觉信息，颞叶损伤导致陈述性记忆障碍，其特征是最新学到的最容易被遗忘，而远期记忆则通常被保留。

2. 海马损伤与空间记忆障碍　海马结构（hippocampus formation）中含大量位置细胞（place cell）或网格细胞（grid cell），是人体的定位系统。海马损伤导致空间记忆障碍（spatial memory deficit）。

3. 额叶损伤与长时情节记忆障碍　情节记忆是一种长时记忆，主要指识记、保持和再现与一定时间、地点及具体情境相联系的事件。额叶（frontal lobe）主要参与情节记忆相关信息的采集、编码、检索和回忆。额叶受损将使信息难以存入和取出，信息可因"不正确的归档"而被曲解，导致背景或顺序不准确，出现情节记忆扭曲和形成错误的记忆，可见于脑震荡、癫痫、缺血缺氧、脑卒中、手术损伤、外伤、神经退行性疾病。

4. 杏仁核损伤与情感记忆障碍　情感记忆的形成和提取涉及两种类型：陈述性记忆和非陈述性记忆。杏仁核（amygdala）主要参与非陈述性记忆的形成及提取过程。重大情感事件可刺激杏仁核，将记忆存储到海马和其他大脑部位。这一点也解释了为何在强烈的情绪下习得的记忆更牢靠。在人类及其他灵长类动物，杏仁核的损毁经常导致情绪低落。选择性损毁杏仁核猴的母性行为减弱，不照顾甚至虐待自己的幼仔。

5. 额颞叶新皮质损伤与长时语义记忆障碍　语义记忆是陈述性记忆的一种类型，将目标、事件、单词及其含义等以知识的形式贮存于新皮质（neocortex）。例如，当我们看到大象的图片，闭上眼睛也会浮现出大象的形象。这种回忆依赖于记忆保持的完整性和连续性，而额颞叶新皮质受损的患者对大象的描述则是片段式和残缺不全的。

6. 前额叶损伤与情感障碍　前额叶（prefrontal cortex）与精神情感密切相关。在氯丙嗪等抗精神病药物出现之前，前额叶白质切断术常用于治疗比较严重的精神分裂症，但术后许多患者出现情绪变化,且不能有效控制情绪,还表现出情感淡漠。

7. 优势大脑半球损伤与语言障碍　人脑的两侧大脑半球在高级功能上各有优势,左脑具语言、符号、文字、逻辑思维等功能优势,右脑的绘画、音乐和直观、综合、形象思维等功能占优势(图 19-2)。临床研究发现,右利手的人语言中枢位于左半球,只有左半球的损伤才引起语言障碍,因此称左半球为优势半球(dominant hemisphere)。

8. 优势侧顶叶损伤与失认和空间定位障碍　优势侧顶叶(parietal lobe)损伤常导致单侧或双侧身体失认和空间定位障碍。

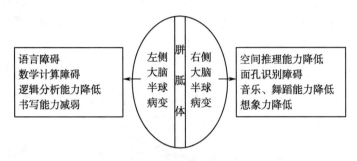

图 19-2　左右大脑半球病变可能出现的症状

二、认知障碍的病因

认知是大脑皮质复杂高级功能的反映。因此,任何直接或间接引起大脑皮质结构和功能慢性损伤的因素均可导致认知障碍。

(一) 基因异常

基因异常是指染色体数量、基因的碱基对组成或排列顺序或修饰发生改变。基因不断改变是物种进化的基础,但有些染色体畸变或基因突变可导致认知功能损伤。例如,唐氏综合征(Down syndrome)是一种具特殊表型的先天性智能障碍,这些患者的 21 号常染色体比正常人多出一条,故又称 21- 三体综合征。脆性 X 综合征(fragile X syndrome)是一种 X 连锁显性遗传病,主要在男性发病,由 X 染色体基因突变或 DNA 过度甲基化引起,智力低下和语言行为异常是患者的特征表现。

已发现多种基因异常参与老化相关的神经变性病。例如,在帕金森病(Parkinson disease,PD)患者有 *SNCA*,*parkin* 和 *park3* 基因突变,*SNCA* 基因第 209 位的核苷酸发生了 G-A 错义突变,使其蛋白质第 53 位的丙氨酸(Ala)变成了苏氨酸(Thr),变异的蛋白质是 PD 患者神经细胞胞质中特征性嗜酸性包涵体,即路易小体(Lewy body)的重要成分;已发现有 30 多种 *parkin* 基因缺失和点突变与早发性 PD 有关,parkin 是一种 E-3 连接酶,其基因变异可引起泛素依赖的蛋白降解过程障碍,导致多种依赖 parkin 降解的蛋白质聚集。在阿尔茨海默病(Alzheimer disease,AD)患者,已发现 5 个相关基因突变,所编码的蛋白质依次为淀粉样前体蛋白(amyloid precursor protein,APP)、早老蛋白 -1(presenilin-1,PS-1)、PS-2、载脂蛋白 E(apolipoprotein E,apoE)和 α_2- 巨球蛋白(α_2-macroglubumin)。其中,APP、PS 基因突变和 apoE 基因多态性可导致 APP 异常降解,产生大量 β 淀粉样多肽(Aβ),过量产生的 Aβ 不断在神经细胞间聚集形成老年斑,同时可导致过氧化损伤(损伤生物膜、破坏细胞内钙离子稳态、抑制星形胶质细胞、使一些关键酶失活)、炎症反应和神经细胞死亡。在额颞叶痴呆(frontotemporal dementia with parkinsonism 17,FTDP-17)患者,单纯微管相关蛋白 *tau* 基因突变便可引起神经细胞变性和痴呆。此外,载脂蛋白 E(*apoE*)基因多态性与轻度认知障碍(mild cognitive impairment,MCI)以及 AD 易感性的相关,携带 apoE ε4 等位基因者更易发病。表 19-1 列举了一些与认知障碍相关的染色体和基因异常。

表 19-1　认知障碍相关的染色体和基因异常

名称	缺陷	病症
唐氏综合征	21 号染色体三体异常	先天性智能障碍
脆性 X 综合症	X 染色体基因突变或 DNA 甲基化异常	智力低下、语言行为异常
帕金森病	*SNCA*,*parkin* 和 *park3* 基因突变	运动和认知功能障碍
家族性阿尔茨海默病	淀粉样前体蛋白（APP），早老蛋白 -1（PS1），PS2，载脂蛋白 E（*ApoE*），α_2 巨球蛋白基因异常	认知功能障碍
额颞叶痴呆	微管相关蛋白 tau 基因突变	神经细胞变性和痴呆

（二）代谢紊乱

对绝大多数 50 岁以后发病的散发性神经退行性疾病而言,脑老化、能量和物质代谢失调以及慢性全身性疾病发生发展过程中毒素的累积在认知功能损伤中起主要作用。现将相关代谢因素归纳如下。

1. 老化的作用　老化是绝大多数慢性神经退行性变性病的主要病因,约 60 岁以后,认知功能一般随年龄增高而下降。研究发现 PD 患者黑质多巴胺能神经元、酪氨酸羟化酶和多巴脱羧酶活力以及纹状体多巴胺递质自 30 岁以后随年龄增长而逐年减少。在老化过程中,脑中血液供应减少,合成和分解代谢以及对毒素的清除能力均降低,这些因素可造成神经细胞慢性退行性变而死亡,导致认知功能降低。老化脑中铝、铜、铁等金属离子聚集也可损伤神经细胞,而这些金属离子聚积在 AD 患者的特定脑区更加显著,可能是造成 AD 记忆损伤的重要因素。此外,老年人整体功能水平降低,例如,老年人听力下降使其与外界环境的接触以及对外界刺激的加工减少,也可降低老年人对外界环境的认知。

2. 慢性缺血性脑损伤　神经元能量储备极少,对缺血、缺氧非常敏感,完全缺血 5min 即可导致神经元死亡,因此,脑血管病引起脑缺血性损伤是造成认知障碍的常见原因。统计资料表明:脑卒中患者在发病后出现痴呆的危险性较同龄对照组明显增高;有脑卒中史的老年群体的认知水平亦低于无卒中史的同龄老人。

3. 慢性代谢性或全身性疾病　多种慢性代谢性或全身性疾病可引起慢性脑损伤,导致神经细胞退行性变。例如,高血压、糖尿病、慢性阻塞性肺疾病、心肺衰竭、尿毒症性脑病、贫血、慢性电解质紊乱、维生素 B_2 和叶酸缺乏等,均可直接引起慢性脑缺血缺氧(如高血压等)、干扰神经细胞的代谢功能(如糖尿病)或通过代谢毒素的作用(如尿毒症脑病等),损伤神经细胞的功能而导致认知障碍。有人将 AD 称为 3 型糖尿病,其主要原因是在 AD 早期,神经细胞对葡萄糖利用下降、能量代谢受损的机制与胰岛素信号通路受损有关。在维生素 B_2 和叶酸缺乏时,主要通过升高血中的同型半胱氨酸水平而损伤神经细胞。

4. 环境毒素　毒品成瘾、药物滥用、慢性酒精中毒等也可引起不同程度的认知功能损伤。

（三）脑外伤

脑外伤对学习记忆和智力有不同程度的影响。轻度外伤者可不出现症状;中度外伤者可失去知觉;重度者可导致学习记忆严重障碍,乃至智力丧失。例如,一些"被打得昏头转向"的拳击手,脑的反复损伤可出现构语障碍(口吃),心不在焉,好争辩,注意力涣散,近期记忆减退,步态僵硬、痉挛等。

（四）精神、心理活动异常

轻松、愉快和多彩的生活环境可促进实验动物大脑皮质的增长,使脑重量增加,促进学习记忆和认知功能。相反,不良的心理、社会因素可成为认知障碍的诱因。例如,对精神活动失调患者的脑成像研究发现,社会心理功能减退患者有关脑区的皮质严重萎缩。

（五）其他

受教育程度低、社会地位低下和经济生活状况差等与认知功能减退也有一定关系，其中受教育程度的作用最为明确。女性认知功能损害的发生率高于男性，这种差异可能与女性受教育程度相对较低、慢性病患病率较高和雌激素水平变化有关。

三、认知障碍的发生机制

神经元之间联系及其生理活动主要依赖突触（synapse）的正常结构和功能。当外界环境发生变化时，从神经元到神经环路都可能随之发生适应性变化（可塑性改变），以维持机体稳态。在宏观上表现为脑功能、行为及精神活动的改变，而从细胞分子水平则是神经元突触结构与功能的改变。因此，任何影响突触结构和功能可塑性的有害因素都可能引起认知或学习记忆障碍。突触活动需要大量神经调节物质参与，参与学习记忆的神经递质有乙酰胆碱、儿茶酚胺、5-羟色胺、谷氨酸、γ-氨基丁酸、一氧化氮等；神经肽有生长激素、血管升压素、阿片肽、缩胆囊素和神经肽 Y 等；近年来神经营养因子也越来越受到重视。

（一）神经调节分子及相关信号通路异常

神经调节分子种类繁多，包括神经递质及其受体、神经肽、神经营养因子等。这些分子可分别在突触前、突触间隙和突触后发挥作用。

1. 神经递质及其受体异常　神经细胞之间的信息传递主要通过神经递质（neurotransmitter）及其相应的受体完成。这些神经递质或受体异常改变可导致不同类型、不同程度的认知异常。

（1）乙酰胆碱缺乏与 AD：乙酰胆碱（acetylcholine）由乙酰辅酶 A 和胆碱在胆碱乙酰转移酶的作用下生成。神经细胞合成并释放的乙酰胆碱通过 M-受体（M-AChR，毒蕈碱受体）和 N-受体（N-AChR，烟碱受体）发挥调节作用，M-AChR 是 G-蛋白耦联受体，N-AChR 是配体门控离子通道受体。脑内的胆碱能神经元被分为两类，即局部环路神经元和投射神经元，自 Meynert 基底核发出的胆碱能纤维投射至皮层的额叶、顶叶、颞叶和视皮层，此通路与学习记忆功能密切相关。AD 患者在早期便有 Meynert 基底区胆碱能神经元减少，导致皮层胆碱乙酰转移酶活性和乙酰胆碱含量显著降低，是 AD 患者记忆障碍的重要机制之一；精神分裂症者认知障碍的程度与皮层胆碱乙酰转移酶活性呈负相关；给 AD 和精神分裂症患者使用胆碱酯酶抑制剂或 M 受体激动剂可改善其记忆缺损。

（2）多巴胺缺乏与 PD：多巴胺（dopamine）是以酪氨酸为底物，在酪氨酸羟化酶（tyrosine hydroxylase）和多巴脱羧酶（dopamine decarboxylase）的作用下合成的。在 PD 患者，黑质多巴胺能神经元大量丢失，酪氨酸羟化酶和多巴脱羧酶活性及纹状体多巴胺递质含量明显下降，可表现为智能减退、行为情感异常、言语错乱等高级神经活动障碍。在动物实验中发现多巴胺过多也可导致动物认知功能的异常改变。多巴胺受体有 D1 和 D2 受体两大家族，精神分裂症与大脑额叶皮质的 D1 受体功能低下和皮层下结构 D2 受体功能亢进双重因素有关，因此有人提出用 D1 激动和 D2 阻断治疗精神分裂症。

（3）去甲肾上腺素持续升高与应激性认知功能损伤：去甲肾上腺素（norepinephrine）是最早发现的单胺类神经递质，是多巴胺经 β 羟化酶作用生成的产物。在脑内，去甲肾上腺素通过 α_1、α_2 和 β 受体发挥作用。在突触前，α_2 受体通过 G_i 蛋白介导，降低 cAMP 的生成、抑制 cAMP 依赖性蛋白激酶的活性，降低蛋白激酶对 N-型 Ca^{2+} 通道的磷酸化，导致 Ca^{2+} 通道关闭，Ca^{2+} 内流减少，从而对去甲肾上腺素的释放起抑制作用（负反馈调节）；激动 α_2 受体还可抑制在警醒状态下的蓝斑神经元放电。在突触后，α_2 受体激动可引起 K^+ 通道开放，K^+ 外流增加，神经元倾向超极化而产生抑制效应；而 α_1 受体激活则使 K^+ 通道功能降低，K^+ 外流减少，神经元去极化产生兴奋效应。一般认为，脑中 α_2 受体激动与维持正常的认知功能有关，而 α_1 受体持续、过度激活可致认知异常。在正常警醒状态时，脑细胞含适量去甲肾上腺素，α_2 受体功能占优势，维持正常的认知功能。在应激状态下产生大量去甲肾上腺素，α_1 受体功能占优势，这可能是个体长期处于应激状态更易出现认知功能损伤的机制之一。

（4）谷氨酸持续升高与神经细胞的"兴奋性毒性"：在脑内，氨基酸类递质含量最高，其中，谷氨酸（glutamate）在人的大脑皮层中含量约为 9~11μmol/g，比乙酰胆碱或单胺类递质的含量高 10^3 数量级，比神经肽的含量高 10^6 数量级。谷氨酸不能透过血脑屏障，脑内的谷氨酸来源与谷氨酰胺和 α- 酮戊二酸有关。谷氨酸是哺乳动物脑内最重要的兴奋性神经递质，借 N- 甲基 -D- 天冬氨酸（N-methyl-D-aspartate，NMDA）和非 NMDA 受体起作用。NMDA 受体是配体门控的离子通道型受体，对 Ca^{2+} 通透性强而对 Na^+ 和 K^+ 的通透性弱，受 Mg^{2+}、甘氨酸和多胺等因素抑制；非 NMDA 受体主要指以海人藻酸（kainate，KA）和 α- 氨基 -3- 羟基 -5- 甲基 -4- 异噁唑 - 丙酸（α-amino-3-hydroxy-5-methyl-4-isoxazole-propionic acid，AMPA）为激动剂的 Na^+-K^+ 通透性离子通道型受体。在脑缺血缺氧时，能量代谢障碍可直接抑制细胞质膜上的 Na^+-K^+-ATP 酶活性，使胞外 K^+ 浓度显著增高，神经元去极化，兴奋性递质在突触间隙大量释放而过度激活其受体，使突触后神经元过度兴奋死亡，称为"兴奋性毒性"。AMPA 受体和 KA 受体过度兴奋常引起神经细胞急性渗透性肿胀，可在数小时内发生，以 Na^+ 内流，以及 Cl^- 和 H_2O 被动内流为特征。NMDA 受体过度兴奋介导神经细胞迟发性损伤，可在数小时至数日发生，以持续的 Ca^{2+} 内流为特征。

2. 神经肽异常　神经肽（neuropeptide）异常与认知障碍密切相关。PD 患者脑苍白球和黑质中 P 物质水平下降 30%~40%，在黑质中胆囊收缩素（cholecystokinin，CCK）下降 30%，在下丘脑和海马区神经降压肽（neurotensin，NT）含量也下降。血管升压素（vasopressin，VP），血管活性肠肽（vasoactive intestinal peptide，VIP）及其受体含量减少与记忆力减退相关，给脑外伤、慢性酒精中毒及 AD 患者用 VP 可改善其记忆力减退。促甲状腺素释放激素（thyrotropin releasing hormone，TRH）是第一个从下丘脑分离出来的三肽激素，TRH 可引起行为改变，如兴奋、精神欣快及情绪暴躁等。TRH 既可以作为一种神经激素通过受体调节其他递质起作用，又可以作为一种神经递质直接起作用。腺垂体分泌的促肾上腺激素释放激素（adrenocorticotropic hormone，ACTH）是一个 39 肽激素，其水平改变影响动物的学习记忆、动机行为等。ACTH 影响动物学习和行为的关键分子区域是其分子中第 4~10 位氨基酸残基，该片段能提高大鼠的注意力和记忆力，同时减轻动物的焦虑行为。多发性硬化（multiple sclerosis，MS）患者下丘脑 - 垂体 - 肾上腺皮质轴（hypothalamic-pituitary-adrenal cortex axis，HPA）功能紊乱与其反应迟钝、智能低下、重复语言等认知功能障碍显著相关。根据绝经期女性 AD 的发病率高于男性，且经绝后接受雌激素替代疗法者的患病率降低，有人提出性激素代谢紊乱也可能参与认知障碍的发病过程。

3. 神经营养因子缺乏　神经元和胶质细胞可合成、分泌大量的神经营养因子，如神经生长因子（nerve growth factor，NGF）、睫状神经营养因子（ciliary neurotrophic factor，CNTF）、脑源性神经营养因子（brain-derived neurotrophic factor，BDNF）和胶质源性神经营养因子（glia-derived neurotrophic factor，GDNF）等。这些神经营养因子通过与特定受体结合，及特定信号转导途径，参与调节神经元的存活、突起的生长及其结构和功能的维持。已发现在多种神经退行性疾病中均有神经营养因子含量的改变，例如，PD 患者黑质 NGF、BDNF 和 GDNF 的含量明显降低，离体和在体实验均证明 BDNF、GDNF 和 CNTF 对吡啶类衍生物 1- 甲基 -4- 苯基 1，2，3，6- 四氢吡啶（1-methyl-4-phenyl-1，2，3，6-tetrahydropyridine，MPTP）造成的多巴胺能神经元损伤具有很强的保护作用。图 19-3 总结了神经调节分子及相关信号通路异常与记忆的联系。

（二）蛋白质代谢紊乱

各种营养素（包括蛋白质、葡萄糖、脂类、维生素等）的代谢紊乱均可通过特定途径影响认知和学习记忆功能。本节主要阐述蛋白质代谢紊乱与神经细胞的功能以及记忆损伤。

1. 蛋白质磷酸化失衡　根据 E. Kandel 和 P. Greengard 等的学习记忆模型：传入刺激可通过特定机制增加突触前神经元的递质释放，借突触后神经元的信号转导系统传递，导致特定蛋白质磷酸化改变，继而改变离子通道、神经递质的释放以及细胞内特定酶或调控分子的活性，从而影响细胞的功能。在这些环节中的任何差错均可导致细胞中蛋白质磷酸化失衡而导致学习记忆功能减退。由于蛋白质

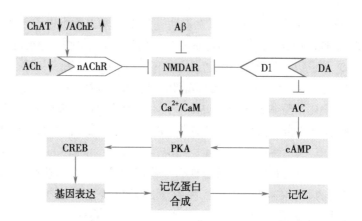

图 19-3　神经调节分子及相关信号通路异常与记忆的联系

ChAT,乙酰转移酶;AChE,乙酰胆碱酯酶;Ach,乙酰胆碱;nAChR,N 型乙酰胆碱受体;Aβ,淀粉样蛋白;DA,多巴胺;D1,多巴胺受体;AC,腺苷酸环化酶;cAMP,环磷酸腺苷;CaM,钙调蛋白;PKA,蛋白激酶 A;CREB,cAMP 反应结合蛋白。

磷酸化反应敏捷且在短时间内保持动态改变,因此,由蛋白质磷酸化改变引起的短期记忆对信息的储存时间较短,信息储存的容量也有限。因此,蛋白质磷酸化失衡在一般情况下主要引起短期记忆缺失(short-term memory deficit)。然而,如果神经细胞中长期蛋白质磷酸化失衡也可导致进行性记忆损伤。例如,AD 患者脑中神经细胞骨架蛋白 tau 的持续异常过度磷酸化可导致 tau 蛋白在神经元中大量聚积,引起神经元慢性退行性变性,从而导致进行性记忆丧失。

除磷酸化外,蛋白质的甲基化、乙酰化、泛素化也参与学习记忆的调节。例如,组蛋白(细胞核中与 DNA 结合的碱性蛋白质)的甲基化和去甲基化可改变染色体的结构,调控基因的表达。组蛋白过度去甲基化可导致小鼠记忆障碍,而抑制去甲基化酶的活性可改善小鼠的学习记忆功能。

2. 蛋白质合成障碍　与心脏细胞一样,成熟神经元是终末分化细胞。因此,神经细胞的学习记忆功能无法通过神经元的再生而得到补充或完善。神经元可通过增加突触相关蛋白的合成,增加突触可塑性来维持和促进学习记忆功能。其可能机制为,突触在接受反复或高强度刺激后,可通过激活胞质中的蛋白激酶 A(protein kinase A)和丝裂原激活的蛋白激酶(mitogen activated protein kinase),后者转移到细胞核磷酸化并激活 cAMP 反应元件结合蛋白(cAMP responsive element binding protein,CREB),CREB 激活可调控大量下游靶基因的表达,促进新蛋白质合成、形成新突触。一般情况下,新蛋白质和新突触可促进形成长期记忆,而突触相关蛋白合成受阻可导致长期记忆缺失(long-term memory deficit)。脑内所有神经细胞均表达 CREB,敲除 *CREB* 基因的小鼠可出现长期记忆障碍和神经元退行性变性。

3. 蛋白质异常聚积　脑组织中蛋白质异常聚积可见于一大类神经变性病,如 AD、PD、亨廷顿病(Huntington disease,HD)、克 - 雅病(Creutzfeldt-Jokob disease,CJD)等。蛋白质的异常聚积可见于细胞内(如 tau 蛋白、α-synuclein 等)或细胞外(如 β- 淀粉样蛋白等)或突触部位(如亨廷顿蛋白等),异常聚积的蛋白质可直接堵塞细胞内和细胞间的物质运输或转运,还可引起氧化应激、细胞器损伤(如细胞膜、内质网、线粒体、溶酶体等)、蛋白水解酶抑制(加重聚积)、蛋白激酶和磷酸酯酶活性失衡(导致蛋白质磷酸化失衡)等。这些改变可导致神经细胞慢性损伤、退行性变性,最终导致学习记忆功能障碍。

基因变异、蛋白质合成后异常修饰、脑组织慢性病毒感染是导致蛋白质构象改变,从而发生异常聚积的主要原因。

（三）突触 - 神经环路损伤

突触是神经元之间的功能联系部位,正常的突触和神经环路功能是执行学习记忆的保障。神经调节分子失衡,糖、脂和蛋白质代谢紊乱,慢性脑缺血缺氧性损伤等致病因素均通过损伤突触而引起学习记忆障碍。因此,突触 - 神经环路损伤是认知功能和学习记忆障碍的共同机制。

1. 突触可塑性降低　突触可塑性(synaptic plasticity)是指神经元在外界刺激下结构和功能的适应性变化,是学习记忆的基础。突触可塑性降低是学习记忆障碍的早期病理表现。突触可塑性的电生理特征是长时程增强(long-term potentiation,LTP)和长时程抑制(long-term depression,LTD),是研究学习记忆的经典模型。对突触功能的调节涉及突触前、突触间隙和突触后水平(图 19-4)。

(1)突触前膜神经递质释放异常:影响突触前膜递质释放量的关键因素是进入突触前膜的 Ca^{2+} 数量,影响 Ca^{2+} 内流的因素可使突触前递质释放失衡。例如,在脑缺血缺氧时,Ca^{2+} 内流增加使兴奋性神经递质大量释放,可通过"兴奋性毒性"使神经元大量死亡,导致学习记忆障碍。

(2)突触间隙的神经递质清除异常:突触间隙中神经递质可被突触前膜重摄取或被酶降解,突触间隙中神经递质的清除异常可干扰神经元之间的信息传递。

(3)突触后受体及其信号转导异常:突触后异常包括膜受体的数量、受体与配体亲和力、突触后密度、树突棘数量和形态等方面。成熟树突棘的数量与学习记忆能力成正相关,而记忆功能受损时可表现出树突棘数量的减少和结构的萎缩。例如,唐氏综合征患者(一种遗传性智力障碍)大脑新皮质和海马区的树突棘密度较低,而脆性 X 综合征患者虽然有较高的树突棘浓度,但多数更新速度快、状态不稳定、不能发育为成熟的蘑菇状的树突棘。此外,树突棘形态和数量异常也常见于 AD、朊病毒病、癫痫、抑郁、恐惧和成瘾等神经精神疾病。

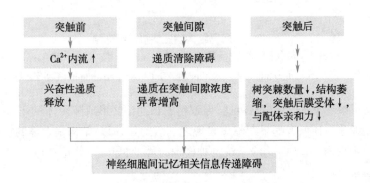

图 19-4　突触功能异常与学习记忆障碍

2. 神经环路功能异常　神经环路(neural circuit)是脑内不同性质和功能的神经元通过不同形式在不同水平构成的复杂连接,通过神经细胞的轴突、树突以及连接两者的突触,以类似串联、并联、前馈、反馈、正反馈、负反馈等多种形式活动。不同的神经环路似乎负责特定的生理功能,如调节空间记忆、情感记忆、社会地位等。多个神经环路在不同层次的连接则形成更为复杂的神经网络(neural network),通过兴奋性与抑制性活动的相互作用和整合,达到对复杂高级功能的调节和控制。

哺乳动物大脑皮质内的神经环路在学习记忆相关疾病的发生发展过程中表现出惊人的结构和功能可塑性。大量实验和临床资料证实,海马神经环路与学习记忆功能密切相关。海马位于颞叶内侧面的基底部,是边缘系统的重要组成部分。海马包括 CA1、CA2、CA3、CA4 和齿状回等区域,这些区域的神经细胞各自具备独特的突触和神经环路连接,执行复杂的功能。1937 年 Papez 提出了边缘系统参与情绪反应的神经环路,即海马结构→穹窿→下丘脑乳头体→乳头丘脑束→丘脑前核→内囊膝状体→扣带回→海马结构,也称 Papez 环路(图 19-5)。相关信息可通过 Papez 环多次重复传递而不断加强,最终形成不再依赖于海马的长期记忆。

在海马与内嗅皮质之间还存在三突触环路,即内嗅皮质→齿状回→ CA3 → CA1- 内嗅皮质(图 19-6)和单突触环路,即内嗅皮质→ CA1 →内嗅皮质。这些环路主要参与空间记忆的形成。

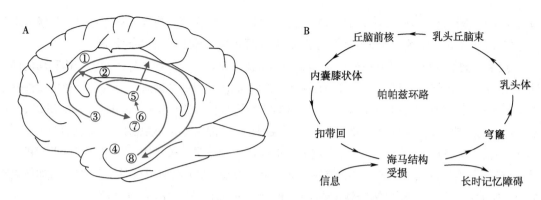

图 19-5 边缘系统 Papez 环及其与长时记忆障碍

①扣带回;②胼胝体;③隔区;④杏仁核;⑤丘脑前区;⑥乳头体;⑦下丘脑;⑧海马。

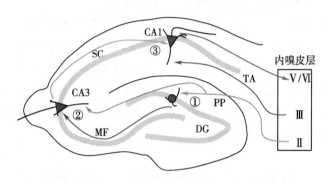

图 19-6 海马结构的三突触神经环路

①内嗅皮层来源的穿通纤维 - 齿状回;②苔藓纤维 -CA3;③ Shaffer 侧支 -CA1。PP,perforant pathway(穿通通路);MF,mossy fibers(苔状纤维);SC,Schaffer collaterals(Schaffer 侧支);TA,temporoammonic pathway(temporoammonic 通路)。

双侧海马损伤可减弱 Papez 环信息传递,导致新的长期记忆形成障碍,但不能抹去损伤前已经形成的记忆。这一现象是 AD 患者的早期临床表现之一。此外,海马结构是人体的定位系统,AD 患者发病早期便可见内嗅皮质 - 海马 - 边缘系统的神经退行性变,导致空间记忆障碍,其典型的临床表现是出门后找不到回家的路线。

图 19-7 归纳总结了引起认知障碍的常见病因和发病机制。

四、认知障碍防治的病理生理学基础

对认知障碍病因和发病机制尚不十分清楚,目前还缺乏有效的治疗手段。然而,由于导致认知障碍的神经损伤是一个慢性过程,因此,早期发现和预防至关重要。

(一) 对症和神经保护性治疗

对有明显精神、神经症状,如抑郁、焦虑、睡眠障碍的患者可根据病情进行对症治疗。此外,针对认知障碍的病因和发病机制,可应用不同的神经细胞保护药物,如脑循环改善剂、能量代谢激活剂、神经递质和神经生长因子保护剂、Ca^{2+} 拮抗剂、谷氨酸盐受体拮抗剂、抗氧化剂、胶质细胞调节剂和非甾体抗炎剂等均被广泛应用于不同疾病引起的认知障碍的治疗。

(二) 恢复和维持神经递质的正常水平

多种认知障碍与神经递质异常有关,例如,多巴胺能神经元损伤在 PD 的发病中占重要地位,各种针对提高多巴胺能神经功能的策略相继产生,包括药物补充其前体 L- 多巴胺、各种细胞移植以替代多巴胺能神经元、基因治疗法植入促进多巴胺合成的酶基因,以促进纹状体内多巴胺的生成或植入神经营养因子基因,以阻止多巴胺能神经元死亡或刺激受损的黑质纹状体系统的再生和功能恢复。此外,鉴于 AD 患者胆碱能神经元退化,利用胆碱酯酶抑制剂阻断神经细胞突触间隙乙酰胆碱的降解,以提高神经系统乙酰胆碱的含量是目前临床用于早期 AD 治疗的唯一有效策略。

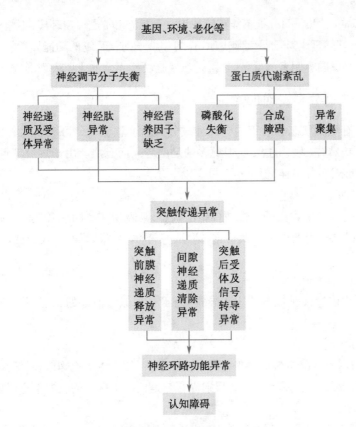

图 19-7　认知障碍的病因及发病机制

（三）手术治疗

主要用于 PD 的治疗，传统的手术疗法有苍白球切除术、丘脑切除术以及立体定位埋植脑刺激器等。20 世纪 90 年代以来，国外建立的一种以微电极定位、计算机控制为特点的新的立体定位损毁疗法在治疗晚期 PD 患者中取得了巨大的成功。这种建立在现代电生理学技术上，在细胞水平精确定位、定向手术治疗 PD 的技术，可根据苍白球的不同部位具有明显不同的电生理特征，如苍白球外侧部具有相对不规律的或短暂爆发式放电，而其内侧部具有相对持续的高频放电，识别 PD 患者脑内不同的核团细胞，在细胞水平确定靶点，从而克服了个体在解剖和功能上的差异，使手术更加安全有效。

第三节　意识障碍

- 意识障碍的主要表现形式包括谵妄、精神错乱、昏睡、昏迷等。
- 意识障碍的病因主要涉及急性脑损伤、急性脑中毒、颅内占位性和破坏性损伤等。
- 意识障碍可导致各种生命功能的调控障碍，直接威胁患者的生命。

意识（consciousness）指人们对自身状态和客观环境的主观认识能力，是人脑反映客观现实的最高形式。意识包含两方面的内容，即觉醒状态和意识内容。前者指与睡眠呈周期性交替的清醒状态，能对自身和周围环境产生基本的反应，属皮层下中枢的功能；后者包括认知、情感、意志活动等高级神经活动，能对自身和周围环境做出理性的判断并产生复杂的反应，属大脑皮质的功能。可见，与认知功能主要依赖大脑皮质不同的是，意识的维持涉及大脑皮质及皮质下脑区的结构和功能完整。因此，认知和意识的概念不能截然分开，认知功能的完成需要正常的意识状态，而意识的内容中也包括一些认知的成分。

NOTES

意识障碍（conscious disorder）指不能正确认识自身状态和 / 或客观环境，不能对环境刺激做出反应的一种病理过程，其病理学基础是大脑皮质、丘脑和脑干网状系统的功能异常。意识障碍通常同时包含有觉醒状态和意识内容两者的异常，常常是急性脑功能不全的主要表现形式。

一、意识障碍的主要表现形式

由于意识包含有觉醒状态和意识内容两种成分，因此，意识障碍可有以觉醒状态异常为主的表现，亦可有以意识内容异常为主的表现，但更多的是两者兼而有之。由于意识障碍轻重程度的差异，使意识障碍的表现形式多种多样，但基本上可有以下几类。

（一）谵妄（delirium）

是一种以意识内容异常为主的急性精神错乱状态，其表现在不同患者或同一患者不同时间可明显不同。常有睡眠 - 觉醒周期紊乱以及错觉、幻觉、兴奋性增高（如躁狂、攻击性行为等）为主的精神运动性改变等。

（二）精神错乱（confusion）

觉醒状态和意识内容两种成分皆出现异常，处于一种似睡似醒的状态，并常有睡眠 - 觉醒周期颠倒。

（三）昏睡（stupor）

觉醒水平、意识内容均降至最低水平，强烈疼痛刺激可使患者出现睁眼、眼球活动等反应，但很快又陷入昏睡状态，患者几无随意运动，但腱反射尚存。是仅次于昏迷的较严重意识障碍。

（四）昏迷（coma）

指觉醒状态、意识内容、随意运动持续（至少 6h）、完全丧失的极严重意识障碍，昏迷时出现病理反射，强烈的疼痛刺激偶可引出简单的防御性肢体运动，但不能使之觉醒。昏迷发生的机制是大脑半球和脑干网状结构广泛的轴突损伤和水肿。

由于意识内容与认知密切相关，所以，意识障碍的不同表现形式均可伴有认知的异常。

在一些特殊的医学状态下，可出现意识内容和觉醒状态分离的现象，如大脑皮层广泛损伤后的植物状态（vegetative state），患者可保留自主睁眼、眼球无目的活动等反应，提示患者的觉醒机制尚存。但是，患者无任何认知、情感和有意义的反应，无完整的意识内容成分。有人将其称为"醒状昏迷"，可见于大脑皮质广泛损伤，而脑干植物功能尚完整的状态。

二、意识障碍的病因和发生机制

意识障碍的病因多种多样，故其发病机制极其复杂，许多细节尚待研究阐明。一般说来，各种脑器质性病变、躯体疾病引起的脑中毒、各种精神疾病或病理过程均可通过各自不同的机制破坏脑干网状结构 - 丘脑 - 大脑皮质对意识的正常调节功能，引起意识障碍，概括起来大致可分为以下几类。

（一）急性脑损伤

急性脑损伤常见于颅内弥漫性感染（如脑炎、脑膜炎、脑型疟疾等）；广泛性脑外伤（如脑震荡和脑挫裂伤）；蛛网膜下腔出血；高血压脑病等。上述病因可引起大脑两半球弥漫性炎症、水肿、坏死、血管扩张等反应，导致急性颅内压升高，后者一方面可导致脑血管受压而使脑供血减少；还可使间脑、脑干受压下移，使脑干网状结构被挤压于小脑幕切迹与颅底所围成的狭窄孔中，从而导致上行网状激活系统功能受损，出现意识障碍。

（二）急性脑中毒

1. 内源性毒素损伤　体内代谢性毒素（metabolic poisons），如肝性脑病、尿毒症性脑病、肺性脑病、心源性昏迷、水与电解质及酸碱平衡紊乱产生的大量代谢性毒素；或感染性毒素（infectious poisons），如急性肺部感染、流行性出血热、疟疾、伤寒、中毒性痢疾产生的大量感染性毒素等，均可引起神经递质合成及释放异常、脑能量代谢障碍，神经细胞膜和突触传递异常，从而导致意识障碍。

（1）神经递质异常：GABA 是最重要的抑制性神经递质，在正常意识的维持中发挥重要作用，GABA 含量异常增高或降低均可引起意识障碍。例如，在肝性脑病时，由于肝不能清除来自肠道的 GABA，血中 GABA 透过血脑屏障进入中枢神经系统，使脑中 GABA 含量增高，加上高血氨还可直接增强 GABA 能神经传导，从而使神经元呈超极化抑制状态；在严重代谢性酸中毒时，谷氨酸脱羧酶活性升高，GABA 生成增多，GABA 对中枢神经系统的抑制作用增强，患者表现为抑制或昏迷；在严重代谢性碱中毒时，血液 pH 升高，谷氨酸脱羧酶活性降低，GABA 生成减少，GABA 对中枢神经系统的抑制作用减弱，患者出现兴奋症状。此外，5-羟色胺（5-HT）也是中枢神经上行投射神经元的抑制性递质，肝性脑病时脑内 5-HT 异常升高，还可作为假性递质被儿茶酚胺能神经元摄取并取代去甲肾上腺素，使神经传导受阻。在急性缺血、缺氧性脑病，神经递质谷氨酸的耗竭，丙酮酸合成乙酰胆碱减少在意识障碍中也可能发挥作用。

（2）能量代谢异常：脑急性能量代谢异常引起意识障碍，最常见的有低血糖性脑病和急性缺血、缺氧性脑病。低血糖性脑病多发生在使用胰岛素的糖尿病或胰岛细胞瘤的患者。其发生机制主要是低血糖引起脑组织中高能磷酸酯，如三磷酸腺苷（ATP）和磷酸肌酸（PCr）含量急剧下降，使脑组织能量缺损。中度低血糖早期脑干网状结构的 ATP 水平下降约 30%，PCr 水平下降约 55%，此时患者出现嗜睡、注意力丧失、意识模糊、错乱、癫痫大发作，并随血糖不断降低而进入昏迷状态。急性缺血、缺氧性脑病常见于心脏停搏、自缢和急性呼吸衰竭（肺性脑病）等，由于急性全脑血液灌流或氧供障碍，患者在数分钟甚至立即出现意识丧失。在急性缺血、缺氧性脑病发病过程中，能量不足、酸中毒（包括乳酸酸中毒和高碳酸血症）、Ca^{2+} 失衡、自由基、兴奋性氨基酸毒性作用和神经递质异常等相关因素是引起缺血、缺氧性脑细胞损伤的相关环节。脑缺血、缺氧也可引起认知障碍，一般而言，轻至中度慢性脑缺血、缺氧常引起认知障碍，而急性严重脑缺血、缺氧则常导致意识障碍。

（3）神经细胞膜损伤：在缺氧性酸中毒时，脑脊液的 pH 变化比血液更加明显。当脑脊液 pH 低于 7.25 时（正常为 7.33~7.40），脑电波变慢，pH 低于 6.8 时脑电完全停止，可能与酸中毒导致神经细胞膜损伤有关。在肝性脑病时，升高的血氨除干扰神经细胞能量和递质代谢以外，还影响神经细胞膜 Na^+-K^+-ATP 酶活性，或与 K^+ 竞争进入细胞内，影响细胞内外 K^+ 的分布，进而影响膜电位和兴奋及传导等功能。在尿毒症性脑病，尿毒症毒素蓄积，使神经细胞膜 Na^+-K^+-ATP 酶活性降低，能量代谢障碍，脑细胞膜通透性增加，脑细胞内 Na^+ 含量增高，导致脑水肿而出现严重意识障碍。

2. 外源性毒素损伤 神经冲动传递过程中，最易受药物、毒物影响的部位是突触，许多神经系统类药物都是选择性作用于某一类型突触而影响神经功能的。由于网状结构的多突触传递特性，使网状结构成为特别易受药物、毒物影响的位点，大脑皮质的广泛突触结构也是药物和毒物攻击的重要部位。苯二氮䓬类（地西泮、氯硝西泮等）通过增强 GABA 能神经的效应产生突触抑制，大脑皮质、边缘系统、脑干都含有丰富的 GABA 受体，苯二氮䓬类作用于边缘系统主要产生抗焦虑作用；但大剂量作用于脑干网状结构和皮质时，则可引起意识模糊、昏睡。巴比妥类药物也主要抑制多突触传递，从而产生镇静、催眠、麻醉作用。有机磷农药则通过对胆碱酯酶的抑制和破坏，阻断胆碱能神经突触的传递，最终亦可导致意识障碍。需要引起警惕的是，有些深度的药物中毒患者可出现与脑死亡几乎相同的表现，因此，"排除药物过量中毒"是英国制订的脑死亡标准之一。

（三）颅内占位性和破坏性损伤

颅内占位性病变常见于外伤性颅内血肿、脑肿瘤、颅内局灶性感染（如脑脓肿、硬膜外脓肿等）、和肉芽肿（如血吸虫、隐球菌、结核等）等；颅内破坏性病变多由于脑梗死、脑干梗死、脑出血等。颅内占位性和破坏性损伤引起意识障碍的主要机制是脑受压，特别是脑干网状结构受压，然而，破坏性损伤直接伤及脑干网状结构或引起大脑皮质广泛性梗死时也可直接造成意识障碍或昏迷，当损伤位于脑桥-中脑的网状上行激活系统时，即使损伤小而局限，也可导致深度的昏迷，如脑桥的出血或小梗死灶。

由于中脑上段（网状结构的主要通路部位）恰位于小脑幕与颅底围成的天幕孔狭窄处，因此，各种颅内占位性病变,包括弥漫性的脑损害,常常都因引起颅内压升高,使脑干移位、受压,形成不同的小脑幕裂孔疝,压迫网状上行激活系统,引起昏迷。

一些精神性疾病,如癔症(hysteria)、精神分裂症(schizophrenia)等,可通过影响脑干网状结构和大脑皮层的代谢和功能,导致不同程度的意识障碍。图 19-8 简要概括意识障碍的病因和发病机制。

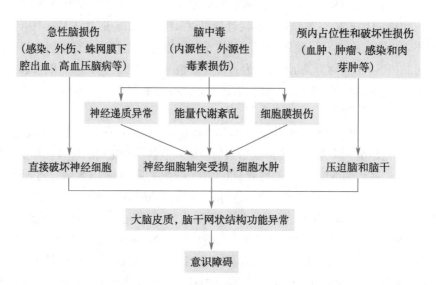

图 19-8　意识障碍的常见病因和发病机制

三、意识障碍对机体的主要危害

意识障碍、特别是意识丧失的患者通常会降低或失去各种自我保护反射和对外环境变动的适应能力,极易出现各种各样的继发性损害;导致意识障碍的病因在损害脑干网状结构和大脑皮质的同时,常常也会涉及各种生命中枢,导致各种生命功能的调控障碍,直接威胁患者的生命。因此,意识障碍、特别是昏迷,是一个对机体有严重危害的病理过程。

（一）呼吸功能障碍

呼吸功能障碍是昏迷患者极常见的一类损害。其主要的发生机制包括:①呼吸中枢受压:各种颅内病变、弥漫性的脑损害常常导致颅内压升高,进而引起压迫脑干、延髓或脑桥,导致昏迷。脑干受压常引起呼吸节律和深度的改变,通常引起通气不足,导致缺氧和 CO_2 潴留;若延髓也受压,甚至导致呼吸停止。有的患者在昏迷早期因呼吸中枢受刺激,也可出现过度换气,使 $PaCO_2$ 下降。②肺部感染:意识障碍患者会厌反射迟钝,咳嗽反射减弱,常使异物呛入气道,且气道的清除能力下降;昏迷患者又常因治疗需要做气管插管、气管切开置管、吸痰管、吸氧管等各种气道侵入式医疗、护理操作,使昏迷患者极易合并肺部感染。重症的肺部感染不但导致呼吸功能障碍,其引起的高热、大量毒素的吸收、PaO_2 下降及 $PaCO_2$ 的升高等又将进一步加重意识障碍。

（二）水、电解质、酸碱平衡紊乱

意识障碍和昏迷患者失去了对自身需求的主观感觉和主动调节能力,如对体液容量和渗透压调节相关的渴感及主动饮水行为;与体温调节相关的冷热感;与机体物质和营养代谢相关的饥饿感以及对其进行的主动调节行为等;使患者时刻面临水和电解质平衡紊乱的威胁。因治疗需要,对昏迷患者又常常使用脱水、利尿剂等可能进一步加重内环境紊乱。中枢的损害也常常会波及一些内环境稳定相关的调节中枢,如渗透压调节中枢,口渴中枢等,使患者的内环境稳定的自我调控能力明显下降。因此,在昏迷的整个病程中,各种不同的水、电解质、酸碱平衡紊乱都可能出现,如高钠、低钠血症,脱水,水肿,水中毒,高钾、低钾血症以及各种类型的酸碱失衡。继发性水、电解质、酸碱平衡紊乱又会进一步加重患者的意识障碍。

（三）循环功能障碍

在意识障碍的发生发展过程中，除引起意识障碍的许多原发病因可导致脑灌流不足外，脑水肿、颅内压升高造成的脑循环障碍、血管活性因子失常导致的脑血管痉挛、继发性呼吸功能障碍引起的脑缺氧等，常常引起继发性脑灌流不足，导致脑功能的进一步损害，加重意识障碍。

（四）其他

继发于昏迷的功能代谢障碍多种多样。病损波及体温调节中枢，导致体温调节障碍，患者可出现过热或体温过低。下丘脑和脑干受压可引起上消化道的糜烂、出血，出现应激性溃疡。昏迷患者不能主动进食，加上原发病引起的分解代谢增强，患者基本上处于负氮平衡，若无适当的营养支持，常可在短期内出现营养障碍。昏迷患者常由于脑的病变或中毒、代谢异常等因素出现抽搐，持续的抽搐可造成神经细胞和血脑屏障的严重损害，进一步加重意识障碍，并严重扰乱呼吸和循环功能。

四、意识障碍防治的病理生理学基础

意识障碍，特别是昏迷常常是急性脑功能不全的外在表现，表明脑干或/和大脑皮层功能的严重障碍，中枢神经系统对全身各系统、器官功能的调控能力严重受损，各种生命攸关的功能衰竭随时都可能发生。因此，昏迷是一种须紧急应对的急症。根据其发生的病理生理学基础，昏迷的防治不但应有针对原发病的病因治疗，同时应非常注重防治生命功能衰竭的实时监测和紧急应对措施，以及保护脑功能、防止中枢神经系统进一步受损的防治措施。

（一）紧急应对措施

指在昏迷原因尚未确定之前的应急处理措施，以避免可能出现的各种生命功能的障碍和衰竭。如保持呼吸道的通畅，迅速建立输液通路以维护循环功能等。因昏迷患者的呼吸、循环中枢的调控能力都常明显受损，且昏迷患者的呼吸道防御反射也多有障碍。而一旦呼吸、循环功能出现障碍甚至衰竭，则病情将急剧恶化。

（二）尽快明确诊断以对因治疗

及早的病因治疗是减少脑损害、挽救患者生命的根本措施，如中毒的洗胃、相应的拮抗药物和措施，颅内出血、血肿的相应内外科处理等。对急性脑梗死患者，若能在发病后 6h 内进行有效的脑再灌注和脑保护等治疗措施（"超早期治疗"），有可能最大限度争取神经细胞存活，减少细胞死亡，缩小梗死灶面积，降低致残率和病死率。多数中毒性病因引起的意识障碍，在早期尚未造成脑的实质性损害前，若能及时救治，通常预后较好。

（三）生命指征、意识状态的监测

由于昏迷患者的意识状态和生命指征随时都可能出现急剧的变化，因此，必须严密监控血压、呼吸、脉搏、体温、瞳孔等生命指征，以便及时应对各种紧急情况。而意识状态的细致观察对于中枢神经系统的受损程度、预后评估都极其重要，目前已有对意识状态较为客观的计分评定表，可对意识障碍和昏迷作较准确的评定。

（四）脑保护措施

除导致意识障碍和昏迷的原发病因对脑的损害外，在意识障碍和昏迷的发展过程中还会出现许多使脑组织进一步受损的继发性变化。因此，脑保护以及避免脑组织进一步受损的措施常常在昏迷的治疗中占有非常重要的地位，如控制抽搐，减轻脑水肿、降低颅内压，改善脑代谢和脑血流等。

Summary

Human brain is the center not only for regulating functions of various peripheral systems and organs but also for controlling consciousness，learning and memory as well as comprehensive analysis. Brain dysfunction will affect differentially the functions involved in all systems and organs. The basic reaction of brain to the injuries includes neuronal necrosis, apoptosis, degeneration, reactive gliosis, hypertrophy and demyelination. Cognitive impairment and disturbance of consciousness are the two main manifestations of brain damage. Cognitive disorder is the disturbance of the mental process related to learning and memory, reasoning and judgment, accompanied by aphasia, apraxia, agnosia or disturbance in executive functioning. Consciousness disorder is defined as parenchymal mental disorders in which there is impairment of the ability to maintain awareness of self and environment and to respond to environmental stimuli. Dysfunction of the cerebral hemispheres or thalamus or brain stem reticular formation may result in this condition. Consciousness disorder consists of both state of arousal and content of consciousness.

（王小川　王拥军）

思考题

1. 试述学习记忆障碍的发生机制。
2. 简述意识障碍的发病机制。
3. 试述意识障碍对机体的危害。

第二十章

多器官功能障碍

多器官功能障碍亦称多器官功能障碍综合征（multiple organ dysfunction syndrome，MODS），指机体遭受严重感染、创伤、烧伤及休克或大手术等急性损害后，两个或两个以上原本无功能障碍的器官系统在短时间内同时或相继发生功能障碍，以致不能维持机体内环境稳定的临床综合征。如果是慢性病患者在原发器官功能障碍基础上继发其他器官功能障碍（如肺源性心脏病、肝性脑病、肝肾综合征等），则不属于 MODS。MODS 是临床危重病患者死亡的重要原因，死亡率随着功能障碍器官数量的增加而升高，最新数据显示：MODS 的平均死亡率为 44%~76%，2~4 个脏器功能衰竭患者死亡率为 10%~40%，5 个脏器功能衰竭患者死亡率增至 50% 以上，7 个脏器功能衰竭患者死亡率高达 100%。

MODS 的概念起源于 20 世纪 70 年代开展的危重病临床研究，由外科领域率先提出多器官衰竭（multiple organ failure，MOF）或多系统器官衰竭（multiple system organ failure，MSOF）。随后人们认识到，MOF 或 MSOF 过于强调器官衰竭的终末阶段，未能反映衰竭以前的状态，不利于早期诊断和治疗。因此，1991 年美国胸科医师学会（American College of Chest Physicians，ACCP）和危重病医学会（Society of Critical Care Medicine，SCCM）联合建议改用多器官功能障碍综合征，新命名方式强调器官系统从早期功能轻度障碍到晚期功能衰竭一系列进行性动态发展的过程，更有助于临床早期诊断和早期干预，促进病情好转。

第一节　病因和分类

- 引起 MODS 的病因主要分为感染性和非感染性两大类。大部分 MODS 由感染引起。
- 根据 MODS 临床发病过程，可将其分为原发（单相速发）和继发（双相迟发）两型。

一、病因

引起多器官功能障碍的病因很多，主要分为感染性和非感染性两大类因素。

（一）感染性因素

据统计，70% 左右的 MODS 由感染引起，尤其见于严重全身性感染引起的脓毒症（sepsis）。引起脓毒症的病原体有细菌、真菌、病毒和非典型病原菌等，临床上最常见为革兰氏阴性菌，如大肠埃希氏菌和铜绿假单胞菌。近年来，革兰氏阳性菌尤其是金黄色葡萄球菌，以及真菌引起脓毒症的发病率也显著上升。老年患者以肺部感染为原发病因者最为多见，而青壮年患者以腹腔感染后 MODS 的发生率高。烧伤和外伤的创面感染可发展为全身性感染，容易引发 MODS。此外，各种原因导致的肠系膜缺血、肠黏膜屏障功能下降或肠道菌群失调时，肠内细菌可侵入血液循环或肠道细菌的毒素吸收入血，引起肠道细菌移位（bacterial translocation）或非菌血症性临床脓毒症（non-bacteremic clinical sepsis），导致 MODS 发生。

（二）非感染性因素

1. 严重创伤、烧伤和大手术　严重创伤、多发性骨折、大面积烧伤及大手术后的患者，由于组织受损坏死、失血、失液等，无论有无合并感染均可发生 MODS。重症急性胰腺炎时发生的组织自我消化而造成组织严重坏死也是引起 MODS 的重要原因。

2. 低血容量休克　低血容量休克常导致多个器官血流不足而呈低灌流状态,组织缺血、缺氧,继而引起器官的功能损害,易发生 MODS。有些休克患者给予复苏疗法后发生 MODS,与缺血 - 再灌注损伤所引发的"二次打击"密切相关。

3. 大量输血、输液及药物使用不当　创伤后大量输库存血是创伤后 MODS 的一个独立危险因素,库存血输入导致患者炎症介质水平上升而引发"二次打击";过量输液可增加心脏负荷,引起急性左心衰竭和肺水肿;大剂量使用去甲肾上腺素等血管收缩药物,可加重微循环障碍。

4. 免疫功能低下　大剂量激素的应用易造成免疫抑制、消化道溃疡出血和继发感染;持续应激、免疫缺陷、肿瘤放疗或化疗等也可致全身免疫功能低下,继发感染。

5. 其他　医疗诊治过程中操作不当,可能引起 MODS,如内镜检查导致穿孔;高浓度吸氧致使肺泡表面活性物质破坏和血管内皮细胞损害;呼吸机使用不当造成心肺功能障碍等。此外,吸入大量的毒气(如火灾现场有毒气体)可引起急性呼吸窘迫综合征和全身炎症反应综合征,继而导致 MODS 的发生。

二、分类

根据 MODS 的临床发病过程,将其分为两种类型。

1. 单相速发型　由损伤因素直接引起,原本无器官功能障碍患者同时或短时间内相继出现两个以上器官系统的功能障碍。临床上多见于严重创伤和休克后迅速发生的,或在休克复苏后发生的MODS。此型病情发展较快,发病过程只有一个时相、一个高峰,所以称为单相速发型,又称为原发型或一次打击型。

2. 双相迟发型　常出现在创伤和休克等损伤因素第一次打击(first hit)后,经治疗患者病情缓解但随后又继发全身性感染,迅速出现脓毒症,遭受致炎因子的第二次打击(second hit),发生 MODS。此型发病过程出现两个时相、两个高峰,MODS 不是由原发损伤因素直接引起,而是要经历"二次打击",故又称为继发型或二次打击型,此型病情较重,死亡率较高。

第二节　发 生 机 制

- 全身炎症反应失控是 MODS 最主要的发病机制,根据促炎反应与抗炎反应两者的对比,分为全身炎症反应综合征、代偿性抗炎反应综合征和混合性拮抗反应综合征三种状态。
- 其他相关机制包括肠道细菌移位及肠源性内毒素血症、血管内皮受损与微循环障碍、缺血与缺血 - 再灌注损伤等。

一、全身炎症反应失控

机体发生严重感染、创伤、休克时,局部组织细胞释放的炎症介质增多,诱导炎症细胞激活并向损伤部位聚集,出现局部炎症反应,有利于清除病原微生物和组织修复。当炎症介质反向激活炎症细胞,促进炎症介质过量释放进入血液循环时,将导致炎症反应失控,造成自身组织细胞的严重损伤和器官功能障碍。

全身炎症反应失控可根据促炎反应与抗炎反应两者的力量对比,分为全身炎症反应综合征、代偿性抗炎反应综合征和混合拮抗反应综合征三种状态。

(一)全身炎症反应综合征(systemic inflammatory response syndrome,SIRS)

1. 概念　全身炎症反应综合征是指因感染或非感染因素作用于机体,刺激炎症细胞过度活化、各种炎症介质过量释放所导致的一种全身瀑布样炎症反应。

有关 SIRS 的概念起源于对 MODS 患者逐渐认识的过程,Goris 和 Bone 等率先提出了全身炎症反应综合征的概念,指出 MODS 是由 SIRS 引起的,并非由细菌及其毒素本身直接造成。研究发现 SIRS

患者血浆中炎症细胞因子（TNF、IL-1、IL-6等）与SIRS和脓毒症的发生有关，直接给予实验动物炎症刺激物而非细菌，也能诱发实验动物的SIRS和MODS。

2. 发展阶段　根据SIRS的发病过程，将其分为三个阶段。

（1）局部炎症反应阶段：局部组织在原始致炎因子作用下产生局部炎症反应，原始致炎因子包括：①急性受损和坏死组织释放的活性物质，如溶酶体酶、自由基等，其中热休克蛋白、线粒体DNA、晚期糖基化终末产物、高迁移率族蛋白1和细胞外基质蛋白成分等称为危险相关或损伤相关分子模式（damage-associated molecular patterns，DAMPs）；②感染性病灶病原微生物结构中的组分或病原微生物释放的某些与其他微生物共有的组分，称为微生物或病原体相关分子模式（pathogen-associated molecular patterns，PAMPs）（图20-1）。原始致炎因子直接或间接发挥生物效应，如引起局部血管扩张、通透性增加、炎症介质释放等，从而形成局部炎症反应。这种适度的炎症反应有利于杀死病原微生物、隔离和稀释毒物、清除异物和坏死成分，属于一种抗损伤机制，临床上表现为局部红、肿、热、痛和功能障碍。

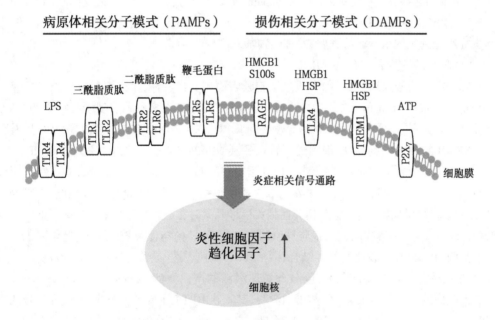

图20-1　激活炎症信号通路的两类分子模式

LPS，脂多糖；TLR，Toll样受体；S100s，S100蛋白家族成员；HSP，热休克蛋白；RAGE，晚期糖基化终末产物受体；TREM1，髓细胞触发受体1；P2X$_7$，嘌呤能受体。

（2）有限性全身炎症反应阶段：当损伤因素过强或持续作用，局部炎症未能有效控制病变，炎症细胞浸润和炎症介质释放进一步增加，并吸收入血扩展至全身，产生明显的全身炎症反应，病情加重。临床表现为发热、寒战、呼吸加快、外周血白细胞数显著增多、高代谢和高动力循环状态等。这一阶段全身炎症仍处于可控状态，及时给予干预措施可有效控制炎症、减轻损伤，使患者痊愈。

（3）全身炎症反应失控阶段：当第二阶段病因仍未得到有效控制，或患者又遭受再次打击，又或机体防御动员机制不足/过强时，全身炎症反应过强或抑制，自身调节机制完全失控，内环境严重紊乱，导致原发病灶局部损伤加重，同时或相继发生远隔部位器官、系统功能明显障碍甚至衰竭。多器官功能障碍是全身炎症反应失控的最终结果，患者若发展到多器官衰竭则预后差。

严重感染引发机体炎症反应失控，导致器官功能障碍综合征，即为脓毒症。脓毒症患者血液中可以发现相应的病原微生物，但也可呈阴性；非感染因素造成的SIRS患者也可以表现出类似感染的症状。上述各阶段中，机体在发生炎症反应的同时，也伴随抗炎反应的产生，使炎症反应不至于失控，因而机体炎症在全身免疫功能正常情况下具有一定的自限性。炎症反应一般略早于和强于抗炎反应，若病情发展到第三阶段则意味着炎症 - 抗炎平衡完全被打破而造成失控。

3. 炎症细胞活化与炎症介质泛滥

（1）炎症细胞的播散性活化（disseminated activation of inflammatory cell）：炎症细胞主要包括中性粒细胞、单核 - 巨噬细胞、血小板和血管内皮细胞等，受到刺激后发生黏附、变形、趋化、脱颗粒及释放等反应，称为炎症细胞的活化。炎症细胞的活化对于增强机体防御能力、清除病原体等具有积极意义，但若局部组织炎症细胞过度激活，产生大量炎症介质并释放入血，随血液循环带到远隔部位后，则会引起炎症细胞播散性活化，并通过"瀑布效应"释放过量炎症介质，最终造成远隔部位脏器的损伤。

（2）炎症细胞信号转导通路的活化：感染和非感染性因素所产生的原始致炎因子（DAMP、PAMP），不论是来自患者自体损伤坏死组织还是来自病原体，均可作用于炎症细胞模式识别受体（pattern recognition receptors，PRRs）。PRRs 包括：①细胞膜上 Toll 样受体（Toll-like receptors，TLRs），比如 TLR4；②胞质中 NOD 样受体（NOD-like receptor，NLRs），该受体蛋白结构中有核苷酸结合寡聚结构域（nucleotide-binding oligomerization domain，NOD）和富含亮氨酸的重复结构域（leucine-rich repeat，LRR）；③胞质中 RIG-I 样受体（RIG-I like receptors，RLRs）。原始致炎因子与上述受体相互作用，激活炎症细胞的胞内信号转导通路，发挥生物学效应。

目前关注较多的信号通路有以下几条。

1）NF-κB/I-κB 信号通路：致炎因子通过细胞膜表面 Toll 样受体，激活调节炎症因子基因表达的核因子 -kappa B（nuclear factor-kappa B，NF-κB）信号通路，其与许多基因启动子区特异的 DNA 序列（κB 位点）结合而调控基因的表达。如诱导型一氧化氮合酶（iNOS）、TNF-α 和 IL-6 等的基因启动子上均存在 NF-κB 的结合位点，这些细胞因子转录受到 NF-κB 的调节。正常情况下，NF-κB 的主要形式为 p50 和 p65 的二聚体，通常与其抑制物 I-κB 蛋白（inhibitor-κ binding protein，I-κB）结合形成复合物，以非活性形式存在于细胞质中。IκB-α 与 p65 亚单位结合时使 p65 的空间构象改变，抑制 NF-κB 与靶 DNA 序列特异性结合。当细胞受到炎症相关信号刺激时，通过激活一系列激酶，使 NF-κB 与 I-κB 发生解离或 Iκ-B 降解，NF-κB 迅速从胞质易位到胞核，在胞核内与促炎细胞因子、趋化因子及黏附分子基因启动子区的 κB 位点发生特异性结合，激活转录，调控表达，导致炎症介质的释放。

2）丝裂原激活的蛋白激酶信号通路：丝裂原激活的蛋白激酶（mitogen activated protein kinase，MAPK）是细胞内的一类丝氨酸 / 苏氨酸蛋白激酶，其家族由四个主要成员组成，即胞外信号调节激酶（extracellular signal-regulated kinase，ERK）1/2、c-Jun N 端激酶 / 应激活化的蛋白激酶（c-Jun N-terminal kinase/ stress-activated protein kinase，JNK/SAPK）、p38 丝裂原激活的蛋白激酶（p38MAPK）和胞外信号调节激酶 5（ERK5）通路（请参考本书第三章的相关内容）。MAPK 信号通路的激活采用高度保守的三级激酶级联反应，即 MAPK 激酶的激酶（MAPKKK）→ MAPK 激酶（MAPKK）→ MAPK，MAPK 激活后作用于靶蛋白，介导细胞产生炎症反应、细胞应激反应、细胞迁移、凋亡等生物学效应。细胞在静息时，MAPK 位于胞质内，在感染、创伤等病因刺激下，MAPK 被磷酸化而激活，迅速转移到细胞核内，直接激活多种转录因子，启动或关闭相关基因的转录。受 MAPK 调控的转录因子主要有激活蛋白 -1，-2（activator protein-1，2，AP-1，AP-2）、血清反应因子（serum response factor，SRF）、活化转录因子 2（activated transcription factor 2，ATF_2）、肌细胞增强因子 2（myocyte enhancer factor 2，MEF_2）等，这些转录因子都可调控 TNF-α、IL-1β、IL-8、IL-10、IL-12、iNOS、MCP-1、ICAM-1 等炎症介质的表达。

此外，第二信使蛋白激酶信号转导通路、Janus 激酶 / 信号转导及转录激活蛋白（Janus kinase/ signal transducer and activator of transcription，JAK/STAT）通路的活化也在炎症的发生发展过程中发挥一定的作用。

（3）炎症介质的失控性释放：炎症介质（inflammatory mediators）又称为促炎介质（pro-inflammatory mediators），是一类介导炎症反应的自体活性物质（autocoid），主要来自血浆和炎症细胞。血浆源性（plasma-derived）炎症介质大多由肝脏合成，在血浆中以前体形式存在，包括急性期蛋白、凝血、纤溶、激肽和补体系统等。细胞源性（cell-derived）炎症介质可以颗粒形式贮存,受刺激后释放（如肥大细胞释放组胺),或在致炎因子刺激下直接合成和释放（如巨噬细胞释放促炎细胞因子)。

炎症细胞被活化后,经各种胞内信号途径引起包括 TNF-α、IL-1 等在内的促炎细胞因子和炎症介质的释放,以应对外来的伤害刺激,参与机体防御反应。若炎症细胞过度活化,大量的 TNF-α、IL-1 本身也对组织细胞具有损伤作用,并能诱导更多细胞如内皮细胞、中性粒细胞、单核细胞、嗜酸性粒细胞、嗜碱性粒细胞、淋巴细胞、肥大细胞、血小板等活化,产生更多促炎细胞因子（如 IL-6、IL-8、IL-12、IL-17、PAF、NO、IFN-γ 等)以及溶酶体酶、氧自由基、白三烯、血栓素等炎症介质,引起级联放大效应（表 20-1,参考本书"炎症"和"休克"两章的相关内容)。

表 20-1　促炎介质的来源及主要作用

名　称	来　源	主要作用
TNF-α	巨噬细胞、淋巴细胞	活化内皮细胞、粒细胞及巨噬细胞;发热
IL-1	巨噬细胞、中性粒细胞、内皮细胞	活化内皮细胞及巨噬细胞;发热
IL-2	淋巴细胞	活化 T 淋巴细胞及巨噬细胞
IL-5	Th2 细胞、肥大细胞	促 B 细胞分化和嗜酸性粒细胞生成
IL-6	巨噬细胞	活化内皮细胞及巨噬细胞
IL-8	巨噬细胞	趋化粒细胞,释放整合素（CD11/CD18)
IL-12	树突状细胞、巨噬细胞、B 淋巴细胞	激活 NK 细胞,诱导 Th1 细胞分化
IL-17	Th17 细胞	诱导多种细胞产生炎症细胞因子、趋化因子和集落刺激因子
IFN	巨噬细胞、淋巴细胞	活化巨噬细胞;抗病原微生物
白三烯 B_4（LTB_4）	中性粒细胞	趋化粒细胞
LTC_4、LTD_4、LTE_4	中性粒细胞	收缩平滑肌
GM-CSF,G-CSF,M-CSF	巨噬细胞、T 细胞、成纤维细胞、内皮细胞等	刺激髓样单核 - 巨噬细胞分化并激活巨噬细胞、刺激中性粒细胞分化和激活
PAF	白细胞、血小板、巨噬细胞和内皮细胞	活化血小板、粒细胞、巨噬细胞和内皮细胞
黏附分子（AM）	白细胞、血管内皮细胞和血小板	促进白细胞、血小板与内皮细胞黏附
活性氧（ROS）	内皮细胞、粒细胞、巨噬细胞	损伤血管内皮细胞;杀灭病原微生物
溶酶体酶	粒细胞、巨噬细胞、组织细胞	损伤弹性纤维、胶原纤维
组织因子（TF）	内皮细胞、单核 - 巨噬细胞	促进凝血
TXA_2	血小板、巨噬细胞	促血小板聚集和活化、血管收缩
血浆源性介质	F Ⅻ活化血浆前体物质	促进凝血、纤溶、激肽、补体活化
HMGB1	巨噬细胞、坏死细胞	激活巨噬细胞释放促炎因子、刺激内皮细胞表达黏附分子等

近年来,研究发现高迁移率族蛋白 1（high mobility group box 1 protein,HMGB1)发挥了重要的"晚期"促炎效应。HMGB1 是一种高度保守的核蛋白,普遍存在于哺乳动物细胞。可由激活的单核 - 巨噬细胞主动分泌或由坏死细胞被动释放到细胞外,故也属于细胞源性炎症介质和 DAMP 分子。该蛋白在炎症过程中的出现要比早期炎症因子（TNF-α、IL-1)晚,并因其在凝胶电泳中迁移速度快而得名。HMGB1 能激活单核 - 巨噬细胞产生 TNF-α、IL-1、IL-6 及一氧化氮等多种细胞因子,诱导血管内皮细胞黏附分子表达并损伤上皮细胞屏障功能,发挥重要的促炎效应。HMGB1 可通过免疫球蛋

白超家族的晚期糖基化终末产物受体（receptor for advanced glycation end products，RAGE）起作用，经RAGE、Toll 样受体 4 活化炎症细胞 NF-κB、MAPK 等信号通路，而 NF-κB 等通路又参与了对 HMGB1 表达及致炎效应的信号调节。

促炎细胞因子之间的相互作用、瀑布样激活效应，导致细胞因子数量不断增加，形成一个巨大的细胞因子网络体系，使炎症反应不断增强。若炎症介质大量泛滥入血，可直接损伤血管内皮细胞，进一步激活凝血、纤溶、激肽和补体系统，释放更多血浆源性炎症介质，导致炎症反应持续失控性放大，对机体呼吸、循环、泌尿、消化、凝血、免疫及代谢等多个器官系统组织造成严重损伤。

（二）代偿性抗炎反应综合征

1. 概念　代偿性抗炎反应综合征（compensatory anti-inflammatory response syndrome，CARS），指患者在感染和创伤等病因作用下，机体在释放促炎因子引起炎症反应的同时，产生一种可引起免疫功能降低和对感染易感性增加的内源性抗炎反应。机体在启动促炎反应的同时也触发抗炎反应，产生一些抗炎介质（anti-inflammatory mediators），以抑制炎症反应的发展，避免炎症反应过度。随着炎症反应不断发展，体内抗炎反应也逐渐加强，从而维持促炎与抗炎间的动态平衡。某些情况下，患者体内抗炎反应过度，导致全身免疫功能低下，宿主对感染的易感性增加，并且失去对感染的抵抗能力，病死率反而增加。

2. 病理生理变化　CARS 是由机体产生的抗炎反应，下调炎症性级联反应。适度的抗炎可控制炎症，形成一种代偿状态。当发展到 CARS，抗炎介质过度表达和释放则出现免疫功能的广泛抑制，加重全身性感染。

此外，感染所致的免疫功能低下也可出现在炎症反应的初期，甚至主导整个炎症反应过程，其发生机制尚未阐明。这种免疫抑制现象也被一些学者称为"免疫麻痹"（immune paralysis），常在严重烧伤、出血、创伤和急性胰腺炎患者中存在，患者对感染的易感性增加。免疫抑制可能与下列因素有关：①患者单核细胞数目虽增加，但存在功能障碍，如人类白细胞抗原（human leucocyte antigen，HLA），HLA-DR 和 HLA-DQ 的表达持续减少，产生活性氧和促炎细胞因子的能力降低；② IL-10 和转化生长因子通过下调 MHC Ⅱ类抗原表达，抑制抗原特异性 T 淋巴细胞增生，转化生长因子还可抑制细胞因子介导的巨噬细胞激活；③应激诱导下释放的糖皮质激素和儿茶酚胺以及外源性儿茶酚胺给药可抑制 T、B 淋巴细胞活性。

上述免疫抑制是由于在 SIRS 发展过程中，体内产生了多种内源性抗炎介质（表 20-2）和抗炎内分泌激素。抗炎介质包括前列腺素 E_2（prostaglandin E_2，PGE_2）、白细胞介素（IL-4、IL-10 和 IL-13）、TNF-α 受体、转化生长因子、一氧化氮等；抗炎内分泌激素主要有儿茶酚胺和糖皮质激素，内毒素和 TNF 可作用于下丘脑 - 垂体 - 肾上腺皮质轴和交感 - 肾上腺髓质系统导致抗炎内分泌激素的大量释放。适量的抗炎介质有助于控制炎症，恢复内环境稳定，但若释放过多，抗炎反应占主导地位，则可造成免疫功能低下，特别是细胞免疫功能受损，表现为 CD4$^+$/CD8$^+$T 细胞、Th1/Th2 比例下降以及 B 淋巴细胞功能障碍、免疫细胞凋亡等，均可增加宿主对感染的易感性。

表 20-2　抗炎介质的来源及主要作用

名　称	来　源	主要作用
IL-1ra	巨噬细胞	与 IL-1R 结合，抑制 IL-1 活性
IL-4	T 细胞、肥大与嗜碱性粒细胞	抑制巨噬细胞产生细胞因子
IL-10	Th$_2$ 细胞	抑制巨噬细胞、中性粒细胞产生细胞因子及 PGE_2 等
IL-13	活化的 T 细胞	抑制巨噬细胞产生细胞因子
sTNF-αR	巨噬细胞	与膜 TNFR 竞争 TNF，干扰 TNF 活性
PGE_2	内皮细胞、巨噬细胞	刺激 IL-10，对抗 TXA_2

续表

名　称	来　源	主要作用
NO	内皮细胞、巨噬细胞	扩张毛细血管,抑制 IL-1、IL-6、IL-8 释放
TGF-β	淋巴细胞、单核细胞	抑制单核 - 巨噬细胞、淋巴细胞的多种功能
annexin-1	细胞膜	抑制磷脂酶 A_2 的活性,抑制巨噬细胞的游走和活化
lipoxin	中性粒细胞、血小板	抑制 LTB_4、LTC_4、LTD_4 的活性
APC	肝细胞、内皮细胞、角质形成细胞	水解凝血因子起抗凝作用,抑制内皮细胞和单核 - 巨噬表达黏附分子、细胞因子

IL-1ra:IL-1 receptor antagonist,IL-1 受体拮抗剂;annexin-1:膜连蛋白 -1;lipoxin:脂氧素;APC:activated protein C,活化蛋白 C。

(三)混合性拮抗反应综合征

一旦炎症反应开始,往往也伴随着抗炎反应的产生,促炎反应和抗炎反应保持着动态平衡。在 MODS 发生的早、中期,SIRS 相对占主导地位,而后期则 CARS 逐渐增强。两者若能平衡,并得到控制,则内环境相对稳定,病情可能好转。若平衡被打破,促炎反应大于抗炎反应,表现为 SIRS 或免疫亢进;抗炎反应大于促炎反应,则表现为 CARS 或免疫抑制。SIRS/CARS 失衡的后果是炎症反应失控,使炎症的保护作用转变为破坏性作用,不仅损伤局部组织,同时攻击远隔器官,造成病情恶化。

当 CARS 与 SIRS 同时存在并相互加强,导致炎症反应和免疫功能更严重紊乱,造成对机体进一步损伤,即为混合性拮抗反应综合征(mixed antagonist response syndrome,MARS)。该状态似乎是在更高水平上达到了平衡,但并非真正稳态,实际上更容易加速器官功能的障碍甚至衰竭,也属于炎症反应失控(图 20-2)。

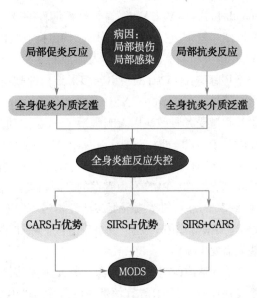

图 20-2　全身炎症反应失控与 MODS 发生的关系

二、其他相关机制

(一)肠道细菌移位及肠源性内毒素血症

1. 肠道细菌移位　正常情况下,肠黏膜上皮是防御屏障,防止肠腔内细菌和内毒素进入全身循环,但在肠黏膜持续缺血及继发浅表溃疡等情况下,肠黏膜屏障削弱,细菌和内毒素可从肠腔内逸出,进入肠淋巴管和肠系膜淋巴结,继而进入门静脉系统和体循环,引起全身感染和内毒素血症。这种肠内细菌侵入肠外组织的过程称为细菌移位。正常情况下,肠道细菌和内毒素即使进入门静脉也会在肝脏被库普弗细胞(Kupffer cell)清除,但如果库普弗细胞功能受损,就不能阻止肠道来的细菌和内毒素进入体循环,库普弗细胞还可释放多种炎症介质和细胞因子,加重全身炎症反应。严重创伤、休克、烧伤、大手术等临床危重病患者,由于肝脏供血不足及肝细胞受损,肠屏障功能的削弱可引起全身性感染或内毒素血症,导致 MODS 发生。

2. 肠源性内毒素血症

(1)内毒素的来源:①由原发或继发的感染病灶释放;②由肠道中内毒素的转移,如各种非感染因素导致机体危重状态时出现的内毒素血症。

（2）肠源性内毒素血症发生的条件：①多种因素所导致的机体应激状态，使肠黏膜缺血缺氧，肠黏膜的屏障功能受损，大量肠道内毒素转移、吸收至血液和淋巴系统；②肝功能障碍和单核 - 巨噬细胞系统功能障碍，内毒素不能被灭活和清除；③大量使用广谱抗生素，致使肠腔中菌群失调；长时间胃肠道禁食致使肠黏膜萎缩，肠道的屏障功能降低；④机体免疫功能受损，肠道细菌通过肠黏膜屏障进入体循环的血液中，引起全身感染和内毒素血症。

（3）内毒素引起 MODS 的机制：①内毒素激活补体，生成 C3a、C5a 等多种补体裂解产物，激活的补体成分启动"瀑布效应"，导致前列腺素、白三烯、氧自由基、TNF、内啡肽、溶酶体酶、PAF、细胞因子等炎症介质释放，使微循环功能障碍、细胞代谢紊乱和结构损害；②内毒素刺激单核 - 巨噬细胞、内皮细胞、中性粒细胞合成、释放多种炎症介质、蛋白酶类物质等，介导组织、细胞的损伤；③内毒素直接损伤血管内皮细胞，促进血小板聚集，激活凝血、纤溶系统，引起弥散性血管内凝血。

总之，内毒素可引起大量炎症介质释放、微血栓形成及微循环功能障碍，导致组织细胞的结构损伤与破坏，促进多个器官功能障碍，最终导致 MODS 的发生。

（二）血管内皮受损与微循环障碍

研究发现器官微循环障碍是 MODS 发生、发展的重要机制之一，血细胞、血管内皮细胞（vascular endothelial cell，VEC）和微血管舒缩活性的变化是发生微循环灌注障碍的重要基础。VEC 的功能极其广泛和复杂，它不仅作为屏障结构保持血管内壁的平滑与完整，而且能分泌和释放多种生物活性因子，在维持和调节血流动力学及血液流变学方面也起着极其重要的作用。MODS 时，VEC 受损并引起微循环障碍：① VEC 受损引起多形核白细胞（polymorphonuclear neutrophil，PMN）即中性粒细胞的黏附与聚集。正常情况下 VEC 有抗 PMN 黏附的功能，PMN 在血管内自由流动，不会出现附壁和聚集现象。在遭受各种致病因素刺激后 VEC 会主动参与疾病的发生，在缺血 - 再灌注组织中，其多种细胞黏附分子（cell adhesion molecules，CAMs）被激活，这些黏附分子与 VEC 及 PMN 相互作用，导致 PMN 在 VEC 表面黏附、聚集。同时，VEC 之间的间隙扩大，PMN 穿过血管壁进入间质，随之出现间质水肿和细胞损伤。PMN 在血管壁的黏附与聚集，阻塞微血管而导致"无复流"现象，造成组织的持续缺血、缺氧。② VEC 受损后促凝活性增强。VEC 结构和功能的正常是维持其抗凝活性的必要条件，而 VEC 在 PWM 作用下受损，其抗凝活性下降、促凝作用增强，从而促使微血栓的形成，组织细胞因缺血、缺氧而发生损伤。

炎症造成的组织损伤可激活凝血过程，而凝血系统的异常激活除造成微循环障碍外，也进一步加重炎症反应。譬如，具有丝氨酸蛋白酶活性的活化的凝血酶可以与血管内皮细胞表面蛋白酶激活受体（proteinase activated receptors，PAR）结合，引起内皮细胞表达 P- 选择素等多种黏附分子，并产生炎症细胞因子。

体液抗凝系统中的蛋白 C 被激活后形成活化蛋白 C（activated protein C，APC），其能水解活化的凝血因子发挥抗凝作用，同时通过减少凝血酶的产生而间接抑制炎症。APC 能与凝血酶竞争对 PAR 的结合、抑制 LPS 与单核细胞膜 CD14 的结合并抑制 NF-κB 信号通路而发挥直接的抗炎作用，另外 APC 还具有抗凋亡和促纤维蛋白溶解等作用。脓毒症患者蛋白 C 系统各成分在血浆中的水平显著降低，内皮细胞表面存在的激活蛋白 C 所需的受体（endothelial PC receptor，EPCR）水平因致炎因子的作用而下调。这些改变造成凝血功能增强、抗凝功能不足，从而导致失衡，一旦微循环血管内凝血发生则会出现炎症加重和失控、多器官功能障碍。

（三）缺血与缺血 - 再灌注损伤

各种严重损伤因素作用于机体后，通过神经 - 内分泌反应（交感 - 肾上腺髓质系统、肾素 - 血管紧张素系统、血管升压素系统兴奋性升高）使组织血管处于应激状态，导致器官组织处于持续的缺血、缺氧状态，由缺氧引发的代谢障碍和细胞结构损害是多器官功能障碍的基础。随着应激状态的逆转，器官持续缺血状态开始缓解，器官组织的供血得到了改善，但部分患者器官功能障碍仍然出现，并呈进行性加剧的趋势，最终导致多器官功能衰竭。

再灌注后也可发生 MODS,其机制尚未明了,可能与自由基大量产生、钙超载以及内皮细胞与白细胞的相互作用有关(参见"缺血再灌注损伤"章节相关内容)。

第三节　机体功能与代谢变化

- MODS 患者的功能代谢变化主要表现为高代谢、高动力循环、组织细胞缺氧与能量代谢障碍。
- MODS 患者主要器官系统的功能障碍包括肺功能障碍、肝功能障碍、肾功能障碍、胃肠道功能障碍。此外还可以出现心功能障碍、脑功能障碍、凝血与抗凝功能障碍、免疫系统功能障碍等多种表现。

一、功能与代谢变化的主要特点

(一) 高代谢

高代谢指患者在静息状态下能量的消耗超过预期的基础能量消耗(basal energy expenditure, BEE)的 115%,同时伴全身耗氧量的增加。临床研究发现,危重病患者起病后第一周内 BEE 值开始增加,持续 3 周或更长,创伤患者最大 BEE 值通常出现在受伤后 3~5d。高代谢既与机体神经内分泌系统应激反应有关,也与炎性介质的生物学作用有关。如 TNF-α、IL-1 均有强烈的促蛋白质分解作用,HMGB1 也可刺激炎症细胞释放致热性细胞因子引起发热。发热增加 BEE 值,增加耗氧、加重缺氧。烧伤、创伤患者的创面水分蒸发增加了体热散失,机体为维持体温而增加产热也促使代谢增加。

MODS 患者代谢模式有以下特点:①高基础代谢率:表现为高耗氧量,耗氧大于供氧,通气量增加,基础代谢率可达到正常 1.5 倍以上,且不能通过减少活动降低代谢率;②营养物质代谢途径异常:MODS 尤其是脓毒症时,应激激素分泌增多,蛋白质分解增强引起负氮平衡。脂肪利用早期增加,后期下降。糖原分解加强但葡萄糖利用受到限制,血糖水平显著上升。机体通过大量分解蛋白质来获取能量,患者呈消瘦和恶病质状态;③对外源性营养补充反应差:外源性补充营养并不能有效阻止 MODS 患者自身的高消耗,提示高代谢对自身具有"强制性",故有学者称其为"自噬代谢"(auto-cannibalism)。

高代谢可造成严重后果:①高代谢造成的蛋白质营养不良严重损害器官系统的结构和功能;②支链氨基酸与芳香族氨基酸比例失衡可使后者竞争性进入中枢神经系统形成假性神经递质,导致中枢神经功能紊乱;③高代谢和循环系统功能紊乱造成需氧和供氧的矛盾,机体细胞处于缺氧状态,并进一步引发细胞的功能代谢障碍。

(二) 高动力循环

循环系统是 MODS 时最易受累的系统之一,大多数患者在病程的早、中期都会表现为"高排低阻"的高动力型循环特点,心脏指数高于正常。高排通常是心血管系统对全身感染和过度炎症反应的一种代偿反应,但患者仍普遍存在心功能损害,心排出量增高主要是通过心率增快所致,射血分数仍低于正常。低阻则可能与下列因素有关:①感染过程中释放大量炎性扩血管物质,如前列腺素、缓激肽、一氧化氮、腺苷等;②肝功能受损导致内源性扩血管物质灭活减少;③芳香族氨基酸潴留形成的大量假性神经递质,干扰神经对血管的调节作用。外周阻力过低,可造成难治性低血压。随着病程的进展,MODS 晚期则因心力衰竭而转化为"低排高阻"乃至循环衰竭。

(三) 组织细胞缺氧与能量代谢障碍

MODS 发生时,交感 - 肾上腺髓质系统和肾素 - 血管紧张素系统兴奋性增高,外周和内脏血管广泛性收缩,以及微循环低灌流恢复血供后表现的"无复流"现象,均可导致组织器官的持续缺血缺氧。持续缺氧、自由基、钙超载等因素导致组织细胞线粒体结构和功能受损,引起氧化磷酸化障碍,氧的利用减少,ATP 生成减少。同时,患者存在的高代谢和循环功能紊乱往往造成供氧和需氧不匹配,"氧债"增加,组织细胞处于严重的缺氧状态,糖酵解增加,引起乳酸堆积,进一步加重组织细胞的功能代

NOTES

谢紊乱,临床表现为氧供依赖(supply-dependent oxygen consumption,SDOC)和乳酸性酸中毒(lactic acidosis,LC)。

二、主要器官系统的功能障碍

(一) 肺功能障碍

MODS 患者急性肺功能障碍发生率高达 83%~100%,肺功能障碍较轻,多为急性肺损伤(acute lung injury,ALI),病情恶化则可发展为急性呼吸窘迫综合征(acute respiratory distress syndrome, ARDS)。

肺功能的急性障碍可见于多发性创伤、严重休克或 SIRS,也可见于脂肪栓塞、吸入性和原发性肺炎等。SIRS 发生时往往最先累及肺,一般在原发病发生后 24~72h 内即可出现急性呼吸功能障碍。肺易受损原因如下:①肺循环接受来自全身各组织的静脉血,以及其中的细菌、内毒素、炎症介质和代谢产物等,这些有害物质在肺内被吞噬、灭活、转换或被阻留;②肺内小血管中活化的中性粒细胞和单核细胞与血管内皮细胞发生黏附和激活反应,释放活性氧、溶酶体酶、血管活性物质和炎症介质;③肺组织富含巨噬细胞,发生 SIRS 时容易被激活,释放大量的血管活性物质和多种炎症介质,参与失控性炎症反应。

MODS 患者会出现 ARDS 的临床表现,如呼吸窘迫、发绀、进行性呼吸困难和顽固性低氧血症等。ARDS 发生机制主要与失控性炎症介质释放、呼吸膜损伤、微血栓形成和肺组织细胞缺血缺氧等有关(参见"肺功能障碍"章节相关内容)。

(二) 肝功能障碍

MODS 患者的肝功能障碍发生率高达 95% 左右,这与肝脏的解剖部位和组织学特征有关:①肝脏含有大量的库普弗细胞,占体内巨噬细胞总量的 85% 左右,是产生炎症介质的细胞基础;②严重创伤和全身感染都可引起肝血流量减少,影响肝实质细胞和库普弗细胞的能量代谢,同时,肝细胞嘌呤氧化酶含量丰富,容易发生缺血 - 再灌注损伤;③肝是肠道细菌、毒素入血后接触的首个器官,这些有害物质可直接损害肝实质细胞或激活肝库普弗细胞释放大量炎症介质,并通过形成微血栓进一步加重对肝脏的损伤。

肝脏是机体重要的代谢与解毒器官,肝功能障碍可表现为黄疸、白蛋白和凝血因子合成减少、肝功能指标异常,严重可出现肝性脑病。

(三) 肾功能障碍

MODS 患者的急性肾功能障碍,也称为急性肾损伤(acute kidney injury,AKI),发生率为 40%~55%,仅次于肺和肝。AKI 发生机制:①休克、创伤等因素导致血液在体内重分布,肾血液灌流不足、肾小球滤过减少而发生肾前性功能性肾衰竭;②循环中的有害物质(如内毒素等)作用于缺血的肾小管,造成急性肾小管坏死(acute tubular necrosis,ATN),属于器质性肾衰竭。AKI 的临床表现为少尿或无尿、高血钾、代谢性酸中毒和氮质血症。

(四) 胃肠道功能障碍

胃肠道系统对于缺血及炎性损伤非常敏感,胃肠道组织缺血、缺氧、淤血和微血栓形成,导致胃肠黏膜变性、糜烂、坏死等,形成应激性溃疡。休克或严重感染时,全身微循环血液灌注量下降,肠黏膜下微循环血液锐减,造成肠黏膜的变性、坏死或通透性增加。细菌及内毒素越过已破坏的肠屏障进入门脉系统,进一步加重损害。长期禁食、静脉高营养引起胃肠黏膜萎缩,屏障功能减弱,细菌或内毒素容易入血。因此,MODS 时若有肠黏膜损伤,则菌血症、内毒素血症、脓血症的发生率很高。胃肠道功能障碍表现为厌食、呕吐、腹痛、腹泻、应激性溃疡、肠梗阻、便血等。

(五) 心功能障碍

MODS 的心功能障碍发生率为 10%~23%,心功能障碍发生的原因有:①高代谢、高心排血量使心脏负担加重;②心肌摄氧能力下降或心脏冠状动脉灌流不足;③酸中毒及高血钾对心肌的直接抑制作用;④脂多糖、TNF等炎症介质对心肌的抑制作用;⑤MODS时发生的急性肺损伤导致进行性低氧血症、肺循环阻力增加等。患者表现为突发性低血压,对正性肌力药物不起反应。还可见心动过速、过缓甚至心搏骤停。实验室检查血浆心肌酶学指标可升高,病理检查可见心肌局灶性坏死,线粒体减少和心内膜下出血。

(六) 脑功能障碍

MODS早期,机体通过血液重分布和脑血流的自身调节作用,可保证脑的血液供应。MODS后期,一旦循环系统功能失代偿,血压进行性下降甚至出现脑血管内DIC,则可导致脑供血严重不足,脑组织因缺血缺氧、能量代谢障碍、钠水潴留、神经递质紊乱等导致脑间质和脑细胞水肿、颅内压升高,甚至发生脑疝。患者可表现为头痛、反应迟钝、意识和定向力障碍,严重可出现惊厥和昏迷。

(七) 凝血与抗凝功能障碍

部分MODS患者可出现凝血与抗凝血平衡紊乱,可有DIC形成。凝血与抗凝功能障碍主要与血管内皮细胞的损伤、肝功能障碍、单核-巨噬细胞功能障碍、组织坏死等因素有关。患者表现为明显的和难以纠正的出血或出血倾向、血小板减少、凝血时间、凝血酶原时间延长等。

(八) 免疫系统功能障碍

在MODS早期,非特异性免疫系统被激活,患者血浆补体C3a和C5a水平可升高。C3a和C5a可影响微血管通透性、激活白细胞和组织细胞。此外,革兰阴性细菌产生的内毒素具有抗原性,能形成免疫复合物(immune complex,IC)激活补体,产生过敏毒素等一系列血管活性物质。IC可沉积于多个器官的微循环血管内皮细胞上,吸引多形核白细胞释放细胞因子,损伤细胞,导致各系统器官细胞的非特异性炎症,细胞变性坏死,器官功能障碍。

在MODS晚期即MSOF阶段,整个免疫系统处于全面抑制状态,体内中性粒细胞的吞噬和杀菌功能低下,单核-巨噬细胞功能受抑制,外周血淋巴细胞数量减少,T淋巴细胞中的T_H/T_S比例降低,B淋巴细胞分泌抗体的能力减弱,感染容易扩散。

第四节 防治的病理生理学基础

• MODS诊断依据主要包括:①存在严重创伤、休克、感染等诱发MODS的病史或征象;②存在全身炎症反应综合征或脓毒症的临床症状及实验室依据;③存在两个以上器官系统功能障碍的表现及实验室依据。

• 在MODS防治方面,去除病因及防治危险因素是必要前提,针对发病机制阻断炎症失控也非常关键,器官功能支持保护重要器官和对症治疗不可或缺。

一、病因学防治

积极处理或去除造成MODS的原始病因。对于休克患者,应纠正酸中毒、补足血容量、维持血细胞的比容、合理安排胶体、晶体溶液比例、合理应用血管活性药物等。对于严重感染患者,积极引流、合理使用抗生素。对于创伤、烧伤患者,遵循损伤控制原则,应及时止血、固定骨折、清创去除坏死组织、保护烧伤创面等。

二、发病学治疗

(一) 阻断炎症失控

炎症反应过强、血浆促炎介质水平持续过高时可采用小剂量糖皮质激素抗炎,也可采用非类固醇类抗炎药物及抗细胞因子等疗法,但目前临床应用仍有争议。血液滤过对清除部分中分子量炎症介质有帮助。对于免疫功能低下者,应注意预防和控制感染。炎症相关分子遗传多态性研究有望为开发基因治疗药物进行个性化治疗奠定基础。

（二）防治器官血液低灌注

MODS 早期由于全身血液分布异常,肾脏和肠道缺血,容易引起急性肾损伤和胃肠道功能障碍,因此,需要尽快补液、恢复有效循环血量和组织灌流量,消除氧债。

（三）防治缺血 - 再灌注损伤

根据缺血 - 再灌注损伤的病理生理变化特点,抗氧化剂、自由基清除剂和细胞保护剂有望改善细胞营养和代谢功能。这些治疗在动物实验研究上取得了一些成效,但仍需进一步开展临床研究加以验证。

三、对症支持治疗

对于低氧血症、呼吸困难患者及时给予氧疗和机械通气,有利于纠正组织尤其是内脏和消化道黏膜的缺氧,改善胃肠功能。给予正性肌力药物改善心功能,使用胰岛素制剂控制因应激导致的过高的血糖。

加强营养支持,尽可能缩短禁食时间,尽早创造条件实施肠道营养。提高患者蛋白质、氨基酸尤其是支链氨基酸的摄入量,减少负氮平衡,保证每天能量供应。

采取选择性消化道去污染(selective decontamination of the digestive tract,SDD)措施,对创伤或休克复苏后的患者进行消化道去污染,以控制肠道这一人体最大的细菌库的生态平衡。

采用持续血液滤过或血液净化疗法,有效清除循环血液中的炎症介质和部分毒素,帮助消除肺间质水肿,改善组织的氧利用,清除代谢产物。

Summary

MODS is a syndrome characterized by the development of simultaneous or consequent physiologic dysfunction in 2 or more organs or systems,which is induced by a variety of acute insults,such as severe infection,trauma,extensive burns,shock or shock resuscitation. MODS is classified into primary MODS(immediate monophasic MODS)and secondary MODS(delayed dual-phase MODS). Mild organ dysfunction can be reversed by timely treatment,but the prognosis of severe organ and system failure(MSOF)patients is poor. Most primary MODS is directly caused by injury,while the secondary MODS is related to multiple factors which cause uncontrolled systemic inflammatory response. Systemic inflammation can be divided into three stages: localized inflammatory reaction stage,restricted systemic inflammation stage and uncontrollable systemic inflammation stage. According to the imbalance between inflammatory response and anti-inflammatory response,uncontrollable systemic inflammation can be divided into systemic inflammatory response syndrome(SIRS),compensatory anti-inflammatory response syndrome(CARS)and mixed antagonist response syndrome(MARS),which finally lead to MODS. Multiple cellular and molecular mechanisms are involved in the inflammation and anti-inflammatory response in vivo. Pathogen-associated molecular patterns(PAMPs)or damage-associated molecular patterns(DAMPs)interact with pattern recognition receptors in inflammatory cells,and activate series inflammatory signal transduction pathways,such as NF-κB pathway. Cascades of inflammatory mediators trigger SIRS,while MODS is induced when SIRS become uncontrollable. The occurrence of MODS is also closely related to intestinal bacterial translocation,intestinal endotoxemia,vascular endothelial damage,microcirculation disturbance,ischemia and ischemia-reperfusion injury. Early diagnosis and treatment are very important for MODS,and should be referred to etiology and pathogenesis. Blockage of the uncontrolled inflammation and symptomatic supportive treatment are adopted clinically.

（何小华　陈尔真）

思考题

1. 什么是 MODS，如何分型，其核心机制是什么？
2. SIRS 如何引起 MODS？
3. 休克与 MODS 之间的关系是什么？
4. MODS 的防治原则主要有哪些？

推荐阅读

［1］陈国强,宋尔卫.疾病学基础［M］.北京:人民卫生出版社,2021.

［2］王建枝,钱睿哲.病理生理学［M］.北京:人民卫生出版社,2015.

［3］王建枝,吴立玲,陈琪.疾病机制［M］.北京:人民卫生出版社,2019.

［4］徐瑞华,陈国强.肿瘤学［M］.北京:人民卫生出版社,2020.

［5］高钰琪,黄庆愿.高原生理学［M］.2版.北京:人民卫生出版社,2015.

［6］王振义,李家增,阮长耿.血栓与止血基础理论与临床［M］.3版.上海:上海科学技术出版社,2004.

［7］钟南山,刘又宁.呼吸系统疾病［M］.人民卫生出版社,2012.

［8］王海燕,赵明辉.肾脏病学.4版［M］.北京:人民卫生出版社,2021.

［9］王建枝.病理生理学:英文［M］.北京:人民卫生出版社,2019.

［10］中华医学会心血管病学分会心力衰竭学组,中国医师协会心力衰竭专业委员会,中华心血管病杂志编辑委员会.中国心力衰竭诊断和治疗指南2018.中华心血管病杂志［J］,2018,46(10):760-789.

［11］ALLURU S R.水、电解质和酸碱平衡紊乱:临床评估与管理.张向阳,陈旭岩,译.北京:中国科学技术出版社,2020.

［12］CAI Y,SONG W,LI J,et al. The landscape of aging［J］. Sci China Life Sci. 2022,65(12):2354-2454.

［13］TANG D,KANG R,BERGHE T V,et al. The molecular machinery of regulated cell death［J］. Cell Res,2019,29(5):347-364.

［14］HANAHAN D. Hallmarks of Cancer:New Dimensions［J］. Cancer Discovery,2022,12(1):31-46.

［15］SANCHEZ-VEGA F,MINA M,ARMENIA J,et al. Oncogenic Signaling Pathways in The Cancer Genome Atlas［J］. Cell,2018,173(2):321-337.

［16］JUDITH C,PANKAJ K,GORDON J L,et al. From discoveries in ageing research to therapeutics for healthy ageing［J］. Nature,2019,571(7764):183-192.

［17］HOORN E J,GRITTER M,CUEVAS C A,et al. Regulation of the renal NaCl cotransporter and its role in potassium homeostasis［J］. Physiol Rev,2020,100(1):321-356.

［18］Cheungpasitporn W,Thongprayoon C,Chewcharat A,et al. Hospital-acquired dysmagnesemia and in-hospital mortality［J］. Med Sci(Basel),2020,8(3):37.

［19］Palmer BF,Kelepouris E,Clegg DJ. Renal Tubular Acidosis and Management Strategies:A Narrative Review［J］. Adv Ther,2021;38(2):949-968.

［20］Roden M,Shulman GI. The integrative biology of type 2 diabetes［J］. Nature,2019,576:51-60.

［21］Ansar W,Ghosh S. Biology of C Reactive Protein in Health and Disease［M］. New Delhi:Springer India,2016.

［22］Luo J,Yang H,Song BL. Mechanisms and regulation of cholesterol homeostasis［J］. Nat Rev Mol Cell Biol,2020,21:225-245.

［23］Fitzgerald,K.A.,Kagan,et al. Toll-like Receptors and the Control of Immunity［J］. Cell,2020,180:1044-1066.

［24］Libby P. The changing landscape of atherosclerosis［J］. Nature. 2021 Apr,592(7855):524-533.

［25］Gando S,Levi M,Toh CH. Disseminated intravascular coagulation［J］. Nat Rev Dis Primers,2016,2:16037.

［26］MCCANCE K L,HUETHER S E. PATHOPHYSIOLOGY. the biologic basis for disease in adults and children［M］. 7th edition. St. Louis:ELSEVIER,2014:1037-1048.

［27］Porth C M,Matfin G. Circulatory failure(Shock). Pathophysiology:Concepts of altered health states［M］. 5th ed. Philadelphia:Lippincott Williams & Williams,2009:621-632.

［28］WILLIAMS R,SALT G,JACKSON T et al. Severe respiratory failure［J］. Lancet,2016,388(10057):e12.

［29］HÄUSSINGER D,DHIMAN RK,FELIPO V,et al. Hepatic encephalopathy［J］. Nat Rev Dis Primers,2022,8(1):43.

［30］ROSE C F,AMODIO P,BAJAJ J S,et al. Hepatic encephalopathy:Novel insights into classification,pathophysiology and therapy［J］.J Hepatol,2020 Dec;73(6):1526-1547.

中英文名词对照索引